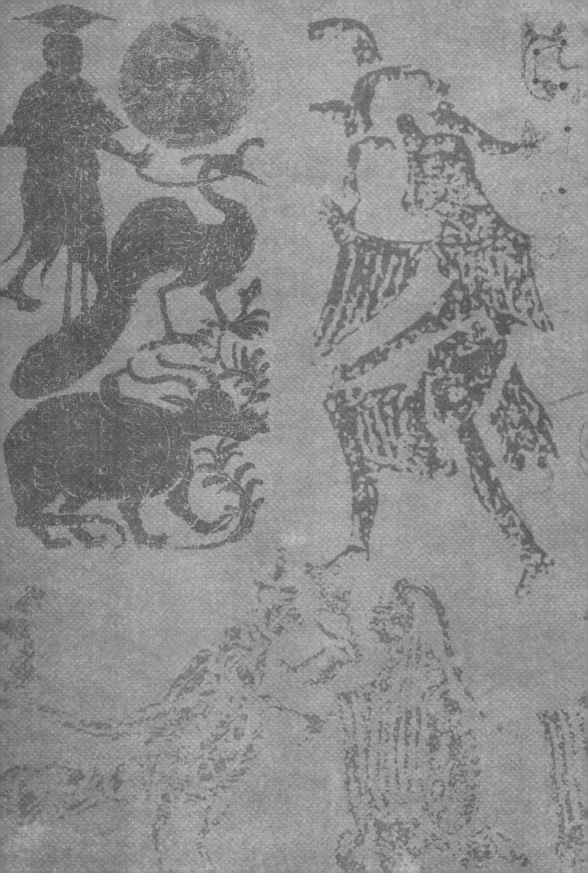

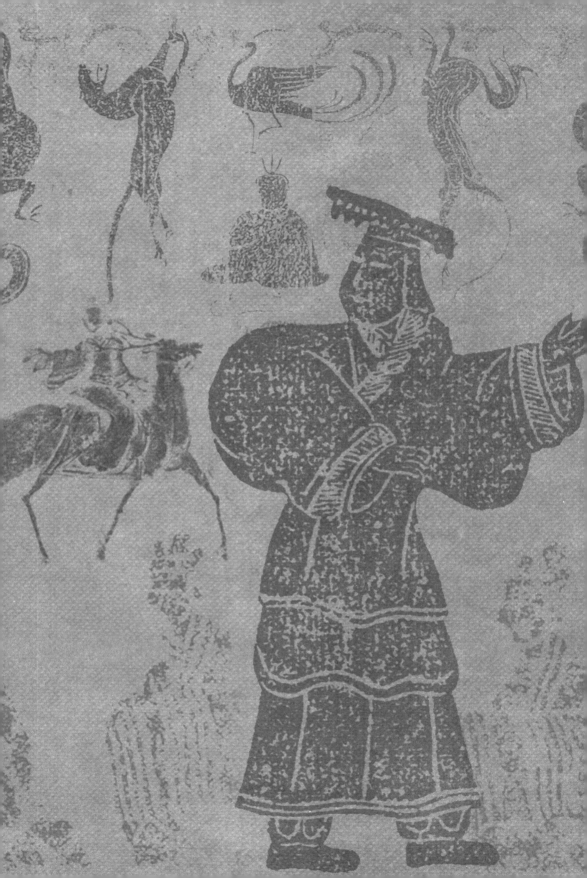

中国古医籍整理丛书

寿身小补家藏

清·黄兑楣 撰

赵鸿君　尚冰　姜开运　李硕　刘勇　校注

中国中医药出版社

·北 京·

图书在版编目（CIP）数据

寿身小补家藏/（清）黄兑楣撰；赵鸿君等校注 . —北京：中国
中医药出版社，2016. 11

（中国古医籍整理丛书）

ISBN 978 - 7 - 5132 - 3476 - 4

Ⅰ . ①寿… Ⅱ . ①黄… ②赵… Ⅲ . ①中医学 - 临床医学 -
经验 - 中国 - 清代 Ⅳ . ①R249. 49

中国版本图书馆 CIP 数据核字（2016）第 139167 号

中 国 中 医 药 出 版 社 出 版
北京市朝阳区北三环东路 28 号易亨大厦 16 层
邮政编码 100013
传真 010 64405750
保定市中画美凯印刷有限公司印刷
各地新华书店经销

＊

开本 710 × 1000 1/16 印张 36 字数 342 千字
2016 年 11 月第 1 版 2016 年 11 月第 1 次印刷
书 号 ISBN 978 - 7 - 5132 - 3476 - 4

＊

定价 100. 00 元
网址 www. cptcm. com

如有印装质量问题请与本社出版部调换
版权专有 侵权必究
社长热线 010 64405720
购书热线 010 64065415 010 64065413
微信服务号 zgzyycbs
书店网址 csln. net/qksd/
官方微博 http://e. weibo. com/cptcm
淘宝天猫网址 http://zgzyycbs. tmall. com

国家中医药管理局
中医药古籍保护与利用能力建设项目
组织工作委员会

项目专家组

顾　问　马继兴　张灿玾　李经纬

组　长　余瀛鳌

成　员　李致忠　钱超尘　段逸山　严世芸　鲁兆麟

　　　　　　郑金生　林端宜　欧阳兵　高文柱　柳长华

　　　　　　王振国　王旭东　崔　蒙　严季澜　黄龙祥

　　　　　　陈勇毅　张志清

项目办公室（组织工作委员会办公室）

主　任　王振国　王思成

副主任　王振宇　刘群峰　陈榕虎　杨振宁　朱毓梅

　　　　　　刘更生　华中健

成　员　陈丽娜　邱　岳　王　庆　王　鹏　王春燕

　　　　　　郭瑞华　宋咏梅　周　扬　范　磊　张永泰

　　　　　　罗海鹰　王　爽　王　捷　贺晓路　熊智波

秘　书　张丰聪

前 言

　　中医药古籍是传承中华优秀文化的重要载体，也是中医学传承数千年的知识宝库，凝聚着中华民族特有的精神价值、思维方法、生命理论和医疗经验，不仅对于传承中医学术具有重要的历史价值，更是现代中医药科技创新和学术进步的源头和根基。保护和利用好中医药古籍，是弘扬中国优秀传统文化、传承中医学术的必由之路，事关中医药事业发展全局。

　　1949 年以来，在政府的大力支持和推动下，开展了系统的中医药古籍整理研究。1958 年，国务院科学规划委员会古籍整理出版规划小组在北京成立，负责指导全国的古籍整理出版工作。1982 年，国务院古籍整理出版规划小组召开全国古籍整理出版规划会议，制定了《古籍整理出版规划（1982—1990）》，卫生部先后下达了两批 200 余种中医古籍整理任务，掀起了中医古籍整理研究的新高潮，对中医文化与学术的弘扬、传承和发展，发挥了极其重要的作用，产生了不可估量的深远影响。

　　2007 年《国务院办公厅关于进一步加强古籍保护工作的意见》明确提出进一步加强古籍整理、出版和研究利用，以及

"保护为主、抢救第一、合理利用、加强管理"的方针。2009年《国务院关于扶持和促进中医药事业发展的若干意见》指出，要"开展中医药古籍普查登记，建立综合信息数据库和珍贵古籍名录，加强整理、出版、研究和利用"。《中医药创新发展规划纲要（2006—2020)》强调继承与创新并重，推动中医药传承与创新发展。

2003~2010 年，国家财政多次立项支持中国中医科学院开展针对性中医药古籍抢救保护工作，在中国中医科学院图书馆设立全国唯一的行业古籍保护中心，影印抢救濒危珍本、孤本中医古籍 1640 余种；整理发布《中国中医古籍总目》；遴选 351 种孤本收入《中医古籍孤本大全》影印出版；开展了海外中医古籍目录调研和孤本回归工作，收集了 11 个国家和 2 个地区 137 个图书馆的 240 余种书目，基本摸清流失海外的中医古籍现状，确定国内失传的中医药古籍共有 220 种，复制出版海外所藏中医药古籍 133 种。2010 年，国家财政部、国家中医药管理局设立"中医药古籍保护与利用能力建设项目"，资助整理 400 余种中医药古籍，并着眼于加强中医药古籍保护和研究机构建设，培养中医古籍整理研究的后备人才，全面提高中医药古籍保护与利用能力。

在此，国家中医药管理局成立了中医药古籍保护和利用专家组和项目办公室，专家组负责项目指导、咨询、质量把关，项目办公室负责实施过程的统筹协调。专家组成员对古籍整理研究具有丰富的经验，有的专家从事古籍整理研究长达 70 余年，深知中医药古籍整理研究的重要性、艰巨性与复杂性，履行职责认真务实。专家组从书目确定、版本选择、点校、注释等各方面，为项目实施提供了强有力的专业指导。老一辈专家的学术水平和智慧，是项目成功的重要保证。项目承担单位山东中医药大学、南京中医药大学、上海中医药大学、福建中医药大学、浙江省中医药研究院、陕西省中医药研究院、河南省中医药研究院、辽宁中医药大学、成都中医药大学及所在省市中医药管理部门精心组织，充分发挥区域间互补协作的优势，并得到承担项目出版工作的中国中医药出版社大力配合，全面推进中医药古籍保护与利用网络体系的构建和人才队伍建设，使一批有志于中医学术传承与古籍整理工作的人才凝聚在一起，研究队伍日益壮大，研究水平不断提高。

本着"抢救、保护、发掘、利用"的理念，该项目重点选择近60年未曾出版的重要古医籍，综合考虑所选古籍的保护价值、学术价值和实用价值。400余种中医药古籍涵盖了医经、基础理论、诊法、伤寒金匮、温病、本草、方书、内科、外科、女科、儿科、伤科、眼科、咽喉口齿、针灸推拿、养生、医案医话医论、医史、临证综合等门类，跨越唐、宋、金元、明以迄清末。全部古籍均按照项目办公室组织完成的行业标准《中医古籍整理规范》及《中医药古籍整理细则》进行整理校注，绝大多数中医药古籍是第一次校注出版，一批孤本、稿本、抄本更是首次整理面世。对一些重要学术问题的研究成果，则集中收录于各书的"校注说明"或"校注后记"中。

"既出书又出人"是本项目追求的目标。近年来，中医药古籍整理工作形势严峻，老一辈逐渐退出，新一代普遍存在整理研究古籍的经验不足、专业思想不坚定等问题，使中医古籍整理面临人才流失严重、青黄不接的局面。通过本项目实施，搭建平台，完善机制，培养队伍，提升能力，经过近5年的建设，锻炼了一批优秀人才，老中青三代齐聚一堂，有效地稳定了研究队伍，为中医药古籍整理工作的开展和中医文化与学术的传承提供必备的知识和人才储备。

本项目的实施与《中国古医籍整理丛书》的出版，对于加强中医药古籍文献研究队伍建设、建立古籍研究平台，提高古籍整理水平均具有积极的推动作用，对弘扬我国优秀传统文化，推进中医药继承创新，进一步发挥中医药服务民众的养生保健与防病治病作用将产生深远影响。

第九届、第十届全国人大常委会副委员长许嘉璐先生，国家卫生计生委副主任、国家中医药管理局局长、中华中医药学会会长王国强先生，我国著名医史文献专家、中国中医科学院马继兴先生在百忙之中为丛书作序，我们深表敬意和感谢。

由于参与校注整理工作的人员较多，水平不一，诸多方面尚未臻完善，希望专家、读者不吝赐教。

国家中医药管理局中医药古籍保护与利用能力建设项目办公室

二〇一四年十二月

许 序

"中医"之名立，迄今不逾百年，所以冠以"中"字者，以别于"洋"与"西"也。慎思之，明辨之，斯名之出，无奈耳，或亦时人不甘泯没而特标其犹在之举也。

前此，祖传医术（今世方称为"学"）绵延数千载，救民无数；华夏屡遭时疫，皆仰之以度困厄。中华民族之未如印第安遭染殖民者所携疾病而族灭者，中医之功也。

医兴则国兴，国强则医强。百年运衰，岂但国土肢解，五千年文明亦不得全，非遭泯灭，即蒙冤扭曲。西方医学以其捷便速效，始则为传教之利器，继则以"科学"之冕畅行于中华。中医虽为内外所夹击，斥之为蒙昧，为伪医，然四亿同胞衣食不保，得获西医之益者甚寡，中医犹为人民之所赖。虽然，中国医学日益陵替，乃不可免，势使之然也。呜呼！覆巢之下安有完卵？

嗣后，国家新生，中医旋即得以重振，与西医并举，探寻结合之路。今也，中华诸多文化，自民俗、礼仪、工艺、戏曲、历史、文学，以至伦理、信仰，皆渐复起，中国医学之兴乃属必然。

迄今中医犹为国家医疗系统之辅，城市尤甚。何哉？盖一则西医赖声、光、电技术而于20世纪发展极速，中医则难见其进。二则国人惊羡西医之"立竿见影"，遂以为其事事胜于中医。然西医已自觉将入绝境：其若干医法正负效应相若，甚或负远逾于正；研究医理者，渐知人乃一整体，心、身非如中世纪所认定为二对立物，且人体亦非宇宙之中心，仅为其一小单位，与宇宙万象万物息息相关。认识至此，其已向中国医学之理念"靠拢"矣，虽彼未必知中国医学何如也。唯其不知中国医理何如，纯由其实践而有所悟，益以证中国之认识人体不为伪，亦不为玄虚。然国人知此趋向者，几人？

国医欲再现宋明清高峰，成国中主流医学，则一须继承，一须创新。继承则必深研原典，激清汰浊，复吸纳西医及我藏、蒙、维、回、苗、彝诸民族医术之精华；创新之道，在于今之科技，既用其器，亦参照其道，反思己之医理，审问之，笃行之，深化之，普及之，于普及中认知人体及环境古今之异，以建成当代国医理论。欲达于斯境，或需百年欤？予恐西医既已醒悟，若加力吸收中医精粹，促中医西医深度结合，形成21世纪之新医学，届时"制高点"将在何方？国人于此转折之机，能不忧虑而奋力乎？

予所谓深研之原典，非指一二习见之书、千古权威之作；就医界整体言之，所传所承自应为医籍之全部。盖后世名医所著，乃其秉诸前人所述，总结终生行医用药经验所得，自当已成今世、后世之要籍。

盛世修典，信然。盖典籍得修，方可言传言承。虽前此50余载已启医籍整理、出版之役，惜旋即中辍。阅20载再兴整理、出版之潮，世所罕见之要籍千余部陆续问世，洋洋大观。

今复有“中医药古籍保护与利用能力建设”之工程，集九省市专家，历经五载，董理出版自唐迄清医籍，都 400 余种，凡中医之基础医理、伤寒、温病及各科诊治、医案医话、推拿本草，俱涵盖之。

噫！璐既知此，能不胜其悦乎？汇集刻印医籍，自古有之，然孰与今世之盛且精也！自今而后，中国医家及患者，得览斯典，当于前人益敬而畏之矣。中华民族之屡经灾难而益蕃，乃至未来之永续，端赖之也，自今以往岂可不后出转精乎？典籍既蜂出矣，余则有望于来者。

谨序。

第九届、十届全国人大常委会副委员长

许嘉璐

二〇一四年冬

王 序

　　中医学是中华民族在长期生产生活实践中，在与疾病作斗争中逐步形成并不断丰富发展的医学科学，是中国古代科学的瑰宝，为中华民族的繁衍昌盛作出了巨大贡献，对世界文明进步产生了积极影响。时至今日，中医学作为我国医学的特色和重要医药卫生资源，与西医学相互补充、相互促进、协调发展，共同担负着维护和促进人民健康的任务，已成为我国医药卫生事业的重要特征和显著优势。

　　中医药古籍在存世的中华古籍中占有相当重要的比重，不仅是中医学术传承数千年最为重要的知识载体，也是中医为中华民族繁衍昌盛发挥重要作用的历史见证。中医药典籍不仅承载着中医的学术经验，而且蕴含着中华民族优秀的思想文化，凝聚着中华民族的聪明智慧，是祖先留给我们的宝贵物质财富和精神财富。加强对中医药古籍的保护与利用，既是中医学发展的需要，也是传承中华文化的迫切要求，更是历史赋予我们的责任。

　　2010 年，国家中医药管理局启动了中医药古籍保护与利用能力建设项目。这既是传承中医药的重要工程，也是弘扬优秀民族文化的重要举措，不仅能够全面推进中医药的有效继承和创新发展，为维护人民健康做出贡献，也能够彰显中华民族的璀璨文化，为实现中华民族伟大复兴的中国梦作出贡献。

相信这项工作一定能造福当今，嘉惠后世，福泽绵长。

国家卫生与计划生育委员会副主任

国家中医药管理局局长

中华中医药学会会长

王国强

二〇一四年十二月

马 序

　　新中国成立以来，党和国家高度重视中医药事业发展，重视古籍的保护、整理和研究工作。自 1958 年始，国务院先后成立了三届古籍整理出版规划小组，分别由齐燕铭、李一氓、匡亚明担任组长，主持制订了《整理和出版古籍十年规划（1962—1972）》《古籍整理出版规划（1982—1990）》《中国古籍整理出版十年规划和"八五"计划（1991—2000）》等，而第三次规划中医药古籍整理即纳入其中。1982 年 9 月，卫生部下发《1982—1990 年中医古籍整理出版规划》，1983 年 1 月，中医古籍整理出版办公室正式成立，保证了中医古籍整理出版规划的实施。2002 年 2 月，《国家古籍整理出版"十五"（2001—2005）重点规划》经新闻出版署和全国古籍整理出版规划领导小组批准，颁布实施。其后，又陆续制定了国家古籍整理出版"十一五"和"十二五"重点规划。国家财政多次立项支持中国中医科学院开展针对性中医药古籍抢救保护工作，文化部在中国中医科学院图书馆专门设立全国唯一的行业古籍保护中心，国家先后投入中医药古籍保护专项经费超过 3000 万元，影印抢救濒危珍、善、孤本中医古籍 1640 余种，开展了海外中医古籍目录调研和孤本回归工作。2010 年，国家财政部、国家中医药管理局安排国家公共卫生专项资金，设立了"中医药古籍保护与利用能力建设项目"，这是继 1982～1986 年第一批、第二批重要中医药古籍整理之后的又一次大规模古籍整理工程，重点整理新中国成立后未曾出版的重要古籍，目标是形成并普及规范的通行本、传世本。

为保证项目的顺利实施，项目组特别成立了专家组，承担咨询和技术指导，以及古籍出版之前的审定工作。专家组中的许多成员虽逾古稀之年，但老骥伏枥，孜孜不倦，不仅对项目进行宏观指导和质量把关，更重要的是通过古籍整理，以老带新，言传身教，培养一批中医药古籍整理研究的后备人才，促进了中医药古籍保护和研究机构建设，全面提升了我国中医药古籍保护与利用能力。

作为项目组顾问之一，我深感中医药古籍保护、抢救与整理工作的重要性和紧迫性，也深知传承中医药古籍整理经验任重而道远。令人欣慰的是，在项目实施过程中，我看到了老中青三代的紧密衔接，看到了大家的坚持和努力，看到了年轻一代的成长。相信中医药古籍整理工作的将来会越来越好，中医药学的发展会越来越好。

欣喜之余，以是为序。

中国中医科学院研究员

马继兴

二〇一四年十二月

校注说明

《寿身小补家藏》系清代名医黄兑楣撰。黄兑楣（1781—?），清代贵州贵筑县人，号兑楣山人。兑楣自少多病，偏嗜医学。游学南北，遇善本医籍必购买，手不释卷，精于医理，屡起重疴。其治病谨慎，每临诊必察其患病之由，三思而后治。无论病之轻重、人之老幼贫富，皆不存异心，不冀厚报，故名声益大，其境益贫。《寿身小补家藏》初稿成于道光八年戊子（1828），历经5年，三易其稿，于黄兑楣53岁时，即道光十三年（1833）刊行于世。

本书现存主要版本有清道光十三年癸巳（1833）抄本、清光绪十四年戊子（1888）佛山镇字林书局铅印本及上海黄宝善堂石印本，此后翻刻不多，流传也少。本书现有北京大学图书馆据抄本影印本（1988），石印本分别于1916年、1919年、1928年出版，分为9卷，并附民国五年校刊序文。

本次整理以清道光十三年癸巳抄本为底本，以1916年黄宝善堂石印本（简称石印本）为主校本，以1888年佛山镇字林书局铅印本（简称铅印本）为参校本。现就有关事项说明如下：

1. 采用现代标点方法，对底本进行标点。

2. 凡底本中的繁体字，径改为规范简化字。

3. 凡底本中因刻写致误的明显错别字，予以径改，不出注。

4. 凡底本中的完全异体字、古字、俗写字，以规范简化汉字律齐，不出注。

5. 凡底本中的通假字于首见处出注说明，并出书证。

6. 凡底本药名作非错误性异文者，以规范的药名书写，不出注。

7. 凡底本中可以确认的错简，直接乙转，不出注。

8. 凡底本字词无误而本校或他校资料义胜，或有参考意义者，酌情出校。

9. 凡底本中文字有疑义，无本校或他校资料可据，难定是非者，出校存疑。

10. 底本有总目，无卷目，今保留总目。总目与各卷篇标题对勘如不一致，校勘后据正文改正，不出注。总目标题脱据正文补出，正文标题脱据总目补出，并出注说明。

11. 底本中"右""左"指上下文者，统一改为"上""下"。

12. 底本中表示段落的"一"，每卷的书名和"兑楣手辑"字样，一并删去。由于卷四、卷八内容多，底本将一卷内容分成两部分，现将标题删去，合并成一卷。

13. "药性目录"及"类方卷"中序列号有明显错误的径改，不出注；药物的序列号脱失或排列错误的直接补出，不出注。

14. "附经验良方"底本无，据石印本补。

自　序

　　医书汗牛充栋，无法不备，其传之而可久者，轩岐诸名家外，代有数人而已。然轩岐之书，其辞艰深，其旨微渺，初学者既苦其难，浅①尝者反惊为异，非弛骛于断港绝潢②，即不免于望洋向若，而庸俗之士藉医觅食者，往往摭拾《汤头》《脉决》，或泥古方，或逞臆见，从脉从证，胶固鲜通，而医之遗累不少。岐伯云：上工救病于萌芽，下工救其已成、救其已③败。昔之所谓下工，今皆可谓上工矣。

　　余少多病，癖嗜医学，幕游南北间，遇有善本，虽处奇穷异窘，亦必典质购觅。家居则于七事之外，稍得闲暇，辄手不释卷，研思深究。或达旦不寐，或中夜独兴，融会诸书，参考众说，乃恍然于轩岐经旨，与夫脉证从违，数十年来，屡试致效。尝见重于公卿大夫，罔弗兢兢业业，无稍孟浪，每诊一病，必察其致病之由。有病不应脉者即思其病，脉不应病者即思其脉，药不应病者即思其药。读书不厌百回，治病不惮三思。无论病之轻重，人之老幼男女、富贵贫贱，余实可以指天誓日，不敢稍存异心，稍望厚报也。是以其名益噪，其境益贫，盖聊以寄吾所好云尔。今老将至矣，家庭子侄辈无一知医，特将生平所领会比集成一书。于引经处或加注释；于议论处或采前人之言，或抒一己之见；于立方处或于身所经验而附录之，或用

---

① 浅：原脱，据石印本补。
② 绝潢：原作"绝演"，据石印本改。绝潢，与水流隔绝的水池。
③ 已：原脱，据石印本补。

古之陈方而加减之。言脉则阴阳之形象毕具，言病则表里寒热之施治悉详，分门别类，便于稽查。而其辞务为浅近，其旨不厌浩繁，俾子弟初学者，喜其明晰晓畅，易于入手，庶免断港绝潢之虑，亦无望洋向若之惊也。余人微学浅，徒属记闻，并不敢为寿世计，更何敢望付梓，非秘也，愧鄙也。缘虑家中偶尔抱病，恐为庸俗所误，子侄辈当业儒①之暇，兼看是书，亦寿身之②小补也，故名之曰《寿身小补家藏》云。

　　是书辑于道光戊子，藏于癸巳，寒暄六易，三易其稿，始亲手录正。今由点至吾弟署，出其校阅，即时许可，命书手抄录成册，存于署中，以备不虞。余亦欣然从之，书成，复将余之前序亲手重录，聊为子侄辈见赏，从此万里归去，伏愿官阶叠晋，后起映彪，遥祝老幼男女身其康强，此为备而不用也。

道光十三年癸巳秋九月下浣③兑楣山侬书于

晋之古陶官廨，时年五十有三

---

① 儒：原作"伝"，据文义改。

② 之：原作"云"，据石印本、铅印本改。

③ 下浣：指农历每月的下旬。

目 录

改正内景之图 ……………… 一

正面骨度部位图 …………… 三

伏人骨度部位图 …………… 四

脏腑形象图 ………………… 五

卷之一

十二经脉论 ………………… 一五

十二经脉起止详说 ………… 一六

五脏主属总论 ……………… 一七

脏腑相应 …………………… 一八

五脏系脊 …………………… 一八

说明营卫 …………………… 一八

经脉脏腑相连起止捷要

………………………… 一八

脏腑合分论 ………………… 一九

天真捷要论 ………………… 二六

阴阳水火真假括要 ………… 二九

阴阳应象括要 ……………… 三〇

人与天地相应兼善治善诊

论 ……………………… 三二

人身骨度名位 ……………… 三六

脏腑心肾贵贱论 …………… 四〇

六节藏象大论 ……………… 四一

岁之主气 …………………… 四三

时之主气 …………………… 四三

主运司天在泉捷要 ………… 四四

望闻问切要诀 ……………… 四五

卷之二

脉法正解总括 ……………… 五一

内经部位 …………………… 五一

三部九候解 ………………… 五二

七独诊说 …………………… 五四

诊脉部位解 ………………… 五四

脉法六纲统类 ……………… 五六

诊要十二则 ………………… 五七

浮沉迟数内统各脉 ………… 五八

滑涩分解 …………………… 八三

正经脉法总论 ……………… 八六

奇经八脉 …………………… 八九

人迎气口脉法 ……………… 九二

诸病脉象宜忌括要 ………… 九三

脉分有力有神有胃气 … 九四

卷之三

伤寒温疫宜辨 ……………… 九七

伤寒传变证治大略 _{指方}

………………… 九八

伤寒阴阳盛虚要诀 … 一〇一

辨三阳阳明证 ……… 一〇二

明两感难治 ………… 一〇三

辨两感可治 _{指方} …… 一〇四

阐明伤寒无补法一语

………………… 一〇五

滋阴即所以发汗法 _{指方}

………………… 一〇七

养阴即所以退阳法 _{指方}

………………… 一〇七

壮元阳即所以散外寒法

_{指方} ……………… 一〇九

补脾胃即所以敛浮阳法

_{指方} ……………… 一一〇

伤寒治法六要 ……… 一一一

汗有六要五忌 ……… 一一一

辨伤寒变温病热病指

要 ………………… 一一二

伤寒杂病用药主方大

略 ………………… 一一三

伤寒杂病初愈复病坏证

成食复劳复阴阳易各

证 _{指方} …………… 一一七

温疫名目证治 _{附四大忌}

_{四须知并指方} … 一一八

温疫初起证候 _{附方} … 一二〇

阐明合病并病及两感瘟

疫指要 _{指方} ……… 一二三

疟疾证治 _{指方} ……… 一二四

辨似疟非疟证 _{指方} … 一二五

泄泻证论 …………… 一二六

辨泄泻宜利小便证治

_{指方} ……………… 一二六

辨泄泻不宜利小便证

治 _{指方} …………… 一二七

痢疾治要 _{指方并附四}

大忌 ……………… 一二八

卷之四

内伤劳损失血及各血证

大略 ……………… 一三一

治血证要言要脉 …… 一三二

阐明动血原委大略 … 一三三

血证 _{指方。共十八证，男}

_{女大小同} ………… 一三四

血证用药宜忌 ……… 一三八

胃脘痛胸胁痛腹痛各证

论治 _{指方} ………… 一四〇

辨腰痛证治 _{指方} …… 一四六

辨头痛证治指方 …… 一四七

辨口舌病证治指方 … 一四八

辨咽喉证治指方六条并

　附忌用各药 …… 一四九

喉证忌药 …… 一五一

论齿痛证治指方 …… 一五二

论鼻病证治指方 …… 一五三

辨遗精遗溺淋浊证治各

　按证指方 …… 一五四

脱肛证治指方 …… 一五六

内痔外痔证 …… 一五七

辨小便不通 …… 一五八

论小便不通证治指方

　…… 一五八

辨大便不通 …… 一五九

论大便不通证治指方

　…… 一五九

辨明非风证俗误中风中

　痰证论 …… 一六〇

非风急治两可证附方

　…… 一六一

非风不治绝证 …… 一六一

论治非风证附半身不遂、

　麻木不仁等证指方 … 一六二

辨厥逆证即俗谓中风不

　语证共十一条指方 … 一六四

阳痿证论 …… 一六八

阳痿证治指方 …… 一六九

脚气证治 …… 一七〇

脚气用药论 …… 一七〇

脚气证治指方 …… 一七一

辨肿胀气水虚实总要

　…… 一七二

水肿证治指方 …… 一七三

气肿证治指方 …… 一七四

肿胀险证 …… 一七四

积聚癥瘕括要 …… 一七五

论积聚虚实证治指方

　…… 一七六

咳嗽证论 …… 一七七

咳嗽证治指方 …… 一七八

呃逆证论兼明五脏 …… 一七九

呃逆证治指方 …… 一八〇

呕吐证论 …… 一八一

实呕证治八条指方 …… 一八二

虚呕证治指方 …… 一八三

喘促总论 …… 一八四

实喘证治指方 …… 一八六

虚喘证治指方 …… 一八六

喘促难治证 …… 一八七

吞酸吐酸呕酸总论 … 一八七

吞酸吐酸呕酸证治指方

　　…………… 一八九

反胃要论 ……… 一九〇

反胃证治指方 …… 一九〇

噎膈大论 ………… 一九一

噎膈证治指方 …… 一九二

戒治噎膈证勿为庸俗

　　所惑说 ……… 一九三

噎膈不治证 ……… 一九四

霍乱证论指方 …… 一九四

郁证总要 ………… 一九五

诸郁证治指方 分怒郁忧

　　郁思郁…………… 一九六

卷之五

妇科总论扼要 ……… 一九八

调经通论证治指方 … 一九九

崩带淋漏不止证论 … 二〇〇

辨白浊遗淋与带病不同

　　指方 …………… 二〇一

辨子嗣要论 ………… 二〇二

种子男女调补证治

　　指方 …………… 二〇三

认胎脉捷要 ………… 二〇四

认分娩脉括要 ……… 二〇五

胎候养胎分男分女要

　　论 …………… 二〇五

安胎证治要论指方 … 二〇六

胎前子悬子气子肿子烦

　　子嗽子淋子痫子喑各

　　证指方 ……… 二〇七

胎漏证治总论指方 … 二〇八

胎动欲堕并屡堕胎

　　指方 …………… 二〇九

胎不长及鬼胎证治

　　指方 …………… 二〇九

临产要论大略 ……… 二一〇

催生要论指方 ……… 二一一

胞破产难指方 ……… 二一二

胞衣不出指方 ……… 二一二

交骨不开产门不闭子宫

　　不收三证指方 …… 二一二

小产要论 …………… 二一三

小产证治指方 ……… 二一四

下胎断产辨要 ……… 二一四

下胎指方 …………… 二一四

断产指方 …………… 二一五

论产后四禁 ………… 二一五

产后腹痛诸证指方 … 二一六

产后发热指方 ……… 二一七

产后乍寒乍热指方 … 二一八

产后蓐劳证治指方 … 二一九

产后喘促指方 ……… 二一九

产后发痉指方 即俗谓产

　后中风…………… 二二〇

产后恶露不止指方 … 二二〇

血崩二方胎前产后均可

　用 …………… 二二一

产后乳少或乳不通专

　方 …………… 二二一

乳吹乳妒指方 ……… 二二一

乳痈乳岩两证指方 … 二二二

乳自流出指方 ……… 二二二

前阴各病证治指方 … 二二二

卷之六

小儿总论 ………… 二二五

小儿初诞论 ………… 二二六

看初生儿病法 ……… 二二六

看小儿寿夭法 ……… 二二七

审察小儿病源法 …… 二二七

诊小儿脉法并辟诸家

　看筋纹之谬 …… 二二九

论小儿变蒸不必尽信

　说 …………… 二三〇

小儿诊治大法 ……… 二三一

护持婴儿诸法 ……… 二三一

小儿补肾论 ………… 二三三

撮口脐风证治指方 … 二三四

惊风证论 ………… 二三五

急惊证治指方 …… 二三六

慢惊要论 ………… 二三六

摘录庄在田先生辨慢惊

　病象 ………… 二三八

慢惊证治指方 ……… 二三八

大惊猝恐证治指方 … 二三九

惊啼证治指方 …… 二四〇

夜啼证治指方 …… 二四〇

发热辨虚实要论 …… 二四一

发热虚实证治指方 … 二四二

夏禹铸先生辨热疟似惊

　风伤寒指方极为应验

　…………… 二四四

吐泻霍乱证治指方 … 二四五

吐乳证治指方 ……… 二四六

疳证治预防治已成　均

　指方 ………… 二四六

盗汗自汗指方 ……… 二四八

腹痛腹胀证治指方 … 二四九

癫痫证治指方 …… 二五〇

溺白证治指方 …… 二五二

六部虚实证治备方 … 二五二

心脉实方 附脉 …… 二五三

心脉虚方　附脉 …… 二五三

肝脉实方　附脉 …… 二五四

肝脉虚方　附脉 …… 二五五

脾脉实方　附脉 …… 二五六

脾脉虚方　附脉 …… 二五七

肺脉实方　附脉 …… 二五八

肺脉虚方　附脉 …… 二五九

左肾实方　附脉 …… 二六〇

左肾虚方　附脉 …… 二六一

右肾实方　附脉 …… 二六三

右肾虚方　附脉 …… 二六三

四季感冒大略指方 … 二六五

卷之七

药性目录 …………… 二六七

吉凶痘位之图 ……… 二七六

凶痘部位之图 ……… 二七六

麻疹总论 …………… 二七七

看麻疹审证察脉法 … 二七九

麻疹日期不宜升提太早

　说 ………………… 二八〇

论麻证轻重吉凶 …… 二八〇

麻证四忌 …………… 二八一

麻证初热三日内外易出

　难出及诸证治法指方

　………………………… 二八二

麻疹既出诸症治法指方

　………………………… 二八四

麻症收后余症各治法指

　方 ………………… 二八七

孕妇出麻 …………… 二九一

奶麻子奶音疖，乳也

　………………………… 二九一

痘症总论 …………… 二九二

治豆大法 …………… 二九四

初辨豆症及探指尖看

　耳法 ……………… 二九六

看豆括要 …………… 二九七

察痘证脉法 ………… 二九七

看豆部位形色稀密各吉

　凶 ………………… 二九七

看痘吉症 …………… 二九九

看豆凶症 …………… 三〇〇

痘有五善七恶 ……… 三〇〇

怪豆形症可治者惟二症，

　余皆不可治 ………… 三〇一

家中出豆房内禁忌诸

　事 ………………… 三〇二

痘家宜用诸事 ……… 三〇三

饮食宜忌 …………… 三〇四

痘症日期 …………… 三〇四

痘证必顾气血要证 … 三〇五

痘辨虚实括要 ……… 三〇六

通治痘要心法 ……… 三〇七

初热三日顺症治法指方

……………………… 三〇七

见点三日后顺症治法指

方 ……………… 三〇八

起胀三日顺症治法指方

……………………… 三〇八

灌浆三日顺症各杂症均

指方 …………… 三〇八

灌浆杂症附论指方 …… 三〇九

结痂三日顺症治法指方

……………………… 三一四

结痂收靥杂症六条指方

……………………… 三一四

结痂收靥异症吉凶十条

指方 …………… 三一五

通治痘疮变症扼要心

法，分八阵首尾均治指方

……………… 三一六

痘中夹疹指方 ……… 三一九

痘中夹班指方 ……… 三一九

女子出痘指方 ……… 三二〇

孕妇出痘指方 ……… 三二一

痘症宜用各药 ……… 三二二

痘家忌用各药内有前之宜

用，复重出忌用者，当知

痘症用药，毫不可乱，故

不惮其烦也 ………… 三四九

卷之八

类方 ……………… 三八九

附经验良方 ………… 五二七

校注后记 …………… 五三七

改正内景之图

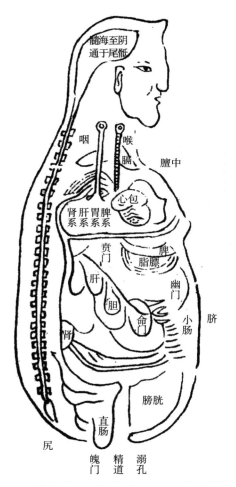

　　心系七节，七节之旁，中有小心，以肾系十四椎下，由下而上亦七节。自大椎至尻骨上脊骨共二十一节

　　冲任皆起于胞中，而上行于背里，即子宫也，为男子藏精之所，惟女子于此受孕，因名为胞。旧图有精道，循脊背过肛门，且无子宫命门之象，皆误也，今改正之。

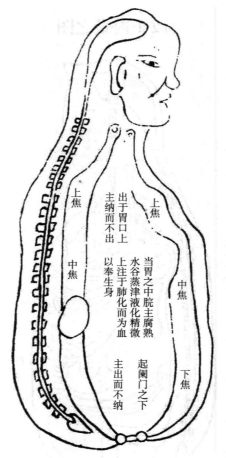

上焦

中焦

上焦

出于胃口上
主纳而不出

当胃之中脘主腐熟
水谷蒸津液化精微
上注于肺化而为血
以奉生身

中焦

起阑门之下
主出而不纳

下焦

　　三焦者，决渎之官，水道出焉，是经少血多气。亥时气血注于三焦。

　　《中藏经》曰：三焦者，人之三元之气也，主升降出入，总领五脏六腑、营卫经络、内外左右上下之气。三焦通，则内外左右上下皆通，其于周身灌体，和内调外，营左养右，导上宣下，号曰中清之府，莫大于此也。形色最赤，总护诸阳，非无状而空有名者也。

正面骨度部位图

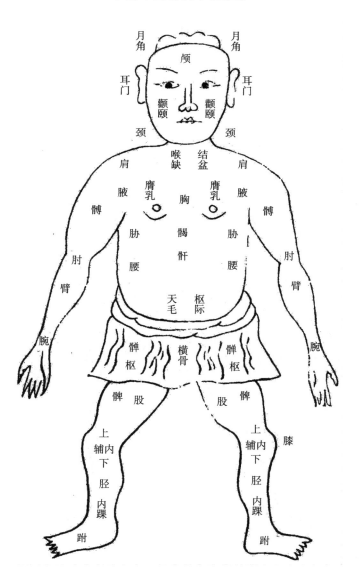

伏人骨度部位图

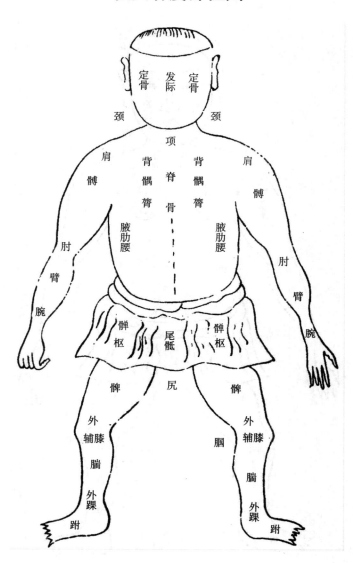

脏腑形象图①

肺者市也，百脉朝会之所也。凡饮食入胃，不敢自专，地道卑而上行，朝于肺，肺乃天道，下济而光明也。

肺者相傅之官，治节出焉，为生气之源，其形四垂，附着于脊之第三椎，中有二十四空，行列分布以行诸脏之气，为脏之长，为生气之源，为心之盖。是经多气少血，其合皮也，其荣毛也，开窍于鼻。

《难经》曰：肺重三斤三两，六叶两耳，凡八叶，主藏魄。肺叶白莹，谓华盖，以覆诸脏，虚如蜂窠，下无透窍，吸之则满，呼之则虚，一呼一吸，消息自然，司清浊之运化，为人身之橐籥。

寅时气血注于肺。手太阴②。

---

① 脏腑形象图：原脱，据目录补。
② 手太阴：底本原无，据石印本补。

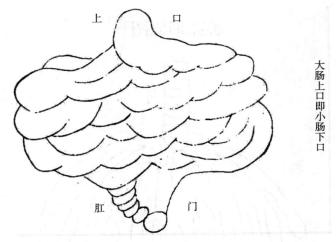

上　　口

大肠上口即小肠下口

肛　　门

大肠上口即小肠下口。

　　大肠为传道之官，变易出焉。上受胃家之糟粕，下输于广肠，旧谷出而新谷可进，故字从月从易。又畅也，通畅水谷之道也。回肠当脐左，回十六曲，大四寸，径一寸半，长二丈一尺，受谷一斗，水七升半。广肠传脊，以受回肠，乃出滓秽之路，大八寸，径二寸，寸之大半，长二尺八寸，受谷九升三合，八分合之一。是经多气多血。

　　《难经》曰：大肠二斤十二两，肛门重十二两。按：回肠者，以其回叠也。广肠，即回肠之更大者。直肠，又广肠之末节也，下连肛门，是谓谷道。后阴，一名魄门，总皆大肠也。

　　卯时气血注大肠。手阳明①。

---

　　① 手阳明：底本原无，据石印本补。

胃
当中脘主
腐熟水谷

当上脘曰贲门

当下脘曰幽门

胃之上口名曰贲门，饮食之精气从此上输于脾肺，宣播于诸脉。胃者汇也，另①为都市，五味汇聚，何所不容，万物归土之义也。

胃之下口即小肠之上口，名曰幽门。

胃者仓库之官，五味出焉，水谷气血之海也。胃之大一尺②五寸，径二寸，长二尺六寸，横屈受水谷三斗五升，其中之谷，常留二斗，水一斗五升而满。是经常多气多血。《难经》曰：胃重二斤一两。

辰时气血注于胃。足阳明③。

---

① 另：《经络汇编·足阳明胃经》作"号"。
② 尺：原作"名"，据石印本改。
③ 足阳明：底本原无，据石印本补。

篇《刺法论》曰：脾为谏议之官，知周出焉。

脾者卑也，在胃之下，裨助胃气以化谷也。脾胃属土，俱从田字。胃居中正，田字亦中；脾处于右，田亦偏右。

脾者仓禀之官，五味出焉，形如刀镰，与胃同膜而附其上之左俞，当十一椎下，闻声则动，动则磨胃而主运化，其合肉也，其荣唇也，开窍于口。是经多气少血。

《难经》曰：脾重二斤三两，广扁三寸，长五寸，有散膏半斤，主裹血，温五脏，主藏意与智。滑氏曰：掩乎太仓。华元化曰：脾主消磨五谷，养于四傍。

巳时气血注于脾。足太阴①。

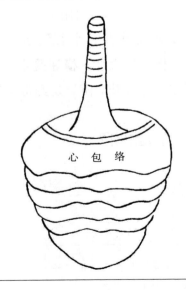

---

① 足太阴：底本原无，据石印本补。

包络者，护卫心主，不使浊气干之，正犹君主有宫城也。

心包络一经，《难经》言其无形。滑伯仁曰：心包络一名手心主，以藏象校之，在心下横膜之上，竖膜之下，其与横膜相粘而黄脂裹者，心也。脂膜之外，有细筋膜如丝，与心肺相连者，心包也。此说为是，言无形者非。又按《灵兰秘典论》十二官，独少心包一官，而多"膻中者，臣使之官，喜乐而出焉"一段，今考心包藏居膈上，经始胸中，正值膻中之所，位居相火，代君行事，实臣使也。此一官即心包无疑矣。

戌时气血注心包。手厥阴[①]。

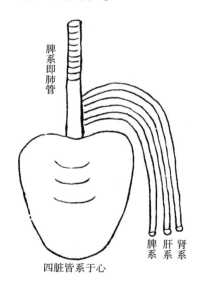

脾系即肺管

脾系　肝系　肾系

四脏皆系于心

心者惺也，言心气旺，则惺惺而运其神明也。厄言曰：心，深也，言深居，居高拱[②]，相火代之行事也。

心者，君主之官，神明出焉。心居肺管之下，膈膜之上，

---

①　手厥阴：底本原无，据石印本补。
②　言深……高拱：石印本原作"言深居高拱"。

附着脊之第五椎。是经常少血多气，其合脉也，其荣色也，开窍于舌。

《难经》曰：心重十二两，中有七孔三毛，盛精汁三合，主藏神。心象尖圆，形如莲蕊，其中有窍，多寡不同，以导引天真之气。下无透窍，上通乎舌，其四系以通四脏。心外有赤黄裹脂，是为心包络。心下有膈膜，与脊胁周回相着，遮蔽浊气，使不得上熏心肺也。

午时气血注于心。手少阴①。

小肠上口即胃之下口

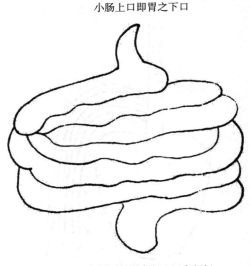

小肠下口即大肠上口名阑门

小肠上口即胃之下口。小肠下口即大肠上口，名阑门。

小肠受盛之官，化物出焉。后附于脊，前附于脐上，左回叠积十六曲，大二寸半，径八分，分之少半，长三丈二尺，受

---

① 手少阴：底本原无，据石印本补。

谷二斗四升，水六升三合之大半。小肠上口，在脐上二寸，近脊，水谷由此而入，复下一寸，外附于脐，为水分穴，当小肠下口。至是而泌别清浊，水液渗入膀胱，滓秽流入大肠。是经多血少气。《难经》曰：重二斤十四两。

未时气血注小肠。手太阴①。

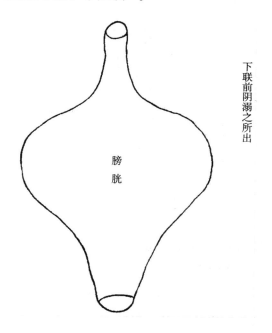

膀胱

下联前阴溺之所出

下联前阴，溺之所出。膀胱者，州都之官，津液藏焉，气化则能出矣。

膀胱者当十九椎，居肾之下，大肠之前，有下口，无上口。当脐上一寸水分穴处，为小肠下口，乃膀胱上际，水液由此别回肠，随气泌渗而入，其出其入，皆由气化。入气不化，则水归大肠而为泄泻；出气不化，则闭塞下气而为癃肿。后世诸书，

---

① 手太阴：底本原无，据石印本补。

有言其有①上口无下口，有言上下诸有口者，皆非。是经多血少气。

《难经》曰：膀胱重九两二铢，纵广九寸，盛溺九升九合，口广二寸半。

申时血气注膀胱。足太阳②。

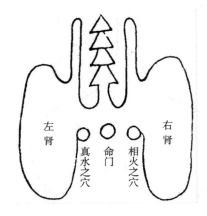

《甲乙经》曰：肾者，引也，能引气通于骨髓。厄言曰：肾者，神也，妙万物而言也。

命处于中，两肾左右开阖，正如门中枨闑③，故曰命门，一阳处二阴之间，所以成坎也。静而阖，涵养乎一阴之真水；动而开，鼓舞乎龙雷之相火。

肾者，作强之官，伎④巧出焉。肾附于脊之十四椎下，是经常少血多气，其合骨也，其荣发也，开窍于二阴。

---

① 有：原脱，据石印本补。

② 足太阳：底本原无，据石印本补。

③ 枨闑（chéngniè 成聂）：亦作"枨臬"，古时门两旁所竖的木柱，用以防车过触门。

④ 伎：通"技"。《史记·扁鹊仓公列传》曰："秦太医令李醯自知伎不如扁鹊，使人刺杀之。"

《难经》曰：肾有两枚，重一斤二两，藏精与志。华元化曰：肾者精神之舍，性命之根。肾有两枚，形如豇豆，相并而曲，附于脊之两旁，相去各一寸五分，外有黄脂包裹，各有带二条，上条系于心，下条趋脊下大骨，在脊骨之端，如半手许，中有两穴，是肾经带过处，上行脊髓至脑中，连于髓海。

酉时气血注于肾。足少阴①。

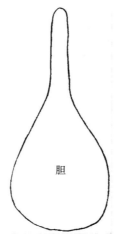

凡十一脏皆取决于胆也。

胆者中正之官，决断出焉。《难经》曰：胆在肝之短叶间，重三两三铢，长三寸，盛精汁三合，水色金精，无出入窍，不同六腑传化，而为清净之府。受水之气，与坎同位，悲则泪出者，水得火煎，阴必从阳也。是经多血少气。华元化曰：胆者中清之府，号曰将军，主藏而不泻。

子时气血注于胆。足少阳②。

---

① 足少阴：底本原无，据石印本补。
② 足少阳：底本原无，据石印本补。

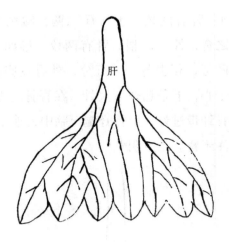

肝者，干也，其性多动而少静，好干犯他脏者也。

肝者，将军之官，谋虑出焉。肝居膈下，并胃着脊之九椎。是经多血少气。其合筋也，其荣爪也，主藏魂，开窍于目，其系上络心肺，下亦无窍也。

《难经》曰：肝重四斤四两，左三叶，右四叶，凡七叶。滑氏曰：肝之为脏，其治在左，其脏在左胁左肾之前，并着胃着脊之第九椎也。

丑时气血注于肝。足厥阴①。

气血贯注时部歌诀②

子交入胆丑肝经，寅卯肺与大肠分，辰刻当胃巳脾受，心午未引小肠庭。肾与膀胱申注定，包络三焦戌亥均。此是十二经气血，贯注时刻各分明。

① 足厥阴：底本原无，据石印本补。
② 气血贯注时部歌诀：底本原无，据石印本补。

卷之一

十二经脉论

人身经脉十二，手三阴三阳、足三阴三阳。

阴脉止于手者，故心曰手少阴止于小指，肺曰手太阴止于食指，包络包络①者，即心之舍也，亦属一脏，故有六脏之说曰手厥阴止于无名指，此手之三阴，从脏走手，所以谓之手三阴。阴脉起于足者，故肾曰足少阴起于足小指，脾曰足太阴起于足大指，肝曰足厥阴起于足大指三毛，此足之三阴，从足走腹，所以谓之足三阴少阴者，初阴也；太阴者，至阴也。两阴交尽曰厥阴。阳脉起于手者，三焦三焦者，人之三元之气也，主升降出入，统领五脏六腑、营卫经络、内外左右上下之气。三焦通则内外上下左右皆通，病不受矣曰手少阳起于无名指，小肠曰手太阳起于小指，大肠曰手阳明起于食指，此手之三阳，从手走头，所以谓之手三阳。阳脉止于足者，胆曰足少阳止于足大指三毛，膀胱曰足太阳止于足小指，胃曰足阳明止于足大指，此足之三阳，从头走足，所以谓之足三阳少阳者，初阳也；太阳者，盛阳也。两阳合明②曰阳明。盖心、肝、脾、肺、肾、包络、胆、胃、大肠、小肠、膀胱、三焦系以名有形之脏腑也。手足三阴三阳系以名无形之六气也。阴阳之气，昼夜流行，与天地同度，故人生于寅，而气始于寅，由胃之中脘上注于肺，卯时注于大肠，辰时注胃，巳时注脾，午注心，未注小肠，申注膀胱，酉注肾，戌注包络，亥注三焦，子注胆，丑注肝，寅复注肺，所谓肺朝

---

① 络：原作"任"，据石印本改。
② 明：原作"前"，据《素问·至真要大论》改。

百脉也。

十二经脉起止详说

肺脉起于胃脘，其支者出食指，交于大肠脉由脏走手，系阴行阳；大肠脉起于食指，其支者挟鼻孔，交于胃脉由手走头，系阳行阳；胃脉起于鼻，其支者出足大指，交于脾由头走足，系阳行阴；脾脉起于足大指，其支者注心中，交于心脉由足走腹，系阴行阴；心脉起于心中，其支者出小指端，交于小肠脉由脏走手，系阴行阳；小肠脉起于小指，其支者入目内眦，交于膀胱脉由手走头，系阳行阳；膀胱脉起于目内眦，其支者出足小指端，交于肾脉由头走足，系阳行阴；肾脉起于足小指，其支者注胸中，交于包络脉由足走腹，系阴行阴；包络脉起于胸中，其支者出无名指，交于三焦脉由脏走手，系阴行阳；三焦脉起于无名指，其支者入目锐眦，交于胆脉由手走头，系阳行阳；胆脉起于目锐眦，其支者循足大指出三毛，交于肝脉由头走足，系阳行阴；肝脉起于足大指三毛，其支者贯膈注肺，交于肺脉由足走腹，系阴行阴。循环无端，内外贯串，运行不已。治病不明乎此，如瞽者入他人之室，全不知其门户矣。

五脏	肝	心	脾	肺	肾
五行生	木	火	土	金	水
五行克	木	土	水	火	金
五音	角	徵	宫	商	羽
五味	酸	苦	甘	辛	咸
五方	东	南	中	西	北
五声	呼	笑	歌	哭	呻
五志	怒	喜	思	忧	恐

五色	青	赤	黄	白	黑
五干 阳	甲	丙	戊	庚	壬
阴	乙	丁	己	辛	癸

五脏主属总论

心属火，火生于南，南方丙丁火也丁属阴火，脏属阴，故丁火属心。丙属阳火，腑属阳，故丙火属小肠，心与小肠相表里表属腑，里属脏。心生血，心主舌，在色为赤，在音为徵，在声为笑，在味为苦，在志为喜，开窍于舌，喜过度则伤心。

肝属木，木生于东，东方甲乙木也乙属阴木，脏属阴，故乙木属肝。甲属阳木，腑属阳，故甲木属胆，肝与胆相表里。肝藏血，肝主筋，在色为苍青也，在音为角，在声为呼，在味为酸，在志为怒，开窍于目，怒过度则伤肝。

脾属土，土生于中央，中央戊己土也己属阴土，己土属脾。戊属阳土，戊土属胃，脾与胃相表里。脾统血，脾主肉，在色为黄，在音为宫，在声为歌，在味为甘，在志为思，开窍于口，思过度则伤脾。

肺属金，金生于西，西方庚辛金也辛属阴金，辛金属肺。庚属阳金，庚金属大肠，肺与大肠相表里。肺司气，肺主皮毛，在色为白，在音为商，在声为哭，在味为辛，在志为忧，开窍于鼻，忧过度则伤肺。

肾属水，水生于北，北方壬癸水也癸属阴水，癸水属肾。壬属阳水，壬水属膀胱，肾与膀胱相表里。肾主骨，肾生髓，在色为黑，在音为羽，在声为呻，在味为咸，在志为恐，开窍于耳，恐过度，或负重太过，房劳太过，俱伤肾。

脏腑相应

心合小肠应脉，肝合胆应筋，脾合胃应肉，肺合大肠应皮，肾合三焦、膀胱应腠理毫毛。腠者，三焦通会元真之处，为血气所注，盖以有形中之无形也。理者，皮肤脏腑之交理，盖以无形中之有形也。

五脏系脊

肝系于脊之第九椎，曰肝俞，居于胁中；心系于脊之第五椎，曰心俞，居于肺下；脾系于脊之第十一椎，曰脾俞，与胃同居腹中；肺系于脊之第三椎，曰肺俞，居于胸中；两肾系于脊之十四椎，曰肾俞，居于背脊之两旁。

说明营卫

营者，阴中之气也，其精气之循于经者即营气，以营乎内；卫者，阳中之气也，其浮气之不循于经者即卫气，以卫乎外。营卫二气皆胃中谷气所生也。盖以定位之体而言之，曰气血；以流行之用而言之，曰营卫也。一体一用，营卫气血四字，须玩索之，治病之表里虚实、阴阳内外之法，思过半矣。

经脉脏腑相连起止捷要

心脉止于手小指，小肠脉起于手小指；肝脉起于足大指三毛，胆脉止于足大指三毛；脾脉起于足大指，胃脉止于足大指；肺脉止于食指，大肠脉起于食指；肾脉起于足小指，膀胱脉止于足小指；三焦脉起于无名指，包络脉止于无名指。

脏腑合分论

脏腑之在胸腹胁里之内，各有次舍，异名而同处一域之中，其气各异。所谓脏者，心、肝、脾、肺、肾、包络是也。六者为阴，阴气主内，故沉以候脏。腑者，胆、胃、大肠、小肠、膀胱、三焦是也。六者为阳，阳气主外，故浮以候腑。十二经脉者，外络形身，内连脏腑，而肺胃为脏腑之总系者也。肺管刚空，脏之象也。喉主天气，主出而不纳，人之声音从此而出。胃管柔空，腑之系也。咽主地气，主纳而不出，人之饮食从此而入。是以咽喉为脏腑之门户，主开阖而司出纳者，肺胃也。肺属金，其色白，其恶寒，其为大气之主，其开窍于鼻，司呼吸。吸则入，呼则出。如呼之气短，吸之气长，其病在呼，呼出属心与肺，此上焦有病也。如呼之气长，吸之气短，其病在吸，吸入属肾与肝，此下焦有病也。呼吸均气短，是脾胃之气阻塞中焦，阴阳不得升降也。故曰上焦之气，心肺主之，如天之气，宜下降也；下焦之气，肝肾主之，如地之气，宜上升也；中焦之气，脾胃主之，宜升宜降，清阳升而浊阴降，则诸病不生矣。夫百病生于气也，怒则气上，喜则气缓，悲则气消，恐则气下，寒则气收，热则气泄，惊则气乱，劳则气耗，思则气结。九气不同，生病各异。怒则气逆，甚至呕血及飧泄，故气上矣；喜则气和志适，营卫通利，故气缓矣；悲则心系急，肺布叶举，而上焦不通，营卫不散，热气在中，故气消矣；恐则精却，却则上焦闭，闭则气还，还则下焦胀，故气不行矣；寒则腠理闭，气不行，故气收矣；热则腠理开，营卫通，汗大泄，故气泄矣；惊则心无所倚，神无所归，虑无所定，故气乱矣；劳则喘且汗出，内外皆越，故气耗矣；思则心有所存，神有所归，正气留而不行，故气结矣。有云：知医不识气，治病从何据。宜细玩之。

肺者，气之本，魄之处也，故曰肺藏魄，而肺为相傅之官，受朝百脉，故制节出焉，为心之华盖。夫营气者，真气积于胸中真气者，即胎中灵光之气，所谓先天禀赋之气也，出于喉咙，以贯心脉心主包络而行呼吸。一呼一吸为一息，昼夜一万三千五百息为一周，此气之行于脉中，循环转运者也。卫气者，宗气积于胸中宗气者，系出胎饮食水谷之所化，所谓后天之气也，出于肺，循喉咙而行呼吸。呼出而周身之毛窍皆阖，吸入而周身之毛窍皆开，此气之行于脉外而司开阖者也。手少阳三焦之气，通会于周身之腠理；足太阳膀胱之气，总六经而统营卫，与肺同主皮毛者也。总而言之，太阳之气、少阳之气、营气、卫气、宗气、大气，皆胃中后天水谷之气，本肾中先天真气之一气者也。然而肺为肾之母肺属金，肾属水，金生于水，故肾乃肺之子也，肺气必得纳于肾母不离子之意，故曰：肺者，大气之主也。

心者为五脏六腑之主，如人君之象，故曰心为君主之官，不敢摇动，而神明出焉。其恶热，开窍于耳、舌者，是以心和则舌知味，夜卧闻声而心知也。夜卧之时，五官皆不用事，惟耳能听，目为心使，不能远，而耳则能与外物交接于不见。盖善从心生，恶从气生，善恶之念皆生于所感。感于善则心静，感于恶则心动。动则为火，火淫于上，则肺受伤心火克肺金也，火淫于下，则肝木失藏肝系藏血，血宜静，而肝属木，木能生火，再以①心火淫于肝，而肝木之火更旺矣。夫心高居清宫，本不受邪，所病者皆由于喜怒哀乐之不和也。心正，则五脏六腑皆正；心不

① 以：原作"一"，据石印本改。

正，则五脏六腑皆危。所以谓心者五脏六腑之主也。

包络者，心脏之宰辅也，代君行令，为使臣之官，喜乐出焉。包绕绵络其心，故名包络。下连肝、胆、脾、肾、三焦，上连心肺，居于膻音诞，膻中者即包络之宫城也。凡外邪干犯，止及包络，不能犯心，犯心则死。人之心血无多，其血不能动，一动则死。用心过度，心血日见减少，不能复生。所谓用药生心血者，不过能保守已亏之血，非能再生心血。每每聪明太过者多夭，以心血多亏，庸人碌碌者多寿，以心中不甚用，则血无从亏，所以多寿。然膻中为君主之外藩，包络为君主之内藩，内外夹辅君主，故曰包络者，心脏之宰辅也。包络之下有膈膜，与脊胁周回相着，遮蔽浊气，即所谓膻中也，以为包络即膻中者，非。

肝者，风木之脏也。肝乃将军之官，运筹揆度，故谋虑出焉。在天为风，在地为木，在人为肝，居于胁中，其系从膻中之左透膈而下。其恶风，其本阴，其标热，其体木，其用火，其开窍于目，其应令于东位，居震巽，有风雷之象。经曰：雷气通于心，风气通于肝，风动木萌，雷起火发，阳和布化，生物之道宜然。所以万物生于春，而肝在人必得有生发之气。是以谋虑过度，怒气过度，则肝必伤。肝藏血，肝血既伤，肝火即旺，木盛则生风，火王①则水亏，男子则有咯血、下血、咳血、噎膈、反胃、失明等症，女子则有瘕瘕、痞块、骨蒸、蓐劳等症。是以肝无补法，亦无泻法，惟和之之法是治肝之正理，或下滋肾水，上补心血，雨润风和，则木得其养矣。夫木者温则发生，寒则摧萎，温和发散则木条达，寒萎抑郁则木卷曲，

---

① 王：通"旺"。《庄子·养生主》曰："神虽王，不善也。"

故曰：肝者，风木之脏也。

胆者附于肝，与三焦同气者也。胆为中正之官，生阳上升，无所偏倚，识量惟胆，故决断出焉。凡十一脏，皆取决于胆。四时之气，少阳主春，其气半出地外，半在地中，人身亦如之。居于两界之隙地，所谓半表半里者何。少阳胆气行于人身之侧，属相火，近后则寒或与足太阳旁光①寒水之气同行，近前则热或与手阳明大肠燥金之气同行。上犯包络，则心烦而悸；下归厥阴，则痛引胸胁。故其为病，阴阳错杂，寒热混淆，其脉息往来无定，其寒热亦往来无定，其人亦盛衰无定。治病之法，亦惟有升清降浊，使上焦得通，津液得下，故曰：胆者，附于肝，与三焦同气者也。

左右两肾者，蛰藏水火者也左肾行阴，属阴水，右肾行阳，属阳水，而命门居两肾之中，非右为命也。肾藏精，男女媾精，鼓气鼓力，所以为作强之官。造化生人，所以伎巧出焉。故曰肾藏智，其属水，水中之阳气为火，其色赤，其恶燥，上开窍于耳、舌，下开窍于二阴。夫脏司水火，窍开上下，惟肾为然。水亏则火炎于上，火亏则水淫于下。滋阴降火，所以补心肝也所谓补者，泻之之义②；补阳行水，所以补脾胃也所谓泻者，补之之义。水盛火亏，则补火以配水如釜底添薪，不可妄泻其水；火盛水亏，则补水以助火如釜中注水，不可泻火。总而言之，肾无泻法，左虚则补左，右虚则补右。补左故不宜多用辛热之剂"多"字宜体会，即补右亦更不宜纯用辛热之剂"纯"字更宜体会。补阴必稍求阳"稍"字宜活看，补阳必重求阴"重"字宜重看。又肾水泛为痰，痰味而

---

① 旁光：即膀胱。《韩诗外传》曰："旁光者，凑液之府也。"
② 义：原作"仪"，据石印本改。

咸者是也，亦属肾阴不足，不必治痰，专宜补肾。总之，肾为水脏，主司出纳。肺之气下通于肾，肾纳肺气，蒸动水之真阳而为火即肾中之火如龙雷之火，人之作用全在此火出，温三焦，分布上中下，随行变化，此三焦所以为相火，而两肾实相火之原也。然而两肾之火藏于水，如坎卦，一阳陷于二阴之中，如火之蓄于炉，如虫之藏于蛰，故曰：两肾者，蛰藏水火者也。

胃者，五脏六腑之海也。位居中州，官司仓廪，而五味出焉。胃管与肺管前后同途而异居，胃管主纳饮食，肺管主出入呼吸，而肺管之上有盖，名会厌穴，似皮似膜，发声则开，咽食则闭。胃上口名上脘，即贲音焚门，胃下口名下脘，即幽门，胃之中即中脘。三焦之气皆出于胃。胃中有热，热轻则上逆作呕，而脉必大，下唇必红紫而干，宜清热润燥。热重则胃中有燥粪，或妄言詈骂，不避亲疏，甚则弃衣而走，登高而呼，宜下之泻热。胃中有寒或气，疼如刺，唇青面白，小便多，喜饮热，喜手按，口干不渴，宜辛热以温之。胃中有停滞，或吞酸，或呃噎不舒，或闷胀反饱，宜消导以荡之。胃气不和，卧必不安，宜和胃以调之，如不爱食而强食之，亦能消化，此胃有病而脾无病，宜补心火以生胃土。五脏六腑惟胃易于受邪，故胃病居多。经曰：安谷则昌，绝谷则亡。胃气一败，百药难施，而脏腑皆无主持，故曰：胃者，五脏六腑之海者也。

脾者，为胃行其津液者也。胃主纳，脾主运，同受水谷之精，故脾与胃以膜相连，同居腹中，其属土，其色黄，其恶温，其喜文采音乐，闻声则动，动则磨胃，饮食乃化。运行水谷之精气，上归于肺，通调水道，下输膀胱。经曰：诸湿肿胀，皆属于脾。湿之为病，有受于天气之雨露者，有受于地气之泥水潮气者，有受于饮食酒浆生冷者，有受于人事汗衣卧地澡浴不干者。所因各异，皆由脾气之虚。清之利之，所以治脾之湿热也；燥之温之，所以治脾中之寒温也；升之散之，所以治脾中之湿气流注也。夫脾主四肢，如四肢麻木麻属气虚，木属血虚，其病在脾。脾主湿，湿则生疾。脾属土，宜补命门之火以生土。如喜食而食之不能运化，是胃无病而脾有病，亦宜补命门以生脾土也。脾主肌肉，如瘦而黄，是以黄病在脾，脾统血，血不华色，脾虚不能摄血，血则妄行，或面黄，或下血，或痰中带血，或手足木而不能运动。所谓足受血而能行，掌受血而能握，此脾元虚也。如此等证，又宜与肾同补，不宜补火。盖肾为先天，脾为后天，补先天即所以救后天也。且脾与胃为表里，胃病宜兼补脾，脾病更宜助胃。盖脾阴土，胃属阳土，无阴则阳无以生，无阳则阴无以化。治脾不助胃，则胃不能行其津液，四肢不得禀水谷气，而筋骨肌肉皆无气以生，则四肢不为我用也。故曰：脾者，为胃行其津液者也。

小肠者，心气下降之道路也。为受盛音成之官，化物出焉，居于小腹，胃之下口乃小肠之上口，于此受盛糟粕而传入大肠。大肠主津，小肠主液。大肠、小肠皆受胃之阳气，行津液于上焦，灌皮毛，充腠理。若饮食不节，胃气不充，大肠、小肠无所禀气，故津液涸竭而病生焉。小肠液竭则耳聋目黄，颊肿，肘臂诸痛作矣，调胃所以治小肠也。小肠为丙火，心为丁火，心与小肠相表里。心热泻小肠，如釜底抽薪之义也。故曰：小肠者，心气下降之道路也。

大肠者，肺气下降之道路也。与肺相为表里，为传道之官，食化而变粪，故变化出焉。大肠前当脐左，小肠之下口乃大肠之上口，名曰阑门，于此分别清浊。其水液渗入膀胱而为小便，其滓秽流入大肠而为大便。由大肠之末为广肠，其尽处为肛门，又名魄门，大便之所由出也。如肺伤于上，而胃即病于中，则肠枯于下，于是出入之机枢不行，而齿痛、目黄、口干、鼽衄即出鼻血、喉痹、耳鸣诸证作矣，调肺胃即所以治大肠也。人身上下有七门：唇为飞门，齿为户门，会厌为吸门，胃为贲门，大肠①下口为幽门，大小肠之交会为阑门，下极为魄门。《难经》谓之七冲门，其气皆从下而冲上，天地之气能升，然后能降。阳不升，则浊阴不降。经所谓地气上为云，天气下为雨，故曰：大肠者，肺气下降之道路也。

　　三焦者，一气之流行也，为决渎之官，水道出焉，与足少阳胆经同司相火所谓君火寄于心，相火寄于肝是也。盖三焦属于两肾之中，居命门之下，与膀胱相对。其气生于肾阴，从下而上，通会周身。三焦通利和平，则百病不生。其上焦出胃之上口，主宣五谷之气味，充润周身，若雾露之溉故曰上焦如雾。中焦亦并在胃中，出上焦之后，主蒸津液，化精微，上注于肺，本心神，化赤而为血故曰中焦如沤。下焦在胃之下口，走回肠，注膀胱，主分清浊，为大小便，以行决渎故曰下焦如渎，如上焦有病不治，水溢高原心肺之气与肝肾不相交接，则心肺之气不能下降而通调水道，必致水泛为痰，而痰或辛或咸者是也。中焦不治，水停中脘②中焦与胃相并，胃与脾又相为表里，或中焦之气虚，必心中惊惧而吐黄痰。气滞必噫气，吞酸而饱闷；气寒必隐隐作疼，喜饮热恶冷，又喜重按；气热必爱生冷，小便必短黄涩痛，卧必不安，食而易饿，头面汗出，或头重，或眼干口渴，或齿衄舌糜等症。下焦不治，水蓄膀胱下焦之气虚，小便必清长而多，气热必小便短少而黄，又或用心过度亦黄。虚火、实火在尺脉之大小分之，大则实，小则虚。气实滞则沙淋等症，气虚滞则房劳过重，亦当以尺

---

① 肠：原作"仓"，据石印本改。
② 脘：原作"浣"，据石印本改。

脉之或沉数或沉缓辨之。《生气通天论》云：其生五，其气三，数犯此者，则邪气伤人，此寿命之本也凡人之生，各其五行即五脏，故其生五；通贯三才即三焦，以三焦之气犯此。五行者，如木有风邪，病在肝，火有热邪，病在心，土有湿邪，病在脾，金有燥邪，病在肺，水有寒邪，病在肾。邪气伤人，寿命不保，此生五气三，乃人身寿命之本也。上焦宜降，心肺主之；下焦宜升，肝肾主之；中焦宜升清降浊，脾胃主之。上焦也、中焦也、下焦也，一气也，其根源皆出于先天之肾气与后天之气，上中下同归，故曰：三焦者，一气之流行者也。

膀胱者，上应肺金，下应三焦，外应腠理、毫毛者也，为州都之官，津液藏焉，气化则能出矣位居胞中，故膀胱者，犹之州都之官。其位卑，济泌别汁，循下焦而渗①入，故津液藏焉。得阳热之气，而津液始达于皮肤，故曰气化则能出矣。居于小腹之下，与小肠脂膜相连，外主肤表，内主小便，有下口而无上口，其渗入之窍与周身之毛窍同开闭故受寒受热皆从旁光入。三焦热盛则窍塞当泻热以行水，即经所云无阴则阳无以化。膀胱虚则便数，当补阳以滋阴，即经所云无阳则阴无以生。开发肺窍，清泻肺热，使能通调水道，皆所以治膀胱也。治上者清其源也，治下者决其流也。肺气不治，则三焦之气不行，不得决渎而出，膀胱之气无由而化譬如滴水之器，上窍闭则下窍自然堵塞，上窍开则下窍自通，其渗入之义从此可想而知。故曰：膀胱者，上应肺金，下应三焦，外应腠理、毫毛者也。

天真捷要论

上古之人，其知道者，法于阴阳，和于术数，饮食有节，起居有常，不妄作劳，故能形与神俱，而尽终其天年，度百岁

---

① 渗：原作"参"，据石印本改。

乃去。今时之人不然也，以酒为浆，以妄为常，醉以入房，以欲竭其精，以耗散其真，不知持满，不时御神，务快其心，逆于生乐，起居无节，故半百而衰也。又曰：女子七岁肾气盛，齿更发生人之生子必从女生，故先论女子起于七岁者。逢单属阳，为奇，逢双属阴，为偶。女子属偶，偶得奇数，阴中有阳也，故女子七岁肾气始盛。发者血之余，齿者骨之余，肾气盛，故曰齿更而发长。二七而天癸至，任脉通任字平声，太冲脉盛，月事以时下，故有子天癸者，男精女血，天一所生之癸水也。二七而天癸至，则任脉通。任脉通，则太冲脉盛。《空骨论》云：任脉起于中极之下，上关元，是任脉合少阴肾脉也。《阴阳离合论》云：太冲之地名曰少阴，是太冲脉亦合少阴肾脉也。故任脉通，太冲脉盛，则少阴癸水之月事以时下。月事按时，肾气调匀，阴阳配合，故有子。言生子自二七时，男女均从此始也。三七肾气平匀，故真牙生而长极平匀者，无太过，无不及也。齿根尖深者名牙，牙之最后生者，名真牙。言二七肾气始盛，至三七而充足也。四七筋骨坚，发长极，身体盛壮筋骨，肝肾之所主也，坚固足也，肝肾固足，故发长极，身体壮盛也。言四七内坚固，外充满，无以复加也。五七阳明脉衰，面始焦，发始堕阳明之脉行于面，衰则面始焦，阳明多血多气，衰则血气不充溢于毛窍，故发始堕。言四七血气盛极，至五七而渐渐始衰也。六七三阳脉衰于上，面皆焦，发始白三阳，太阳、阳明、少阳也。三阳之脉皆起于面，故脉衰于上，始则面始焦者，至此则皆焦矣。始则发始堕者，至此则始白矣。言五七阳明脉衰，至六七而三阳之脉皆衰也。七七任脉虚，太冲脉衰少，天癸竭，地道不通，故形坏而无子也二七而天癸至，则任脉通，太冲脉盛。至七七而任脉虚，太冲脉衰少，是以天癸竭。天癸之水行于地中，水浊则地道不通，故有形之经脉败坏而无子也。此女子天数有常期，而材力有定数也。丈夫八岁，肾气实，发长齿更男子起于八岁者，男子属阳，阳属奇，八岁属阴，阴属偶，奇得偶数，阳中有阴也。肾气实者，言八岁以前肾气尚虚，至此始实也。肾主骨，其荣发，故发长而齿更也。二八肾气盛，天癸至，精气溢写，阴阳和，故能有子写、泻同。二八肾气盛者，言八岁方实，至二八而始盛也。肾气盛，故天癸至。天癸至，则精气满溢而外写，男女媾精，故阴阳和而有子，言男子二八始能生子也。三八肾气平匀，筋骨劲强，故真牙生而长极肾气平满均调，则精气运行，故筋骨劲强。筋骨劲强，故真牙生而长极。言男子三八而肾气冲和，能制节，更多子也。四八筋骨隆盛，肌肉满壮三八筋骨强劲，至四八则有余而隆盛矣。筋骨隆盛于内，则肌内亦满壮于外，男子肾气充实，至四八而内外有余，当此之时，更宜节制。五八肾气衰，发堕齿稿①肾气八岁始实，四八盛极，至五八而始衰，肾气实则发长齿更，肾气虚则发堕齿稿者，自然之理也。六八阳气衰竭于上，面焦，发鬓颁白五八衰在下之肾气，至六八则在上之阳气亦衰竭矣。盖阳气盛，则其颜色光华，毛发长。今阳气衰竭于上，故面焦而发鬓亦颁白也。七八肝气衰，筋不能动，天癸竭，精少，肾脏衰，形体皆竭肝气衰者，肾水不能生肝木也。肝主筋，肝衰则血不荣筋，故筋不能动，肝衰则天癸亦竭。男子天癸精也，天癸竭则精少，精少则肾衰，肾气不但衰无形之气，而有形之形体亦衰矣。八八则齿发去五八肾气始衰，则发堕齿稿，至八八则齿发离形体而去矣。此男子天数有常期，而材力有定数，是生于水而亦绝于水也。凡年老而能生子者，惟男子有之，女子不在其中。其男子必气脉常通，肾气有余，故老而有子也。故岐伯曰：夫道者，能却老而全形，身年虽寿，能生子也形有尽，道无穷，人能存心厚道，守身忍性，不敢妄为。天之常数，不得限之，故身年虽寿，亦令人能生子也。

---

① 稿：通"槁"。刘向《说苑·建本》曰："父以子为本，子以父为本，弃其本者，荣华稿矣。"

阴阳水火①真假括要

阴阳者，有名无形，本于太极，乃上天下地之道也。阴根于阳，阳根于阴，阴阳互相变化物极谓之变，物生谓之化，而万物生焉。人知气血为阴阳，而不知火为阳气之根，无阴则阳无以生，水为阴气之根，无阳则阴无以化。如日为火之精，故气随之，月为水之精，故潮随之也。人身五脏六腑，其所以能运行不息者，以无形之相火行阳二十五度，以无形之肾水行阴二十五度，而其根则原于先天太极之真指人在胎中未生而言，此所以为真也真者，指胎中感受父精母血而成形，一点灵光之真气也。一属有形指人从胎中生下而言，便为后天，而非真矣后天之气，即人生下后，乳食、五谷精液之所化。然生发吾身者，即真阳之气也，形以精成，精生于气，故立吾身者，即真阴之精也。是形虽属阴，而气则从阳，阳来则生，阳去则死所以人死后，形骸、脏腑俱在，所去者阳气耳，阳全阴固，阳脱阴败。人之未生，此气根于父母，谓之先天元气；人之既生，此气蕴于吾身，谓之后天元气。但气之初生，真阴甚微，及至既盛，精血乃旺，然必真阴足而后精血化是真阴在精血之先，精血在真阴之后也。夫阴阳者，虚名也；水火者，实体也。寒热者，天之淫气也；水火者，人之元气也。淫气凑邪，可以寒热药攻之此言自外之内，病为六淫所浸也；元气致病，即以水火之真调之此言自内之外，病即七情所感也。故善补阴者，必于阳中求阴火中求水；善补阳者，必于阴中求阳水中助火。有等人以心肾为水火，是全不知讲究耳。但人有偏阴偏阳，大阳之人，虽隆冬不着厚衣，苦寒之药恬不为怪；大阴之人，虽酷暑而身

---

① 火：原作"水"，据目录改。

不离绵，辛热之剂视为儿戏。此两等人各禀阴阳之一偏也，于是受病以药救其偏，故以寒治热，以热治寒，宜补不足而配有余，勿削有余而忘不足，此良工之准绳也。又有一等，以若寒之药频进，而积热弥炽，辛热一投，而沉寒倍滋，此即阳极似阴即假阴证，内有蕴热也，阴极似阳即假阳证，内有沉寒也。治之者，不辩其阴阳、水火、虚实、真伪，生死反掌间矣。

阴阳应象括要

应象者，以天地之阴阳与人身之阴阳皆有形象之可应也

经曰：治病必求于本如阴阳反作，病之逆从，必求于本之所在而治之。阳生阴长长读上声，阳杀阴藏即春生、夏长、秋收、冬藏之义，阳化气，阴成形阴阳者，变化之父母。阳化为气，阴变成形。寒极生热，热极生寒；寒气生浊，热气生清。清气在下则生飧泄，浊气在上则生䐜胀，此阴阳反作，病之逆从也治病必求于本者，故寒极生热，是热之本于寒也。热极生寒，是寒之本于热也。寒气为阴，故生浊，热气为阳，故生清。清气在下则生飧泄者，言清气不得上升而逆于下，则生飧泄之病矣。浊气在上则生䐜胀者，言浊气不得下降而逆于上，则生䐜胀之病矣。是阴阳相反，从逆失宜，故曰：此阴阳反作，病之逆从也。故清阳为天，浊阴为地，地气上为云，天气下为雨。雨出地气，云出天气。故清阳出上窍，浊阴出下窍；清阳发腠理，浊阴走五脏；清阳实四肢，浊阴归六腑清阳为天，光明者也；浊阴为地，神变者也。地气上为云，阴通于阳也；天气下为雨，阳通于阴也。既云天气下为雨，而又曰雨出地气者何？是先必从下而上，然后从上而下也。既云地气上为云，而又曰云出天气者何？是先必自上而下，然后自下而上也。阴阳上下既神且明，故清阳出上窍，浊阴出下窍，是人之九窍为神明之府也。清阳发腠理，浊阴走五脏，是内外亦神明之府也。清阳实四肢，浊阴归六腑，是表里亦神明之府也。此寒热清浊之阴阳，而应象于人身之上下者如此。味厚者为

阴，薄为阴之阳；气厚者为阳，薄为阳之阴味为阴，而阴中有阳，故味厚者为阴，若味薄则为阴中之阳；气为阳，而阳中有阴，若气薄则为阳中之阴。凡味厚则生下泄，味薄则主宣通，气薄发泄①，厚则发热。天有四时五行，以生长收藏，以生寒暑燥湿风；人有五脏，化五气，以生喜怒悲忧恐天之四时五行，应人之五脏五气。四时则春生、夏长、秋收、冬藏，五行则水为寒，火为暑，金为燥，土为湿，木为风。故天有四时五行，以生长收藏，以生寒暑燥湿风，其在于人有五脏，化五气。心气主喜，肝气主怒，脾气主悲，肺气主忧，肾气主恐，以生喜怒悲忧恐。故喜怒伤气，寒暑伤形，暴怒伤阴，暴喜伤阳，厥气上行，满脉去形。喜怒不节，寒暑过度，生乃不固。故重平声阴必阳，重阳必阴。故曰：冬伤于寒，春必病温；春伤于风，夏生飱泄；夏伤于暑，秋必痎疟；秋伤于温，冬生咳嗽人之志意起于内，故喜怒伤气；天之邪气起于外，故寒暑伤形。举喜怒，而悲忧恐在其中；举寒暑，而燥湿风在其中。在天，以寒为阴，暑为阳；在人，则怒为阴，喜为阳。故卒暴而怒，则伤吾身之阴气；卒暴而喜，则伤吾身之阳气。厥气上行者，真气有伤，则厥逆之气上行也。满脉去形者，厥逆之气满于经脉，则神离形体而去也。故喜怒不节，寒暑过度，则阴阳不和，生乃不固。夫喜怒不节，乃暴怒伤阴，暴喜伤阳。寒暑过度，未有明言。故又曰：重阴必阳，重阳必阴。如天寒而受寒邪，是谓重阴，重阴必有阳热之病。天暑而受热邪，是谓重阳，重阳必生阴寒之病，此亢害自然之理。秋伤湿而冬咳②嗽，冬伤寒而春病温，即重阴必阳之意也。春伤风而夏飱泄，夏伤暑而秋痎疟，即重阳必阴之意也，此四时五行之阴阳而应象于人身之五脏、五气者如此，宜细玩之。

此段因前言之不详，恐初学难悟，故又重出以申明之。

五脏相生　　　　肝生心生脾生肺生肾生
五脏五行生　　　木肝火心土脾金肺水肾

---

① 泄：原作"浅"，据石印本改。
② 咳：原作"劾"，据石印本改。

五脏五行克	木肝土脾水肾火心金肺
五脏五音	角肝徵心宫脾商肺羽肾
五脏五声	呼肝笑心歌脾哭肺呻肾
五脏五志	怒肝喜心思脾忧肺恐肾
五脏五味	酸肝苦心甘脾辛肺咸肾
五脏五色	青肝赤心黄脾白肺黑肾
五脏五方	东肝南心中脾西肺北肾
五阳干属腑	甲胆丙小肠戊胃庚大肠壬膀胱
	即阳经之木火土金水也
五阴干属脏	丙肝丁心己脾辛肺癸肾
	即阴经之木火土金水也

人与天地相应兼善治善诊论

　　天乃一大天地，人乃一小天地也。天圆地方，人头圆足方以应之。天有日月，人有两目；地有九州，人有九窍；天有风雨，人有喜怒；天有雷电，人有声音；天有四时，人有四肢；天有五音，人有五脏；天有六律，人有六腑；天有冬夏，人有寒热；天有天干十日，人有手十指。辰有十二时，人有足十指并茎垂即阴茎以应之，女子不足二节无茎垂与睾丸。睾音高，以抱人形。天有阴阳，人有夫妻；岁有三百六十五日，人有三百六十骨节。地有高山，人有肩膝；地有深谷，人有腋腘腋音益，腘音国，肩臂下隐处为腋，曲处为腘；地有十二经水一曰清水，出河南修武县北黑山，故以人之膀胱与肾位者，色黑以应之。一曰渭水，出陇西首阳，《禹贡》导渭自鸟鼠同穴，其味苦如胆汁，故以人之胆应之。一曰海水，以人之胃中多血，如四海会同。一曰湖水，人之统血者在脾，灌溉五脏，如五湖之水。五湖谓长塘湖、太湖、射贵湖、上湖、滆湖。一曰汝水，出河南梁县，与清水合会于淮。汝水应人之肾水，清水应人之膀胱，二水合会，即人之肾与膀胱相表里也。一曰渑水，出齐郡之临淄县北，其味酸，酸属肝，故以人之肝应之。一曰淮水，出河南南阳府大复山，东南入海，以人之小肠受胃之糟粕，如淮水之同入于海，故以人之小肠应之。一曰漯水，出武阳县，渭渍沦而滳漯，言三水一气同流，如人之三焦，一气流行以应之。渭音谓。一曰江水，江者共也，小江流入其中，所公共也，以人之小肠而流入大肠，容渣滓之物，故以人之大肠应之。一曰河水，河者下也，河水就下，以人之肺气宜降，故以肺应之。一曰济水，《易·谦卦》："天道下济而光明。"心以象君，故以人之心应之。一曰漳水，《山海经》：济水出于支离之山，而漳水出于发鸠之山，发鸠包裹支离，故以人之心包络应之。均宜细玩，人有十二经脉又重言以申明之。如《经水篇》云：足太阳旁光合清水，足少阳胆合渭①水，足阳明胃合海水，足太阴脾合湖水，足少阴肾合汝水，足厥阴肝合渑水。渑音泯。手太阳小肠合淮水，手少阳三焦合漯水，手阳明大肠合江水，手太阴肺合河水，手少阴心合济水，手厥阴心包合漳水，均宜细玩。地有泉脉，人有卫气；地有草蕟，人有毫毛。天有昼夜，人有卧起；天有列星，人有牙齿。地有小山，人有小节；地有山石，人有高骨；地有林木，人有募②筋；地有聚邑，人有䐃音窘肉肉之标也。岁有十二月，人有十二节。地有四时不生草，人有无子人之所以无子者，俗谓人心不良无子，非也。如人心不良，或报之以有子而不辰，或报之以有子而不孝。若全不生子者，非报也，病也。男病有六症，女病有四症，详于求子章内。又人皮应天肺以象天，无所不包，肉应地脾以象地，脾土属肉，脉应人内营外卫，所以人之富贵寿夭，细察其六部、内外，无不相应，筋应时，声应音，阴阳合气应律阴阳调和如六律之象，齿面目应星，出入气应风，九窍三百六十五络应野，此人所以与天地相应者也。天不足西北，故西北方阴也，而人右耳

---

① 渭：原作"谓"，据石印本改。

② 募：通"膜"。《灵枢·百病始生》曰："留而不去，传舍于肠胃之外，募原之间。"

目不如左明也；地不满东南，故东南方阳也，而人左手足不如右强也天为阳，人身耳目为阳，西北方为阴，而人身右为阴，右之耳目不如左，言人之阳体而不足于阴分也。地为阴，人身手足为阴，东南方为阳，人身左为阳，左之手足不如右，言人之阴体而不如阳分也。何以在左则耳目明，而手足不强，在右则手足强，而耳目不明左东右西，左者乃东方阳也，阳者其精并于上，并于上则上明而下虚，故使左耳目聪明，而左手足不便也。右者乃西方阴也，阴者其精气并于下，并于下则下盛而上虚，故使右耳目不聪，而右手足强便也。读此其味深长。地气通于嗌嗌，咽嗌也。嗌受水谷，下接胃口，而地气与之相通，风气通于肝肝属木，木生风，故风动之气与之相通，天气通于肺人身配天象地，而天地之气亦通于人，肺位居高，主周身之气，而天气与肺相通。

　　此句在地气通于嗌之上，因停笔偶漏，读者仍当依次读之，勿忽，雷气通于心心属火，火炎上，故雷气与之相通，谷气通于脾谷者非穀也，脾土之气灌于四旁，所以脾土旺则四脏相随而旺，脾土败则四脏相随而败，如草木之无土养，焉能得生，故四方空谷之气与之相通，雨气通于肾雨气即水气，肾寒主水，故雨水之气与之相通。六经为川三阴之经主五脏，三阳之经主六腑，六经为川者，以三阴三阳之六如川水之流，而脉络相与贯通者也，肠胃为海人借后天水谷以生，而肠胃受盛水谷，如海之大，而众流所归也，故以大肠譬如江水，小肠譬如淮水，以胃譬如海水也，九窍为水注之气清阳之气出上窍，浊阴之气出下窍，耳、目、鼻、口、前后阴共九窍，皆有水津以贯之，故九窍为水注之气也。以天地为之阴阳。阳之汗以天地之雨名之，阳之气以天地之疾风名之疾者速也，言人之气运行不息，极其疾速也。暴气象雷，逆气象阳五脏六经、肠胃九窍，上合天地，有阴有阳，皆以天地为之阴阳，故人身阳气宣发之汗，可以天地之雨名之，人身阳热运行之气，可以天地之疾风名。其一时忿怒之暴气，可以象雷鸣之鼓击，其暴气后未平之逆气，可以象阳火之亢热。气之如血，即风之如水，故治不法天之纪，不用地之理，则灾害至矣天地之阴阳，即人身之阴阳也。人身之阴阳，即天地之阴阳也。故治身而不法天之八节，不用地之五行，则灾害至矣。治病用药宜毋伐天地之和气耳。故邪风之至，疾如风雨灾害之至，起于瞬息。故邪风之至于人身而发病，则疾如风雨，故善治者治皮毛此言感邪初起甚轻，言邪之中人，始伤皮毛，故善治者治皮毛，聊为疏解，其次治肌肤此言受邪深于皮毛，留而不去，则入于肌肤，宜略深一层，故其次治肌肤也，其次治筋脉留而不去则入于筋脉，或因循不治，或治不得法，邪深一层，治深一层，虚邪、实邪皆中筋脉，其次治六府留而不去则入于府，或为误治，或三阳受症而药引入里，如引鬼入宅，故其次治府，府倘有草率，即入于脏也，其次治五脏，治五脏者半生半死也留而不去则入于脏，治及五脏则半生半死，治之者当处处谨慎耳。善治者察色按脉，先别阴阳，审清浊而知部分，视喘息、听音声而知所苦。观规矩衡权注详脉法而知①病所主，按尺寸，观浮沉滑涩而知病所生。以治"以治"两字一句断，无过"无过"两字一句断，以诊"以诊"两字一句断，则不失矣善诊者察色脉，别阴阳。审色之清浊，而知面目之部分。视气之喘息，听言之音声，而知脏腑之所苦。观规矩衡权，脉应四时，而知病之所主。按下尺上寸，以观三部之浮沉滑涩，而知病之所生。能如是也，以之施治则无过愆，以之为诊②则不失矣，医之理岂易言哉。形不足者温之以气，精不足者补之以味凡形体不足而羸瘦者，当以阳分之气药温之，阳气能为外达也。然用阳分之药，宜从阴中求阳，方无刚暴之患。阴精不足而虚弱者，当以阴分之味药补之，阴味为能内滋也。然用阴分之药，更宜阳中求阴，始无阴霾之虞，此用药秘诀。其高者因而越之可用吐法，其下者引而竭之可用下法，中满者泻之于内可用消法。其有邪③者渍形以为汗，其在皮者汗而发之其有邪者，

---

① 知：原作"治"，据石印本改。
② 诊：原作"轸"，据石印本改。
③ 邪：原作"越"，据石印本改。

邪从汗解，故当溃形以为汗。申明：溃形为汗，乃其病邪之在皮者，指轻病、表病、体气旺者而言之，是可汗而发之也。如本阳虚之人而发汗多，必致汗多亡阳，阴虚之人而发汗多，则内外皆虚，每用汗剂最宜小心，**其慓悍者按而收之**慓者急也，悍者勇也，言得病之勇而急也，如干湿霍乱、吐泻狂血、忽然大寒、忽然大热、忽然大痛，病气慓悍而猛勇，是当按收，恐正气之并脱也，须瞻前顾后为要，**其实者散而泻之**凡病势内实而脉亦洪大有力，是宜散泻，恐邪气过实，反生关门杀贼之患矣。**审其阴阳以别刚柔，阳病治阴，阴病治阳，定其气血，各守其乡。血实宜决之气，虚宜掣引之**凡施治之法，当审其受病之阴阳，秉赋之刚柔。阳盛则阴虚，故阳病当治其阴；阴盛则阳虚，故阴病当治其阳。此指阴阳之虚邪而言之。如阴分虚邪，其病必朝重暮轻，以午后阳退阴进，有天地之阴气帮扶，则病人较半上日稍轻。如阳分虚邪，其病必朝轻暮重，以寅后阴退阳进，有天地之阳气帮扶，则病人较下半日稍轻。若阳分中之实邪，则阳逢阳旺，上半日更重。若阴分中之实邪，则阴逢阴旺，下半日更重，其脉亦必应之。定其气血者，定其病之在血在气也。各守其乡者，言治血病勿使伤气，治气病勿使伤血也。血实宜决之，勿使伤气矣。气虚宜掣引之，勿使伤血矣。人身之阴阳、形体而应象于天地，是当法天地之阴阳，以为诊治之善也。医不从此精求，非可与言医耳。余苦心数十年，并无口授心传，全是自己用死功夫，徒治古人门户。且近时庸俗过多，以此道为射利之具者十之八九，一有欲心，必不能精。余愿吾之子孙于儒业明白后，即读是书，保守身家，倘一知半解，公然行医，妄自挂牌，而徒获利，是非兑楣之子孙也，我九原即阴杀之。

人身骨度名位

经曰：治病必求其本。故欲知脉①，不可不知身中骨度各有定名，各有定位也。头为身之首，头之顶曰巅，顶之中央有穴，名百会穴诸阳之会也。巅之前曰囟音信，囟前发际下曰额颅，

---

① 脉：此后原衍"知"，据石印本删。

一曰颡，两傍曰头角，两太阳骨曰鬓骨。巅之后曰脑后骨，其下曰枕骨，枕骨之下、耳之后曰完骨，众骨之合为脑。经曰：脑为髓之海诸髓皆属于脑，髓海有余则轻劲多力，髓海不足则脑转耳鸣，如物之有声也。又《正理篇》曰：头为天谷以藏神。谷者，天谷也；神者，一身之元神也。头有九宫，上应九天，中间一宫谓之泥丸宫，又曰黄庭，又曰昆仑，又谓天谷，其名颇多，乃元神所住之宫。其空如谷，而神居之，故谓之谷神。神存则生，神去则死。日则接于物，夜则接于梦，神不能安逸其居也。又曰：天谷元神，守之自真。言人之身上有天谷泥丸，藏神之府也，中有应谷绛宫，藏气之府也，下有虚谷关元，藏精之府也。总之，天谷元宫也，乃元神之宝，灵性之所存，故上至脑，下至尾骶，皆精髓升降之道路也。且神光存乎其人，人心多善，则神光愈大，邪气则远而避①之；人心多恶，则神光愈小，邪气则近而淫之。人根于心，神根于人，欲存此神，先存此心，一念之动，神即动之。十二经脉，三百六十五络，其血气皆上于面而走空窍。目者，司视之窍也。上下眼皮曰胞，为目之外卫。上下眼弦曰纲，司目之开阖。眼角曰眦，外于面者曰锐眦，内近鼻者曰内眦眼之上胞属脾，下胞属胃，外眦属大肠，内眦属小肠，黑珠属肝，白珠属肺，瞳人属肾。经曰：五脏六腑之精华皆上注于目。存乎人者，莫良于眸子也。目上之骨曰眶一名眉棱骨，目下之骨曰𬵩音拙。耳者，司听之窍也。耳门曰蔽，耳轮曰郭。曰颊，耳前也。耳前之起骨曰客主人，胆经之穴名也。曰曲颊曲如环形，受颊车骨尾之钩者，曰颊车下牙床骨尾形于钩，上控于曲颊之环，此耳前上下之骨也。颧音权者，面两旁之高骨，耳门之内，上通脑髓。耳门之骨，两骨合钳，上即曲颊，下即颊车。鼻者司臭气也之窍也。鼻梁曰頞音遏，鼻两旁曰鸠②音逮，近门牙之骨者，鼻之尽③处曰准

---

① 避：原作"邂"，据石印本改。
② 鸠：石印本作"頑"，疑误。疑"頄"之讹字。
③ 尽：原作"近"，据石印本改。

头，鼻之窍曰孔，两孔之界骨曰鼻柱，内窍曰颃颡在口内上腭，外窍曰畜门。口者，司言食之窍也。口端曰唇，四周曰吻音扻，口角后曰颐，颐后曰顑音坎，俗呼为腮，在颊前空软处。下唇之末曰颏音孩，俗名下巴㲉①，上载牙齿，上唇之中曰人中，下唇之中曰承浆，颏之下结喉之上，两侧曰颔在两旁虚软处。齿本齿根肉曰龈（音艮②），颔之后曰大迎，胃之穴名也。舌者，司味之窍也。舌根曰舌本，小舌曰悬雍垂，会厌者覆喉管之上，似皮似膜声音之户也，发声则开，咽食则闭。咽者，饭食之路也，居喉之后。喉者，声息之路也，居咽之前。喉咙者，肺之系也。咽嗌者，胃之系也。结喉者，喉之管头也，瘦人见于皮下，肥人隐于肉中。结喉两旁曰人迎，亦胃之穴名也。头下两旁为颈，颈前为喉，颈后为项，项下之骨三，直历项下，名曰柱骨，其下曰大椎音追骨即骨脊第一节。两肩端之骨曰髃音鱼，两肩后之骨曰骨胛音夹，肩内之骨曰肩髆音傅，其曰接臑音脑骨上端，其外卷曲翘骨者，肩后之棱骨也。夫背自大椎骨以下尽尻考，平声骨之上端，凡二十一节，名曰骨脊，上载两肩，内系肺肝，其两傍诸骨，附脊横叠而弯合于前，则为胸胁，胁骨一名肋骨。季胁者，胁之尽处。季胁之下侠③骨两旁，其名曰眇音渺，侠脊两旁虚软处，肾外当眇。踝音跨骨之上，腰下两旁，其肉曰胂音伸，胂下尻旁之大肉曰臀音屯，两旁直上曰膂音吕。膂者如藕④中之经绪。膂上两角为肩解，下曰膝解连络支节曰解，脊骨之下肛门之后，其骨名曰尻骨男子周布九窍，女子周布六窍，一名尾骶音弟。肛门者大肠之下口

---

① 㲉：石印本作"榖"，疑"壳"之讹字。

② 艮：诸本同，疑"银"之误。

③ 侠：通"夹"。《汉书·叔孙通传》曰："殿下郎中侠陛，陛数百人。"

④ 藕：底本模糊不清，据石印本补。

也。喉之下之骨三，横列喉下。其在下者名曰横骨，两旁之骨名柱_{音主}骨，横卧于两肩之前，内接横骨，外接肩解。两陷中曰缺盆，缺盆之外柱骨之下曰胸，两旁高处曰膺，蔽心骨曰鸠尾，两旁曰岐骨，胸胁交分之扁骨曰骹_{音敲}，胸下边骨肋曰兔骨，缺盆以下九寸曰骬①髑_{音干，音曷，骨干}，两乳中间曰膻_{音诞}中，其下曰腹②，腹下曰脐，脐下曰小腹_{一名少腹}，下曰毛际，两旁曰气街。前阴曰阴器，男曰茎垂，女曰廷孔，两阴之间两股相合之缝，前自水道，后至谷道，名曰篡_{俗谓海底}。环绕阴器曰毛中，男子两丸曰睾_{音高③}丸。经曰：前阴者宗经之所聚，太阴脾阳明胃之所合也。经又曰：胃乃肾之关，脾乃肾之海。所以脾胃统属于肾也。夫一身之骨皆弯合于前，惟上下横骨弯合于后。上横骨外接挂骨关键，两肩之内为两肱_{臂也}之枢机，咽喉之关也。下横骨外连踝骨关键，两臀之内为两股_{音古，脚也}之枢机，肠胃之关也。肩下胁上曰腋，肩肘之间曰臑_{音恼}，臑之尽处曰肘，肘以下曰臂_{音婆，手上也，即肱也}，肘内高骨曰锐骨，臂之尽处外侧高骨亦曰锐骨_{一名踝骨}。掌骨之后尽处曰腕，掌骨曰壅骨，掌中曰手心，掌外曰手背，手掌之面大指之下，肉形隆起如鱼谓之鱼，而内侧白肉际曰鱼际，肺之穴名也。大指、食指两骨之间曰合骨_{俗名虎口}，大肠之穴名也。手指五：曰大指，曰小指，曰中指，曰大指次指_{即食指}，曰小指次指_{即无名指}。臀下膝曰上股，股之大骨。曰髀_{音彼}骨，上端如杵。曰髀枢，上接踝骨之臼，其臼名髀厌，杵臼相交之外侧曰髀阳，即胆经之环跳穴也。踝骨之面曰髋_{音宽}，即妇人之交骨，形如楗柱_{横宽如楗}，两末

---

① 骬：原脱，据石印本补。
② 腹：原作"肠"，据石印本改。
③ 高：原作"音"，据石印本改。

垂下如柱，居尻之前，与尻骨成鼎足之形，为坐之主骨也。髀骨下端如杵，接于胻音行，脚胫也骨，其骨三名：一名胫，一名成，一名骭音干。脾胻之交名曰膝，膝上盖骨曰膑宾，去声骨，形圆而扁，覆于髀胻，两骨相交之上膝外侧。两高骨曰连骸，内外之骨突出者曰辅骨，内曰内辅，外曰外辅。膝上之内隆起似兔伏，名曰伏兔，伏兔后曰髀关，膝后屈处如侧凹曰腘，其下曰踹音短，即脚肚。胻骨下两旁之高骨曰踝，在外为外踝，上曰绝骨，足三阳胆、膀胱、胃为足三阳大络之会处也。在内为内踝，前曰然谷，足少阴肾经之穴名也。足大指内侧骨形圆突者曰核骨，足小指之后外踝下之前曰京骨，跟骨者上承骱辅二骨者也。足背曰跗音付，又曰足跌，底曰踵，中曰足心，爪甲之后为三毛，横纹之后为丛毛。夫手足之指数同而节数不同，近掌曰本节，由本节而次数之曰二节 、三节，有异同焉手足之大指皆二节，惟足之小指亦二节，手足之中三指皆三节，惟手之小指亦三节。指甲曰爪甲，两骨曰岐骨，此手足之所同居者。凡此皆经络起止循行之处，即经脉、经络、经别、经筋、奇经八脉之阶梯也，由此贯通，思过半矣。

脏腑心肾贵贱论

夫贵脏而贱腑，书未发明，医多忽略，以致轻重标本，不知所自矣。以脏腑统而言之，则脏如一家之主人也，如心藏神，肝藏魂，脾藏意，肺藏魄，肾藏志，为神明之用，以运用于上，传注于下，此所谓劳其心者。腑如一家中之奴婢，块然无知，承接上令，各司其职，溲便糟粕传运启闭，此所谓劳其力者也。劳力者但劳其形骸，而不耗其神气。重浊象地，浊阴养之，如藜藿之家，习以为常，虽劳庸何伤也，故多无病，病而易治。

劳心者所耗皆其精华，而非糟粕。轻清象天，多动少静，七情之为害惟多，阴精之上奉实少，况如膏粱子弟，体质娇嫩，劳易伤，伤难复也，故易多病，病亦难治。以五脏指而言之，惟心肾两家更劳，犹一家中之主父主母，离坎互为其配，水火互为其根，盖神明之用无方无体，诚难言也。然枢机万物神思百出者，非心之用乎。更日思之为害甚于欲，以劳心过极，并及于肾，肾藏志也，所以有"不生子者责乎心，发白者责乎肾"之语，以其阴精上耗也。离阴既耗乎上，坎水岂能独充乎下？况节欲者少，嗜欲者多，兼以上下分消，故其病更多更深，而尤难治者也。且脏者藏也、阴也，宜藏而不宜见者也。经曰：阴者，真脏也，见则为败，败必死也。又曰：五脏者藏精气而不泻也，六腑者传化物而不藏也。故脏无泻法，至于肾者，尤为主蛰，封藏之本，精之处也，有虚无实，更无泻之之理矣。

六节藏象大论

六节者，天以六为节。天气始于甲，地气始于子，甲子相合，六十日而甲子周，六六三百六十日以成一岁。天有六六之节，地则以九九制会也。藏象者，神脏五，形脏四，合为九脏。神脏五，开窍于耳、目、鼻、口，形脏四，开窍于前后二阴。窍虽有九，其位为六。又神脏、形脏合于三阴三阳之六气，犹之以六为节，以九制会，故曰藏象为人身之提纲，所以谓之大论，读此宜细心思索可耳。

经曰：六六之节、九九制会者，所以正天之度、气之数也。天度者，所以制日月之行也；气数者，所以纪化生之用也天度，周天三百六十五度也；气数，二十四气之常数也。六六之节，九九制会，所以正天之度，正气之数也。故申明天度者，所以制日月之行而有迟速也。气数者，所以纪化生之用而有生杀也。天为阳，地为阴；日为阳，月为阴。行有分纪，周有道理，日行一度，月行十三度而有奇读箕字，不读其字焉。故大小月三百六十五日而成岁，积气余而盈闰矣日月、阴阳之行于天地也，其行者有分野之纪，日月、阴阳之周于天地也，其周者有南北道之理。日行迟，月行疾，故日行一度，月行十三度而有奇焉。日一岁周天，月一月周天，故大小月三百六十五日而成岁。今止三百六十日，复有小月，是以积气之余而有盈闰者矣。夫自古通天者生之本，本于阴阳，其气九州、九窍，皆通乎天气。故其生五，其气三地之九州，人之九窍，皆通乎天气者，三才合一之道也。阴阳之理不外五行，故其生五。五行之理通贯三才，故其气三。上下相通，自故为然，以明三才合一，九九之制会于六六也，三而成天，三而成地，三而成人，三而三之，合则为九。九分为九野，九野为九脏，故形脏四，神脏五，合为九脏，以应之也由生五气三而推论之，三才各其五行，故三而成天，三而成地，三而成人，三而三之，合则为九。以九而分，应乎地则为九野，九野即九州也。以九野而复应乎人，则为九脏，九脏即九窍也。形脏四，谓膀胱、小肠、胃、大肠，所以藏有形之物，故曰形。神脏五，谓肝、心、脾、肺、肾，所以藏无形之气，故曰神。合为九脏以应之。谓膀胱、小肠前阴主之，胃、大肠后阴主之，是形脏四而归窍于前后二阴也。心、肾主耳，肝主目，肺主鼻，脾主口，是神脏五而归窍于耳目口鼻也。脏虽有九，其位惟六，是九九制会于六六，以明六节藏象之意，读至此当细心玩索。五日谓之候，三候谓之气，六气谓之时，四时谓之岁，而各从其主治焉五日谓之候，如立春五日，东风解冻，次五日蛰虫始振，后五日鱼陟负冰者是也。细读月令，即可类推。三候谓之气，一月凡二气三候，十五日为一气也。六气谓之时，一月二气，三月则六气而成时也。四时谓之岁，春夏秋冬四时以成一岁也。一岁有一岁之主气，一时有一时之主气，而各从其主治焉。余苦心于此，无不以天地盈虚消息之理而为治病之用，神其活人，竟不知千万道，因年逾半百，用心过度，百病丛生，兼之日处奇穷，又不甘于卑贱，是以诊治央求者每多推卸。我能救人，谁复救我。因手辑是书，多半出自深思研究而得者。吾之弟男子侄以及后世子孙，若以此书为具文，更以此书为无足重轻，在他人或非余之亲友子孙，余亦不敢厚责，若系兑楣本名下之子孙而轻亵是书者，当永不昌达，若系兑楣本名下之子孙而以此书为射利之具，甚至挂牌行医者，当世不出头，所谓医之贵于明而不贵于行也。且近日每视行医者如奴①仆走狗，斯文扫地，余故为之切齿也。

岁之主气

每岁之中六气分司，一气主六十日，六六合为三百六十日。

初之气自大寒至惊蛰六十日内，厥阴风木肝主之。

二之气春分至立夏六十日内，少阴君火心主之。

三之气自小满至小暑六十日内，少阳相火胆主之。

四之气自大暑至白露六十日内，太阴湿土脾主之。

五之气自秋分至立冬六十日内，阳明燥金大肠主之。

六之气自小雪至小寒六十日内，太阳寒水膀胱主之。

时之主气

子时气血注于胆胆之主气也，丑时气血注于肝肝之主气也，寅时气血注于肺肺之主气也，卯时气血注于大肠大肠主气也，辰时气血注于胃胃之主气也，巳时气血注于脾脾之主气也，午时气血注于心心之主气也，未时气血注于小肠小肠主气也，申时气血注于膀胱膀胱主气也，酉时气血注于肾肾之主气也，戌时气血注于包络包络主气也，亥时气血注于三焦三焦主气也。

凡治病无论内伤、外感以及男妇大小杂证，宜知岁时主气，俾审证察脉，方得把柄。夫审证以知其外，察脉以知其内。有脉与证应，如脉实而证实，此真实证也，如脉虚而证亦虚，此真虚证也，是脉与证应。阴虚补阴，阳虚扶阳。补阴者必于阳

① 奴：原作"妆"，据石印本改。

中求阴，不可全用纯阴之药，纯阴则阴霾之气盛，而胃阳败矣。经曰：得谷则昌，失谷则亡。胃败则无生机矣。扶阳者必于阴中求阳，不可全用纯阳之药，纯阳则炎烁之气盛，而肾水愈涸矣。且天一生水，徒补火而亡水，则火灼水干，如釜中水少而釜底薪多，火虽王而釜裂矣。此真虚宜补之证，尚须临证活泼，用药灵通，所以治病不必专守陈方，拘泥古法。其陈方古法如先辈名文，而题中脉络神气，处处照应，处处合法，使后学读之，奉为津梁，非使之读熟而抄录陈文以取科名也。又有脉证相反者，如外证似实，而察脉又虚，此假实证而真虚证也。如外证似虚，而察脉竟实，此假虚证而真实证也。如此等证，当细心以脉辨之。所谓粗工守形，上工守神。守形者徒顾外证，守神者全凭脉理。明医而不明于脉理，则真伪无所分辨；明脉理而不明于主气，则用药无所重轻。今之医者徒满口大话、全无讲究者，十有七八；其中有二三可以讲究者，又属一派市井气，恶浊不堪，更有谄富骄贫，最为可耻。余故至再至三戒，其医之宜明而断不宜行也。

主运司天在泉捷要

主运者，一年之主运也。如甲己化土逢甲逢己之年即土运也，乙庚化金逢乙逢庚之年即金运也，丙辛化水逢丙逢辛之年即水运也，丁壬化木逢丁逢壬之年即木运也，戊癸化火逢戊逢癸之年即火运也。

司天者，主上半年而言，在泉者主下半年而言，如年属。

子午　少阴君火司天　阳明燥金在泉　卯酉颠倒

丑未　太阴湿土司天　太阳水在泉　辰戌颠倒

寅申　少阳相火司天　厥阴木在泉　巳亥颠倒

卯酉　阳明燥金司天　少阴火在泉　子午颠倒

辰戌　太阳寒水司天　太阴土在泉　丑未颠倒

巳亥　厥阴风木司天　少阳火在泉　寅申颠倒

望闻问切要诀

凡病不外乎六淫、七情。六淫者，风、寒、暑、湿、燥、热，系自外感受而之内也。七情者，喜、怒、忧、思、悲、恐、惊，系自内感受而之外①也。自外之内者，先治其外而后治其内；自内之外者，先治其内而后治其外。人有秉赋之强弱，病有受证之阴阳。人有定体，病无定象，治有定理，药无定方。如素系强人而所病者虚，缘素恃其强，今日剥削一点，明日剥削一点，日积月累，由渐而虚，及至病也，慎勿恃秉赋之素强而再加攻伐。如素系弱躯而所病者实，缘素知其弱，今日也补，明日也补，补之过甚，而内热壅滞，毫无出路，慎勿以秉赋素弱而妄为再补。总在乎细心推求，审形察脉，所以望闻问切四字缺一不可。余立此四法甚详，能细心字字深思，当必处处合法，幸勿视为泛常，则负余一片婆心耳。

望　法

望者，望其气色何如。远观面目鼻唇红光②可爱，近看皮内肉气滞黑青③，此系真阳浮越于外，纯阴大凶之机，此即假阳而真阴证也。若再加汗之、下之，必变气喘痰鸣，气呃而死矣。如远观面目鼻唇黑滞如尘，近看皮内肉气隐隐红黄，浓睡，神安，倦食，懒言，此乃真元搏聚，龙雷敛伏，不过外感风寒，

---

① 之外：原作"外之"，据石印本乙转。
② 光：原作"芄"，据石印本改。
③ 青：原作"忙"，据石印本改。

蕴蓄火毒，纯阳内守之机，此即假阴证而真阳证也，若误认为虚，妄投温补，势必火上添油，狂血而死矣。经曰：毋虚虚，毋实实。言受证既虚，不可以药而再虚；受证既实，不可以药而再实也。是以大小男女病证，无不以望中而各具其机焉。夫机者何如？面色青者，青病在肝，乃阴寒，为痛之机；面色黄者，黄病在脾，脾胃受伤之机；面色赤者，赤病在心，真元外越之机；面色黑者，黑病在肾，真元劳损之机。又如面色黄而鲜明者，胸中有留饮之机。鼻头色青者，胸中有寒疾之机；鼻头色微黑者，胸中有阴寒；鼻头色黄者，脾胃有痰积。鼻头色赤①，病因亡血。至若鼻色红活，鼻气黄润，此乃阳火生土，诸病易治而愈。倘鼻色紫赤，鼻气枯红，甚至黑中兼紫，即系阴火燥②土，土无生气，诸病难治而危。凡看面头部位，如额属心，承浆在嘴唇之下属肾，鼻孔属肺，口属脾，耳属肾，惟两目虽肝之开窍，而关系尤多。病之吉凶，人之善恶，以及贫富贵贱，善于体察，无不③了然。眼之上皮属脾，下皮属胃，白珠属肺，黑珠属肝，瞳④人属肾，大角属大肠，小角属小肠。故经曰：五脏六腑之精华皆上注于目也。然而面上部位若青如翠羽，赤如鸡冠，黄如蟹腹，中白如豕⑤膏，黑如乌羽，红如石榴子，乃气色俱善之生机也。若青如草滋，赤如衃血，黄如枳实，白如枯骨，黑如烟煤，红如丹纸，乃色枯气脱之杀机也。又以面黄目青、面黄目赤、面黄目黑者为生机，面青目赤、面

---

① 赤：原脱，据石印本补。
② 燥：石印本作"烁"。
③ 不：原脱，据石印本补。
④ 瞳：原作"瞳"，据石印本改。
⑤ 豕：原作"承"，据石印本改。

赤目白、面青目黑、面黑目白、面白目青者为杀机。至于望舌一层尤为紧要，如王肯堂先生辨伤寒舌苔有十八种，词义虽精，未免繁冗，莫如余之简而该，而又易于认也。有一起病而即有舌苔者，如白面润泽，内属虚寒；白如积粉而干粗，内有伏热；黄白相兼，内有积滞；白黄相间而干粗兼有芒刺，内有蕴热；白黄相间，虽有芒刺而滋润者，内属虚火，断非实热，宜泛温补，大忌苦寒。苔薄者病轻，苔厚者颇重。至若舌黑亦有虚实，全黑而全无津润，其色如煤块，内唇亦黑，即死证也。若黑而干枯又有芒刺，人亦昏迷，口唇紫色，系内有大热盘踞中宫，即宜大下，缓则热邪猖獗，必难挽回。此证老小皆有之，系大热实证也。若黑苔而见润泽，虽有芒刺而不十分刺手，口亦不臭、不渴，即干而不思饮水、饮冷，人亦明白，此系大阴寒证，宜用附桂辛热之剂，立见回春，倘误作热证，妄用寒凉，立见作泄或发干呕，必不起矣，此一起病而即有舌苔之验也。又有一起病，大烧大热，畏寒怕冷而无舌苔者，此邪气内蕴，未得透出，伤寒杂证以及瘟疫皆有之，即以口气辨虚实。口鼻内有蓄热停滞，不臭亦属虚证，实则用清理导滞之法，而苔即透，虚则用平补温补以托邪，而苔即透。再以口干而渴者为内有热，口虽干而不甚渴者，内即虚寒，而又以脉之有力无力辨虚实，另详于切法内。此望之之法大略于是，能细心推求，则病无遁情，而治必应验。其探舌，必得以我之中指，入病者之口探之，始知苔之滑涩、粗细，虚实自分。滑涩而细，口有水气，虚也；涩粗不滑，口无水气，实也。万勿大意，慎之慎之。

闻　法

闻者，闻其呼吸声音之若何，俾知在脏在腑之受证也。如声呼而手频握者，肝病之机；时笑时忧而怔仲者，心病之机；

歌唱而哕者，脾病之机；哭泣时咳者，肺病之机；声音战慄者，肾病之机；声音如向瓮中言者，中湿之机；语言微小，语后似难接续者，气夺之机；语言失谨，不顾廉耻者，神乱之机；语声寂寞，然喜惊呼者，骨节间受病之机；首身先俯，欲言强仰者，而言未尽，声中忽带嗳唷而侧向者，腰腹股节间受病之机；声中重浊者，痰病之机；鼻中言语者，寒病之机；语言蹇涩者，风病之机；语言疾愤者，火燥之机；语言断续者，脾病之机；腹痛而声音极大，而喜手按者，阴寒将脱之机；腹痛而声音细长，而拒手按者，为内凝气食之机；痛声有出无入，内夺欲绝之机；痛声有出难入，胃脘腹间有气如刺之机；痛声有入难出，内郁寒滞之机。小儿声洪亮而清者多寿、多贵，声粗浊而短者多贱、多夭。女如男子声，主贱；男如女子声，主贫。此闻之之法，亦为治病者半知脏腑中之消息耳。

问 法

问者，问病人饮食起居之若何，俾知阴阳虚实之真伪也。问口渴否。渴而喜冷，时饮时渴，为内热内实；渴而喜热，愈热愈渴，为内寒内虚。干而不渴为假热，津液内亏；干渴兼有，喜冷者内热甚，喜热者仍属内虚。有热极而亦喜饮热者，此中州郁热已深，即阳极似阴之证，宜细诊之。或六脉全伏，或独伏，或六脉重按附骨，而沉数鼓指，或口中臭气逼人，急宜荡热润燥，若误认寒证则杀之矣。有寒极而亦喜饮冷者，此中焦阴寒盘踞已久，经所云寒郁则生热，即阴极似阳之证，宜细诊之。或六脉沉紧，或两关独迟，或沉细而软，重按则无，急宜温中回阳，若误认①为热证，则立毙矣。问头痛否，太阳头痛

---

① 误认：原作"认误"，据石印本乙转。

在后，阳明头痛在前，少阳头痛在两角，此三阳头痛，惟外感皆有之。而太阴、少阴之头痛惟内伤有之，其痛昏昏沉沉，畏人振动，头内似空，痛无定处者是也。问胸膈、胃脘何如，或饱闷，或内热，或吞酸，以和其中焦之虚实。问大小便何如。夫二便为一身之门户，大便闭结，肺有火也，肺无火而闭结，血枯宜润，而大忌通利脱肛，肺气虚也。小便或短或黄，或涩或痛，心经有热也，清长过利，肾气虚也。用心过度，小便亦黄，房劳太甚，小便亦黄，此两种之黄，又皆肾虚。故经曰：下气不足，溲便为之变，变者以其色不正也，又未可以黄色而尽为内热也。问小腹冷痛否。或肾囊冷而湿，或筋肿、筋痛，皆肾水之寒气入膀胱也，如此则知下焦之虚实。今时病者恶其问之详，反以问多而为医理之平常，甚至问之而竟不以实告，此等人全不讲理，直若禽兽。倘病者昏愦，或不能言语，或小儿无知，或少女幼妇，则亲近有人亦可细问。余总是为家庭保身计，非为①子孙行医计也，若以此书与行医②者抄录，渠口中尚说便宜语，而窃取诸秘以图利己者，皆非兑楣之子孙也。

切　法

切之之法，玄奥理微，先哲云：粗工守形，即庸医之头痛治头、脚痛治脚者是也；上工守神，即所谓审证以知其外，察脉以知其内，以内而应乎外，则证之虚实、寒热、真伪、标本方有把柄。或正治、反治、隔治、从治、上治、下治、升治、降治、通治、塞治、开治、敛治、急治、缓治、寒治、热治，古人固有一百二十八治之法，然脉有十六正脉，而治法总不外

---

① 非为：原作"为非"，据石印本乙转。
② 医：原作"肾"，据石印本改。

乎此十六之治法也。但脉法虽多宗，错误者不少，余悉宗《内经》正旨，参之以濒湖诊法。并余见经验阅历者并无口授心传，纯是自己苦心领略得来，所谓思之思之，鬼神通之。每诊一脉，不惟以心神入于病者脉之内，而目视耳听无不俱到，数十年来诊无不应。今之医者一到手即诊完，不如从何书得此捷切之法，吾不信矣，死不信矣。更可笑者，一面诊脉一面说话，忽然心脉如何、肝脉又如何，一半说虚一半说实，均是大海捉鱼，茫然无定，深可耻也，最可恨也。余特辑脉法正解，大费苦心，望细心推求，实为脉法中之秘传至宝，兑楣之子孙望珍①藏之。即兑楣子孙能仰蒙天佑，有发达者，亦望不必付梓，即或梓之而板切不可存于坊间，如亲友至好相信索之者，刷以奉送，缘言大而夸者多，故不屑也。

---

① 珍：原作“诊”，据石印本改。

卷之二

脉法正解总括

经曰：微妙在脉，不可不察。察之有纪，从阴阳始；始之有经，从五行生；生之有度，四时为宜。补泻勿失，与天地如一，得一之情，以知死生人身之脉一如天地，至微至妙，故微妙在脉，不可不察也。察之有纪，从阴阳始，即冬至阳气微上，夏至阴气微上也。始之有经，从五行生，谓冬至至立春水生木也，夏至至立秋火生土，土生金也。生之有度，四时为宜，言木火土金水五行相生，有其常度，与春夏秋冬四时相合而为宜也。四时之气有太过有不及，不及补之，太过泻之，补泻勿失，则人身阴阳与天地如一。得其如一之情，可以知其死生矣。

内经部位

经曰：尺内两旁则季胁也，尺外以候肾，尺里以候腹病之内外随手经脉，故举脉体以明之。尺内犹言尺中，两旁犹言左右，谓尺中左右两手之脉，则举人身之季胁也。季胁，胁之尽处也。腰肾居季胁之外，故两手尺外以候肾；腹居季胁之内，故两手尺里以候腹。脉气自下而上，故先论尺部之左右内外也。且天一生水，而两尺脉为人身立命之基，凡诊脉无论有病无病、老少男女，必先察两尺何如，俾知病之吉凶、人之寿夭了然于心，方有把柄耳。中附上，左外以候肝，内以候膈，右外以候胃，内以候脾中附上者，自左右两尺中而至于关上也。左外以候肝，内以候膈者，左手关部之外以候肝脉，关部之内以候膈中脉也。右外以候胃，内以候脾者，右手关部之外以候胃脉，关部之内以候脾脉也。脉气自下而中，故次论关部之左右内外也。然胃脉正①部在右关之外，而诸脉之中候即胃气之流行耳。上附上，右外以候肺，内以候胸中，左外以候心，内以候膻音诞

---

① 正：石印本作"上"。

中上附上者，自左右两关上而至于寸上也。右外以候肺、内以候胸中者，右手寸外以候肺脉，寸内以候胸中脉也。左外以候心，内以候膻中者，左手寸外以候心脉，内以候心包之膻中脉也。脉气自中而上，故终论寸部之左右内外也。凡下指诊脉必得从下而上，方由上而下，轻重内外推求，须细玩以下诸篇。前以候前，后以候后脉有外内，复有前后，前以候前，尺前、关前、寸前，以形身之前也。后以候后，寸后、关后、尺后，以候人之形身之后也。上竟上者，胸喉中事也；下竟下者，少腹、腰股、膝胫、足中事也脉有外内前后，复有上下，是脉体之六合也。上竟上者，自寸上而竟上于鱼际也。喉主天气，位居胸上，故为胸喉中事乃上以候上也。下竟下者，自尺下而竟下于肘中也，足履乎地，股膝胫是居腰与少腹之下，故为少腹、腰股、膝胫、足中事乃下以候下也。

凡候脏脉，心、肝、肺、肾诸在外部候之，止有脾脉，在右关内候之者，何也？以脾属土，位居中央，且脾统血，灌溉诸脏，无所不到，故独以脾部在右关内候之也，不可不知。

三部九候解

《三部九候论》：帝曰：愿闻天地之至数，合于人形气血，通决死生，为之奈何即前所云以人应天地之意？岐伯曰：天地之至数，始于一，终于九焉。一者天，二者地，三者人，因而三之，三三者九，以应九野。故人有三部，部有三候，以决死生，以处百病，以调虚实而除邪疾一者，数之始，九者，数之终，故始于一终于九焉。一者奇也，阳也，故一者天；二者偶也，阴也，故二者地；三者参也，参于天地之间，故三者人。因而三之，则天有天地人，地有天地人，人有天地人，故三三者九，以至数而合于天地，故以应九野。九野，地理之合于天度也，以至数而合于人身。故人有三部，一部各有三候，可以决死生，处百病，调虚实而除邪疾，此天地之至数合于人形气血，而通决死生矣。帝曰：何谓三部？曰：有下部、有中部、有上部，部各有三候。三候者，有天、有地、有人也阴阳之理，从阴而阳，自下而上，故曰有下部、有中部、有上部，而一部之中各有三候，三候者各有天、有地、有人也。上部天，两额之动脉；上部地，两颊之动脉；上部人，耳前之动脉是头面之候有三，而为上部也。中部天，手太阴肺也；中部地，手阳明大肠也；中部人，手少阴心也是手阴阳之候有三，而为中部也。下部天，足厥阴肝也；下部地，足少阴肾也；下部人足太阴脾也。故下部之天以候肝，地以候肾，人以候脾胃之气是足三阴之候有三，而为下部也。中部之候，天以候肺，地以候胸中之气，人以候心手太阴肺也，故天以候肺，手阳明大肠肺之腑也，故地以候胸中之气，手少阴心也，故人以候心。上部之候，天以候头角之气，地以候口齿之气，人以候耳目之气上部天，两额之动脉，故天以候头角之气；上部地，两颊之动脉，故地以候口齿之气；上部人，耳前之动脉，故人以候耳目之气。由此观之，则头面为上部，胸膈为中，胁腹为下部也。总之，上部有上部之天地人，中部有中部之天地人，下部有下部之天地人，所谓一部而有三候者如此。帝曰：以候奈何？岐伯曰：必先度其形之肥瘦，以调其气之虚实，实则泻之，虚则补之九候主周身之形气，故必先度其形之肥瘦，以候其外，调其气之虚实，以候其内，如实则泻之，虚则补之。

按：寸口脉亦有三部九候，三部者，寸关尺也，九候者，三部中各有浮中沉也。察三部可知病之高下，如寸为阳，为上部，主头项以至心胸之分也。关为阴阳之中，为中部，主脐腹胠胁之分也。尺为阴，为下部，主腰足胫股之分也。三部中各有三候，三而三之是为九候，如浮主皮肤，候表及腑，中主肌肉以候胃气，沉主筋骨，候里及脏。此皆诊脉之枢机，宜互相体察也。

七独诊说

帝曰：何以知病之所在？岐伯曰：察九候独小者病，独大者病，独疾_{速也}者病，独迟者病，独热者病，独寒者病，独陷^①下者病。人有生平常脉，有四时变脉，有阴极阳乘之脉，有阳极阴乘之脉，有纯阴纯阳之脉，有半独半清之脉，有兼见之脉，有双伏之脉，有左反弓之脉，有右反弓之脉，有左右皆反弓之脉，惟此独见之脉，乃诊中精一之义，脉法之一秘诀也。诸家言脉，悉以六部浮沉分虚实，顾不知病本独处，既无独见，焉得确真，故《宝命全形篇》论曰：众脉不见，众凶勿问，外内相得，无以形先，是诚察脉之秘旨，必知此独见之脉，而病之吉凶、治之缓急、药之重轻方有成竹也。

诊脉部位解

左寸　心部也，其候在心与心包络。

得南方君火之气，脾土受其生，肺金受其制，主神明清浊。

右寸　肺部也，其候在肺与胸中。

得西方燥金之气，肾水受其生，肝木受其制，主情志善恶。

此两寸部所谓上以候上也，故凡头面、咽喉、口齿、颈项、肩背之疾皆候于此。

左关　肝部也，其候在肝胆。

得东方风木之气，心火受其生，脾土受其制，主官禄贵贱。

右关　脾部也，其候在肾胃。

得中央湿土之气，肺金受其生，肾水受其制，主财帛厚薄。

此两关部居中，所谓中以候中也，故凡胁肋、腹背、胸口

---

① 陷（xiàn 现）：古同"陷"。

之病皆候于此。

左尺　左肾部也，其候在肾与膀胱、大肠。

得北方寒水之气，肝木受其生，心火受其制，主阴气之寿元。

右尺　右肾部也，其候在肾与三焦、命门、小肠。

得北方天一相火之气，脾土受其生，肺全受其制，主阳气之寿元。

此两尺部所谓下以候下也，故凡于腰腹、阴器及脚膝之病皆候于此。

按：左右两尺，今医多以左为心肝肾，右为肺脾命，相为记诵，大失经旨，殊不知命门居两肾之中，而左肾者即行阴气之阴水也。左尺即曰左肾脉，左肾行阴，所以阴水生肝木，肝木生心火，是手之左三部也。右肾者即行阳气之阳水也，水中有火，如龙雷之火，天非此火不能生万物，人非此火不能受五谷，其作用营卫全赖此火，乃本命养元之火也。右尺即曰右肾脉，右肾行阳，所以阳水生相火，相火生脾土，脾土生肺金，是手之右三部也。且五脏六腑皆有水火，皆有胃气，流利往来，运行不已。不过言其脏腑之定位，并非左边尽是血，右边尽是气。凡脉之中候皆有胃气，如某部中候无和缓象，即无胃气，而此处即有病矣。倘此处本象脉见，即谓真脏脉见，如果真脏脉见，则病势危矣真脏脉详于"脉分有力、有神、有胃气"章内。然欲察下部之阳者，当总在右尺；欲察下部之阴者，当总在左尺。而又当知水中要有火，火中要有水，慎勿泥于命门之火而单在右尺见之，肾元之水单在左尺见之，须知左右两尺脉要看得活动宜熟玩后之正经脉法总论章内。俾知脉之精义，亦识余于诊法之苦心，知无不言，言无不尽，是特为家庭保身计，断非欲后世子孙行医计也。

又王叔和脉法，心与小肠相表里合于左寸，肺与大肠相表里合于①右寸，以致后人有左心小肠、右肺大肠之说，其谬甚矣。夫小肠大肠者，皆下部之腑，自应列于两尺。左尺为阴水之部，乃真阴之舍也；右尺为阳水生火之部，乃元阳之本也。小肠属火，而火居火位，故当配于右②尺；大肠属金，而金水相滋，故当配于左尺，此自然之理也。但二肠连胃气本一贯，故在《内经》亦不言其定处，而但曰大肠、小肠皆属于胃，是又于胃气中可察二肠之气也。总之，全在手指下之细心推求，临证之灵机活泼。余辑此书，不过摘其要者，而为传家寿身之大法者，非敢为外人沽名也。如能再为扩充，更属万幸，否则即将此书而从首至尾细心玩索，亦颇高迈乎，庸俗耳。且余辑是书，三易其稿，忙中病中不惮其劳，望勿轻视可也。

脉法六纲统类

脉法之说，自伪假王叔和之传，误人多矣，惟《濒湖脉法》本乎《内经》正旨，而其精微奥妙之处如剥焦心，在资③质高超而熟于性理者更易悟取。若赋质鲁钝者，果能于此书用苦工一年之久，日夜饮食间刻刻在念，亦能领取。余总是为家庭子弟全不知医计，悉由浅入深，由深出浅，无非望其易于入门，而无偏倚④之弊，能寿其身，即能寿子孙，能寿其子孙，又未尝不可以寿国而寿民也，能寿国寿民亦未尝不可以寿世于万万年也。然脉法有宗乎十六正脉者，有宗乎二十八脉者，余谓脉要提纲，总不越乎浮、沉、迟、数、滑、涩六字，以足该表里、阴阳、虚实、风寒、燥湿、脏腑、气血也。盖浮为阳，为表，

---

① 于：原作"与"，据石印本改。
② 右：原作"左"，据石印本改。
③ 资：原作"姿"，据石印本改。
④ 倚：原作"奇"，据石印本改。

沉为阴，为里；迟为在脏，为冷，为虚，为寒；数为在腑，为热，为燥，为实；滑为血有余，涩为气独滞。能于是缕晰以求之，而百病莫逃焉。顾浮沉以举按轻重言，若洪、芤、弦、虚、濡、长、散皆轻按而得之类，故统于浮。若短、细、实、伏、牢、革、代皆重手而得之类，故统于沉。迟数以息至多寡言，若微弱缓结皆迟之类，故统于迟。若紧促动疾皆数之类，故统于数。至于滑，虽似数而涩，虽似迟，其理自殊，缘迟数之候，以诊者之呼吸察其至数而言一呼三至曰迟，一呼六至曰数。滑、涩则以病者之脉往来，察其形状而言滑者如珠在盘中，流利而圆，涩者如沟中渣滓，来去而滞。且滑涩二脉多主气血故也，故此二脉亦独列于后。余诊脉历千万人，数十年苦心于此，凡下指诊之，无不以此捷径之法，而百发百中，无不应验。至于各脉形象亦当细心体会，不过统类乎六纲之内，以知其指下推求，而轻重有所取裁也。先列诊要，次分脉形，呕血挖心，惟吾自鉴，但愿家庭子孙皆于业儒之暇，与其读《西厢记》《聊斋》，不过学其用意之巧，用笔之工，不若以彼之精神而留心于此，恐一时或上而父母，下而妻子以及骨肉手足，有关心于切己者，偶尔受证，到底自己家中明白此道，免受人惑，否则恐以小恙而酿成大证，以危证而视为小灾，措手茫然，悔之晚矣。

诊要十二则

诊脉必要无妄念，无私虑，宜潜心静气，不必拘定时候。

诊脉必要坐正，以手放平，勿令压着。

诊脉必要忌吃烟、吃槟榔，呼吸不调不能细审。

诊脉如遇少男妇女，必要视为我之姊妹儿女一般，如动邪心妄念者，必绝子灭孙，且非兑楣之子孙也。

诊初受孕之脉，明知女胎，不可断定，必要说男，今人多喜生男，又恐孕妇郁闷，致生他证，且防分娩之虞。

诊急病脉，不可慌张大意，有一线可救者，即要想方救之，但要说明方无后怨。

诊伤寒、瘟疫大病脉，必要早诊一次，晚诊一次，俾知阴阳盛衰，用药方有主见。

遇大富贵人有央诊者，要先说明并非行医求利之流，不可作卑贱俗态，如有卑污者，非兑楣之子孙也。

遇极贫贱人有央诊者，必要格外垂怜，命虽不同，其病则一，如故作骄奢丑态，视人命如草芥者，非兑楣之子孙也。

诊急病、缓病脉，不可以大话吓人，病者听之愈急，则病愈增，如实险证，不妨背病者说明，以防后怨。

诊脉后必要将病之由来引经证古说得透彻，使病者贯通，服药必安，如未读书，或系妇女，以就事论事之譬语喻之，渠亦明白，放心服药，此中不惟可以安病者之心，亦更能引胃气上升，所谓神而明之，存乎其人也。

诊脉兼视病者之两手指甲及皮色何如，亦可度其病势之吉凶，但瘦人脉多浮，肥人脉多沉，此浮沉两字以肉之厚薄论，不可以脉理混讲也。

以上十二则如不反躬自问，虽病者可欺，而天地鬼神不可欺也，欺则必以祸淫，不欺必得福善，勉之慎之。

浮沉迟数内统各脉①

浮脉　洪、芤、弦、虚、濡、长、散七脉统于此部。

浮　浮以候表。

其象轻手乃得，重手不见，动在肌肉以上。

---

①　浮沉迟数内统各脉：原脱，据目录补。

浮为风虚眩掉之候，阳脉浮，表热，阴脉浮，表虚，在秋为正，肺脉无病，应时相宜，有病易愈，惟久病者忌之。经曰：秋脉如衡。衡者，平也，即浮而得神之象，秋得此脉，应时而吉。

左寸浮　主伤风发热，多疾。

兼虚，系心气不足，神不安。

兼散，系心气耗散，头眩。

兼洪，系心经有热。

左关浮　主腹胀闷，动心。

兼数，系风热入肝经。

兼促，系怒气伤肝，心胸满逆。

兼滑而软，系肝虚而动血。

左尺浮　主膀胱风热，小便赤涩。

兼芤，男子尿血，女子崩漏；兼迟，系冷疝气，脐下必痛。

右寸浮　主肺感风寒咳喘，鼻塞，清涕，自汗体倦。

兼洪，肺热而咳。

兼迟，肺寒多冷痰。

右关浮　主脾虚中满，难食。

兼大而涩，有宿食。

兼迟，脾胃虚寒。

兼滑，系中焦有痰饮。

右尺浮　主风邪客于下焦，大便秘。

兼数，风热客于下焦，大便结燥。

兼虚，元阳不足，命门火亏。

浮而有力为洪。洪脉似大，来盛去衰，状如洪水，滔滔而来。

洪为大热，血气燔灼之候，在夏为正，心脉应时相宜①，惟久咳嗽者忌之。人瘦多气者，死。凡脉洪则病进，又为大小便秘，口燥咽干，喉痛。

左寸洪　主心热目赤口疮，头痛心烦。

左关洪　主肝热身痛，四肢浮热。

右尺洪　主膀胱热，小便赤涩。

右寸洪　主肺热毛焦，吐浓痰，咽干。

右关洪　主胃热反胃，口干呕吐。

兼紧，胸中胀闷。

右尺洪　主腹满，大便难，或下血。

浮而无力为芤。芤是草名，形如青葱。浮沉俱有，中按则空。

芤为失血之候，大抵气有余血不足，血不足以载气，故虚而大为芤之象。如火犯阳经则血上溢，火侵阴络则血下流。三部脉芤，久病十得七，生，卒病，死。中空者非全无也，乃似有似无之象，少年人不宜见此脉，惟分娩后无妨。

左寸芤　主心血妄行，吐衄。

左关芤　主胁间血气动，腹中瘀血，吐血，目眩而常昏状。

左尺芤　主小便出血，女子天癸有病。

右寸芤　主胸有积血，或衄或呕。

右关芤　主肠痈，瘀血，呕血不食。

右尺芤　主男子大便血，女子防血崩。

浮而端直为弦，弦脉端直，弓弦新张，按之不移，指下挺长。

弦为气血收敛、阳中伏阴之候，为气血不和，为气逆，为

---

① 宜：原作"定"，据石印本改。

邪胜，为肝强脾弱，为寒热，为痰饮，为宿食，为聚积，为胀满，为虚劳，为疼痛，为拘急，为疟痢，为疝瘕，为胁痛，皆其候也。弦而大者，太过；弦而细者，不及；弦而耎①者，病轻；弦而硬者，病重。两关脉俱弦谓之双弦，若不能食，木来克土，土已败矣，必不能治。凡脉指下见和缓者，吉；指下见弦强者，凶。诸病皆然也。盖弦从木化，气通乎肝，在春为正脉，但木之滋生在水，培养在土，所谓木得土而达，土得木而发。假使土不生木，是为顽土，木无土养，是难成木，善治肝者必兼扶脾，此克中有生之义也。

左寸弦　主头疼、心惕、劳伤、盗汗、乏力。

左关弦　主胁肋痛，干咳，寒热时作，瘀血疝癖，乳胀，目流泪，少食，卧不安。

左尺弦　主小腹痛，兼滑精，腰脚痛。

右寸弦　主肺受风寒，发咳有痰，属寒气微逆。

右关弦　主脾胃宿食不化，心腹冷痛。

右尺弦　主脐下急痛不安，下焦停水。

浮而迟大为虚。虚合四形，浮大迟软，及乎寻按，几不可辨。

虚脉有阴虚、阳虚，为正气虚也。凡指下按之无力者，总属虚脉。《内经》曰：按之不鼓，诸阳皆然，即此谓也。夫脉之洪大无力者，即阴虚也；细小无力者，即阳虚也。无力者，即无神也。阴虚则肺肾亏，而龙雷之火灼，为津液不生，为小便长，多而黄，为四肢发木。在女子则赤带多，月事不调，或血少而色不正，或难于坐胎。又或男子遗精盗汗，上下失血；又或男女为惊怔不安，为五心发热，为咳喘多痰，为大便干结。

---

① 耎：疑"耎"之误。《濒湖脉诀》曰："弦而耎，其病轻。"

在小儿发软而稀，面色暗滞，或时作潮热、惊恐，或麻痘后发热，面赤唇红，口渴，此皆阴虚之候也。阳虚则心脾损而相火亏，为头目昏眩，为中寒胀满，为汗多亡阳，为泻痢疼痛，为小腹寒痛，为四肢发麻，为畏寒喜暖。在女子则白带多，月事淋漓不净，或多漏胎；在小儿面青肉白，易于外感，此皆阳虚之候也。救阴者，壮水之主；救阳者，益火之源。且今时之人，阴虚者十居其七，阳虚者十仅其三，何也？今时之人用心劳碌者多，而阴分无不受伤，是以十居其七。养尊处优者过于娇柔，必先伤阳，然处此裕如之境者颇少，是以十仅其三。但补阴不可纯用阴药，无阳则阴无以生；补阳不可纯用阳药，无阴则阳无以化也。又或有久病不愈、诸药不效者，惟有益胃补肾两途，然当先培脾土，使药气四达，则周身之机运流通，水谷之精微敷布，何患其药之不效哉？喻嘉言曰：虚劳病至于亡血失精，阴血枯槁，难为力矣，急宜建其中脏，使饮食增而阴血旺，故但用稼穑作甘之药，生其精血，而酸辛咸苦在所不用，舍是无良法也。故参术苓草之甘温，所以为四君子也。观此可知虚脉之为病，其要尽于是矣。且治虚证之药愈重愈好，无论阴虚阳虚，俱以熟地坐重，无不投效。俗谓熟地凝滞，是制不透之过，或用轻之过，所谓纳下者不嫌其重，每以小儿而竟常用至一两，大人而竟常用至二三两，未见胀误一人，而亦无不投效。即或有素不投熟地者，或烧成炭用之，再不然或以制首乌，再用酒炒一次，重用代之，亦无不投。至白术一味，原属肺脾两经之妙药，无如江西种术，其性横中，阴虚均不相宜。阳虚不如以真淮山药代之，倘有天生野术，或真正于潜之术，用陈壁土炒焦则妙矣。余活人不下万千，每每用药均是眼前易认之品，其奇奇怪怪以及难于找寻真正者，一概不用。恐有真方①而无真药，则愈害也。所以手辑各证之方四百，有奇，均无奇怪之弊。夫用药如用兵也，只在乎帷幄运筹，自能决胜于千里之外，是以君臣佐使之法不可不讲究也。且补虚之剂用药宜少，而分两宜重，则力量更大。倘用药味多而分两又轻，独以一千兵而作五六路分途，则每途疏疏落落，何以敌其虚邪，补其正气耳？是反以轻飘之味，正气全然不知，而更助其虚邪，无怪其药之不应也。用药宜有定见，切勿杂乱无章，宜合脉神，更勿以药试病。认得脉真，不妨心细而胆大；分得虚处，尽管设法而挽回。进退取舍之方相机运用，先后缓急之治随时变通。治有一定不易之法，而病则未有一定不移之候也。脉既虚矣，治必慎之。

左寸虚　主血不荣心，怔忡恍惚，惊悸乏力，神疲，口苦无味。

左关虚　主夜卧不安，目少见，心慌慌无主，易于生气，闻声着吓，头顶痛。

左尺虚　主精少或易泄，囊湿脚无力，腰疼骨酸，女子则难于受胎，或经水太少，小儿或先天不足，骨蒸。

右寸虚　主少气自汗，四肢发麻，喘促多清痰，女子易于漏胎，多白带，大便难。

右关虚　主食谷不化，多闷胀，四肢无力，多痰，面无润色，或失血妄行，或反胃，或胃脘隐疼，或溏泻，小儿疳疾。

右尺虚　主阳事不举，少食多胀，畏寒，手足冷汗，痿疝诸证，男女艰于生子，小儿疳②疾，易于泄泻。

---

①　方：原作"正"，据石印本改。
②　疳：原作"甘"，据石印本改。

浮而迟细为濡，濡脉极软，按之不得，如水上沤，如水中帛。

濡为气血两虚之候，产后可治，平人脉濡难治。凡濡脉为精血枯损，为真火衰残。濡之之象在浮候，见其细软，沉候不可得而见也，其状随手而没之。形从大而至无者，吉凶之兆；从小而至无者，吉凶参半也。此在久病年高之人尚未至于必绝，若平人及少壮暴病见之，名为无根，须谨慎调治，其生死在呼吸间耳。

左寸濡　主心虚易惊，盗汗短气。

左关濡　主精神离散，卧不安神，少力。

左尺濡　主男伤精，女脱血，小便数，自汗。

右寸濡　主气不接续，虚喘多汗，大便难。

右关濡　主四肢无力，不思食，或溏泻更凶。

右尺濡　主下部冷，或下利泄泻，或泄精更凶。

浮而迢亘为长，长脉迢迢，直上直下，如循长竿，盈实滑象。

长为气血有余之象，有三部均长，有一部独长，而按之似牵绳，则病矣。即滑而和缓，即长之正脉也。长属木，体宜于春，诊无病见之，逢时利器，有病见之，诸证自愈。《内经》曰：长则气治。人之肝脉得春和之气者，寿之征也；脾脉得中和之气者，富贵之征也。李月池曰：心脉长者神强气壮，肾脉长者蒂固根深，皆长脉之平者，凡实牢弦紧皆兼长象，故古称长脉皆有余之疾也。

左寸长　主心气足有热，若长硬，防血证。

左关长　主脾热胃强，阳明有热，多燥汗。

左尺长　主大便热结，小便短涩。若和缓而长，肾气充足也；若弦硬而长，下焦有蕴热也。

右寸长　主肺气旺。若实，肺有阳毒，防内痈；若硬，大便不通，有内热，多吐稠痰，或鼻衄，口作辛臭。

右关长　主和缓而富贵。若弦硬，中焦伏热，若牢实而长，阳明大热，大小便难。

右尺长　主和缓，男女多，男若弦硬而长，下焦有阳毒，男子茎物挺举，女子淫浊自流。

浮而虚大为散。散脉涣漫，有表无里，浮如杨花，沉不见矣。

散为元气已伤，神魂不聚，如木无根，败叶飘飏之象。为怔忡，为水竭，为火消，为脱神，皆其候也。其脉浮，候之似乎满指，成脉中候之，顿觉无力。与浮候而减其十之七八，及至沉候，杳不见矣。渐重，渐无，渐轻，渐有，此八字而散脉之义尽矣。凡男妇大小之病，见此等脉十有九死，然初生产妇见此等脉，临盆之兆，如未到产期，必致堕胎。既产候复见此脉，神清则生，神昏则死。小儿急慢惊风见此等脉，能哭而能认人则生，不能认人而多汗则死。总之，脉散而脏腑之元气皆散，终非佳兆，脉既散而无分于三部，故不列焉。

沉脉　短、细、实、浮、牢、革、代七脉统于此部。

沉　沉以候里。

其象轻手不见，重手乃得，按至肌肉以下，着于筋骨之间。

沉为阴逆阳虚之候，主七情气郁，为癥瘕，为厥逆，为洞泄。沉细为少气，沉滑为宿食停滞，沉迟为内寒痼冷，沉伏为霍乱吐泻，沉数为内热血虚，沉弦为胸腹冷痛。要必察其有力无力，以辨虚实。沉而实者多滞气，沉而虚者气不舒，实则宜攻，虚则宜补。又有寒邪外感，阳为阴蔽，脉为沉紧而数，及见头疼身热等证，正属表邪，不得以沉为里也。更须知沉而软细为弱，沉而弦劲为牢，沉而着骨为伏，刚柔浅深之间于沉部中，当熟玩而深思也。

《难经》曰：如三菽①之重，与皮毛相得者，肺脉也；六菽之重，与血脉相得者，心脉也；九菽之重，与肌肉相得者，脾脉也；十二菽之重，与筋平者，肝脉也；按之至骨，举之来疾者，肾脉也。此以皮之浮脉之浮而别心肺之浮也，以筋之沉、骨之沉而别肝肾之沉也。脾主肌肉，而肌肉在皮脉筋骨之间，故以候脾也。凡诊脉，而指下必得深思推求，方可察病机之源，治病机之本。今医多以指到脉而即言头痛否、脚痛否，竟不知此等诊法出自何人，可笑可耻。更有一等病人云：看脉若久，反谓诊者之本领平常，脉理不熟。似此不明道理之辈，在庸夫俗子原不足责，竟至衣冠中而身为馆阁中人，亦曾遇此读书而不明理者，竟有之矣。余所深恨，医之宜明，而为家庭寿身可以，为行医则断然不可也。余于脉法无书不读，字字句句必心领神念，而后释之，每多雪深三尺竟不知寒，愁结万千，以此为乐。凡诊一脉，若遇病之疑似，而心头无不隐隐作疼，谁其知之，惟天鉴之。如兑楣之子孙恐有能熟读此书，能领取明白，倘有公然挂牌行医者，当世不昌达，情愿多行方便，广积阴功，即家无隔宿之粮，万不可以知医而惑人利己也。

又冬见沉脉，为正脉，女寸脉沉，男尺脉沉，均属相宜，虽病宜愈。

左寸沉　主心内寒邪痛，胸中寒滞，胁痛。

左关沉　主两胁刺痛，伏寒在经。

兼弦，痃癖内痛。

左尺沉　主肾脏寒，腰背冷痛，小便浊而频，男为精冷，女为血结。

---

①　菽：豆类的总称。

兼细，胫酸①，阴痒，溺有余沥。

右寸沉　主肺冷寒痰，虚喘少气。

兼紧滑，咳嗽。

兼细滑，骨蒸，寒热时作，皮毛焦。

右关沉　主胃寒吐酸。

兼紧，欲饮。

右尺沉　主水病，腰脚痛。

兼细，下利，小便滑，脐②下冷痛。

兼迟，相火亏，阳不举。

沉而不及为短。短脉缩缩，首俯尾俯，应指而回，不及满③部。

短为气虚之候，为心神不定，为气虚头痛，为肝气有伤，为关隔不利，为小腹痛，为真火衰。如短而和缓，在秋又为正脉也。若关部见短，上不通寸，下不通尺，则为阴阳绝脉而不治矣。夫脉之所以为短者，非两头断绝，特两头俯而沉下，中间实而浮起，此短脉之形象尽矣。凡见短脉，总属主不足之证，均宜急为培养，方无后患。《内经》曰：短则气病，若独见短脉，气衰之证兆矣。

左寸短　主心气不足，隐隐作痛，有郁气，女子不能受孕。

左关短　主郁怒伤肝，气痛胁胀，目痛胀，女子月事少而滞痛。

左尺短　主肾气虚，腹疼或滞下，里急后重，女子受胎必漏。

---

① 酸：原作"疫"，据石印本改。
② 脐：原作"济"，据石印本改。
③ 满：原作"漏"，据石印本改。

右寸短　主肺气虚，喘促痰壅，小便难，少力，女子不孕不调。

右关短　主脾胃两虚，四肢无力，为酒伤，男子亡血，女子带多，月事不调，难于受孕，即有孕亦防漏胎。

右尺短　主肾脏寒冷，阳物不举，或疝气痛，男子少子，女子难以成胎。

沉而微软为细。如丝线直软难见，较显于微，似微而非。

细之为义小也，细也，状如丝也。微脉则模糊而难见，细脉则显明而易见，故知此如微，则稍稍较着也。脉细为血冷，气虚不足以充之候，主诸虚劳损，怔忡不寐，为呕吐气怯，为肝阴衰，为胃虚胀，为泻利①遗精，为下元冷惫，为女子不孕，皆其候也。少年不利，老弱无妨。若细而神长和缓，则又为秀贵之脉，男子主贵，并可望清班②，主掌文衡③，女子必生贵子，其性温和。凡见此脉均宜温补，勿妄消伐。《内经》曰：气主煦之，非行温补，何以复其散失之元阳乎？总之，虚损之人，脉细而身常热者投以凉药，必误大事。《素问》曰：壮火食气，少火生气，火即气也，火壮则能耗散元气，少火则能生长元气，人非少火不能全生。少火者即右尺脉中④之少火，所⑤以右尺为阳水而行阳之气，为水中之火也，天无此火不能生万物，人无此火不能受五谷者是也。若虚劳证而细数，并见不治，细则气衰，数则血败，气血交穷，何以能生？善为调治，能于细中而见和缓，亦可回春，诊细脉者慎之。

---

① 利：通"痢"。《淮南子·地形训》曰："轻土多利。"
② 清班：清贵的官班，多指文学侍从一类臣子。
③ 文衡：旧谓判定文章高下以取士的权力。评文如以秤衡物，故云。
④ 中：原作"申"，据石印本改。
⑤ 所：原作"气"，据石印本改。

左寸细　主神困倦，食不知味，宜滋肝木而生心火。

左关细　主肝阴不足，或曾失血，女子或生产太多，或天癸少，夜卧不安，腹胀。

左尺细　主男子精少，女子血枯，丹田冷或泻痢遗精，又或女子天癸不调，小儿或痢后、痘后失于滋补，有热宜防。

右寸细　主肺虚寒少气，吐清痰，多喘少力，女子难受孕。

右关细　主脾胃虚寒，四肢无力，胁隐隐痛，不思饮食。

右尺细　主腰膝无力，男子阳不举，女子不受胎，子宫冷，如疟痢而见右尺细者，则又易治，此余历验。

沉而弦长为实。实脉有力，长大而坚，应指愊愊，三候皆然。

实脉之为义，专以长大而得名，以邪气盛满，坚动有余之象也。盖既大而兼长，而且有力，则诸阳之象莫不毕具，见此脉者必有大邪、大热、大聚、大积，然必要浮中沉三候皆然，方断真实之脉。但真实脉易知，而假实脉易误，又必得问其所因，察其形，询二便何如，口渴何如，颜色何如，方敢以真实治之。倘重按筋骨之间而稍稍软象，即内外诸见实象，亦宜从容推荡也。凡议下用大黄、芒硝之剂，必得两尺脉真实方可用之，否则误下即杀人矣。余每治六七旬外者，以大黄用至数两，芒硝用至两许，均得大效，无不从。细心而察脉之真实者，所谓胆欲大而心欲细者是也。倘审脉不真，察证不准，不①动辄谓之实脉，混为妄下，则造无穷之罪矣。

左寸实　主心经积热，口舌疮，咽喉痛，大头瘟疫，烦躁面赤。

左关实　主胸胁满痛，目胀痛，肝经蕴热或下血，女子天

---

① 不：石印本无，疑衍。

癸必先期而至，小儿防急惊。

左尺实　主膀胱热结，大便闭结，小便短涩，茎中痛，淋证，腰脊痛，女子赤带，血热漏胎。

右寸实　主肺有热，痰气上逆，咽干。

右关实　主中焦伏热，胃气壅滞，中消，口渴易饥，实甚阳明有燥粪，凡大热证右关倍实。

右尺实　主脐下痛，便难，或时作下利，或伏热，而胁热下利，俗谓漏底①伤寒，若误认寒证，则杀之矣。

沉而几无为伏。伏隐筋下，更下于沉，推筋至骨方可得寻。

伏为阴阳潜伏、阻隔闭塞之候，或火闭而伏，或寒闭而伏。关前得之为阳伏，关后得之为阴伏，伏脉不可发汗。又有气闭而伏，热结误补而伏。伏之为义，隐伏而不见之谓也。浮中二候绝无形影，虽至沉候，亦必重接着骨，方得见耳。然伏脉之见虽与沉微细脱相类，而实有不同也。盖脉之伏者，本有如无，因一时隐蔽不见耳。又有偶尔气脱不相接续而伏者，此必暴病乃有之，调其气而脉自复矣。此外，若有久病绵延，脉本微细而渐至隐伏者，即是灯尽将灭之兆，安得望其来复，是当知有真伏、假伏、无伏、有伏也。按士材曰：伏脉主病，多在沉阴之分隐深之处，非轻浅之剂所能破其藩垣也。又曰：伤寒以一手脉伏为单伏，两手脉伏为双伏，不可以阳证见阴脉为例也。如火邪内郁，不得发越，乃阳极似阴，故脉必伏，非苦寒竣剂不能挽回。又有阴证伤寒，先有伏阴在内，而外复感邪，阴气盛②而阳气微，四肢厥逆，六脉沉伏，又非温补竣剂实难开其沉寒。是以四肢厥逆，寒厥易认，热厥难明。经曰：热深厥亦

---

① 底：原作"疷"，据石印本改。

② 盛：原作"或"，据石印本改。

深，热浅厥亦浅。凡脉伏而兼以发厥者，或寒伏或热伏，或气伏或脱伏，呼吸之间，生死反掌，如脚下后跟之太溪、冲阳皆无脉者，不可治矣。

左寸伏　主心气不足，神不守舍，常多忧郁。

左关伏　主肝气郁，血冷，腰脚痛，胁下寒痛。

左尺伏　主肾寒精虚，或瘕疝寒痛。

左寸伏　主胸中闭塞，或寒痰凝结，或热痰盘踞，惟以两颊及舌苔之燥润辨之。

右关伏　主中脘积块作痛，或停滞太甚，或寒犯中焦，惟以口之渴、不渴及喜饮冷、饮热分其寒热虚实。

右尺伏　主脐下冷痛，或房事太过，泄精太多，下焦虚寒。

沉而有力为牢。牢脉极沉实，大而长，似沉似伏，非伏之藏。

牢为里实表虚、胸中气促、劳伤瘘极之候。牢主坚积，为坚固牢实之谓，病主乎内。如心之积名曰伏梁，起于脐上，止于心下；肾之积名曰奔豚，下发于小腹，上至于心下；肺之积名曰息贲，发于右胁之下；肝之积名曰肥气，发于左胁之下；脾之积在胃脘，则为痞①满之类②也。他如为痃疟癖，为疝③瘕，为瘀血，莫非积也，此皆牢脉所主之证，以其在沉分也，故悉属阴寒，以其形弦④实也，故咸为坚积。倘久病而兼以失血、吐血之证，见此牢脉，是脉与证违，非佳兆耳。大凡实证见虚脉易治，虚证见牢脉难医。总之，牢脉宜乎春夏不宜乎秋冬也，其故何？盖以春夏阳气外泄，阴气内藏，阴气重浊，牢应其时，

---

① 痞：原作"痁"，据石印本改。
② 类：原作"数"，据石印本改。
③ 疝：原作"症"，据石印本改。
④ 弦：原作"强"，据石印本改。

故相宜；秋冬阳气内藏，阴气外泄，阳气轻清，不宜坚实，故不相宜也。

左寸牢　主心气郁结，男防吐血，女防心疯，孕防堕胎。

左关牢　主肝强脾弱，防失血、火燥。

左尺牢　主肾脏冷痛精虚，惟孕妇相宜，胎必稳固。

右寸牢　主肺气不降，痰凝结，胸肠胀满。

右关牢　主中焦停滞，或思虑过度。

右尺牢　主火旺精虚亏，亦惟孕妇宜之，余俱不利。

沉失常度为革。革如鼓皮，脉弦而芤，不劲于沉，而劲于浮。

革为虚寒失血之候，如鼓皮外满而内空也，其实即芤弦二脉相合之象也。芤则为虚，弦则为寒，虚寒相搏名之曰革，故主男子亡血失精，女子半产漏下。又为中风感湿之证，所以恰如鼓皮，外则刚急、内则空虚也。总之，革脉劲象在浮取，牢脉劲象在沉取。然则，此脉何以统于沉而不统于浮耶？须知诊判沉部脉无伦次，随手而起，起而鼓指，由沉而鼓于浮，及至着筋附骨，又属空虚，是必由沉部而审判浮部，方知革之本象，所以此脉必统于沉。且革脉属虚，革虚牢实不可混也。凡见革脉元气已亏，治宜慎之。

左寸革　主心气将绝，久病即死，暴病可医。

左关革　主血脱，防狂血。

左尺革　主肾气大亏，防脱精坠胎。

右寸革　主忧郁过度，失血，多痰喘促。

右关革　主脾胃败，吐血下利，或呕吐过伤。

右尺革　主肾虚房事太伤，汗出不止即死，或小便不禁即脱。

沉而更代为代。代脉中止不能自回，止以定数，良久方来。

代主脏衰危急之候，脾土已败，久病难医。两动一止，三四日死；四动一止，六七日死。次第推求，不失经旨。夫曰更代者何候？至沉部忽更换，忽代递，而本脉不动而止，故曰更代为代，以代者止也，然结促二脉亦有止象，未闻危急，何以代脉之止即属危险？盖结促之止，止无定数，代脉之止，止有定数；结促之止，一止就来，代脉之止，良久方来。此脉惟伤寒、心悸、怀胎三月，或七情太过，或跌打重伤及风家、痛家俱不忌代脉，是未可以代脉俱断其必死也。但久病或年老得代脉而冀其回春者，万不能耳。又曰：代兼散者死。盖代脉见而脾土衰，散脉见而肾水绝，二脉交见，虽神圣亦难挽回。夫脉来一息五至，则五脏之气皆足，故曰：五十不止身无病，数内有止皆知定；四十一止一脏绝，四年之内多亡命；三十一止即三年，二十一止二年应；十动一止一年殂，更观气色观形证。又曰：两动一止一三四，三四动止应六七，五六一止七八朝，次第推之自无失。是以五十动而不一止者，合大衍之数，谓之平脉。如四十动而忽止者，是肾气不能至也，三十动而忽止者，是肝气不能至也，二十动而忽止者，是脾气不能至也，十动而忽止者，是心气不能至也，四五动而忽止者，是肺气不能至也。柳东杨曰：古人以动数候脉，须候五十动乃知五脏缺，今之医者，指到腕臂即云看脉，更有随诊随说，大属荒谬，于此言医，医属儿戏，无怪乎今之医者众，而医之视为卑下业也。且今之医者多有以结促代三象并言之为止脉，尤属不通。夫缓而一止为结数，而一止为促，其至或三、或五、或七、或八至不等，然皆至数分明，起止有力，所主之病或因气逆痰壅，或因气血虚脱，或因生平秉赋，如此而脉道不利者，皆结促之谓，非代脉也。至于代脉之辨，总在乎至数之止有定数，如四十至一歇总是四十至一歇、二十至一歇总是二十至一歇之类，方可谓代脉，设不明此，而脉象之吉凶茫然莫辨，乌足以言诊哉？

左寸代　主心悸神不守舍，多郁结。

左关代　主郁怒伤肝，气痛胀满。

左尺代　主下痢脓血，肾气败绝。

右寸代　主上焦痰壅，气不接续，若女子受孕三月无妨。

右关代　主脾败，或下血过多，或久利不止，大险。

右尺代　主火亏水竭，将危之机。

迟脉　微、弱、缓、结四脉统于此部。

迟　迟以候脏。

迟脉属冷，不及之势，往来迟慢，一息三至。

迟为阴盛阳虚之候，阳不胜阴，故脉来不及也。浮而迟者里气虚，沉而迟者表气虚。迟在上则气不化精，迟在下则精不化气。气寒则不行，血寒则凝滞。大凡脉见迟慢者，总由元气不充，断不可妄投攻伐。诸病见迟脉必先固其正气，使正气充足，再言治病，更有正气足而病不治自愈矣。夫大人之脉以一息五至为平脉，老年以一息四至为平脉，小儿以一息六至为平脉。若一息二三至则即谓之迟也。迟而不流利为涩，迟而歇至为结，迟而浮大且软则为虚。至于缓脉，绝不相类。缓以脉形之宽纵得名，迟以至数之不及为义，故缓脉四至五至，宽缓和平，胃气大来；迟脉三至，迟滞不前，中气下陷，此迟之与缓，不容混也。

左寸迟　主心气虚，多惊悸畏寒。

左关迟　主筋寒胁下痛，手足冷。

左尺迟　主肾虚便溺，女子不月。

右寸迟　主多寒痰，气不接续，大便溏泻。

右关迟　主脾虚寒，四肢怕冷，食不化，喜饮热，腹冷痛，或时作恶心，或时作溏泻。

右尺迟　主小便多，阳事不举，或滑精，房事过甚，女子胎不固，惟分娩后常见此脉妨。

迟而细软为微。微脉无力，细软有别，似有似无，欲绝非绝。

微主久虚血弱之证，脉萦萦如蜘蛛丝者，即微之象，阳气虚也。阳微则恶寒，阴微则发热，如此者非竣补难望其挽回。又主阴寒，或伤寒蓄热在里，脉道不利，亦见微脉，又当以标本别之，以有力无力辨之。然脉既微，总无力也，不得不以有力二字而实，其微之无力可知矣。凡脉微为虚汗，为泄泻，为少气，为崩漏不止，兼浮阳不足，为身恶寒兼沉，为阴不足，为脏寒下利，新病久病皆宜慎之。

左寸微　主心虚忧惕，营血不足。

左关微　主胸满气乏，四肢恶寒拘急。

左尺微　主男子伤精尿血，女子崩漏，败血不止，或赤白带下。

右寸微　主上焦寒痛，冷痰凝结，食不化，中寒少气，动即出汗。

右关微　主四肢无力，中脘虚胀，食不化，少食，溏泻。

右尺微　主男子阳不举，滑精，女子带多，半产漏下，惟分娩后多见此脉无妨。

迟而无力为弱。弱脉极软，按之无力，浮取不见，沉取乃得。

弱为阳陷入阴、精气不足之候，脉弱以滑是有胃气，脉弱以涩是为久病。又阳浮阴弱是为血虚筋急、发热恶寒之病，老得之顺，壮得之逆。凡脉弱为痼冷，为自汗，为惊悸健忘，为泄精，为元气亏损①，为土寒不运，为命门火衰，为阳痿。弱之为义，沉而细小之谓也。经曰：弱脉极软而沉细。曰极软者，明其无力也；曰极软而沉，明其沉而无力也；曰沉，明其在阴分也。沉以候阴，沉而无力是血虚也，是营气微也。柳东杨曰：气虚则脉弱，寸弱阳虚，尺弱阴虚，关弱胃虚，诊者须留意焉。

左寸弱　主虚，心悸自汗。

左关弱　主筋痿无力，妇人主产后客风，面肿。

左尺弱　主肾虚小便频，耳鸣骨酸痛，腰软无力，足无力。

右寸弱　主身冷多寒，胸中短气，大便溏泻，四肢发麻。

右关弱　主脾胃虚，食不化，四肢困倦，或吐血，或白痰，喜余热。

右尺弱　主阳痿滑精，小腹冷痛，女子不月，半产漏下，惟久痢、久疟者病将愈。

迟而有力为缓。缓是平和，往来甚匀，微风轻飐，杨柳初春。

缓为宽舒和缓之候，一息四至，来往从容，不浮不沉，不大不小，不疾不徐，意思欣欣，悠悠扬扬，难以名状者，真胃气和平之正脉也。有病见此脉易愈，无病见此脉，时至运来，名利顺畅。盖缓主脾之正脉，脾土为万物之母，中气调和，百病不生。若缓大而有力者，又主实热，为口臭，为腹痛，为痈疡，为二便不利，或伤寒瘟疫初愈而余热未除者多见此脉。如缓而迟细者，又主虚寒，为畏寒，为气怯，为头痛，为眩运，为痹弱，为痿厥，为怔忡健忘，为饮食不化，为鹜溏飧泻，为精寒肾冷，为小便频数，妇人为经迟血少，为失血、下血及中风、产后，皆有此脉。《脉要》云：一切脉中皆须挟缓，谓之胃

---

① 损：原作"捐"，据石印本改。

气。又云：有胃气则生，无胃①气则死。大凡久病脉不见缓者，必死。又曰：邪气来也疾而急，谷气来也徐而和，足见缓脉之利于有病者多矣。

左寸缓　主心气不足，怔忡健忘，亦主项背拘急而痛，若伤寒瘟疫病易愈。

左关缓　主虚风眩运，腹胁气结，惟失血者见此脉易愈，即孕妇而胎亦安。

左尺缓　主肾元虚冷，小便频数，女子带多，胎不固。

右寸缓　主肺气浮，懒言、少气、虚喘，惟咯血者见此脉即愈，久病者更为大吉之兆。

右关缓　主脾胃虚，少食不化，多泻，若久病者亦大吉之兆。

右尺缓　主下焦虚寒精冷，惟热证伤寒利，疾见此脉易愈，久病者亦大吉之兆。总之，脉缓进病者少，退病者多也。

迟而时止为结。结为凝滞，缓时一止，徐行而怠，颇得其旨。

结为阴气盛而阳气不能相入之候，此为阴脉之极处，按之累累如循长竿，曰阴结；蔼蔼如张车盖，曰阳结；又有如麻子动抽，旋引旋收，聚散不常，曰结，不治。夫此三象同名为结，而义实有别。盖浮分得之为阳结，沉分得之为阴结，止数频多，参伍不调，聚散不常，为阴阳不和之象。张会卿曰：结脉多由气血渐衰，精力不继，所以断而复续，续而复断。久病者有之，虚劳者有之，误用攻击消伐者有之，留滞郁结者有之，素秉异常无病者亦有之，但缓而结者为阳虚，数而结者为阴虚，须分辨焉。

七七

左寸结　主心有积。浮属心气郁，多忧，沉属心血亏损。

左关结　主怒气伤肝，肝经有积不寐。

左尺结　主肾气不舒，或疝气，小腹胀痛，小便频数，沉结甚，有积热，小便短数，或色欲过度。

右寸结　主肺有老痰，气不降，多喘促，或因七情所伤，大便秘。浮结属虚，沉结属实。

右关结　主脾有积滞，胃不和，吞酸。浮结宜和胃扶脾，沉结宜推，推荡清理，下之即愈。

右尺结　主热证伤寒，浮结属虚火，沉结属实火，虚则宜壮水制火，实则宜泻火救水。

数脉　紧、促、动、疾四脉统于此部。

数　数以候腑。

数脉属阳大过之势，脉流疾薄，一息六至。

数为君相二火炎热之候，有力实热，无力虚热，阴不胜阳，故脉来太过，惟小儿最吉，如肺病秋深皆忌。至于数脉之辨，其要有九，余特详列于下，皆为历验，愿勿泛视可也。

外感有数脉。凡寒邪外感，脉见紧数，然初感便数者，原未传经，邪自外来，所以只宜温散。即或传经日久，但见数而滑实，方可言热，到底总是阴证，只宜温中散解，不可以外感之数脉尽以为热，若见脉数而概用寒凉，无不杀人。

虚损人多数脉。凡患阳虚而数者，脉必数而无力，或兼细小，即外证亦见虚寒，此则温之且不暇，尚敢作热治乎？又有阴虚之脉必数而弦，如吾之儿婿辈①均是此脉，虽偶有烦热，余亦从未用过寒凉，无不立验。且患虚损者，即千万人脉无不有数象，愈虚则愈数，愈数则愈虚，若以虚数而尽作热治，则

---

① 辈：原作"背"，据石印本改。

万无不败者矣。凡见此无力而数之脉，在浮部数而无力，则当补气以养血，在沉部数而无力，则当补血以助气。补气养血，宜以酒炒洋参三四钱，配熟地两许，再以茯神益志之类，以斡旋之，或更以蜜炙熟附片以达之。补血助气，宜以炙沙参七八钱，配熟地一二两，再以茯苓、淮药之类，以佐使之，或更以真龟胶以滋之，均为秘诀。

疟疾有数脉。凡疟作之时，脉必紧数，疟止之时，脉必软弱，岂作时即有火而止时即无火乎？能作能止者，惟虚邪之往来，内滞之深浅，实火、实热则不然也，总以重按脉之有力无力分虚实，此疟疾之数脉，不可尽以为热也。

痢疾有数脉。凡痢疾之作，率由寒湿内伤，脾肾俱亏，但兼弦涩细弱者总皆虚数，非热数也。如苓、连苦寒之类不可妄投，宜于导滞之中而兼以扶脾救肾。若脉见洪滑实大之象，又为实数，兼看形证多火，里急后重，口渴唇焦，即无论老小均可以实热论治。余于痢疾有独得之方，活人无数，已备于痢证内，虚数实数、男妇老小，百发百中。

痈疡有数脉。凡脉数身无热而反恶寒、饮食如常者，或身有热而得汗不解，即痈疽之候也。然疮疡之发有阴有阳，或攻或补亦不得尽以数脉为热证也。

症癖有数脉。凡胁腹之下有块如盘者，以积滞不行，脉必见数，若积久成疳，阳明壅滞以致口臭、牙疳、发热等证，男女固皆有之，惟小儿麻后、痘后尤多，亦宜于清胃泻火之中而兼以滋阴补水，不得以脉见数而尽认为实热治也。

胎孕有数脉。以冲任气阻，所以脉数，本非火也。此当以强弱分寒热，不可因其脉数而即谓胎火之甚，妄投若寒也。

痘证有数脉。以毒邪未达也，达则不数矣。此当以虚实大小分阴阳，亦不得以数尽为热也。即落痂之后亦有数脉，以行浆后而元阴受伤，焉得不数？甚至发热口干，急宜竣剂滋阴，重用熟地一二两，不数剂即愈，不惟吾之儿女其应如响，即他人为余保全者实盈千累万。今之庸医皆谓痘后必得扫毒，致令发热，脉后愈数，更谓内火不净，余毒未除，又复投以苦寒表散之剂，每见百无一生，是动辄认以数脉，而视人命如草芥，于此等辈①不知堕落几十世地狱耳。余辑痘、麻两证言之甚详，当留意谨记，以保子孙也。

麻证首尾皆有数脉。以麻出于腑，其脉必数，然亦有实有虚，未可概从热治。如果长大有力，又复颜色红紫，方可以实数论；若数而弦细，重按无力者，即外证似火，亦断不可以脉数为热论也。

夫数之为义，躁急而不能中和也。火性急速，故阳盛之脉速数而有力也。须知数而弦急则为紧，数而流利则为滑，数而歇至则为促，数而过急则为疾，数如珠粒则为动。肺部见之则为金家贼脉，秋月逢之为克令凶脉也。总之，邪盛者固多数脉，虚甚者亦多数脉，当审形察证，勿奇勿偏，随时活泼诊治可也。

左寸数　主头痛口苦，口舌疮，咽喉痛。

左关数　主肝气盛，目赤，或咳血，或吐青色稠痰。

左尺数　主大便秘，小便黄，身恶热，伤寒、瘟疫多见之。

右寸数　主鼻干咳血，气急而粗，发热浓痰，舌苔厚，内伤外感均有此脉，以有力无力辨虚实也。

右关数　主口臭喜饮冷，或下血呕逆，四肢发热，若小儿则有积滞，若孕妇则主胎热。

右尺数　主肾火旺，房劳太甚，小便短涩滞痛，或热淋，防堕胎，小儿防出麻疹，伤寒、瘟疫、疟痢多见此脉。

---

① 辈：原作"背"，据石印本改。

数而弦急为紧。紧如切绳，来往有力，又如转索，左右弹击。

数为风寒相①搏，客于营卫之间，凡紧脉皆主寒与痛，内而腹，外而身，有痛必见紧象。亦有热痛，其脉必见实数力大，以热为寒束，故紧急而有力也。又人迎紧甚伤于寒，气口紧甚伤于食，若此之于弦，有更加挺劲及转索之异也。仲景曰：弦者状如弓弦，按之不移也；紧者如转索，左右无常也。弦紧之分在指下能移与不能移耳。紧之所主，为伤寒发热，为浑身筋骨疼痛，为胸腹胀满，为中寒逆冷，为吐逆食出，为风痛反张，为痉癖，为阴疝，为泻痢，在妇人为气逆经滞，在小儿为急惊抽搐，皆其候也。数与紧宜分辨焉。

左寸紧　主头疼发热，项强。

兼沉，心气逆，或多寒冷无汗。

左关紧　主胸腹满痛，腰胁痛，筋急紧甚，浑身痛。

兼实，痎②癖走痛，妇人尤多此证。

左尺紧　主腰连脐下及脚俱痛，小便难或清长而热，小腹痛。

右寸紧　主鼻塞气促，痰壅，胸膈闷胀，背脊酸胀，或出汗或无汗，或吞酸，浑身恶寒。

右关紧　主吐逆，腹痛淳滞，如紧甚寒，食凝滞。

右尺紧　主下焦筑痛，如沉紧甚属阴寒，如小腹痛，房劳受伤，汗出不止，须防脱。

数而时止为促。促脉来去，徐疾无常，数时一止，如超偶伤。

---

① 相：原作"木"，据石印本改。
② 痎：原作"痘"，据石印本改。

促为阳独盛而阴不能相和之候，怒气上逆令脉促，促之为义，如急促中时见一歇止，为阳盛之象也。其因有五，或因气滞，或因血凝，或因胶痰，或因积饮，或因食壅，皆能阻遏运行之机。因而歇止而促者，其促为轻，若真元衰败，促而无力，则阳弛阴涸，病将危矣。然此脉得于五因者十有六七，得于真元衰败者十之二三也。

左寸促　主心气逆，或受大惊恐。

左关促　主怒气伤肝，或血凝，头目胀闷。

左尺促　主肾气奔豚，大小便难，如重按无神，元阴亏败，大险。

右寸促　主痰壅寒气结，或久病气滞。

右关促　主脾有积，如饮食不进，脾胃已败，将危之兆，然思索过度者亦如之，须醒脾和胃。

右尺促　主小腹痛，气结，忧郁太过，如重按无神，元阳败矣，或男子茎中痛，女子阴户痛，皆主阳虚之证。

数见关中为动。动脉不一，浮滑而急，厥厥动摇，形如豆粒。

动有阳盛、阳虚之候。阳盛之动，动而有力也；阳虚之动，动乃扰①乱也。关前属阳，关后属阴，动脉似数，惟上下无头尾，如豆大，厥厥动摇，故名动也。又与短脉相似，但短脉为阴，不数、不硬、不滑也；动脉为阳，有数、有硬、有滑也。惟妇人左手心脉动者，妊子也。动脉之主病为痛，为惊，为自汗，为心脾疼痛，皆其候也。阳动汗出，阴动发热，亦不仅独见于关中，其审定实系动脉之象者，要必先于关中寻之多也。

左寸动　主男子心火旺，女子妊子之兆。

---

①　扰：原作"援"，据石印本改。

左关动　主肝阴不足，相火上炎，目痛，拘挛筋急。

左尺动　主肾水不足，小便难。

右寸动　主自汗，气粗多痰。

右关动　主脾阴不足，胃火盛，四肢发热。

右尺动　主虚火上炎，小便黄，精外溢，房劳过甚。

数无伦次为疾。疾非经常，形象速急，七至八至，难定呼息。

疾为阴竭阳极之候，或名曰疾，或名曰极，总是急速之形，数之过甚者也。惟伤寒发热多见此脉，男妇老少皆有之。然必洪数、滑数有力，方可以热论治。若见涩数、细数无力，则急宜温补，故东垣治伤寒脉疾急七八至，皆用大补剂取效，须与热极有力者当别也。今时虚劳之人多见此脉，缘阴精下竭，阳光上亢，如有日无月矣。阴阳易病者，脉常七八至，号为离经，此二者咸在不治之例。离经者，如昨日浮脉，今日又是沉脉，昨日是迟脉，今日又见数脉，离于平素经常之象，即名为离经之脉。惟孕妇将分娩时脉必离经，无足怪异。

夫脉一息四至，则一昼一夜一万三千五百息，而脉得八百一十丈，此人身经脉流行之常度也。若一息八至，则违运行之常度，故谓之离经，足见根蒂全无，气已欲脱，可知分娩而脉之离经者，命在呼吸间耳。凡为人子之不孝母者，无怪乎天雷击之。此疾脉之要，于是诸部见此疾象，诸宜留意，定其虚实，故不列部位也。

滑涩分解[①]

滑　滑以候血似数脉究非数脉也。

滑脉替替往来，流利盘珠之形，荷露之义。

① 滑涩分解：原脱，据目录补。

滑为血实气虚之候，为呃逆，为呕吐，为满闷，为痰饮，沉滑为遗精。若平人脉滑而和缓有神，此是营卫充实之兆；若过于滑大，则为邪热之病。凡阴虚者多有弦滑之脉，泻痢者亦多弦滑。如久病而见滑脉，病易愈，而胃气将来，盖以滑之往来流利而不滞涩也。人之上中下三焦一气流行，所以胃气通调，其病易愈，但察其形势，宜乎无太过之象则可。夫脉者血之府也，血盛则脉滑，故肾脉滑而和缓，大为好处。惟女子脉滑经必不调，若有孕而独滑，其胎气必然上逆，若滑数兼见，其胎热甚，防漏胎半产。

左寸滑　主心独热。

兼实大，心惊舌强，若有三月孕，防半产。

左关滑　主肝热头目痛，女子经不调，有胎防漏。

左尺滑　主尿赤，茎中痛，小便淋漓，如和缓，胃气充足，女子防堕胎。

右寸滑　主痰饮呕逆，涕唾调痰。

兼实，肺有热，咽干。

若久病和缓而滑，即大吉之兆。

右关滑　主脾胃热，口臭，宿食未化。

若久病兼和缓，又属胃气大来，大吉之兆。

右尺滑　主相火旺，女子血热经不调，若和缓，主有孕而吉。

涩　涩以候气似迟脉究非迟脉也。

涩脉往来，如刀刮竹，迟细而短，三象审度。

涩为气伤血少之候，故谓滑者血有余，涩者气独滞也。主血少精伤之病。凡女子有孕而脉涩为胎病，无孕而脉涩为败血，为经脉不调。凡脉见涩者，无论男女老少，多由七情不遂，营卫耗伤，血不能充，气不能畅。在上则有上焦之不舒，在下则有下焦之不利，在中则有中焦之不和，在表则有筋骨之疲劳，在里则有精神之短少，诸家皆言气多，其实皆由气少，岂以脉不流利而尚谓气多乎？且七情所伤，无不伤气，气既伤而气少更明矣。遇此等脉愈破气，则正气愈伤，破之愈甚，则虚气倍结，必致三焦壅过，全无运机，则全无生机耳。余治此等脉象，每用舒肝扶脾七补三消之法，处处应手，更易复元，且更喻以涩象想必明白透彻。涩如雨沾沙土，谓雨沾金石即滑而流利，雨沾沙土则涩而不流也。再如有若无为微脉，浮而且细且软为濡脉，沉而且细且软为弱脉，三者之脉皆指下模糊而不清爽，有似乎涩，而实有别也。大抵凡物之体，润濡者必滑，枯槁者必涩，故滑为痰饮，涩属阴衰，脉之枯槁之象，即指下不甚流利，上下无神，不相贯串，往来迟滞，艰于接续，斯是以尽涩脉之象矣。余谓诊脉有五到：手到、心到、眼到、耳到、力到。一有不到，即难推寻。今所辑脉法，因虑家庭子侄辈骤难领取，所以于每部中说而又说，不惮其繁，虽耳提面命，未有如此之详晰也，果能于业①儒之暇，偷闲领会，决不为庸俗所惑，俾家庭之子若孙无不同登寿域，共跻春台。倘果有可以出手诊治者，若亲友中相信处，虽严寒醋暑，披星戴月，则又不妨以救人之急，扶人之困，是又余之所深望，但勿以此为射利之具，则又非兑楣之子孙也，勉之。

左寸涩　主心气虚不安，或冷气心痛，女子不孕。

左关涩　主胁肋背俱胀，目无所见、神无所主之象，筋骨酸疼，女子天癸不调必多情志之郁，男子多不遂意之事。

左尺涩　主肾气亏，精伤，女子经不调，有孕必堕，有热必成痨。

---

① 业：原作"叶"，据石印本改。

右寸涩　主胸膈饱胀，大小便难，喉干舌苦，营卫不和，有冷气，或聚积痞结[①]等病，或悲伤过度，或境遇不伸，多隐情。

右关涩　主脾胃不和，思劳过度，男子将成噎膈[②]，女子经不调。

右尺涩　主精伤，大便难，女子经不调，艰于子嗣，如有孕防分娩难，急宜活血舒气，于和解方内查取用之，勿忽。

以上二十八脉虽统于浮迟数四部内，然各具形象，各有所主，均得一一领玩，虽百端病态无不了然于心，手到即明吉凶祸福，洞若观火，再留心细绎后之《正经脉法总论》及《脉分有力有神有胃气》两章，而脉法无余蕴矣。

正经脉法总论

脉状甚繁，虽二十八脉可以尽之，然而精益求精，似未可以尽而尽之也。但表里、阴阳、虚实之义，能明乎二十八法之形，致再进而精之，即不敢谓升堂入室之工，而亦可以得古人先哲之门户耳。夫《内经》所云：鼓者即浮而大也。曰搏者，即浮而疾也；曰疏者，即迟而软也。曰格者，人迎倍大也；曰关者，气口倍大也。曰溢者，自寸口上越鱼际，气有余也；曰覆者，自尺部下达肾间，血有余也。曰纵者，水乘火，金乘木也；曰横者，火乘水，木乘金也。曰逆者，水乘金，火乘木也；曰顺者，金乘水，木乘火也。曰反者，来微去大，病在里也；曰覆者，头大本小，病在表也。曰高者，阳脉强而卫气盛也；曰章者，阴脉强而营气盛也。曰纲者，高章相搏而营卫俱盛也，

---

① 结：原作“症”，据石印本改。
② 膈：原作“隔”，据石印本改。

曰慄者，卫气弱而阳脉衰也。曰卑者，营气弱而阴脉衰也，曰损者，慄卑相搏而营卫俱衰也。又有曰坚者，实之别名也，曰横者，洪之别名也，曰急者，紧之别名也。诸凡此类，即含藏于二十八脉之中，根乎阴阳，形诸体象，能条晰贯通，推形察象斯诊法，得其精要矣。所谓上工守神，粗工守形，守神者即守脉之神，守形者徒守外之形，如头痛医头、脚痛医脚者是也。且也脉之阴阳宜分，脉之与色宜辨，脉之主病宜识，脉之危殆宜明。何谓阴阳宜分？凡脉阳动阴静，阳刚阴柔，阳先阴后，阳上阴下，阳左阴右。数者为阳，迟者为阴；表者为阳，里者为阴；至者为阳，去者为阴；进者为阳，退者为阴。或阴盛之极得阳象，或阳盛之极者阴微，或阳穷而阴乘之，或阴穷而阳乘之，所以人有生平本脉、四时病脉。能识本脉，方知病脉；能别阴阳，方知主客。脉之阴阳宜分者于此。何谓脉色宜辨？经曰：形气相搏谓之可治，色泽以浮谓之易已。又曰：脉合四时谓之可治。脉弱以滑是有胃气，如色青而脉弦，色赤而脉数，色黄而脉缓，色白而脉浮，色黑而脉沉，是色脉相合，其病易治而易已。如色青而脉浮，金克木也；色赤而脉沉，水克火也；色黄而脉弦，木克土也；色白而脉数，火克金也；色黑①而脉缓，土克水也。是脉来克色，其病难治而已。如色青而脉沉，水生木也；色赤而脉弦，木生火也；色黄而脉数，火生土也；色白而脉缓，土生金也；色黑而脉浮，金生水也。是脉来生色，乍病即愈，久病易医。又如：春脉如规，规者，所以为圆，言其流利活泼，春阳有生发之机；夏脉如矩，矩者，所以为方，言其物有轮角，夏盛有长养之意；秋脉如衡，衡者平也，言其万物告成，秋阳有平收之荣；冬脉如权，权者称锤也，言其下

---

① 黑：此后原衍"脉"，据石印本删。

坠而活动，冬寒有盖藏之丰，能应时而得，此脉极顺畅而吉利矣。又如春得冬脉，夏得春脉，秋得夏脉，冬得秋脉，谓之已至，不至为虚邪，是为不及；如春得夏脉，夏得秋脉，秋得冬脉，冬得春脉，谓之未至，先至为实邪，是为太过。已至不至为邪从后来，未至先至为邪从前来。从后来者如房屋不谨，贼邪乘隙而入，所以宜补不宜攻，攻则愈虚，即经所云毋虚虚也。从前来者如贼邪径直奔来，猖獗猛勇，所以宜攻不宜补，补则愈实，即经所云毋实实也。脉之与色宜辨者于此。何谓主病宜识？《脉要精微论》曰：长则气治，短则气病，数则烦心，大则病进，上盛则气高，下盛则气胀，代则气衰，细则气少，涩则心痛。又《平人气象论》曰：脉短者头疼，脉长者足胫痛，脉促上击者肩背疼。脉沉而坚者病在中，脉浮而盛者病在外。脉沉而弱，寒热及疝瘕，少腹痛；脉沉而横，胁下有积，腹中有积，横痛。脉沉而喘为寒热，脉盛滑而坚者病在外。小弱以涩谓之久病，浮滑而疾谓之新病。脉之主病宜识者于此。何谓危殆宜明？如病势将危，脉候多怪。如连三五至而歇歇，而再至似雀啄食者，脾绝也；良久一至，如屋漏滴水之状者，胃绝也；从骨间劈劈而至，寻而即散，如指弹石者，肾绝也；散乱如解绳索者，精血竭绝也；沉时忽一浮，如虾游，静中一跃者，神魂绝也；浮时忽一沉，如鱼翔之似有似无者，命绝也；脉息有出无入，如釜中之水，火燃而沸者，阴阳俱绝也。凡见此脉神圣难医，脉之危殆宜明者于此。余于诊法并无口授心传，纯是自己用死工夫，苦推求领会而得来者，所以历千万人，临千万证，虽不居功，实未受过，每遇可救者，即十分沉重，只求病者之家专而诚信，而于病者从未说一惊吓语，终久自愈。如不能医者，虽外证无甚危殆，而脉神有碍①，即病者之家诚意恳求，亦即于方首立明脉案，申明险处，无论辞而另延，毕竟莫能挽回，是内诊之法以合乎外之望问，问而揣度之，推求之，无不预决其吉凶也。吾愿家庭之侄辈于儒业之暇，降格相从，兼看是书，苟能融会贯通斯全体，大用必无不明，然而明则明矣，望勿行矣。如不行而明，则明之愈明，倘明之即行，第②恐行而不明。不明者何？一恐偶尔诊之不明则误人性命，又恐病家不明而妄为谈驳，况今人不知好歹者甚多，余每临大证，费尽无穷之力始得回生，一经全可，则曰命不该死，非药力所能挽回，于此等辈十有六七。余一生于此道实费苦工用，特辑此为家庭各保尔子孙计，实非欲子孙为医生计也。倘有不孝子孙而背我言，公然行医者，吾无他视，视其行医之子孙，男盗女娼永不出头，惟望子孙辈个个明此道，以寿其身。若果有亲友中不耻此书而乐于抄存便览者，则即令其来家抄录，其原本断不可给与他人。念余辑此书，三易其稿，亲手缮真，其中有扶病而书，有拨冗而书，愧无半亩留于我之子孙，只好以区区记问之学，不顾鄙俚，以为我兑楣之子孙一助保身之计耳。至若他房之子孙信之者，何幸如之，即不之信，甚至有薄我、鄙我者，亦惟听之，勿与计较也。

奇经八脉

凡初学宜于前之所辑二十八脉细推求之，能融会领略，再玩此八脉也，否则眩心眩目，大海茫茫无所指也。所谓奇者，以此八脉无偶相配，故名曰奇。而奇经八脉之名，散见《灵》

---

① 碍：原作"砖"，据石印本改。
② 第：原作"弟"，据石印本改。

《素》，无篇次可考。其名曰阳维，曰阴维，曰阳跷，曰阴跷，曰督，曰任，曰冲，曰带。盖阳维则维络诸阳候一身之表，阴维则维络诸阴候一身之里。阳跷候一身左右之阳，为足太阳膀胱之别；阴跷候一身左右之阴，为足少阴肾之别。督者督于后，候身后之阳，如总督之督，为诸阳之总督也；任者任于前，候身前之阴，如承任之任，为诸阴之承任也。冲为诸脉之总会，候身前之阴，自下而冲上也；带为诸脉之总束，候诸脉之约束，自腰而横系也。夫脉有奇常，十二经脉者常脉也。人之气血常行于十二经脉，经脉满溢，流入他经别道而行，则名奇经，以其不拘于常也。其八脉之体象详列于左，宜深玩之。

阳维　主一身之表。以左手为主，其脉从寸部斜至外者是也。右手反看。

本脉起于诸阳之会，所以维于阳。盖人身之卫分即是阳，阳维维阳即维卫，卫主表，故阳维受邪为病亦主表。

寸为阳部，外亦为阳位，故阳维之脉从寸斜至外，所以不离乎阳也。

阴维　主一身之里。以左手为主，其脉从寸部斜至内者是也。右手反看。

本脉起于诸阴之交，所以维于阴。盖人身之营分即是阴，阴维维阴即维营，营主里，故阴维受邪为病亦主里。

寸脉为阳部，内实为阴位，阴维之脉从寸斜至内，是根于阳而归于阴也。

阳跷　候一身左右之阳。其脉从寸部左右弹者是也，不论左右手。

本脉为足太阳膀胱经别脉，起于跟中，循外踝上行于身之左右，所以使机关之跷捷①也。

---

① 跷（jué 决）捷：矫健敏捷。

阳跷在肌肉之上，阳脉所行通，实贯六腑，主持诸表，故其为病亦表病里和。

阴跷　候一身左右之阴。其脉从尺部左右弹者是也，不论左右手。

本脉为足少阴肾经别脉，起跟中，循内踝上行于身之左右，所以使机关之跷捷也。

阴跷在肌肉之下，阴脉所行，通贯五脏，主持诸里，故其为病亦里病表和。

督脉　候身后之阳。其脉三部中夹诸浮，直上直下者是也，不论左右手。

本脉起肾下胞中，循背而行于身之后，为阳脉之总督，故曰阳脉之海，故其为病往往由背后自下冲上而痛。

任脉　候身前之阴。其脉丸丸，横于寸口者是也，不论左右手。

本脉起肾下胞中，循腹而行于身之前，为阴脉之承任，故曰阴脉之海，故其为病往往由胸前自下冲上①而痛，女子此脉主胞胎。

冲脉　候身前之阴。其脉来寸口中央坚实，径至关者是也，不论左右手。

本脉起肾下胞中，夹脐而行，直冲于上，为诸脉之冲要，故曰十二经脉之海，以其为先天精血之主，能上灌诸阳，下渗诸阴以至足②跗③，故又曰冲为血海，而其为病多气逆而里急，女子此脉主天癸。

带脉④　候诸脉之约束。其脉来关部左右弹者是也，不论左右手。

本脉起少腹之侧，季胁之下，环身一周，络腰而过，如束

---

① 上：原作"之"，据石印本改。

② 足：原作"走"，据《脉象统类·奇经八脉》改。

③ 跗：原脱，据石印本补。

④ 带脉：原脱，据石印本补。

带状，所以总约诸脉，故名曰带。而冲任二脉循腹胁，夹脐旁，传流于气冲，属于带脉，络于督脉，其冲任督三脉同起而异行，一源而三岐，皆络于带。因诸经上下往来遗①热于带脉之间，为客热郁抑致病，白物淫溢，或赤白相杂，男子随溲而下，女子绵绵而下，皆湿热之过。或女子气不化精，精不化血，所以脾和化血，脾不和化带，阴虚多赤带，阳虚多白带，均谓之带下。

人迎气口脉法

人迎　候天之六气。左关前一分为人迎。寸关尺每部各有前中后三分，关前一分者乃是关部上之前一分，非言关部之前寸部上之一分也，切勿误认。气口脉同。

六淫之邪热客于经络而未入胃腑，致令左人迎脉紧盛大于气口脉一倍②，为外感风寒，皆属表证，其病在阳、在腑也。凡人迎脉浮伤风，紧伤寒，虚弱伤暑，沉细伤于湿。虚散伤热，洪数伤火。皆属外因，法当表散渗泄。

又曰：阳经取决于人迎，左手人迎不和，病在表为阳，主四肢。士材曰：左关前一分正当肝部，为风木之脏，故外伤于风者内应风脏而为紧盛也。又曰：但言伤于风，勿泥外因，而概以六气所伤者亦取人迎也。

气口　候人之七情。右手关前一分为气口。

七情之气郁于心腹不能散，五味之伤留于肠胃不能通，致右手气口脉紧盛大于人迎一倍，为内伤七情饮食，皆属里证，其病在阴、在脏也。凡气口之脉喜则散，若怒则濡，忧则涩，

---

① 遗：原作"移"，据《脉象统类·奇经八脉》改。

② 倍：原作"部"，据石印本改。

思则结，悲则紧，恐则沉，惊则动。饮食留滞则浮大而紧也，皆属内因，诊与何部相应，即知何脏受病，法宜温润，以①消平之。

又曰：阴经取决于气口，脉不和②，病在里，主脏腹。

士材曰：右关前一分正当脾部，脾为仓廪之官，故内伤于仓者内应食脏而为紧盛也。又曰：但言伤于食，勿泥内因，而概以七情所伤者亦取气口也。又人迎、气口俱紧盛则为夹食伤寒，内伤、外感俱见也。又疫证初起之脉气口必大，将愈人迎必大，此历验历应，不可不知。

诸病脉象宜忌括要

伤寒热证洪大易治，迟细难医。伤寒咳嗽濡弱可攻，沉牢当避。肿胀宜浮大，癫狂忌细虚。下血下痢洪浮可恶，消渴消中实大则利。霍乱喜浮大而畏沉细，头疼爱浮滑而嫌短涩，肠癖脏毒不怕沉微，风痹足痿偏嫌数急，中痰中风缓滑则生，心腹作痛沉细为良。喘急浮洪者免，颜血沉弱者康。中恶宜细软而不利于洪弦，金疮喜微小而不宜于数急，吐血鼻衄不宜实大，跌蹼③损伤畏其坚强，痢疾身热不宜脉洪，温病体烦最嫌脉细。水泻脉大者不吉，亡血脉实者不详。病在中脉虚为害，病在外脉涩为殃，腹中积久脉虚者死，身表热甚脉静者亡。阴证见阳脉者生，阳证见阴脉者死，汗后身凉宜脉静，汗后热甚见躁亡。畜血之候牢大可攻，骨蒸之病虚数无妨，淋证宜实大不喜涩小，疝痛宜脉弦不喜牢急。积病其证在脏积者如堆积之积，日积月累，或

---

① 以：原作"心"，据石印本改。
② 和：原作"知"，据石印本改。
③ 蹼：用同"扑"。下同。

老疾，或死血，或陈滞，推之不动，按之不移，痛在一处不动，脉喜牢强大忌沉细。聚病其证在腑聚者如聚散之聚，总属虚气，痛时有形，不痛即无，时聚时散，流走不定，其痛无定处，脉喜虚缓不宜紧急。新产之脉小缓可喜，虚劳之脉细数宜防。又有诸病数脉，人只知数即为热，而不知沉细中见数为寒甚，每每真阴寒证脉尝有七八至者，但按之无力而数耳。前于数脉中辨之甚详，但诸证宜忌之脉总不出此范围也。

脉分有力有神有胃气

此章须字字着想，句句深思，熟为领取诊治要决，但必要从前一路透彻，方知此章妙处，诊治之法毫发无遗，若徒看此章，亦若观洋望海也。

凡脏脉去无力，形象浮薄者，悉属真元虚弱无疑矣。如或浮而且大，更属营气不足，宜温中养胃；若浮小又兼脏精虚极，法宜竣补。脾胃浮涩系阴经元阳不足，宜于扶阳队中少加补血养阴之品。浮微本于真精不足，而元真无倚无藏，以致二阳暴露，药忌辛香燥烈，恐其精液重损，故方宜用缓而味尚甘温，久则本液自生，二阳渐旺矣。如带浮搏弦硬均系阴寒克动真元，宜于竣补，大方内再入辛香燥烈之品，如麻黄附子小建中汤是也。浮洪系阳中真阴不足，治法不可抑阳，只宜偏补真阴，则水火自相既济。如或浮急、浮结、浮涩、浮紧、浮革均系真脏耗损，元阳困惫[①]，凝成纯阴冷象，方宜重大燥补药，忌阴润凝滞，以建立中气为主，急救其元是正法也。至于躁脉，后人误拟为燥，故立汤有滋躁养营之名，立言有滋阴降火之论，施于真元浮越、元阳津枯，是速其死，殊不知躁字从足，如《月令》云：君子斋戒，处必掩身，毋躁。躁者指脏神舞跳不安，

---

① 惫：原脱，据石印本补。

因于元真丧惫。或如诸般浮脉之象，动中忽然踊跃舞跳，状异乎象，宛如豆爆相似，名曰阳躁，乃阳中之真阴亏损，不能吸引下处于肾。或如诸般沉脉之象，静中忽然踊跃舞跳，状异乎象，亦如豆爆相似，名曰阴躁，系阴中之真阳亏损，堕陷于下不能呼引①阴精上媾于心。二者均属阳虚阴弱，元真败颓，起于大惊大恐，伤肾伤心，或梦遗，或自泄，或妄动，或神交，以致扰乱元神真精，皆能令脉见躁。指下察其的确果系阳躁，宜于保阴队中加入安神镇惊、补真助元之品；果系阴躁，宜于扶阳剂内加入宁魂定魄、退阴提阳之味，关②锁阴精，填益骨髓，则躁象自除，神气自交矣。凡诊脉无论粗细强弱，均以指端罗纹来往自然行迹，以过指者为真元阳气，以耐寻按者为有力，以得六脏正象者为有神，于中暗蓄和缓生机者为有胃气。即或虚损中伤证，虽危急不死，如或倚斜短促脉不能上于指尖之罗纹，时忽恍惚如灯花之爆，依稀中羽毛轻重寻按，有时似觉乍遇浮沉，捕捉久候似难再获，皆为阳气脱离，胃神愈绝，猝难回生也。若是行迹太过，得强急搏坚结紧涩革之鼓指者，又系纯阴无阳，此乃切要之元机，不可不细心体察也。脉象之关紧要者莫如胃气。凡脉中候和缓即属胃气，所谓五脏六腑皆有胃气也。经曰：四时百病，胃气为本。俗医妄指胃气为神气，大失经旨矣。夫胃为五谷之海，凡饮食入胃，全赖水火二气泌蒸，化生五味，味中之清气精液上升于肺叶华盖之下，将胃中精气聚化成液，滴入血海，滋血养气，贯运于脉中，而各归本脏，培养灵根，填补精髓，内强筋骨，外润皮肉，名曰营气。以其源发于胃，故又名胃气；以胃中之精液生于谷，又曰谷气。

---

① 引：原脱，据石印本补。
② 关：原作"阅"，据石印本改。

神气者，指六脏中所藏真神而言。心神之象钩，肝神之象弦，脾神之象缓，肺神之象毛，肾神之象左石右动。如胃中谷气盛则营卫充，而六脏之元神自足，应征于脉象，心旺则微钩，肝旺则微弦，脾旺则和缓，肺旺则微毛，左肾旺则微石，右肾旺则舒软。若胃中谷气减少则营气亏，而六脏元神自弱，应征①于脉象，心亏则钩多胃少，肝亏则弦多胃少，脾亏则弱急春硬，肺亏则毛多胃少，左肾亏则石多胃少，右肾亏则虚浮恍涩。假若元真两惫，则龙雷之火散于外，釜底阴寒起于内，饮食入胃辄饱胀、呃逆、回酸、吐酸②，完谷不化，尽显火力不能泌蒸之证，以致胃气尽绝，六脏真神独见。《内经》曰：皆真脏即死脉也，绝脉也，如此分胃分神何等透彻。诚如钩多胃少、弦多胃少、毛多胃少、石多胃少、弱急春硬、虚浮恍涩之时，骤建真元，急退阴寒，庶龙雷关锁不扰，斯尽善矣。如或认脉见的，邪正猜疑，虚实无凭，补泄妄施，则龙雷熯燎于上，釜底寒生于下，谷气渐绝于中，一至但钩无胃，但弦无胃，但毛无胃，但石无胃，急散无胃，软散无胃，虽神圣岐黄亦难望其挽留矣。病之变态百出，脉之玄奥无穷，脉法医书亦汗牛充栋，果能即以余之所辑各脉法，于业儒之暇余力揣摹，苦心玩索，亦上可以寿父母，下可寿妻子，是亦不无家庭中之小补也。

---

① 征：原作"微"，据石印本改。
② 酸：原作"蝤"，据石印本改。

卷之三

伤寒温疫宜辨

伤寒初起必有感冒之因，其感冒受寒之轻者曰伤风，感冒受风之重者即伤寒也。其受邪为天地之常气，或由乍冷乍热漫不加衣，或由早出暮归不时风雨，自气分传入血分。有循经而传者，有越经而传者；有传三经而止者，有传尽六经不罢者，有始终止在一经者；有从阳经传阴经为热证者，亦有变为寒证者，有直中阴经为寒证者。若果在经，一汗而解；若果在胃，一下而解。若果传变无常，随经治之，有证可凭，无不获效；若或失治误治，则变证蜂起矣。

温疫初起，原感天地之厉气，由口鼻入三焦，及其郁久而发，忽觉栗栗，以后但热而不恶寒。或因饥饱、劳碌、憔思、气郁，触动其邪而发，然内之郁热，不因所触而发者居多。伤寒之邪，自外传内；温疫之邪，由内达外。伤寒多表证，初病发热头痛，不即口燥咽干；温疫皆里证，一发即口燥咽干，未尝不发热头痛。伤寒外邪可汗而解，温疫伏邪虽汗不解，病且加重。伤寒解以发汗，温疫解以战汗；伤寒汗解在前，温疫汗解在后。伤寒投剂可使立汗，温疫下后表清里透，不汗自愈，终有得汗而解者。伤寒感邪在经，以经传经；温疫伏邪在内，内溢于经。伤寒感发甚暴，温疫多有淹缠，三、五、七日忽然加重，亦有发之甚暴者。伤寒不传染于人，温疫多传染于人；伤寒多感从太阳经，温①疫多起于阳明经；伤寒以发表为先，温疫以清里为先。各有证治种种不同，其所同者皆属胃实，故

---

① 温：原作"过"，据石印本改。

用白虎承气等方清热导滞，后一节治法亦无大异，不得谓里证同而表证亦同耳。且伤寒之脉，左大于右①；温疫之脉，右大于左②。夫伤寒者，乃冬时为严寒触冒而感受，此乃名伤寒。又有即中而即病，此亦曰伤寒。若不即病而寒毒藏于肌肤，至春发之，即变而名之曰为温病，至夏发之，即变而名之曰为暑病。暑病此热邪极重于温病也，所以麻黄桂枝等汤，施之于正伤寒则可，施之于温、暑则大误矣。

伤寒传变证治大略_{指方}

三日前，病传三阳，宜汗。

一二日内，太阳膀胱经受病也。以其脉上连风府，故头项痛，腰脊强，诊其尺寸俱浮者是也。

秉赋素虚者，宜用仿三柴胡饮加味法十三，或用固脾解肌法四二均妙；秉赋素实者，宜用仿葛根汤加味法十三此方冬天正宜，交春慎之；秉赋素弱，又属劳心过度，而脉浮而无力者，不宜发表，宜用托法，使邪从③正解。近时甚多，屡治屡应，惟大温中饮十四最为神剂。

二三日内，阳明胃经受病也。以其脉侠鼻，络于目，故身热、目痛、鼻干、不得眠，诊其尺寸俱长者是也，此由太阳膀胱经而传入阳明经也。

秉赋素虚者，宜用仿升麻葛根汤加味法十五小儿麻疹亦宜；秉赋素实者，宜用经验甘露饮十六又名甘露散；秉赋素弱而肾水亏者，宜用玉女煎十七素属阴虚，倍用熟地更妙。

---

① 左大于右：石印本作"右大于左"。
② 右大于左：石印本作"左大于右"。
③ 从：原作"泛"，据石印本改。

三四日内，少阳胆经受病也。以其脉循胁，络于耳，故胸胁痛而耳聋，诊其尺寸俱弦者是也，此由阳明胃经之邪不已而传入少阳胆经，其邪已在半表半里之间也。

秉赋素虚者，宜用仿小柴胡汤加减法十八此方邪在半表半里，寒热往来，以及疟疾初起，并两头角痛者，均以此方主之；秉赋素实者，宜用大柴胡汤十九此系表证未除，里证又急，汗下兼施之剂①；秉赋素弱，向系劳心过度者，或幼儿弱妇，宜用经验柴胡饮二十，极为近时神剂。

以上三阳经受邪，为病在表，法当汗解。

三日后，病传三阴，宜下。

四五日内，太阴脾经受病也。以其脉布胃中，络于嗌，故腹满而嗌干，诊其尺寸俱沉细者是也。

阳极则阴受之，而邪传三阳既遍，次即传入阴经，在阳为表病，受之浅，在阴为里病②，受之深。邪在表则见阳脉，邪在里则见阴脉。阳邪传阴，邪气内陷，故太阴脾土受病而脉见沉细也。医者于病在阳经时治之不得其法，所以传入阴经则渐成热，而脾经壅遏也。

秉赋素虚者，宜用仿小承气汤二一，或经验承气汤二二；秉赋素实者，宜用六一承气汤二三，或用加味调③胃承气汤二四。均为应验稳妥，然必细察脉证，两实方可。

五六日内，少阴肾经受病也。以其脉贯肾，络于肺，系舌本，故口燥舌干而渴，诊其脉尺寸俱沉者是也。

少阴肾水也，水性趋下，所以少阴受病，尺寸俱沉也。寒

---

① 又急……之剂：原脱，据石印本补。

② 阳为表病……里病：原脱，据石印本补。

③ 调：原作"谓"，据石印本改。

则沉而迟，热则沉而数。外证口燥舌干，脉必沉数，人伤于寒则为病热，邪入少阴，热邪渐深也。

大抵伤寒发入阳，则从太阳膀胱也；发于阴，则入少阴肾经也。凡病一日至十二三日，太阳证不能罢者，俱治太阳，不宜攻下。又有初得病便见少阴证者，勿畏攻下，亦不必拘泥。而先自太阳，盖寒入太阳即发热而恶寒，入少阴即恶寒而不热，但发热而又恶寒者，多是表证，虚人以温散即愈，实人以发表即愈，毋关大碍。若止恶寒而不热者，病固入于少阴，而其证有真假之分，治法有云泥之别，关系甚大，未可孟浪，何也？倘脉沉部重按，而得沉数有力之象，是虽不热而恶寒，甚至手足发厥_{厥者，冷极也}，即经云热深厥亦深，即宜攻下自愈。倘脉沉细，重按而又迟细无力者，或恶寒冷汗，或小腹冷痛，小便清长，是即直中少阴真寒，即宜回阳竣剂，不妨以姜、附重用，始得挽回。若误认伤寒传里实证，则误人性命反掌间矣。总在乎诊脉之有力无力，辨虚实必得细心审察，丝毫不可大意。慎之！慎之！

秉赋素虚而中实邪，诊①尺脉沉数有力者，宜用仿钱氏黄龙汤二五主之；秉赋素虚而又中虚邪，诊尺脉沉数无力者，宜用经验抑阴煎二六最妙；秉赋素实，烦燥口渴舌焦者，宜用加味黄连_{解毒汤}二七；秉赋素实而少阴伤寒脉沉而反发热者，并寒气厥逆者，宜用加味麻黄附子细辛汤二八主之。

六七日内，厥阴肝经受病也。以其脉循阴器，络于肝，故烦满而囊缩，诊其尺寸俱沉微缓者，或沉微弦者是也。

沉缓者，风脉也；沉微弦者，亦风脉也。邪传厥阴肝经，肝属木，木生风，是热邪已近于风也。烦满囊缩，邪气聚于

---

① 诊：原作"证"，据石印本改。

内也。

秉赋素虚而脉又沉缓无力者，即防动风，风动难治，宜用加减暖肝煎二九，速进勿迟；秉赋素虚而脉有力而沉数者，所谓热极生风，风动亦难治，宜用服蛮煎三十，速进勿迟。

细玩此段。伤寒之证总不外乎六经，此诊治伤寒六经定法之大略也。传经、不传亦无一定，不易之处，凭脉下药最为切当。不问脉之浮沉大小，但指下无力，重按全无，便是阴脉，不可以凉药妄投，投之必误大事，急与五积散三一。通解表里之寒，甚者，尚须加姜、附以温之。又曰：病自阳分传入三阴者，俱是沉脉，妙在指下，以有力无力中辨之，最为至妥。大都似①阳非阳之证，不必谓其外热、烦燥、微渴、载阳之类，即皆为阴证也，但见其元阳不足而气虚于中，虽有外热即假热也，设用清凉消耗，则中气愈败，中气既败，则邪气愈强，岂能生乎？

伤寒阴阳盛虚要诀

经曰：阳盛阴虚，汗之则死，下之则愈；阳虚阴盛，汗之则愈，下之则死。此十六字是治伤寒紧要关头，诸病亦然。又曰：桂枝下咽，阳盛则毙；承气入胃，阴盛以亡。

细玩解处：阴阳二字指寒热而言之，盛虚二字指邪正而言之，以阳为热邪，以阴为寒邪，以盛为邪气，以虚为元气。夫邪必入腑，然后作热，热实于内，即阳盛也。阳盛阴虚言内热有余而外寒不甚，若再用辛温之药以汗之，如火上加油，则死矣。抑邪中于表，必因风寒，寒束于外，即阴盛也。阴盛阳虚言外寒有余而内热未深，若再用沉寒以下之，如石投水，则不

---

① 似：原作"是"，据石印本改。

能起矣。所以内热而阳盛者，用桂枝则毙；外寒而阴盛者，用承气则亡也。此处最宜细心，稍有孟浪，追悔无及。慎之！慎之！

辨三阳阳明证

仲景曰：病有太阳阳明，有正阳阳明，有少阳阳明，何谓也？答曰：太阳阳明者，脾约是也；正阳阳明者，胃家实也；少阳阳明者，发汗利小便，胃中燥烦实，大便难是也。问曰：何缘得阳明病？答曰：太阳病发汗，若下，若利小便，此亡津液，胃中干燥，内转属阳明，内实，大便难，此名阳明也。问曰：阳明病外证①云何？答曰：身热，汗自出，不恶寒反恶热也。

按：此三阳阳明之证，皆自经传腑，胃寒之实证也。曰：太阳阳明者，邪自太阳膀胱经传入于胃，其名脾约，以其小便数，大便鞕②也；正阳阳明者，一起病便是胃家有热，自阳明本经传入于腑，而邪实于胃也；少阳阳明者，邪自少阳传入于胃也。胃为腑者，犹府库之府，府之为言聚也，以胃本属土，为万物所归之府。邪入胃腑则无所复传，以致郁而为热，此由耗亡津液而胃中干燥，或三阳热邪不解，自经而入于腑，热结所成。故邪入阳明胃腑者谓之实邪，而土气受邪必旺于未申两时，所以日晡潮热者属阳明也。论曰：潮热者实也，是为可下之证。又曰：潮热者此外欲解也，可攻其里焉。又曰：其热不潮不可与承气汤投之。此潮热属胃腑之实邪可知也。然潮热虽为可攻，若脉浮而紧，或小便难，大便溏，身虽热而无汗，此

---

① 证：原脱，据《伤寒论·辨阳明病脉证并治》补。
② 鞕：古同"鞕"，为"硬"的异体字。下同。

邪热尚未全入于胃腑，犹属表证，仍当和解，又不可孟浪。如经验抑阴煎二六之类去当归，加熟石膏三四钱，实为稳妥，若邪热尚在表而妄攻之，则祸不旋踵矣。

成无己曰：胃为水谷之海，主养^①四旁。故曰：旁有病皆能传入于胃，入胃则更不复传。如太阳病传之于胃，则不更传阳明；阳明病传之于胃，则不更传少阳；少阳病传之于胃，则不更传三阴也。

明两感难治

凡两感于寒者，一日，则太阳膀胱与少阴肾表里俱病。如头痛，发热恶寒系太阳证，邪在表，又或口干而渴者系少阴证，邪在里，是太阳少阴之两感也。二日，则阳明胃与太阴脾表里俱病。如身热目痛，鼻干，不得眠系阳明证，邪在表，又复腹^②满不欲食者系太阴证，邪在里，是阳明太阴之两感也。三日，则少阳胆^③与厥阴肝表里俱病。如耳聋，胁痛，寒热而呕者系少阳证，邪在半表，又复烦满、囊^④缩而厥，水浆不入系厥阴证，邪在里，此少阳厥阴之两感也。两感者，或三日，或六日，营卫不行，脏腑不通，昏不知人，胃气乃尽，故当死也。若此两感虽为危证难治，然亦断无坐视其于极溺，救焚之计所不可^⑤，但当细察其证，细审其脉之有根无根。如尚有根，即察其表里之邪，孰轻孰重，孰缓孰急。倘表邪重而里邪轻，即急解其表，而缓

一〇三

---

① 养：原作"眷"，据石印本改。《伤寒明理论·辨阳明病脉证并治法》"眷"亦作"养"。

② 腹：原作"复"，据石印本改。

③ 胆：原脱，据石印本补。

④ 囊：原作"郁"，据石印本改。

⑤ 然亦……不可：石印本作"然亦断无坐视之理，不若拯溺救焚之急"。

攻其里；倘里邪重而表邪轻，即不必解其表，而但攻其里。若其邪因虚袭而元气不能支持，则又急宜单顾根本而缓逐邪，使元阳不散，或者有望。如细审其脉无根，而或见真脏脉者，或洪大而中候全无者，即设法亦无益矣。遇此等证，变态非常，内外难指，止^①好随时活泼施治，半由天命，半由人力，故谓病成两感而难治者，不可不明也。

辨两感可治_{指方}

两感者，本表里之同病，似若皆以外感为言也，而实有未必尽然者，正以内外俱伤便是两感。每见有少阴肾经先溃于内，而太阳膀胱经证继见于外者，如诊其左关尺两部而有沉细软弱之象，右寸尺两部而有浮大沉软之象，或左尺独见沉数而细，重按无力者，其人必素耽酒色，房劳过度，是即纵情肆欲之两感也。如此者虽表证具在，不必理会，急宜救里为主，以大剂加减一阴煎三二，连日大剂投之，多能挽回。

又有太阴脾经受伤于里，而阳明胃之经证浮越于表者，如诊其脉而右关沉数无力，诸部中候大而无力，或气口紧盛，而右关、右寸软弱而细，左尺寸浮数无力，其人必素系劳碌，又因饮食不谨，是即劳倦竭力，饮食不节之两感也。如此者，虽病中不爱饮食，而胃中尚有留滞，不能运化，法当救阴扶脾导滞为主，以大剂经验承气汤加茯苓^②五六钱二二，连日大剂投之。如大便出有极臭宿粪，复诊气口，脉见缓象，及诸脉虽不调匀，能中候微和者生。倘下后而人更昏迷，脉亦不缓而更模糊者，是脾元已败，决无生机矣。

---

① 止：只。
② 茯：原作"令"，据石印本改。

又有厥阴肝经气逆于脏，或见四肢发厥，而少阳胆经复病于腑者。如诊其脉，左关或沉细而涩，或浮数无力，左尺寸细而不甚耐按，右三部①均见浮大不调，其人必素多闷气郁结，或曾经动血，或妇人胎前产后郁怒失调，是即七情不慎，疲筋败血之两感也。如此者虽外证有胸胀②耳聋，以及口干舌燥等证，不可妄投攻下，急宜滋其化源，以大剂仿三阴煎三三，连日大剂投之，不必畏惧。复证③其脉，两关得滑而两尺得有力者，其病易愈。倘此方服至四五剂后，而脉全无流利和缓者，秋病之，立冬前必死，春下病之，逢秋亦死。倘在冬病，病者能守专方，每日两剂投之，尚能挽回。余屡治屡验，活人甚多。

人知两感为伤寒，而不知伤寒成两感，内外俱困，病斯剧矣，但伤寒④有重轻，病有由来，脉有先后顺逆，治有标本，见有主宰，是皆生死系之。或谓两感证之不多见者，盖亦见之不广，而义有未达耳，其于治法亦在乎知其由，而救其本也。是两感之证岂独在伤寒见之，而杂病即未知见也，不过谓伤寒证而见两感者，病固危笃，治亦辣手，变态无常，吉凶靡定，余是以明两感难治于前，复辨两感可治于后，其中并非均属绝证，因恐为庸俗所惑，故详释之领，细心领会，以活人为幸。

阐明伤寒无补法一语

《伤寒论》曰：阴证得阳脉者生，阳证得阴脉者死。人皆奉其言，未尝绎其义。夫正虚邪旺，久而不痊，但与扶正则邪自

---

① 部：原作"剖"，据石印本改。
② 胀：原作"脉"，据石印本改。
③ 证：石印本作"诊"。
④ 寒：原脱，据石印本补。

去，此必见虚衰之脉也。正①气实者多见阳脉，正气虚者多见阴脉，证之阳者假实也，证之阴者真虚也。陈氏曰：凡察阴证，不论热与不热，惟凭脉用药，百不失一。不论脉之浮沉大小，但重按无力便是伏阴，忌用寒凉，犯之必死。然则，沉小者人固知为阴脉，不知浮大亦有阴脉也，但内伤元气者，脉皆无力，不可不辨。是知诸病千变万化，不可执迷拘泥，然只在虚实二字尽之，不独伤寒一证也。故凡气实而病者，攻邪无难，若挟虚而病者，不补其正，邪何能退！奈何有"伤寒无补法"之语，以致虚证因而束手待毙，良可慨也。夫仲景为伤寒之祖，独不视立三百九十七法，脉证之虚实者百有余条之，一百一十七方，用参者三十，用桂附者五十余，即东垣、丹溪、节庵亦有补中益气、回阳返本、温经益元等汤，未尝不补也。况今人挟虚伤寒者十常六七，虚证类伤寒者十有八九，医者每因"无补法"一语所误，以致虚而畏补，且复攻之，是多危亡立待。殊不知发散而汗不出者，津液枯槁，阴气不能外达也。人知汗属于阳，升阳可以解表，不知汗生于阴，滋阴即所以发汗也。清解而热不退者，阳无阴敛，阴不足也。人知寒凉可以去热，不知养阴即所以退阳也。元阳中虚，以致阴寒内袭者，壮元阳即所以散外寒也；脾胃正虚，而元阳不能藏纳，以致余热、潮热不已者，补脾胃即所以敛浮阳也。伤寒之治故如是，即杂病亦不外乎此理也，余每治正伤寒及类于伤寒杂病者，每以此四法诊脉察因，无不得心应手。且煎方内遇轻剂则不过五六钱，遇重剂每有五六两，甚至约有一斤，一剂者止。在乎认证的确，视病之大小缓急，而主方之轻重浅深无不相宜也。附四法于下，须细心领

① 正：原作"证"，据石印本改。

会，大利于近时之用。然此法余素所经验得意者，切勿泛视，并①嘱勿质之于庸医辈则误耳。

滋阴即所以发汗法指方

凡秉赋素弱而先天不足者，或素系苦志芸窗②，或平日劳心过度，或房劳有势所不能迸③除者，或膏粱子弟素系娇柔者，无论男妇老小，每遇伤风感冒，头痛恶寒，四肢困倦，懒言少食，或有热，或无热，或有微汗，或全无汗，或小便长而黄，或大便溏、大便结，诊其脉必弦紧而细，或两寸浮紧无力者是也。即用三四之方，速进三四剂必愈。愈后，即用三五之方，调理数剂，无不神恬气健也。

养阴即所以退阳法指方

凡秉赋素强而先天颇足者，且系素不爱服药，虽有小恙全不理会，其人或名利场中用心，劳碌过度，而事无巨细，必得逐一劳神，饮食寒暑之候，恃其素强，生凉厚薄之味毫无谨慎。又或耽于酒色，纵情肆欲，一朝感冒，始则全不忌油、避风，更复酒肉强投，以自恃其素健，及至邪气愈深，郁热为寒，甚至发厥，而神昏体倦，床褥呻吟。如此者，若在市井之辈，或混行消耗，侥幸万一，倘身居贵显，误认为虚寒者多矣。似此阴分素伤于前，而实邪亢害于后，倘畏首畏尾而温补妄投，必致内邪猖獗，昏不知人，庸医更谓神将离散，赶投参、附，如

---

① 并：原作"煎"，据石印本改。

② 芸窗：书斋。

③ 迸：通"并"。《文选·左思〈魏都赋〉》曰："山阜猥积而崎岖，泉流迸集而映咽。"

此冤枉者，不亦悲乎①？凡遇此等证候，其脉或单伏或双伏，然细绎筋骨间，自见微茫数象，更以凉水扭手巾②，合摺数层搭于胸腹间，少顷而手帕③必见热气。又或舌上并无苔，小便仍见清长，以其邪盛而盘踞于中，全难外达，蕴热凝结，所以见证如是。若遇此等之证，无论伏脉之正伤寒，以及四时伏脉之内热杂病者，即用三六之方，日服一二剂，共约五六剂，间必见舌苔极厚，小便极黄，此邪从外达，大吉之兆。从此舌苔由厚而白，由白而黄，始一次更方，以仿大分清饮加味法三七二三剂，而舌苔又白黄而薄，由薄而无，二次更方，以仿化阴前加味法三八三四剂，其脉先由伏而出，由出而中部见数，由中部数而见浮数，中微缓沉有力，复由浮微缓而中候微和，继由浮中两候缓而沉候有力，则全④愈。后饮食调匀，七情谨慎，以后更无病矣。倘有食复、劳复、阴阳易之后患如此等者，十难救其二三矣。其初愈后时，即用三九之方调理十余剂，至食后、劳复，阴阳易三证详具于后，必须玩索。

又伤寒与中寒不同，伤寒及杂病多有伏脉，中寒并无伏脉。伤寒者，以严寒之时而外感于寒，寒郁则发热，发热遂从乎阳，所以传变不一。中寒者，以阴寒之气直中乎内，并不发热，而一年四季之内均有此证。其证或因⑤秉赋素系阳虚，而为生冷⑥凝滞，或因腠里不密，突感异寒，或因秉赋娇柔，忽凝冷水，又或房劳失谨，只图纵情，一团真寒阴霾之气固结于中，所以

---

① 如此……悲乎：石印本作"如此医法，死者不亦悲乎"。
② 扭手巾：原作"按水中"，据石印本改。
③ 帕：原作"中"，据石印本改。
④ 全：通"痊"。《周礼·天官冢宰》曰："岁终则稽其医事，以制其食，十全为上，十失一次之。"
⑤ 因：原作"用"，据石印本改。
⑥ 冷：原作"令"，据石印本改。

谓之中也。诊其脉或沉迟沉紧，或浮大，而重按似无，并无伏脉之象。外证或小腹痛不可忍，或冷汗淋漓，或小便不禁，或上吐下泻，皆属清水，此即谓之中寒，如此者非回阳救急不可。同是一寒，大有分别，是以治阴证以救阳为主，治伤寒以救阴为主，纵有伤寒阳虚者，必看其人血肉充实，而阴分可受阳药，方敢投之，如面黑舌枯①，而内已一团邪火猖炽，尚敢回阳以利其阴乎？外寒之所受皆同，惟内之有火、无火宜分辨之。

壮元阳即所以散外寒法_{指方}

凡秉赋素属阳虚，命门火衰②，脾胃虚寒，以及精少精冷，阳事难举者，或素喜饮热而咳冷痰，天时虽热而绵衣难除，动辄冷汗，头昏眼花，时作溏泻，一经感冒，轻则伤风，清涕发咳，重则伤寒呕吐，甚至阴寒上逆，虚火上炎，而为喉疼目胀，若误为火证而妄用凉药，必致变生他证，难于挽回。此等阴极似阳之证，医者稍涉孟浪，即误大事，皆不细绎其脉耳。盖此等脉必须仔细推寻，总在指下无力，按至筋骨间为有似无者，又或浮中两候，似无力中而又象有力者，及至着筋附骨，不惟全无，更有应在两旁者，是伏阴寒于内，而逼真阳于外，所谓阳欲暴脱者，外必显假热也。即与经验回阳饮四十，投之即愈，即重亦不过二三剂，立见奇功。余历此等证候，不惟在冬春多见之，即酷暑时经验者亦擢发难数矣。但此等证，服药投效后，仍将原方加重熟地，服至十剂收功，然后以六部虚实方内之右归丸_{右尺虚条内}调理，或用经验人参桂附膏_{四一}，每早开水冲服一两亦妙。

---

① 枯：原作"估"，据石印本改。
② 衰：原作"表"，据石印本改。

补脾胃即所以敛浮阳法_{指方}

凡论脾胃虚者不可混说，有脾虚而胃强者，有胃虚而脾旺者，有脾胃俱虚者。如人喜食而食后作胀，或易停滞而即作泻者，或一食后而即神昏体倦、支撑不及者，此即胃强脾弱，其病在脾，当补命门之火，以生脾土，宜用六部虚实方内之右归饮右尺①虚条内，每日一剂，至少亦宜十余剂。如人见食不思，强食之亦能消②化，此即脾强胃弱，其病在胃，当补火以生土者，非补命门之火，宜补心火以生胃土也，宜用六部虚实方内之心脉虚经验方心脉虚条内，亦须十余剂或二十余剂不等。倘既恶食而食之，又不能消化，此脾胃俱弱也，如此者暂则不甚妨碍，久则诸脏伤之。以胃为水谷之海，脾乃生化之源，土旺四脏相随而旺，土败四脏相随而败，脾胃同败，焉望生机！是以伤寒在三阳经中不宜妄下，妄下则脾胃大伤，引邪入里，多成坏病而难挽回，此坏证者多矣，须知病在三阳，可汗而不可下也。若伤寒邪已入里，脉证两凭，又宜急下；当下不下，而内邪尤甚，又为失下。失下，则脾胃元阴为实邪燔灼，迁延日久，即下之而元阴已败，所下出者皆属已腐，脂③膏化为黑水黄汤，甚至如烂瓜，如腐肉，绝食而死者多矣。然则，补脾胃者何？无论伤寒伤风，于邪在表，即于解表之中而以生党参、生薏米、炒淮药之数而先固其脾胃，方无后患。倘稍有凝滞，即于消导中而重用焦楂、麦芽、谷芽之类，此三味者以焦楂能消肉积，麦芽能消面积，白麦芽能消乳积，谷芽能消饮积，更能开胃健

---

① 尺：原作"天"，据石印本改。
② 消：原作"清"，据石印本改。
③ 脂：原作"腊"，据石印本改。

脾，是消导中而又能固其脾胃也。更有不知节制珍摄者，虽处顺境，而事无巨细，过于思索，思过度则伤脾，又或饮酒过度，其酒性虽热，而汁则寒，寒则大伤脾阴，脾阴既伤，胃阳愈炽，久之中消之证作矣。其证或即食即饥，或牙疳口糜，或五心潮热，或头面生疮，或四肢不用，或食后洞泻，小儿或肚大青筋，或面黄发热，此皆脾胃之元阳而浮越于外证也。倘徒凭外证治之，将必内外均穷，脾胃两损，极为危险①。于此等证，诊其右关脉或大而刚劲，或大而无力，或沉而弦数，或沉而细软，急当重补脾元，如四四、四五、十七之类，皆可择用，使脾胃健运，则诸证自除，所以谓补脾胃即所以敛浮阳也。且肾为先天，脾为后天，以无形之先天，全赖有形之后天以培之，倘后天一败，而先天无所资生，如一家人虽家主精明强干，无奈仓廪空虚，食指浩繁，何能四顾？势必一堂离散而无所归矣。经曰：得谷者昌，失谷者亡。又曰：有胃气则生，无胃气则死。脾胃二字，岂可视为无足重轻也哉？

伤寒治法六要

凡伤寒证治实属浩渺，每每临编得法，未必见其病，临病见其证，未必合其方，可见病多变态，执滞难行，惟贵圆通而知其要耳。治要有六，曰汗、补、温、清、吐、下，此治法之要，不外乎此，然亦但言其概而未及其详，须再绎六要中有五忌也。

汗有六要五忌

治伤寒之法忌折其六要，而六要之外又有五忌者，何也？盖六法之中惟汗为主正，以伤寒之愈未有不从汗解者，故法虽有六，汗

---

① 险：原作"阴"，据石印本改。

实统之。汗外五法亦无非取汗之法也，然取汗以辛散，此固其常也，而何以五法皆能取汗？六要则已，又何以有五忌之辨也？然汗由液化，其出自阳，其源自阴，若肌肤闭塞，营卫不行，非用辛散，则玄府不开而汗不出，此其一也；又若火邪内燔，血干液涸，非用清凉，则阴气不滋而汗不出，此其二也；又若阴邪固闭，阳气不达，非用辛温，则凝结不开而汗不出，此其三也；又若营卫不足，根本内亏，非用竣补，则血气不充而汗不出，此其四也；又若邪在上焦，隔遮阳道，不能吐涌，则清气不升而汗不出，此其五也；又若邪入阳明，胃气壅塞，不以通下，则浊气不解而汗不出，此其六也。凡此者皆取汗之道，是即所谓六要也。何谓五忌？盖一曰热在表者，内非实火，大忌寒凉。寒则阴邪凝滞不散，亦必日深，阳必日败，而汗不得出者死；二①曰元气本弱，正不胜邪者，大忌消耗，尤忌畏补。消耗则正气日消，不补则邪气日强，消者日消，甚者日甚，而必不能汗者死；三曰实邪内结，伏火内炎者，大忌温补。温则愈燥，补则愈坚，而汗不得出者死；四曰中虚气弱，并忌汗诸条②者，大忌③发散，散则气脱，气脱而汗不能出，气脱而汗不能收者死；五曰病非阳明实邪，并忌下诸条者，大忌通泻，通泻则亡阴，阴虚则阳邪深陷，而汗不得出者死。是即所谓五忌也，能知六要而避五忌，伤寒治法无误矣。

辨伤寒变温病热病指要

仲景论谓：冬月，胃寒伏藏于肌肤而未即病，因春温气所变，病则为热，大变者改易之谓也。冬之伏寒未病，至春夏始

---

① 二：原作"一"，据石印本改。
② 条：原作"备"，据石印本改。
③ 忌：原作"计"，据石印本改。

发之，是谓改变为温、为热，既变之后不得复言为寒也。仲景所谓春分以后，秋分节前，天有暴寒，为始①行寒疫，非严冬盛寒而感受即病之正伤寒也。其在三四月阳气尚弱，为寒所折，病热则轻；五六月阳气已盛，为寒所折，病热则重；七八月阳气已衰，为寒所折，病热亦微。是知时行寒疫，在阳气尚弱已衰之时，则为温病，在阳气已盛之候则为热病，正当严寒之时而即病之，则为正伤寒也。而要之寒热温三者之殊，则用药之寒热自明矣。且正伤寒恶寒而必发热，口不甚渴；温病、热病但发热而不恶寒，其口必渴。而正伤寒之诊治，已于前之"伤寒传变证治大略"内有六经定法，各方随证斟酌揣摹，均为尽善尽美之良法也。至若逐月感冒，在所不免，余故另为随时立方，亦备家中小补，无论男妇老小皆可用之，附录于类方后，查取可也。

伤寒杂病用药主方大略

余颇费苦心，倘家庭②中偶尔有病者，能细心照此治，百发百中。

凡用药，主方有定法，而似无定法，无定法而实有定法也。无定法者，以古方之有定，而病之无一定也；有定法者，以施治之无定，而主方有一定也。夫发表用温，攻里用寒，温里用热者，何也？盖表既有邪，则为阳虚此阳中作里之元阳，言内蓄之阳阴盛此阴字作表邪，言外感之阴，温之即所以扶阳，阳得有助而长，则阴邪所由以消，故用辛甘温之剂发散为阳，如风以散之，此发表之药宜温也。里既有邪，则为阴虚此阴字作表，言外寒不甚阳盛此阳字作里，内热有余也，寒之所以助阴而抑阳，阳受其抑则微，

---

① 始：石印本作"时"。
② 庭：底本脱，据石印本补。

而真阴所由以长，故用酸苦之剂涌泄为阴，如雨①以润之，此攻里之药宜寒也。阴经自受寒邪，则为脏阴受病，至元阳不足而脏寒有余，故用辛温之剂，以助阳暖阴，如日以暄之，此温经之药宜热也。表邪不汗，邪何以散；里邪不下，邪何而出；脏寒不温，寒何而除。此三者，乃伤寒用药之定法，亦杂病施治之大要也。更有要者，伤寒又有汗吐下三法中，以及竣热而起沉寒中，当知其用此而不能不用彼者。如表剂用麻黄，无葱白不发汗；吐剂用瓜蒂，无豉不涌痰豉即太和淡豆豉也；下剂用大黄，无枳②实不通；竣热剂用附片，无干姜不热；疏经络之痰用竹沥，无姜汁不能行取竹沥法，以生苦竹一节，两头烧燃，滴油，用小酒杯接入杯内；导③大便之热结用蜜，无皂角不能通凡大便闭结，或因热结而畏下者，或因久病而元气虚闭者、或年老无病而日久虚秘者，以蜜炼成膏，用皂角小片焙焦研末，和入作成小丸，塞入谷道内，少顷大便即出，所谓倒仓法是也；呕吐用法半夏，非再以姜汁煮不能止；虚烦用人参，非加淡竹叶不能定。凡此者，以用药无定而配合自有定法也。如欲解表里之邪，非十八之小柴胡不能和；实热而小便秘，非六五之五苓散不能利；虚热而小便秘，非百九七之补中益气不能通；消渴解肌，非天花粉、干葛不能止；生脉补元，非用第一④之大补元煎不能起。误用人参、麦冬、五味为不通生脉散之方在六六，非补虚也，查阅自明。治上焦之吐衄，非六七、六八之犀角、地黄不能止；破下焦之瘀血，非六九之桃仁承气不能攻；去湿助脾，非茯苓、白术不可；实表虚汗，非生芪、桂枝不能。阳黄热证，非茵陈、黄柏不能除；阴黄虚证，非熟

---

① 雨：原作"两"，据石印本改。
② 枳：原作"只"，据石印本改。
③ 导：原作"遵"，据石印本改。
④ 用第一：原作"曰"，据石印本改。

地、淮药不能起。发狂，宜二二之大承气能制阴寒已极，逼阳于外，宜令发狂，是为假热真寒，又须用附子、干姜，以退假热而回真寒，倘再用凉药则杀之矣；结胸，须七十、七一之陷胸汤能开，非七二之羌活冲和不能治；四时之感冒体虚者，倍用党参，非四九之人参败毒不能治；一时之春温体虚者，必要熟地，非七四、七五之四逆汤不能治；阴厥非五三之人参白虎不能；化斑非七六之理中乌梅不能；治蛇①厥非四六之桂枝、麻黄不能。治冬月之沉寒，热随汗解，非七七之姜附汤不能止；阴寒之泻痢非十九之大柴胡不能除；实热之妄言、阴阳咳嗽、上气喘息，须用七九之加减小青龙汤分表里，而汗下体虚宜慎，体实不妨。凡此者，虽古方之有定法，而临证增减亦无定法也。若夫两感伤寒，不如先用八十之冲和灵宝汤，取微汗可愈，如不愈，表证多而甚急者，方可用十三之麻黄葛根汤解之。表解如里证多而甚急者，先以二四之调胃承气汤下之，倘系直中阴经，发热下利，身痛脉沉细无力，不渴，倦卧昏重者，则即以八一之回阳救急汤分表里寒热治之。凡此者，以权变之无定法，而主见自有一定之法也。是以两感虽为危证，犹有救之理，若发表攻里，一误则枉死者多矣。至于劫病之法，亦有不可忽者，如伤寒发狂奔走，人难制伏，即于病人处坐火一盆，用好醋一碗，倾于火上，其烟冲入鼻内即安，方可察其阳狂阴燥二证，俾用药有定法也。何谓阳狂？如病初起，头痛、发热、恶寒方除以后，登高而歌，弃衣而走，大渴欲死，脉来有力者，乃因热邪传里，阳盛发狂，此为阳狂，当用寒药下之，如二二方之类是也，若舌卷囊缩者不治。何谓阴燥？如病初起，无头痛身微热，面赤

---

① 蛇：石印本作"蛔"。

色阳，烦燥①，脉来沉微无力，欲坐泥水中者，乃因阴极而发燥，即阴证似阳，此为阴燥，当用热药温之，即前注②所云"阴寒已极，逼阳于外"，亦令发狂，宜急投八一之方，及七四、七五之类是也，倘见厥冷下利谵语者，不治。苟不察证审脉而寒热反用，则造孽大矣。又如伤寒腹中痛，甚将凉水一盏与病人饮之，其痛愈甚，寒痛无疑，即投热剂，如七四、八一之类皆可用之。倘饮凉水而痛稍可者，当用八二之凉药清之，清之不已，或绕脐硬痛，大便结实，烦渴，属燥屎痛，即用八三之凉药下之，食积腹痛同此治法。惟小腹硬痛，小便自利，大便黑色，身与目发黄者，属蓄血痛，用八四之寒药，加行血药下尽黑物自愈，此三者皆痛随利减之定法也。若饮冷水后悠悠作痛，当用八五之温药和之，和之不已，或四肢厥冷，大痛，呕吐泄泻，急用八一之热药救之。又如伤寒直中阴经，大真阴寒证，全然无脉，将烧酒冲姜汁一大酒杯，与病人服之，脉来者可治，其脉来不拘浮沉大小，但指下出见者生，如脉不出则死。又当问其有何痛处，若有痛处，要知痛甚者脉必伏，须随证制宜，尤当知其平素有反关脉否。凡证反关脉在手侧或手背，诊之脉必见也；若素无反关，因病诊之无正脉，用覆手取之而脉出者，系由阴阳错乱也，宜和其阴阳，如经验之八六阴阳交感煎，屡试屡验；倘正取覆取俱无脉，无论伤寒、杂病必死无疑。总之，伤寒、杂病总以脉之神力何如，方可知其阴阳虚实，吉凶缓急，虽变证百出，俾用药有主见，施治有定法，免得措手无策，徒然袖手空谈，余谓是书小补以为然否？

---

① 燥：原作"烦"，据石印本改。
② 注：原作"柱"，据石印本改。

伤寒杂病初愈复病坏证成食复劳复阴阳易各证<small>指方</small>

　　凡伤寒以及杂病，业已全愈而元气尚未复元，忽然反病者，总不外乎食复、劳复、阴阳男女劳复也。何谓食复？以病者初愈，而饮食饥饱不自节制，生冷煎炒，随与乱投，以致病后脾胃未充，不能运行①，或痞满坚痛，或吐泻兼作，或壮热大渴，甚至昏迷谵语，妄见鬼神，此名食复，急当下之。但下后而脉和人清者易治，倘下后而脉不还、人不清白者，不可治也。然下之必宜固其阴分，如二四之加味调胃承气汤之类，重用熟地，并加焦楂肉数钱，如此者，十中求不过救其二三也。何谓劳复？以初愈元气未充，或七情偶有所感，即乘其所因而治之。如喜过度则伤心，即以仿养心汤加减法调补之；如怒②过度则伤肝，即以仿大补血汤经验方调补之；如忧过度则伤肺，即以经验全真③一气汤调理之；如思过度则伤脾，即以补中益气汤调理之，其④各调理之方均在"六部虚实备方"条内；如悲过度则伤上焦心肺之气，即以六三之远志汤投之；如惊恐过度，惊则气乱，恐则气下，均伤肝肾，即以六四之仿宁志膏加味法镇补之。凡因此七情所伤而劳复者，犹可救药，尚能望其挽回，倘以阴阳易而复者，十难救其一二，总⑤然侥幸，非关药力，乃祖宗功德所庇佑也。何谓阴阳易？如妇人病新瘥瘥者，病甫退也，男子即与之交，名曰阴易；男子病新瘥，妇人即与之交，名曰阳易；又或因病者之淫欲，使无病人反得病者，谓之阴阳易。余曾见

---

① 行：石印本作"化"。
② 怒：原作"恕"，据石印本改。
③ 真：原作"其"，据石印本改。
④ 其：原作"甚"，据石印本改。
⑤ 总：石印本作"纵"。

舌出数寸而死者，此数证最为难治，惟有七八之加味逍遥散一法，以汗出为效，如无再服，以小便利，阴头肿即愈。倘不出汗，或出大汗者，死。又男女诸病新瘥后不谨，如男子阴肿，小腹痛，妇人里急连腰痛，眼昏，四肢拘急，名曰女劳复，此皆不治之证。故仅立一方以作万一之想，是以颇能知医，即知守身，所以凡新病初起，一切饮食起居，较之平日无病时，必须寸步谨慎，勿贻伊戚也。

温疫名目证治附四大忌四须知并指方

大凡随时大众有相似之病，生死数日间者，即属温疫。盖温疫之变证不一，或众人发颐，或众人头面浮肿，俗名"大头温"是也。或众人咽痛声哑，或众人头筋胀大，俗名"虾蟆温"是也。或众人吐泻腹痛，或众人斑疹疔肿，或众人呕血暴下，俗名"绞肠温""瓜瓤温"是也。或众人瘰疬红肿，俗名"疙瘩温"是也。或众人痿癖足重，俗名"软脚温"是也。或众人两脚发麻，俗名"麻脚温"是也。以上各证均属戾气所感，或偏于一方，不关人之强弱，气血之衰盛，又不可以年岁、四时为拘。是知气之所来无时也，或发于城市，或发于村落，他处安然无恙，是知气之所着无方也，然其证之所感者各在一经。如所谓"大头温"者，此邪毒入于太阳也；所谓"虾蟆温"者，清邪中于上焦也；所谓"绞肠温""瓜瓤温"者，邪毒中于正阳明也；所谓"疙瘩温"者，邪毒中阴经也；所谓"软脚温""麻脚温"者，浊邪中于下焦也。凡此皆当年之杂气而传染于人，不得误认为风寒暑湿燥火之六气治之。然惟最重者，莫如"瓜瓤温""疙瘩温"二证，缓者二三日死，急者朝发夕死，此亦罕有之证。至于烂喉疹子一证，尤重于瓜瓤、疙瘩二证，竟有药不能施者，但各证主治之方，总莫妙于百十之升降散加味法，立即投之，大有回天之力。至若疫证有四大忌、四须知，尤当谨记，不可忽略大意。至嘱！至嘱！

治疫证大忌温补。原为感受不正之气，虽素系虚弱者，亦邪乘虚而入，急宜驱邪，邪出尽后，亦不宜骤补，须先清润之，如经验五六润燥汤最佳，凡服温补者，百无一生。

治温疫大忌发表。虽有表证，究属里邪，外证即有大热，系里邪极而浮越于表也，急宜清里，总以升降散为主方，如邪尽后，当以五七之解热清燥法，连服四五剂最妙，凡①发表者死。

治温疫大忌调气。如木香、砂仁、白蔻、丁香、香附、青皮、陈皮之类，以毒邪入里，调之更助其邪，而泛滥于脏腑，必致不可救药，凡用香砂一切，百无一生。

治温疫大忌灯火。即一时昏不知人，莫妙于以磁针砭其手弯、脚弯，令出黑血，即黑血多亦不必畏惧，而止俟黑血尽而见红血，其血自止，仍用五七之方，连服二三剂，忌油荤数日即愈，凡用灯火者即死。知此四忌，依法治之，立见回春。

治温疫须知与伤寒有同、有不同之别。温疫以怫热由内达外，非若伤寒之由表传里也。所以治温疫与治伤寒首尾不同，惟中间一节与伤寒同，何也？伤寒首宜解表，温疫首宜攻里；伤寒尾宜温补，温疫尾宜清润。此首尾治法之不同也。伤寒，邪入中宫胃府，宜下；温疫，中宫胃府无不受邪。此中间一节与伤寒治法之同，是治之同与不同当须知也。

治温疫须知轻重之证，而用轻重之方。证之轻者即当投以轻方，如百十一、百十二之类，择而用之；证之重者，即当投以重方，如百十三、百十四、五三之类，急为择用。是轻重缓

---

① 凡：原作“日”，据石印本改。

急当须知也。

治温疫须知取舍。凡素有旧疾，一经感受温疫而旧疾无不举发，当取治其疫，而舍治旧疾。倘徒治旧疾，不惟无益而反助其邪，必成坏证，更烈于伤寒，此治之取舍当须知也。

治温疫之药须知宜急而不宜缓。伤寒数日之间不过一变，一日之法数日行之；温疫一日之内即有三变，数日之法一日行之。所以用药不得不急，每有用药，游移羁延时日而毙者甚多，此治之用药宜急而不宜缓者，所当须知也。

大抵疫证无不伤阴，愈后十日外宜大滋阴分，方无后患，即用三九之经验还元饮，服至二三十剂方可，且一切饮食起居丝毫不可大意，倘经复病，不可救药，最为紧要。

温疫初起证候_{附方}

凡温疫初起，先憎寒而后发热，以后但热而无憎寒，非若伤寒发热憎寒也。亦或仿佛乎疟，但疟不传胃，惟温疫乃必传胃也。初得之一二日，其脉不浮不沉而数，中按洪长滑实，且右三部多有大于左者，昼夜发热，日晡尤甚，虽有头疼身痛，此为热邪浮越于经，不可认为伤寒表证，强发其汗，邪虽在里，又不可竣下，惟吴又可立达元饮、升降散极其应验，须细阅原注方，知此二方用药之妙，而升降一法尤妙于达元也。余省道光六年疫证大行，受惨者不计其数，凡经余诊治，均以此二方权变，多以升降一法，相其缓急、强弱用之，无不立见回春。余于专门行医者广为传说，奈若辈以余言为妒，偏不之信，其枉丧于若辈之手，不知凡几，良可慨也。特笔之，以为行医射利之辈憾，附二方于下，须留心玩索，遇有此证，愿广为济生活人为幸。

达元饮 此系吴又可原用。余于证之略有不同处，亦照原方加味用之，此即权变之法，圆通为妙。

真厚朴钱半　槟榔二钱　知母一钱　黄芩一钱　草果仁五分
白芍一钱　甘草五分

原注云：槟榔能消能磨，除伏邪，为疏利之药，又除瘴气；
厚朴破戾气所结；草果辛热气雄，除伏邪之盘踞。三味协力，
直达其巢穴，使邪气溃散，速离膜原，是以名达原也。热伤津
液，加知母以滋阴；热伤营气，加白芍以和血。黄芩清燥热之
余，甘草为和中之用。

凡疫游溢诸经，当随经引用，以助升泄。如胁痛，耳聋，
寒热，呕而口苦，此邪热溢于少阳经，宜加柴胡一钱；如腰背
项痛，此邪热溢于太阳经，宜加羌活一钱；如目痛，眉棱骨痛，
鼻干不得眠，此热邪溢于阳明经，宜加干葛一钱。凡邪热之轻
者，舌上白苔亦薄，热亦不甚，而无数脉。感之重者，舌上苔
如积粉满布无隙，服药后不从汗解，而从内陷者，舌根先黄，
渐至中央，邪渐入胃，此三消饮证，即于此方加大黄二钱，干
葛、羌活、柴胡各一钱，用姜一片、枣三枚，煎。若脉洪长而
数，大汗多渴，通身发热，此邪气实，离原膜欲表未表，此白
虎证，宜用五三之白虎汤。如舌上纯黄色，为邪已入胃，又属
承气证也，宜用二二之经验承气汤。有邪缠延日久，愈沉愈伏
时，师认为怯证，日进参芪，愈壅愈固，不死不休，深为切齿，
能如此法治之，则造福无穷耳。

升降散系吴又可原用。余以此方加味列于百十内，极为应验，如遇此
等疫证，百发百中，切勿泛视

白僵蚕二钱，酒炒　姜黄三钱，去皮　大黄四钱，生用　全蝉蜕
一钱，去土

用黄酒一杯，蜂蜜五钱或七钱，以前四味煎好，将酒、蜜
兑入，冷服，轻者分作四次服完，重者分作三次服完，总在一

二剂，中病即止。

　　原注云：温病表里、三焦大热，其证不可名状者，此方主之。凡未曾服过他药，无论十日、半月、一月，但服此药，无不辄效。僵蚕味辛苦气薄，喜燥恶湿，食而不饮，有大便而无小便，得天地清化之气，轻浮而升阳中之阳，故能胜风除湿，清热解郁，治从膀胱相火，引清气上朝于口，散逆浊结滞之痰也。其性属火，兼土与木，老得金水之化，僵而不腐。疫病火炎土燥，焚木烁金，得秋风之金气而自衰，用能辟一切怫①郁之邪气，故为君；蝉蜕气寒无毒味，咸且甘，饮而不食，有小便而无大便，为清虚之品，处极高之上，吸风得清阳之真气，饮露得太阴之精华，所以能涤热而解毒也，故为臣；姜黄气味辛苦，大寒无毒，蛮人生啖，喜其祛邪伐恶，行气散郁，能入心脾二经，建功靖疫，故为佐；大黄味苦，大寒无毒，上下通行，盖尤甚之阳非此莫抑，苦能泻火，苦能补虚，一举而两得之，人但知建良将之勋，而不知有良相之硕德也，故为使；黄酒性大热，味苦而甘，令饮冷，欲其行迟，传化以渐，上行头目，下达足膝，外周毛孔，内通脏腑经络，驱逐邪气，无所不到，故为引；蜂蜜、甘草无毒，其性大凉，主治斑疹、丹毒，腹内留热，呕吐便闭，欲其清热润燥而自散温毒也，故为导。是方不知始自何代，用之以治温病，服之皆愈，功当赈济。其名曰升降散者，盖取僵蚕、蝉蜕升阳中之清阳，姜黄、大黄降阴中之浊阴，一升一降，内外通和，而杂气流毒顿消矣。一名太极丸，或用十倍二十倍为末，作成丸药，每丸一钱重，每次服二丸，或日服三次四次，相其病之轻重，以太极本无极，治杂气无声无臭之病也。

────────────

　　① 怫：原作"拂"，据石印本改。

按：二方一用草果，人议其性热，非热病所宜，若胃既热甚，未可轻投；一用大黄，人议其性狂，非轻邪所宜，是胃必热极，方可相投，但存之去之，必得临证斟酌，方能得当。然余于疫证，其所以到处获效者，盖有二要存焉：其一要视病人，口如不渴，憎寒甚而恶热轻，舌苔或白而兼滑，左脉或大于右，即以达元先投，俟不憎寒而但热，口有渴，而脉左小右复大者，次以余之升降加味法投之，即见奇功。其二要视病人，一起病时口即大渴，略憎寒而即大热，舌苔或白如积粉，或全无苔，而右脉一起病即大倍于左，即以升降投之，不必先用达元一法，效若灵丹。服药后更见舌苔粉白，内邪外透，所谓方有定而病无定，法有定而用无定，总须心中灵动，不可胶柱鼓琴也。凡一切热证，实莫妙于余之百十升降加味法，捷如影向，老小皆可用，虽有孕者以大黄轻用，无不应验，即或秉赋素虚者，既得内热实证，尽管用之，或一剂分作三四次服亦可。

阐明合病并病及两感瘟疫指要_{指方}

合病者，二阳经或三阳经同受病，病之不传者也；并病者，一阳经先受病，又过一经，病之传者也。如太阳膀胱经病未解，又与阳明胃并病，一证若并而未尽，是传之未过，尤有太阳表证，即仲景所谓太阳证未罢，面色赤，阳气怫①郁在表，不得发越，烦燥短气是也，尤当汗之，即以四六之加减麻黄桂枝各半汤主之。若病之已尽，是为传过，即仲景所谓太阳证罢，潮热，手足汗出，大便难而谵语者是也，法当下之，即以二三之承气汤主之。是知传则入腑，不传则不入腑也。又三阳互相合病，皆自下利，仲景谓太阳膀胱与阳明胃合病，则以十三之葛

---

① 怫：原作"拂"，据石印本改。

根汤主之；太阳膀胱与少阳胆经合病，则以四七之黄芩汤主之；少阳胆经与阳明胃经合病，则以二三之承气汤主之。至于太阳膀胱经病在先，又复少阳胆经并病，不可汗下，法当和解，则以二十之经验柴胡饮主之。但三阳合病，并无背强恶寒之证，虽别有背微恶寒，乃属太阳证，而非三阳合病也。若三阳与三阴合病，即是两感，所以三阴无合病也。夫三阳证之头痛、身热、耳聋，救表宜汗；三阴证之腹痛、囊缩而厥，救里宜下。即仲景所谓救表者，葛根麻黄汤是也，所谓救里者，调胃承气汤是也。若夫疫病乃时行不正之气，从口鼻而入，老幼相传，缘人正气既虚，邪得乘隙而入，而其证变不一，至危至速，总须细绎前论温疫证治诸条，用药主方必无舛误矣。

疟疾证治_{指方①}

经曰：夏伤于暑，秋必病疟。由于避暑贪凉过度，然亦有不拘其时者。凡体气内虚，或风寒内袭，偶为饮食凝滞，客于中焦，多成疟矣。至若诸书所言病疟之名十有余证，徒乱人意，莫知所从，每为治者之害。但宜知其发在夏②至后秋分前者，病在阳分，其病浅；若发在秋分后冬至前者，病在阴分，其病深。发在子之后午之前者，病在阳分而易愈；发在午之后子之前者，病在阴分而难愈。又一日一作，其病浅；间日一作，其病深；三四日一作，而邪气盘踞阴分，其病尤深。又自阴而渐阳，自迟而渐早者，由重而轻也；自阳而渐阴，自早而渐迟，由轻而重也。凡感邪极深者其发必迟，每多隔日，使渐早渐近，方是佳兆。故治此者，春夏为易，秋冬为难。且此病愈后，必

---

① 指方：原脱，据目录补。
② 夏：原作"下"，据石印本改。

得饮食调匀，七情谨慎，而房劳尤为紧要，毫不可犯，如不谨持而食复、劳复与伤寒温疫新瘥坏证，其险一也，附治法指方于下，须留心细玩，万勿大意。

治疟疾不可截早，截早必生变证。如常山、草果，人皆以为截疟之圣药，殊不知用此药截之而来年必发。盖以疟病悉由脾虚，常山、草果以劫脾阴，劫之未尝不偶尔取效，无如脾元又重虚之，即偶截之，而来年必不失信而再发也，当知此二味最为此病之大忌药也。

治疟当察其因，或因风寒，或因食滞，而先当治其所因。如因风寒者，左脉必见弦紧，法宜散之，宜用十八之仿小柴胡汤主之；如体虚弱者，即用十四之大温中饮主之；如因食滞者，右脉必见弦紧，法宜清之，宜用五八之清理导滞法主之，或用十二之经验柴胡饮，去热毕亦可。

疟疾有二三次以后，无论男妇老小，以百十五之经验感追疟饮，如法投之，轻则一二剂，重则三四剂即愈，屡试屡验。如血气俱虚，久疟不止，或急欲投效者，以百十六之经验加味何人饮，或用百七四之休疟饮，均为神剂。

辨似疟非疟证_{指方}

凡似疟非疟之证，虽有往来寒热，仍时作时止，此似疟而实非疟也。每每大病后，或产后，或劳心过度，或乘夜奔驰，或舟楫无眠，或连夜失睡，皆有是证也。经曰：阳虚则外寒，阴虚则内热。阴气上入阳中则恶寒，阳气下入阴中则恶热，故凡无外邪而病为寒热者，皆属虚证。如阳虚者必多寒，阴虚者必多热，但阳虚者宜补其阳，而人易于知也，如百十七之十全大补加姜附用之，又如百一八之参附理中汤之类，皆治阳虚，容易辨之。惟阴虚者最不易辨，盖阴中之水虚者阴虚也，阴中之火虚者亦阴虚也。何以谓阴中之水虚？如津液枯燥、精血耗伤、表里上下俱多寒热等证，诊其脉或右大于左，或左尺弦而无力，或右尺沉数、左寸浮数等象，此阴中之水虚也，治宜壮水以配火，如三二、九七以及百八一之类主之。何以谓之阴中之火虚？如倏热往来，或面赤如脂而喜饮热，或上热如烙而下冷如冰，甚至鼻血时出而下元发冷，或大便溏泻，或小便清长而利，诊其脉或微细，或洪大而浮空，或两寸浮数而两尺濡弱等象，此阴中之火虚，亦属阴虚，不可尽用阳药，治宜水中补火，阴中求阳之法，方为正理，如四十、四一、"六部右尺虚各方"之数主之，必然假热退而真寒之证见也。近时此等似疟之证甚多，设使以疟治之，其贻误受害，良可悯也。当知"似疟非疟"四字非是一句，必读似疟言象疟也，非疟不言是疟，而不可作疟治也。当领会神气，不可随俗医论也。慎之！慎之！

泄泻证论

大凡泄泻之证，惟水火二气足以尽之。盖五行之性，不病于寒即病于热，热者多实，虚者多寒。凡实热之证，必其脉盛形强，声音壮亮，饮食裕如，举动轻捷者，此多阳也；虚寒之证，必其脉息无力，形气少神，语言轻微，举动疲倦者，此多阴也。故必察其因，而于初泻之时即当辨其有余不足，则治无不愈，而亦不致有误。但治之之法，人皆以治泄泻之证而利小便为上策，然亦有不尽然也，兹以可利者、不可利者，特详于下，宜细察之。

辨泄泻宜利小便证治_{指方}

湿胜作泻如酱色者，以水土紊乱，并归大肠，宜利之，如百一九之胃苓汤，或百二十之经验利湿汤之类主之。

热胜作泻其色黄者，以火乘阴分，水道闭塞，宜利之，如三七以及八三之类加生车子二三钱主之。

寒泻而小便不利，其泻必水液而色青者，以小肠之火受伤，气化无权，宜利之，六五、百二一之类主之。

形气强壮而泻，小便不利，其泻臭极，系清浊不分之故，宜利之，如百二十之经验利湿汤去茵陈、白术之类主之。

酒滋过度，口腹不慎而泻，或小儿多食杂物，其泻或渣滓臭极，或复①鸣，或脐上痛者，宜利之，如五八之方去前胡②，加生车前子三钱主之。

感受炎热，或奔走太甚而泻，小腹胀满，水道痛极者，宜利之，如六五之方加生车子三钱、瞿麦二钱主之。

辨泄泻不宜利小便证治<small>指方</small>

久病后泄泻，脾土原虚，或因偶尔口腹不慎，其泻色③白，或水液澄清，或食谷不化、口亦不渴、神体困倦、四肢无力、口气温冷等证，不宜利之，宜用四五之扶脾养元法内去当归、桂枝加熟附片二三钱主之。

秉赋本虚，偶因劳碌而感寒作泻，一日无度，脉虚神疲者，不宜利之，宜百二二之方主之。

凡真阴不足而多泻者，或脐下多痛，或于寅卯时为甚，或食入已久不化而泻，或泻不甚臭而见完谷，盖因丹田不暖，以致尾闾不固，阴中火少，所以中焦易寒，其咎究属下焦，本与中焦无涉，即真阴不足也。无论新病以及男妇老小等，如见此

---

① 复：疑作"腹"，石印本作"脐"。

② 胡：原作"故"，据石印本改。

③ 色：原作"气"，据石印本改。

证，万不宜利，利之必危，即以百二二之仿胃关煎，重用附片三四钱，投之即愈，切勿畏惧。

凡老幼男女忽然大泻如倾，元气渐脱而出冷汗者，宜速回阳，盖五夺之中，惟泻最急，不可不见之早也，急用四十之经验回阳饮，或八一之回阳救急汤投之，如药未急救，速灸气海，灯火三壮，以挽回下焦之阳，仍再服前方。

以上不宜利者，均属虚寒。盖虚寒之泻，本非水有余，实因火不足，亦非水不利，实因气不行。夫泻不因水而利则亡阴，泻以火虚而利则伤气，倘不察其本源而徒见泄泻者，则皆以车前、木通、猪苓、泽泻，为治水泻分利之圣药，是用之于前，当利之，证则未有不愈。若施之于此等虚寒之泻，则未有不速其危也，今医多见水泻，不知虚实，开口便说分利，深为切齿。

痢疾治要指方并附四大忌

凡治痢之法，方药①不少，议论更繁，惟细绎②《内经》之"太阴阳明论"曰：饮食不节、起居不时者，阴受之。阴受之则入五脏，入五脏则□满闭塞，下为飧泄，久为肠澼。肠澼即痢疾也，如先辈治法分其寒热虚实，治以补泻温凉，甚为近理，但今时人病痢者，无不因口腹不谨而得之，即或秉赋素虚，莫若通因通治之法最为应验，且俟其痢之愈而再扶其元也。余自制经验三方，一切痢证与夫里急后重之甚者，不拘男妇老幼，无不奏效。以生熟之互用，治阴阳之达和，照方服之，愚验甚多，实为万应，故名之曰愚验万应煎，切勿泛视。方在百二三、百二四、百二五，查用此三方，服后有变为水泻而愈者，有渐

---

① 药：原作"病"，据石印本改。
② 绎：原作"泽"，据石印本改。

次成粪而愈者。愈后隔二三日见大便色正者，先以五五方清之，后以五十方补之，百发百中。

附治痢证四大忌犯此四忌，无不危殆，余眼见甚多，及至不可救药，徒叹奈何！守此四忌者立愈。

一曰忌温补。凡痢疾无不由于夏秋郁热而成，仲景独以痢疾一证而谆谆告诫，从温补者十有八九，从热解者十仅二三，盖以血得热而行，滞得温而化，极为至理。无如今时膏粱之腹十居八九，一经起居不谨，以内之郁热而凝滞不通，无不患痢。余见不若以自内之外法而先解其内，后治其外，即或体气素虚，所谓有病则病受之，不必泥于古法，拘守陈言，以余自制三方，经验甚众，极为应手，倘误用误补误温，必致误事。

二曰忌发表。凡痢疾本由里邪盘踞日久而浮越于表，虽外有发热、口干等证，其邪并不在表，急宜通里，所以里急后重者，原由脏气不通，方内用当归者，盖取其性之辛动而通因通治之意，非水泻之忌，用当归比也。

三曰忌分利。凡水泻而小水不利者，以水泻所受湿热实证，因小肠之气紊乱，致令清浊不分，一分利之其病即愈。若痢疾一利小水，而小肠之气愈被其耗，将见大小肠之气愈结愈虚，引邪入宅，必成噤口、休息坏证以后，再投通利之药，所通者皆正气，所利者亦正气，而邪气固结于中，牢不可破，悔之晚矣。当知车前、木通、猪苓、泽泻、瞿麦、灯心实为治痢之忌药，今医全不讲究，遗害非小。余每为行道者苦劝，而若辈执迷不悟，反视雠仇，所以再四嘱吾之子孙必要明医，万勿行医，明则为我所用，行则随波逐流，且每见行医致富者，到底未见结果焉，知此中非执迷不悟之报乎！后世子孙遵吾戒者昌，逆吾戒者亡。

四曰忌大下。凡痢疾而大肠之气为邪凝滞不化，无不受伤，但宜微下之，而不宜于大下也。倘误为大下，竣用苦寒，必伤脾胃，脾胃一败，而积垢更难运化，必致休息不已，滑脱肠垢之证作矣。非曰不宜下，盖以不宜大下，而恐攻之过甚也。治痢疾者，守此三方，遵此四忌，伫见即日回春，药到病除也。

卷之四

内伤劳损失血及各血证大略

大凡内伤劳损，从未有不失血者也。盖血从上窍出者为上溢，如咳血、吐血、鼻血之类[1]；血从二阴出者为下渗，如溺血、便血之类。下渗为顺，上溢为逆，理固然也。然上溢者，因火逼血而上溢[2]，要自有阳火阴火之分。大抵由于六淫之邪气，多属阳火，此外感之火，随证清之，其病感受甚浅，可期速愈；至若根于七情之逆气，即属阴火，此内伤之火，审证培之，其病内伤已深，难于速效。夫阴火者，龙雷之火也，即相火也。相火本主命门而寄于肝胆，所以为乙癸同源，故有龙火雷火之称。肝属木，居于东，东之配卦在震，震为雷，所以为雷火也。命门之火居于水中，龙藏海底，动则火腾，所以为龙火也。故凡劳伤肝肾，则相火无不煽动也。相火煽动，而阴分之血有不随火而上逆者乎？矧以房劳过度，虽伤在肾，而波及于肝，故为至重至危。即七情过度，虽各有因，一经动血，而即先为肝肾损之。是以内伤劳损之血溢，原由阴火所迫而上逆，治之不得其当，百中难得数人。今之医者，不曰滋阴降火，即曰引火归源。夫泥于滋阴降火者，是以恣用知柏芩连，致令败胃伤脾，闷心泥膈，欲止血而反败血，竟至百不一救；泥于引火归源者，而遽用芪术附桂，是故药偏温热，火能燥血，欲息火而反激火，亦竟十无一生。若此者，皆不知先贤诊治有机用

---

① 类：原作"额"，据石印本改。
② 因火……上溢：原作"因火过血而不溢"，据石印本改。

灵活一语，是治劳损之金针耳。且《内经》云：精不足者，补之以味。以药味之厚①而能内滋，务在崇培中土，滋补化源，使化精生血，而复其不足之真阴，所以用药必取乎稼穑作甘之本味，而酸咸辛苦大为避忌。要之，古人制方，原为法则准绳，而临证圆通，贵得其当，如四君、四物、六味、八味、建中、补脾养营、大造，何一非以治虚损者。又如芪参补气，桂附补火，其性阳升。若血之下渗者，可以相机而投，倘血之上逆，而更助其气，则血随气乱，将必上窍诸逆。归地补血，白术补脾，其性阴降，若血之上逆者，即能因时而进，倘血之下渗，而一味助阴，则中气愈陷，势必二阴同下。至若升柴之散，芍药之敛，茯苓之渗，用不得当，讵不足以酿祸。须知相病之虚实，而用药之轻重先后，权变治之，贵得其当。凡遇各项血证属内伤者，总莫妙于补之以味，调之以甘，而微寓以行气豁②痰之品。必使其培养元阴，扶脾固胃，在上逆者，使其引血归经，在下渗者，使其温补中气。必须专方守服，万勿日用两岐，妄用止塞，妄用寒凉，化精生血四字最为紧要。具各证于下，须细玩之，再列要言、要脉及动血原委二条，而治血证之法，尽于是矣。

治血证要言要脉

凡治血证，须知其要，而血动之由，惟火与气耳。故察火者，当察其有火无火；察气者，当察其气虚气实。知此四者，而得其所以失血之由，则治血之法，无余义矣。至若失血之脉，

① 厚：原作"孚"，据石印本改。
② 豁：原作"活"，据石印本改。

身热脉大者难治，身凉脉静者易治。若喘咳急而上气逆，脉见弦紧细数，有热不得卧者死，是失血证，而察证审脉，不可不细心推求也。

阐明动血原委大略

夫血本阴精，不宜动也，而动则为病。血主营气，不宜损也，而损则为病。盖动者多由于火，火盛则逼血妄行。损者多由于气，气伤则血无以存，故有以七情而动火者，有以七情而伤气者，有以劳倦色欲而动火者，有以劳倦色欲而伤阴者。或外邪不解，而热郁于经；或纵饮不节，而火动于胃；或中气虚寒，则不能收摄而注陷于下；或阴盛格阳，则火不归源而泛滥于上。是皆动血之因也。故妄行于上，则见于七窍；流注乎下，则出于二阴；或壅瘀于经络，则发为痈疽脓血；或郁结于肠脏，则留为血块血癥；或乘风热则为斑为疹；或滞阴寒则为痛为痹。此皆血病之证也。若七情劳倦，不知节制，潜消暗烁，不知养和，生意本亏，而耗伤勿觉，则为营气之羸①，形体之敝，此以真阴不足，亦无非血病也。故凡治血证者，当察虚实，是固然矣，然实中有虚，则于疼痛处有不宜攻击者，此似实非实也。热中有寒，则于火证中有速宜温补者，此似热非热也。夫正者正治，谁不得而知之，反者反治，则吾实罕观矣。正治者，止其动血之处，由外伤之血证也；反治者，寻其动血之源，由内伤之血证也。止血之证易，寻源之证难，治血证者，岂可忽略乎哉？

---

① 羸：原作"嬴"，据《景岳全书·卷之三十·血证》改。

血证 指方。共十八证，男女大小同

初起呕吐狂血，是血气之阴阳①不交，水火之阴阳不济，以有形之血不能速生，而无形之气所当急固，宜用八七之固气生血法，若久吐②者不可与服。

谋虑过度，致伤肝肾而吐血者，或有热无热，其色时黑时紫者是也。急宜引火归肾，使血归经，须竣剂济③之，宜用八八之三台救命汤，如不应，即以三二之加减一阴煎。多服必然投效，愈后以"六部内"之左归丸调补，均为大验。

吐黑血有虚实两证，如肾经火重而吐者，其两尺脉必鼓指而数，法当泻子 肝乃肾之子，实则泻其子也兼泻心火，此火极似水，如燃薪而投水中，即成④乌黑之色，急宜泻火以救水，宜用八九之两泻法，服二三剂变红色，再服数剂即愈。如肾脏水亏火盛，素系劳倦过度⑤，或房劳失谨，致吐黑血者，其脉必沉细无力，肢体困倦，饮食少思，急须竣剂滋补，宜用三三之仿三阴煎加茜根二钱、牛膝二钱，必服十余剂，其色渐渐转红，其脉渐渐有力兼和缓者，方⑥为吉兆。倘服此剂而脉渐大兼紧，喘咳倍增者，即难治矣。

受暑偶吐血块，此系感受实热，血随火动，宜用九十之解暑止血法，详注用药之妙，可操立效。

吐痰内是血丝，不可大意，此系肺阴不足，而肾水无所资

---

① 阳：原作"盛"，据石印本改。
② 吐：原作"以"，据石印本改。
③ 济：原作"剂"，据石印本改。
④ 成：原作"戌"，据石印本改。
⑤ 度：原作"变"，据石印本改。
⑥ 方：原作"力"，据石印本改。

生，致令心火上行①而刑肺金，故痰多见血丝也。宜退火去痰，即以九一之化丝汤，连日进之，愈后即以三九之大料经验还元饮，服三四十剂，愈多愈好，再用九二丸药调补。

久吐血不止者，皆由心肾不交，水不济火，不可妄投涩药，宜滋化源，使火得水消，气得水降，自然渐次减少，渐次即无矣。宜用九三之益阴壮水法，不数剂即止，愈后以"六部内"之左归丸加沙参三两、大生地酒炒四两，丸药调补。

大怒吐血不止者，不可速补，宜生血活血，以平肝清火药为②主，即用九四之平肝止血法，数剂即愈，愈后以三八多剂调补。

咯血必先咳嗽，觉喉间气不能止，必咯其血而后快。此非肺气上逆，系肾间真阴不足，而肾中虚火上迫于肺，治宜在肾，使肾水充而火自归源，则金水自相接续矣。宜用九五之金水六君煎加麦冬二钱、茜根钱半，不用炙草，以法夏易川贝二钱，十余剂即愈。愈后再用九七之一阴煎，服十余剂，然后以九二之丸药调补。

咳嗽出血多因劳伤，或房劳太过，致令肾水不能分养各脏，而虚火漫炎，熏③蒸于肺，不可妄用凉药反伤胃气。其证或手足发热，或咽喉干痛，或唇红面赤，又或唇青面白，其脉或洪大无力，或沉细而软，又或弦细而滑，是皆真阴亏损，而辛热④之剂万不可投，宜用九七之一阴煎主之，或九八之滋阴润燥法，均效。

① 上行：原作"行上"，据石印本乙转。
② 为：原脱，据石印本补。
③ 熏：原作"蕈"，据石印本改。
④ 热：原作"然"，据石印本改。

鼻衄不止，无论男女老幼，皆肾水亏而火刑于肺，肺气上迫。即或受热，亦由水亏；即或衄小，亦由先天不足。急用陈墨浓磨，以灯草一仔醮墨塞于鼻孔，再将两耳吹之，左鼻血吹右耳，右鼻血吹左耳，两鼻同血，两耳同吹。然后用九九之止衄汤①浓煎频服，愈后须用九七之一阴煎调之。

按：衄字非如《金匮真言论》中故春善病鼽衄鼽音求，衄音杻。鼽者，鼻清水也；衄者，鼻血也。然辨字②不可不知而从俗，亦难拘泥也。

耳内出血，系肾水不足，心火上越而血随火动，此证虽少，无足怪异，不必惊慌，男女老幼皆有之。先用两足立于冷水盆内即止，即寒天而足一到冷水即止也。止后即用一百之滋水透窍法煎服，如体素虚而素畏冷水，或幼小而时值严寒，或幼妇而难于分解③足，或娇柔，或老弱，均难立于冷水盆内者，即不必勉强，赶紧将药煎服，甚者日服三剂。

舌上出血不止者，其舌必裂有痕，血从痕出，久之亦必杀人，此心火上炎而肾水不济也，即用"六部内"之右归饮，大剂投之，或先用百一之水火既济法服十余剂，止后再服左归亦可。

脐中出血如水流出者，盖脐通气海、关元、命门，不可泄气，急宜治之。此证系大小肠之火斗④于肠中，两不相让，直攻脐隙而出，亦由于肾水亏涸，而火无以制，故直奔之，宜用百二之两止法数剂即愈。

① 汤：原作"荡"，据石印本改。
② 字：原作"子"，据石印本改。
③ 分解：石印本作"解"，"分"疑为衍文。
④ 斗：原作"门"，据石印本改。

九窍出血，其人必头昏身困，不欲见日，此系血虚妄行，气虚不能摄血，故走空窍而不归经也。仍当治脏，无足怪异，总以补血为主，宜用百三之当归补血汤，重剂投之。诊其脉洪大者其愈速，弦细者其愈迟，惟产后大忌此证。

大便下血，无论粪前粪后，皆属大肠之火，人谓粪前属大肠，粪后属小肠，殊不知小肠无血出，出则心伤，而人即死。盖肠本无血，因大肠火燥于肠液，肠薄开裂，其血从外渗入。肠裂在上，其血来迟，故在粪后；肠裂在下，其血来速，故在粪前。或前或后，上下俱裂，此皆肾水无济于大肠，故火旺而便血也。治宜精血两补，肠中自润。宜用百四之补阴润塞①法，多服即愈，再以百五之玉关丸，同服更妙。

小便溺血，为口如刀刺，此非小肠火也，盖小肠出血，人即立死。或因不慎酒色，受惊而成，因精已离宫，不能仍返肾位；又或因有忧郁乘酒兴而入房，正在泄精而被惊恐，未及全施，所留之精即化为血，实本肾精，非小水也；亦或有因真伤心之事而悲忧迫切，骤难解除，大动心火，而滞郁放小肠，亦非小水。盖因小肠之液灼化为血，滞于精道，波及溺道，亦痛不可忍，法宜解火利水，即用百六之两通汤二三剂即愈，愈后多用九七之一阴煎调补。

毛孔出血或渗如线，或头身，或两胫，皆肝肾亏损，内火乘隙而越。法当补肾固气，使肺气旺而腠里②自密，血即循经矣，宜用百七之肺肾两补法，日进二剂。愈以百八之六味地黄汤，加麦冬三钱、生北五味一钱，捣碎服数十剂调补。

---

① 塞：原作"寒"，据石印本改。

② 里：通"理"。《说苑·臣术》曰："通于沟渠，修堤防，树五谷，通于地里者也。"

两目流血甚至直射而出，女子经闭，男子口干唇燥，此肾中火动，非肝血妄行也。盖相火纳于肾，而君火寄于心，使君火旺则相火无得上越，惟君火衰而心有所动，则相火随其心而沸腾之。缘心系于目，肝开窍于目，故血随火动而走所系之空窍也。此证理宜补心，第恐骤难生心，不如急滋肾水以生肝，肝生心，则血自归经而火亦静矣。宜用百九之方急投之，甚者日服三剂，不必游移畏惧，此证余经验甚多也。

血证用药宜忌

凡治血证之药为君为臣，或宜专用，或宜相兼。病有浅深，方有轻重，或用四五味，或用三四味，药味少①而力量愈大，见功愈速也。其中因证治用，当知其类，详列于下。

宜用类：

血虚之治有主者，宜熟地、当归、枸杞、鹿胶、炙草之类。

血虚之治有佐者，宜淮药、枣皮、杜仲、枣仁、菟丝、五味之类。

血有虚而微热者，宜凉补之，如生地、麦冬、芍药、沙参、牛膝、阿胶、鸡子清之类。

血有因于气虚者，宜补其气，如人参、黄芪、白术之类。

血有因于气实者，宜行之降之，如青皮、陈皮、枳壳、乌药、沉香、木香、香附、前胡、白芥子、海石之类。

血有虚而滞者，宜补之活之，如熟地、当归、牛膝、川芎之类。

血有寒滞不化及火不归源者，宜温之，如附片、干姜之类

---

① 少：原脱，据石印本补。

用此热药，必要认真。如脉沉迟而恶寒喜暖，口不渴，小便清长，方渐用之，否则杀之甚速。

血有乱动不宁者，宜清之和之，如苗根、楂肉、丹皮、丹参、川贝、童便、竹沥、百合、茅根、侧柏、藕汁、荷叶、柿①蒂、柿霜、韭汁、萝葡汁之类。

血有大热者，宜寒之泻之，如黄连、黄芩、黄柏、知母、元参、花粉、栀子、石膏、龙胆草、苦参、桑白皮、香薷、犀角、青黛②、槐花、童便之类。

血有畜而结者，宜破之逐之，如桃仁、红花、苏木、元胡、三棱、莪术、灵脂、大黄、芒硝之类。

血有燥者，宜润之，如乳酪、蜂蜜③、天冬、柏子仁、苁蓉、当归、百合、桃核肉之类。

血有滑者，宜止之涩之，如棕灰、发灰、白及、人中白、蒲黄、百草霜、诃子、五味子、乌梅、地榆、文蛤、续断、椿皮之类。

血有因于风湿者，宜散之燥之，如防风、荆芥、葛根、秦艽、苍术、白术、法夏之类。

忌用类：

补血之剂，古人皆以四物汤为主，然亦有宜，有不宜者。盖补血行血无如当归，但当归之性动而滑，凡因火动血者忌之，因火而咳、因湿而滑者皆忌之。

行血散血无如川芎，然川芎之性升而散，凡火载血上逆者忌之，气虚多汗、火不归源者皆忌之。

---

① 柿：原脱，据石印本补。
② 黛：原作"岱"，据石印本改。
③ 蜜：原作"密"，据石印本改。

生血凉血无如生地，敛血流血无如芍药，然二味皆凉，凡阳虚者忌之，脾弱者忌之，脉弱身凉、多呕便溏者皆忌之。故凡用四物以治血者，不可不察其宜忌之性，俾主方用药而施措得宜。今之医者未必尽能讲究，余愿家庭中万勿为庸俗所愚弄耳再失血者忌桂，虽有寒证，不可妄用。

胃脘痛胸胁痛腹痛各证论治_{指方}

凡患胃脘痛者，人多以为心痛。夫心为君主之官，毫不可犯，如系实属心痛，则手足必冷至节，爪甲必青，且发夕死，夕发旦死，必不可治。盖以胃脘当心而痛，故不知者以为心痛也。至若诸证之痛，或寒或热，或食或气，或虚或实，各有所因，辨其虚实，辨其所因，治之自愈。但分其虚实者，惟以手按一法，虚实即明：凡痛之拒手按者，愈按愈痛，则为实痛之；喜手按者，愈按愈安即是虚。再以脉合之，痛甚者脉伏无凭，即以手按为凭，如脉未伏，但诊其牢实而紧者为实，弦细而微者为虚。拒按而脉大有力者为实，拒按而脉无力者亦为虚；喜按而脉迟缓弦细者为虚，喜按而脉紧涩提劲者亦为实。再以痛声辨之，凡痛声洪亮而长者为实，低欲而短者为虚。又久痛者多虚，暴痛者多实；得食而痛稍安者多虚，食入而痛甚者多实。徐而缓，莫名其痛处者多虚；剧而坚，一定不移痛者多实。先以手按辨之，次以声音审之，再以脉象分之，虚实自明，施治自得其当也。至若俗医云：诸痛皆属于火。试问此语出自何典？可笑可憾！

胃脘痛多有因寒因食因气，然因食因寒无不由于气也。盖以食停则气滞，寒留则气凝，倘因食滞者则当消导，如五八之方去前胡、藿梗，加砂仁二钱煎服即愈。

倘因气郁为事所触而痛，当以理气为主，如三十之方一二剂即止。尚无食而又无所触犯者，则即系中焦虚寒，肾气不足，当知胃乃肾之关也，当即以百二二之方去乌梅，加熟附片二三钱、上肉桂八分，研末冲服，轻则一剂痛止，重则二三剂即愈。或百一八之方亦可。

倘胃腑真有实热而为停滞而实痛者，其外证必面赤，舌干口渴，大便秘结，小便短涩，脉必弦紧有力，果察其脉实证实，方敢攻伐，如二四之方去生地，加生石膏三四钱，中病即止，此虚实寒热之用不可不细审也。

又有诸药不效，气结痛而难解者，或以百二六之荔香散，或以百二七之神香散投之，无不立效。

胸胁痛有新旧之分，如素无此病而忽痛者，或因暴怒所伤，或因所欲不遂，所求不得，或因忧愁抑郁隐忍难言，无不本于肝邪，宜用百二八之经验舒肝理气法，或用百二六之方亦可。倘旧有此疾而一时痛甚者，必察其有形无形，如无形而时痛时止者，仍属气分，当以理气为主，仍用前法治之。倘痛而有形，按之不移，痛有定处，即病在血分，系气中血滞或血瘀血癥之类，此证妇人极多，男子间有之，是又当察其脉。如脉实而痛甚者，当以百二九之三补七攻法主之。倘痛势淹绵，悠悠唧唧，本体素虚、脉亦无力者，无论老少，当以辅正则邪自消，然又不可纯用补剂，宜用百三十之七补三攻法主之，或用三十之方亦可。总之，五脏之病惟肝经最难治，所谓肝无补法，肝无泻法，惟和之舒之，或虚则补母，实则泻子也。

大腹痛其证甚多，脐以上属火属实，脐以下属寒属虚。有外感寒邪而痛，有脾虚而痛，有食滞而痛，有血凝而痛，有虫动而痛，有气滞而痛，有湿热而痛，更有因阴寒而痛者，当辨其何因。大凡实痛者拒按，虚痛者喜按。脉之有力者为实痛，脉之无力者为虚痛。又实痛而脉似无力者，是痛甚而脉伏也，然重按之而指下仍见弦劲之象，此实痛也。倘无弦劲脉象，即属虚痛，其各因之辨治详列于下。

凡外感寒邪而腹痛者，其腹柔软，喜手重按。或因饮冷冒寒，或因暴风疾雨、痧气之类，欲吐不吐，欲泻不泻，而为气霍乱危剧等证，此由寒气犯脏，宜解寒行滞，以百三一之经验排气饮加减法主之，或用百三二之仿和胃饮亦可。

凡脾虚并无外感而腹痛者，其痛绵绵不已，喜热手揉按，面白神疲，小便清利，饮热恶寒，或似嘈①非嘈，得食稍安，忧忧戚戚，莫可言状，其气弱，其脉微②，此系虚寒之证，无论男女老幼，总宜以甘温补脾、和中益气之法。当用五五之安胃和脾法，加熟附片一二钱主之，或用熟地一两、炙党参五钱、熟附片三钱，浓煎，再用百二七之末药一钱冲服更妙。倘痛甚而出冷汗，小便多者，急用百一八之经验参附理中汤投之，此证近时极多，不可妄用破气消耗之剂。慎之！慎之！

凡食滞而腹痛者，无论大人小儿，皆由口腹不谨，或强食过伤，或食后坐卧，或食不应时，以致停滞不化，甚至腹内坚硬，手不可按，又似大便欲出不出，其脉右寸紧盛者是也，宜用百三三之经验扶脾内消饮主之。又景岳中有食停小腹一证，痛之一块坚硬，系为面食所伤者，余阅之，未曾经过，不料于道光六年柏台何竹居先生，因宴会观剧至子正，旋署而卧，次早欲大便不能，一时小腹之右痛不可忍。延余诊视其脉，竟为

---

① 嘈：原作"𪘓"，据石印本改。
② 微：原作"欲"，据石印本改。

寿身小补家藏

一四二

痛伏。余细询仆从，始悉是日面食过多，因忆景岳中有此一案，如法以烧酒磨木香少许，令口嚼生大蒜头三个，即以酒磨木香咽之，顿时痛减，少顷连泻四次，其痛若失，安然无恙。是古人格物之法竟施之于今日，亦有是证者。且更知饭食下行之道，是必由少腹右角间，而后出于广肠也，因笔之以志余之看书颇为留心者，俾临证可以措手也。余谆谆告诫，愿儿辈于抽闲①时坚心看熟，了然于心，不惟可以寿身保家，亦未尝不可以寿人济急也。

凡血凝而腹痛者，是即畜血证也。如伤寒中有畜血，下焦而作痛者，必脐下鞕满胀痛，坚硬如石，手不可按者是也，治宜六九之类主之。又妇人有产后血滞腹痛，另详妇科产后内查之。又或因跌打损伤而瘀血作痛者，亦宜六九之方，或用百二四之方投之亦可。此等实证用药勿迟，迟则误矣。

凡腹中有虫而痛者，其痛必时作时止，或一日一作，或歇一二日又痛，痛必身曲喜揉，隐隐恹恹，往来无定，或呕吐青黄绿水，或时吐涎沫，或吐出虫，或痛而坐卧不安，或大痛不可忍，面色或青或黄或白，面唇则红，然痛定则能饮食者，便即虫积之证，速宜逐之，此男妇、大小婴儿常有之证也。但体旺气盛者随时随化，何虫之有？盖惟体气虚弱而又口腹不谨，多食生冷零星，致令脾胃受伤，健运力薄，虫从此生。五脏各有所伤，即各能生虫，详虫名于下，不可不知。

心虫曰蛔；脾虫曰寸白，言色白而寸长也，子孙相生，能长至四五丈而杀人；肾虫如寸截丝缕；肝虫如烂杏柿；肺虫如蚕，皆能杀人。惟肺虫为急，缘肺虫居肺叶之内，蚀人肺系，

---

① 闲：原作"问"，据石印本改。

故成痨瘵，咯血声嘶，药所不到，治之为难。

小儿疳虫名曰疳䘌，亦由饮食过伤，致成疳积，身热腹大，面黄，四肢无力，昏睡，鼻烂，汗臭，牙龈生疮，或下黑水黑血，皆腹中有虫也。

男妇大小有传尸痨证，即前诸虫，因元气日亏，脾肾真元虚损。其虫之大者，附于脏腑之间，虫之小者，蚀于肌肤之内，日肆其毒，统谓痨虫。其人死时，虫即飞出，人不能见其虫，即入于死者亲属生人鼻内，亦浑不自知。久之，受证者其病如一，所谓传尸痨者，以尸之痨虫而能传于人也。凡此痨证必宜除根，否则数代传染，大为可悯。问有此等证者，示病者之家，以受病之人将脱气时，用好烧酒以白皮纸浸透，乘病者尚未脱气间，以所浸酒纸满盖于将死者头上之各空窍，令虫无隙飞出。次以浸酒之纸，如系女子，捻一团塞于二阴中，如系男子，以一团塞于后阴，以一张覆于前阴，使虫上下无路可出。倘脱气后，其虫已先飞出，盖之无益①。此法为救生者计，而死者已不能挽回，非令其速死之心也。死后一二时以纸验之，必有许多小虫粘死在纸上者即是，其虫之大者即死于死者之腹内，不复出矣。

蛔虫人皆有之，如食香甜过多，胃虚生热，亦令人腹痛，或吐出，或随大便出，亦不宜多见。缘脏气虚而脾胃不和，所以蛔不安而外越也。宜用百三七之方加使君子四钱。

治虫之药必在月初投之，盖月之初旬虫头朝上，中旬虫横于内，下旬虫头向下，所以必要在初旬，而虫头朝上之时即受药也。且未服药之前一日忌饮食，而使虫饥。次早五更，以油

---

① 益：原作"盖"，据石印本改。

煎肉饼嚼之，良久，腹内虫闻香气，头皆面上而欲食，仍以鸡蛋煎饼和药末嚼而食之，须臾服葱汤或开水少少，以助药力下行，不逾时而虫俱下，然后以稀粥食之，随进调补脾胃之煎药。

治一切虫积宜，用百三五之追虫丸，或百三六之万应丸，此二丸均可服。惟服丸药后，先以白稀粥补之，次以百三七之五君子煎加味服之，或用四五之法服之，每次如是。愈后仍服前补药数十剂，方可复元。

凡腹中有因气而痛者，其候唇白面青，脉弦涩无力，或两胁或肋间，重按其腹则痛止，起手又痛是也，大小均以此法审之。在大人，或因郁结气滞，或因饮食后受气生气；在小儿，或因乳食不遂；在幼儿，或因读书师严；在妇人，或因诸事不遂。凡一切腹痛因气者，均以百三九之加味调气汤和之，查方内随证加减可也。

凡腹痛有因火邪热郁者，其候必面赤唇红，口①渴饮冷，大便秘结，小便短赤，时止时痛，痛来迅厉，热手按之而愈痛，冷巾浸之而稍安，脉必洪大而数者是也。男妇老幼皆有此证，宜用五七之解热清燥法，内加木香八分，生车前二钱，灶心土四钱，煎服即愈。

凡阴寒腹痛者，最为危证。如男妇有因房事中寒而极痛者，其候必头出冷汗，指尖均冷，腹皮亦冷，小便清利。脉来沉细者颇轻，浮大而空者极险。先用葱姜捣烂，炒热熨之，再用热砖熨其脐腹，以解其寒，或用旧布鞋底烘热，熨腹间，亦可急以七三、四十、八一等方，均属可用，且须一日不拘剂数服之，迟则危矣。

---

①　口：原作"心"，据石印本改。

辨腰痛证治^{指方①}

经曰：腰者肾之府，转摇不能，肾将惫矣。此指年老或大病后气血两败者而言之，然近时老少男女以及幼稚皆有此证。不得谓腰痛而均为危候也，但腰痛之大略有七：一曰阳虚不足，少阴肾衰；二曰风寒湿气；三曰劳役伤肾；四曰坠堕损伤；五曰寝卧湿地；六曰乘骑奔走；七曰久坐劳神。虽大略如此，而尤有表里、寒热、虚实之分，明斯六者治亦不难。若妇人腰痛，多因天癸及胎气两证，宜于妇科内参查，所有各痛之由，详证方于下。

肾水不足而痛者，脉必微细，其痛系忧忧戚戚之象，宜滋肾水为主，以第一方，或用百四一亦可。

劳倦过度而痛者，脉或浮大无力，或沉细而缓，其痛喜手拍之，宜用五十之养阴益气法，内加姜汁、炒杜仲四钱主之。

阳虚命门火亏而痛者，脉必迟细，宜用百四十之经验加味沉香桂附丸，或用百四一之方亦可。

风寒客^②于下焦而痛者，或酸疼，或胀痛，外有寒热表证，其脉左寸尺必紧，宜用三一之方，或五一之方以散解主之。

因跌蹼受伤而痛者，此伤在筋骨，血脉凝滞也，宜用百八之方，加桃仁、红花、牛膝、乳香、元胡各二钱主之。

因火邪蓄结腰肾而本无虚损者，必烦热痛极，或口大渴，二便秘结，宜用三七之方，以分清主之。

---

① 治指方：原脱，据目录补。
② 客：原作"容"，据石印本改。

辨头痛证治_{指方}

凡头痛当辨其外感、内伤、新旧、久暂，以别其寒热虚实，俾治之得其由也。如外感头痛，太阳证在后，阳明证在前，少阳证在两角，此外感风寒头痛不外乎三阳经也。如内伤头痛，痛于巅者属厥阴肝风，痛于脑者属少阴肾亏。至若真头痛证，必不可治，朝发夕死。此外虚者补之，风寒者散之，热者清之，其痛自愈，详证治于下。

感冒风寒头痛，亦不必拘定前后，如实有表证，发热恶寒，无论老少，则皆以十八、三一、四八、五一各方，择用均佳。

内伤头痛，忧戚胀闷，或痛在头顶，或满头皆痛，口亦不渴，亦无寒热，或但手心足心发热，二便清利，饮食少思，四肢困倦，懒言嗜卧，此系阴虚水亏，断不可误作外感而妄投表剂，宜用三五、五十之方，略加蔓荆子二钱，连服数剂即愈。

内伤头痛，有属阳虚火亏而痛者，无论头之前后左右，其痛昏昏沉沉，似胀非胀，似搐非搐，饮热恶寒，冷汗厥逆，唇白面青，甚至虚火外溢，而面赤戴阳者，其脉或浮大无力，或沉迟而软者是也。断不可作外感治之，急宜竣剂扶阳方为正治，倘误为表证，则大谬矣。即用百一七、百一八之方，甚如七三、七七等方，均属相当，立见应验。

热邪因火而头痛者，其痛在前，必口干舌苦，小便短赤，脉亦洪大。宜清利自愈，即用五七之方，加白芷钱半、泽泻钱半，一服即愈。

辨口舌病①证治 指方

凡口舌生疮，虽属本于心脾，然亦不止此也，其中有实有虚。有火旺而阳邪燔灼于上焦者，有水亏而虚火漫炎于上焦者，如口内，或大人小儿，而忽然以本舌上而生重舌者，此系心脾实热，速宜降之泻之，但泻之之法，万不可用泻肺之药，盖以肺既受心脾之实火刑之，业已被其炎灼，倘再泻之，而肺更受其害，肺阴又伤，而肺火势必同为猖炽，将必舌愈肿胀，满口填塞，而肺管亦烂，神圣难医。治此证者，虽当用大凉之剂，万不可用泻肺之药。余经验甚多，立时见效，详方于下，宜细玩。又如口疮一证，亦当辨其虚实，倘果系实热，口内臭味熏蒸，舌干大渴，胸中发烧，小便短黄涩痛，两寸脉必洪大有力，是实热而壅于上焦，凉之泻之，其治亦易。倘无实热外证，而脉见弦数无力者，悉属阴虚水亏，非大滋化源，必致酿成坏证，虚实寒热，不可不详加审察也。

治重舌之法。先以川朴硝、白盐各五分，用竹沥和匀敷于舌上，即时退小，然后用六七之方，麦冬三钱，生泽泻二钱，生大黄二钱，一二剂即愈。倘系小儿，均减半用，必须忌油数日，止可以稀粥进之，以绿豆和白茅根煎清汤当茶饮之。此证无论大小，一月之内，不可吃鸡，倘食之而反病，必致复重舌，而加以单娥，致成危证，不可不知也。

治口疮。或上腭即俗名天花板也红肿而烂，或颃颡即鼻孔内窍也红肿而烂，虽均谓之口糜，然必须分其虚实。倘闻其口内极臭，善渴善饥，而脉见洪大有力者，此系上焦实热，即用十六、

---

① 病：原脱，据目录补。

二七以及六七等方，均属相宜，再用薄荷汤漱口，以冰片二三分和滑石少许，吹之，此治实热者如是，而亦易于愈也。倘臭秽不甚，口不甚渴，饮食少思，肢体困倦，而脉亦浮大无力，或左尺独细，而右脉俱浮大者，此系水亏于下，真阴不足，或劳心过度，或酒色过度，以致津液不升，水不济火，金属假火，一投凉药，立见消亡，必须大滋阴分，填补真阴，莫妙如百四三之经验全真一气法，实为神剂。但要一日一剂，在四五十剂后始得见愈。倘一曝十寒，万不能痊，必致坏证蜂起，即难施治，倘守专方可操必愈，愈后以又八之煎方加十倍，再入熟附片八钱，以蜜丸，每服七钱，用盐开水送。

辨咽喉证治指方六条并附忌用各药

夫咽喉者，水谷之道路也。喉咙者，气之所以上下者也。古人论喉证极多，而皆以相火为言，然亦不尽由于火，而尤有全非火证者。不过火之中当分其虚火实火，以尽之矣。如情志郁怒而起者，多属肝胆之火；口腹肥甘，辛热而起者，多属肺胃之火。似此方可以实火论治。倘因情志不遂，屈而难伸，满腔心事，隐含莫白，致令心火上炎，又或酒色过伤，而肾水真阴亏损，龙雷之火浮越于上，此皆阴虚之证，水不胜火，阴不胜阳，急宜壮水制火，大滋阴分。又或有命门之真阳虚于下，而无根之火浮于上，又当于壮水之中而寓以引火归元之意。故患喉证在上，而治喉证取下，斯为良法。

喉痛红肿，口干舌苦，宜用百四五之抽薪饮主之。如火不甚者，则以百四六之徙①薪饮主之，外用百四七之玉屑散置舌

---

① 徙：原作"从"，据石印本改。

上，咽之，如虚弱者少用。

锁喉风最为危候，或因风热积于胸膈，或因酒色及郁怒所致其证。喉之上下左右，红紫肿痛；或小舌焦黑腐烂，颈项浮肿，痰涎壅塞，声向①如潮，气急发喘，眼目直视，额汗如珠，身汗如雨；或泻清水，四肢厥冷，若脉六七至，不论男妇大小，其至数分明，虽甚危险，十中可救一二，倘脉洪大或沉细，而三部紊乱模糊，即神形如常，终为难治。初起即以百四七之玉屑散噙之；如痰多，以万年青根捣汁和醋，搅去涎痰，或用土牛膝捣汁亦可；如脉洪大七八至者，即用百四八之加减荆防败毒散服之；倘脉隐沉模糊或二三至者，则当以百四九之加减柴胡双解散投之，体虚者亦只可服头煎，不宜多服，应则可治，不应则难治也。

阴虚喉痛。喉间颇红肿，痰涎虽有，不甚壅塞，其脉弦细无力，痛亦绵绵不休，身困体倦，忧戚烦闷，虽欲饮食，为痛所阻，并无口渴、便秘、内热之证，此病近时极多，皆系情志，得失之心太重者多有此证。盖由肾水先天不足，一经委曲莫伸，或为名利不遂，而人又素系拘谨者，以致心气不降，肾水不升，而一团郁闷虚火凝结于上，致成此病，万不可用苦寒之药，犯之必致大误。然又不可用参芪桂附之药，犯之更助虚火上攻，必失音而危殆难救。凡患此病者，总宜填补真阴，方为正治，且须每日一剂，必至百剂，始能见愈。倘投速效而妄听庸医，或用寒凉，或用温补，是均速其死也。余治此证活人无数，所用之方无多，如三二之加减一阴煎加元参三四钱，又如百八之六味地黄汤加元参，又如九七之一阴煎，均为经验大应之剂，

---

① 向：石印本作"响"。

随其酌用，无不救全，万勿另走奇路，酿成败证。再每日以绿豆同老米煮粥食之，其房事，生冷煎炒，鸡鱼面食，均须谨避，毫不可犯，更要心平气和，静养调息，斯为善矣。

阳虚喉痹。非喉痹因于阳虚，乃由阳虚因而成喉痹也。盖因始系阴虚喉疼，为医攻伐太深，寒凉太过，以致中气内虚，愈见疼痛，愈用苦寒，而元阳亏败，逼越于外，面赤唇红，望似火证，而口干不渴，喜饮热汤，周身恶寒，小便清长，大便溏泻，脉亦浮大无力，或沉迟而细，饮食难进，神昏颠倒，致令声如鼾睡，痰如拽锯，即成喉痹，真危证也。惟速宜挽回元气，以辽参一二钱，或高丽参四五钱，用秋石三分浓蒸，放心徐徐服之，痰多者加竹沥、姜汁亦可，稍迟难救矣。

喉癣证。凡阴虚劳损之人，男妇皆有是证。其候满喉起干痂子，喉内干焦起皮，燥喉作呕，必令呕出干痂而后已，日复一日，痂作如前，此系水亏虚火证也，宜大滋补。以水中取火法，如百一八之经验参附理中汤，以熟地重用二三两，极为应验，尤须多服，或用百一七之十全大补汤，连日投之，久之渐愈。倘误实热而妄用凉剂是速其败矣。慎之！慎之！

喉证忌药

古方甘桔汤，今医一见喉疼动辄用之，视为仙丹，是为抱薪救火，良可慨也。夫喉证或虚或实，无不因虚火、实火上升所致，须以降气泻火，或滋阴抑阳为要。殊不思甘草其性补中，并不泻火，既投其补，则火愈炽，病加重矣；桔梗之性载药上行，药既上行，则痰与火亦必引之同上，势必喉间壅塞，更加重矣。故小儿惊痰，大人痰火，惟桔梗是最忌者。又如升麻虽属升清之味，而用之于喉证，反助升其痰火，大为误事。更有半夏之燥烈，老姜之辛辣，以火益火，大非所宜。此五者与喉证关①系非轻，故特表而出之，倘不深信而执迷偏用，是即欲速其危耳。慎之！慎之！谨记！谨记！吾愿家庭子侄儿孙辈听吾言者，当必人人康强逢吉，幸勿视余人微而言轻也。

又小儿喉内吞针吞钉，用磁石一钱、朴硝二钱，乳极细末，以炼熟猪油和蜂蜜调末药食之，勿食他物，俟大便时留心看之，必裹在粪内而出，如一次大便内不见，再用药一次必出，此余验之多矣。

论齿痛证治_{指方}

凡齿痛之病不外三因：一因火痛，一因肾水不足而痛，一因虫痛。此三者治之颇易，惟走马牙疳极凶证也。何以谓走马牙疳？以牙齿脱落，糜烂迅速，如走马之急疾也。

牙火痛者，由于口腹不谨，多食辛热厚味、烧酒煎炸，致令胃腑蓄热上攻，宜用百四五之抽薪饮，或百四六之徙薪饮均应。

牙痛肾水亏者，其候满牙隐隐酸疼，头亦胀闷，莫可名状，即语言亦难，小便清利，口亦不渴，时痛时止，系水不胜火，老幼皆有之证，总莫妙于十七之玉女煎，以熟地放心重用二三两，极为神验。

虫牙痛者，亦因喜食香物过多，以致牙龈有虫，令人不见，治宜泻火杀虫，宜用百五一之韭子汤，再以十七之玉女煎，一日各服一剂即愈。

走马牙疳，亦用百五一之韭子汤治之，每日以绿豆煎汤作

---

① 关：原作"间"，据石印本改。

茶饮，再查"小儿门·疳证"条内，另备有方，可以参看。

论鼻病证治_{指方}

夫鼻者虽为肺之开窍，而实为宗气出入之门户也。盖鼻受病，非风寒外感，即内火上升，所以有鼻塞、鼻衄、鼻涕多而清者、鼻涕稠而浊者，又有鼻渊、鼻齆、鼻赤诸证。其中有寒热虚实之分，温凉补泻之治，不可紊乱，详列于下。

鼻塞如发热恶寒而脉浮紧者，系外感风寒，疏解即愈。如体虚者，即用百三七之五君子煎加味法，再加杏仁去皮尖三四钱、苏叶五七分，一二剂即愈；如体实者，即用二七之羌活冲和汤即愈。

鼻衄证治详于血证内，查阅即知。

鼻涕多而清者，如实因外感，则体之虚实即用前法治之。倘并无风寒，而在老年人多有此候，无足怪异，即用百四一、百五二、五十等方调养均妙，即久病后气虚多清涕者，老幼皆宜。

鼻涕稠而浊者，或稍有气味，系肺阴不足，虚火刑金，亦不宜妄用苦寒，宜以百五二之金水六君煎，内不用半夏，用川贝三钱，再加天冬三钱。

鼻渊证，由于酒食热物，肝①胃受伤，致令湿热上腾，津汁溶溢，而下走鼻孔流出，臭气异常，又名脑漏。虽属热证，究系阴虚久而不愈，髓海过伤而督脉亦损。督脉受病则阴阳两虚，愈久亦为难治，须用高者抑之之法，以百五三之经验清化饮，内加苍耳子五钱、白蒺藜一两、熟地二两，定须四五十剂

---

① 肝：石印本作"肺"，义胜。

方能见效，不必另外更方。倘右脉三部均沉迟无力，又属阳虚，宜用百一七之十全大补汤，均须守方专服，仍加苍耳、蒺藜二味。

鼻齆证均照鼻渊治，但阳虚者少，而阴虚水亏者十有八九，总宜滋阴补水为主，如五十之养阴益气法最佳。

鼻赤病虽无妨碍，然有诸内必形诸外，宜用百四六之方主之。

辨遗精遗溺淋浊证治 各按证指方

夫人身之精，所以奉生而周于性命者也。凡精之不当出者为遗，其因有九：或小便不自知而出，或不禁而出，为遗溺；小便内似尿非尿，似精非精，而点滴难出而痛者为淋。淋之有白有赤，凡此皆肾经之病。有为劳伤过度者，有为酒色过度者，有为思欲过度者，有为湿热过度者，是皆无节制之法，故有此数证也。详列各因治法，均为应验。

遗精有梦中注恋者，此精为神动，其因在心，当用第九之金锁丹加茯神三钱主之。

欲事不遂而梦遗者，此精失其位也，其因在肾，宜用百五五之仿王荆公妙香散主之。

劳倦即遗者，此筋力不足，其因在肝脾之气弱也，宜用三九之经验还元饮，内去牛膝，加生北五味一钱，捣碎主之。

思索过度即遗者，此中气不足，其因在心脾之气虚下陷也，宜用第二之寿脾煎加熟地一两主之，或用百一七之十全大补汤亦可。

湿热下流，或相火妄动而遗者，其因在脾肾之火不清也，宜用三七之仿大分清饮主之。

无故滑而不禁者，此下元虚损，其因在肺肾之气不固也，宜用第一之大补元煎，内去当归，加炙芪四五钱主之。

秉赋本亏而精易遗易滑者，其因先天单薄，宜用九六之五福饮，重用熟地二三两主。

久节房事而遗者，其因气盛而满溢也，宜用百八之六味地黄汤主之。

多服寒凉逊利之剂，以致元阳不固，其因药误而遗滑也。宜用百五五之方，日服两剂主之。

以上皆遗精之大略也。总之精既被遗，肾无不虚，徒用塞药必伤肾气，当以补肾养心，斯为正治矣。

凡遗溺之证，悉由于虚。经曰：膀胱不利为癃，不约为遗溺。然此证有三：如童稚睡熟而小便遗者，以幼小肾气未充，常有之而无足怪异，少则不须服药，多则以补肾扶脾治之。惟水泉不止，或中年、老年而小便过多，或不觉而遗者，此肺气虚极，而肾不能纳气，大非所宜。至若大病，或中风、或劳心过度、或房劳过极而忽然遗溺不禁者，即须急治，或可挽回，缓则无能为力。更有气脱而大为遗溺者，此则脏腑之气全无，而不在证治之列也。

童稚遗溺过多者，以百三七之五君子煎加益智仁，盐水炒，二钱，黑小豆一两，数剂即愈。

中年、老年忽然遗溺者，此肾气不固，急宜竣补真元，勿为大意。或用第一之大补元煎加益智三钱，或用百一八之经验参附理中汤加益智，又或用百一八之十全大补汤，均为应验。

非风证而小便遗溺者，万不可用驱风之药，惟先用独参汤以固其气，再以百四三之全真一气法，内去牛膝，加益智仁三钱，生北五味捣碎，二钱，核桃肉十枚，浓煎，速服。甚者日服二三剂，或望回春，切勿游移，倘尤听庸医而迟疑莫决，必①至下部二阴不禁，上部头汗如雨，虽卢扁复生，亦难为力矣。

以上皆遗溺主治之大略也，虽谓童稚无碍，究属肾虚，万勿妄②泥"小儿无补肾"一语，为庸俗误也。

凡淋证与白浊之治无异，如受热者清之，涩者利之，下陷者升提之，肾虚者补之，阳气不固者温之，外此无他法也。

淋证无论赤白而痛者，宜用三七之仿大分清饮主之，或用百四二之经验苡米汤，内再加生车前三钱，防己二钱，赤苓二钱，煎服即愈。

淋证不甚痛而点滴不已，或全是白浊，囊湿而冷者，此下部虚弱，不宜通利，当用七五之茯苓四逆汤，内加熟地一二两甚妙，或用五十之养阴益气法，亦屡试屡验。

以上皆治淋证虚实之大略也。

脱肛证治_{指方}

凡脱肛一证湿热者少，气虚者多，其因不一。果因湿热必有实证实脉，否则皆属虚候，不可不细加审察也。详各因于下，须按条查用，无不应验。

因泄泻日久而脱者，宜用百二二之仿胃关煎，再加醋炒，文蛤钱半，升麻五分主之。

因痢疾日久而脱者，宜用百二五之万应三方，内再加升麻，酒炒五分，乌梅三个，煎服。外用五倍子五钱，明矾三钱，煎

---

① 必：原作"一"，据石印本改。
② 勿妄：原作"忽忘"，据石印本改。

热汤洗之。

因酒湿过多而脱者，此由湿热所伤，宜用百四二之经验苡米汤，内再加槐花三钱，升麻八分，川芎二钱主之。

下血过多，肝肾不足而脱者，宜用百五六之补阴益气煎，内加文蛤，醋炒一钱，乌梅二个，煎服数十剂。

因命门火亏，阴中阳虚而脱者，百五七之水中取火法极效。

因中气不足而下陷者，宜用百九七之补中益气汤，或百五六之补阴益气煎，均应，总须守方多服。

产妇用力太过而脱者，宜用百五八之仿殿胞煎，加酒炒升麻三分，乌梅二个，煎服二三剂，中病即止，不宜多服。

小儿秉赋不足常见脱者，须放心大胆以百五六之补阴益气煎服之，至少亦须十余剂，如减分两必不投效，少服亦不效。

脱肛已久，如屡药不应者，即用百五九之热灰更易法极效。

内痔外痔证

痔疮一证，古人立名甚多，辨证亦繁，以余见之，不外乎虚实以尽之也。况今人生痔者十常六七，如外痔不必服药，倘系内痔，不成管则已，成管则为痔漏，竟有毕生不能愈者。然起居一切，能知随时珍摄，而以养阴之剂常时调补，每多寿过古稀，为养身之疾。倘酒色厚味毫无节制，而成痔漏，作泻腰痛并行者，其脉若两尺浮洪沉空者，即为危笃之候。外痔虽虚，而亦无碍。内痔总由用心太过，思虑太多，非一朝一夕所伤也，详列于下：

外痔未成管者，宜用百六十之方洗之。

内痔已成管者，即用百六一之方为丸，或用百六二之方亦可，然必须养阴补血之剂不离服之，如百五六之补阴益气煎、五十之养阴益气法，又如第八之养营汤，均属应验之剂。不必游移，放心多服。倘误用寒凉剥削等剂，必胃败而危笃矣。

辨小便不通

经曰：膀胱者，州都之官，津液藏焉，气化则能出矣。盖有化而入，而后有化而出；无化而出，必其无化而入。是以其出其入，皆由气化，非单言出者，言气化也。然则水中有气，气即水也，气中有水，水即气也。凡病小水不利者，实证易治，虚证难明。实证而用通利凉泻之法，人所共知。惟气虚而闭者，必下部虚寒，气不化水，水蓄不行，此阴中既已无阳，而欲强为通利，能无甚乎？见此证者，不可不细察虚实也。

论小便不通证治指方

膀胱有热，或肝肾实火不清而小便闭者，尺脉洪数，溺管必疼或点滴涩痛等证，宜用三七之仿大分清饮加味法，或用百四五之抽薪饮，或百六八之滑石散，均以绿豆二两同煎，皆为应验，空心服之，火退自通。

膀胱因气不化水而小便不通者，有气实、气虚二证。如气实而闭者，或因暴怒郁结，气凝壅塞不通，此必有外证，因事可凭，宜用三七之仿大分清饮投之，或用二百九之六安煎探吐之，均效。但吐法极妙，盖以上窍开则下窍自利也。

膀胱气虚而小便不通者，皆由下元虚损，或用心过度而子午不交，莫妙于百七九之加减金匮肾气汤最为相宜。若疑方内桂附不敢轻用，岂知下元虚寒，得寒愈凝，得热即行，舍此无以直达膀胱，而使水因气化也。倘下元不甚寒，而因气虚凝结不通者，则又以百九七之补中益气汤探吐之，亦妙。总之，因虚者不可徒事通利为要。

通治男妇老小体素虚弱，或久病后，或劳心后并无受热等证，而忽然小水不通者，莫妙于二百八之云雷鼓烫法。此余经验甚多，细阅方内所论，当知理之所在也。

辨大便不通

凡大便不通，非阴结即阳结也，二者足以尽之。盖阳结为邪气有余，宜攻宜泻；阴结为正气不足，宜滋宜补。是有火者便是阳结，无火者即属阴结，不得以大便不通而即以硝黄大进，当深思此二说耳。

论大便不通证治_{指方}

大便不通，如年壮力强而又因暴病闭结者，果有火证，火脉两凭，宜用二二之经验承气汤，或二三之六一承气汤亦可。

伤寒证，大便五六日不通者，如果口燥舌干，脉证两凭，实系邪入阳明，胃有燥粪，当于伤寒类查用诸承气法，倘无的证，未可妄下。

久病后便闭，或素系虚弱劳心之人而为闭者，其中有阳虚阴结，阴虚阳结之分。何谓阳虚阴结？盖命门火衰，则下焦阳气不行，阳气不行则不能传送，而阴寒之气凝于下，此阳虚而阴结也，当益其火而阴凝自化，宜用六部之右归饮，或用第一之大补元煎，以益其阳而自通矣。何谓阴虚阳结？盖肾阴不足，则下焦精血枯槁，精血枯槁则津液不行，而虚火之燥结于下，此阴虚而阳结也，当滋其水则火制自化，宜六部内之左归饮，或九八之滋阴润燥法，或百八之六味地黄汤，均属应验。

通治男妇老幼，除实热证外而大便不通者，莫妙于二百十之生血润肠法，此余独得屡应之方，百发百中。

凡老年、中年人而大便每多欲解不解，似闭非闭，或经旬日而登圊①，屡屡或止，些须而不能通畅者，无论男妇，皆系脾肾血亏，宜用百五六之补阴益气煎，或二一一之润肠汤，或二一二之通幽汤，均为应验。

辨明非风证俗误中风中痰证论

非风一证，即今医动辄所谓中风中痰也。《内经》所谓厥逆，即今之所谓中风，然而实非中风也。因此证多见人卒倒昏迷，语言蹇涩，即谓之中风②，每每妄投导痰、滚痰、疏散、驱风之剂。余历见若辈施治而难于挽回者，悉由大半惯用此等虐法，恬不为怪，殊不思《内经》所言。诸风者，皆由外感风寒，其病在腑，解散即愈，而并无卒倒昏迷之状，若果卒倒昏迷，语言蹇涩，口眼歪斜，痰涎壅盛，无不因七情所伤。既为七情所伤，可知病已在脏，自内之外，内已受伤，而外又从而表散，则内外皆虚，何能望其生机也？夫此等暴急之证，原因肾水早亏，肝无所养，以致肝木虚邪侵犯脾土，脾主四肢，所以手足拘紧抽搐也。且脾又主湿，湿则生痰；肾属水，水泛为痰。脾肾既亏，所以痰涎壅盛。肝在下，胃在中，心肺在上，肝邪犯上，胃阳自然上逆，逆则痰动。生痰在脾，贮痰在肺，痰随虚邪而上犯，必令神昏失守，阴阳混淆，焉得而不昏迷。凡此等证，先以真阴不足，复由内外劳伤，更或有隐衷所触，以损积伤之，元气尚堪，再加消散，而人不悟者，良可悯也。

---

① 圊：厕所。
② 风：原脱，据石印本补。

所以行气化痰之药，须斟酌佐用，不可孟浪，关系非轻，详列于下。

非风急治两可证_{附方}

非风之脉迟缓者生，急数弦大者死。

卒倒危急不醒，但察其有无死证。如无死证又无痰涌，但扶正掐其人中，自然渐醒。或开水，或姜汤徐徐灌之，俟苏醒时再察病源治之。

痰气俱无，独鼻孔之气尚微细者，急以独参汤或姜汤灌之，倘无参者即用熟附片一两，即将开水泡，兑生姜汁灌之，不可高声大叫及动哭声，使病者心不慌乱，冀其回春宜低声缓喊，吉。

痰涌甚者，或用泡龙丸一丸调服，暂开其痰，如痰不甚涌者，万不可用。

昏迷气喘，不醒人事，则用淡姜汤调苏合丸一丸，暂开其气。如气不甚满者，万不可用。

牙关紧闭，久不醒事者，则用三八五之通关散少许，吹入鼻内，有嚏者可治，无嚏者难治。或用皂角为末，捻纸烧烟，冲入鼻内亦可。

遗尿不自知者，此肾气虚脱，最为危险，急用百一八之经验参附理中汤，再加上肉桂二三钱，去皮，研末冲服。

以上诸证皆在两可之间，惟望其应药则吉也。

非风不治绝证

气大急大喘，失声，面灰白而脉浮大无根者，肺肾气绝。

神脱气脱，昏沉不省，面赤黑者，心脏气绝。

眼闭不开，急燥扰乱，面青灰白，囊缩遗尿者，肝脏气绝。

痰涎壅甚，吞吐不能，呃逆不止者，脾胃气绝。

周身冰冷，二便不通，或泄泻不禁，声喑不出，肾脏气绝。

口开眼闭，手撒遗尿，直视头摇，发直珠汗，或声如鼾睡，昏迷不醒，面鼻山根青黑，皆绝候也。

论治非风证<small>附半身不遂、麻木不仁等证指方</small>

凡非风证，男妇老幼皆有之，然惟中年、老年极多，以《内经》云：人至四十以后，阴气自半半者即衰之谓。或以年力衰迈，气血将离；或以情志不遂，阴阳怫郁。如人系明白，即或偶有昏迷，但当急培其本，即以第一之大补元煎，再加制首乌一二两，日服二剂，连日投之，屡试屡应。倘恶寒甚，舌苔淡白而滑，或灰黑而滑，并不口干，小便清利者，又属命门火衰，必用百一八之经验参附理中汤，内重用熟地二三两，放心大胆投之，立见回春，或用百四三之全真一气法，均妙。倘外证口渴舌干，唇焦眼赤，人虽昏迷，而喊问明白，难于言语，周身发热，痰亦稠浊，二便不利，或小便短黄等证，亦惟三二之加减一阴煎，或用三八之仿化阴煎加味法，均属余之历验甚多者，总宜日进两剂，连日投之，非数十剂不能收功。倘误听庸俗而逐日更方乱投，或见痰多而导痰，或见热多而退热，或见口干而妄用寒凉，或见语蹇涩而妄用全蝎、僵①蚕，或见大便闭结而妄投大黄、芒硝、枳实，或误认脉之浮大而虚为表有邪，或误②认脉之沉数无力为里有热。今补明泻，今温明凉，更有急则治其标一语，不知误尽许多。似此等者，再未有不速其危也，

---

① 僵：原作"姜"，据石印本改。
② 误：原作"为"，据石印本改。

庸俗浅见之医与之议论，反误大事，盖以少见多怪，故而慎之。

凡半身不遂、四肢无力、掉摇拘挛者，皆肝肾亏损之候，如树木衰去一枝，而津液不到，即一枝枯槁，是即人之血运不到也。经云：掌受血而能握，足受血而能行是也。又曰：治风先治血，血行风自灭。宜大滋阴血为主，即用三三之仿三阴煎，加倍连日投之，非百余剂不能奏效。倘汗多而气短少者，则又当用百五七之水中取火法，或用二五三之神应养真丹，余以此数法治愈者颇多，非守专方，非用重剂，断不能也。

凡麻木不仁不知痛痒者，均属气血两虚。盖麻属气虚，木属血虚，麻木不仁气血俱虚。血行不到，所以痛痒不知，或左或右，或左右均病，均属气血。万勿以俗云左属血，右属气之说，又勿泥于男左女右轻重之说，皆庸俗之语，无稽之谈。当思《内经》云：营气虚则不仁，卫气虚则不用，营卫俱虚，则不仁不用。其议可知矣。凡此等证悉由元气内伤，或劳碌过度，或酒色过伤，或风湿暗伤，或瘴疠暗伤，正气日薄，虚邪日深，总以培养元气，万万不可认作痰治。且人身之痰，并非另有一种之物，是知痰即液也，血也，元气足则化液化血，不足则化浊化痰。必察其生痰之源，治其生痰之本，斯为高手。总莫妙于滋其化源，如四五之扶脾养元法，加熟地二三两，连日大进数十剂后，自然见功。万不可行气化痰，自贻伊戚①。或用第二之寿脾煎，或二五三之神应养真丹，均应。近时有治此证用雷火针、太乙针者，以此火针而治一时之风寒，施之于强壮者未尝不侥幸取效，若用之于此等大虚之证，则大不通，万勿为

---

① 自贻伊戚：语出《诗经·小雅·小明》，曰："心之忧矣，自诒伊戚。"比喻自寻烦恼，自招忧患。

此等孟浪荒唐者惑之，余见因此治死者甚多。试思水既少，再用火攻，如釜中之水少而釜底侧，再为添薪，其釜焉能不灼干而破裂乎①？炙防党五钱，焦术四钱，云苓三钱，炙草二钱，法半夏三钱，广皮二钱，姜三片，红枣五枚，煎服②。

辨厥逆证即俗谓中风不语证共十一条指方

经曰：志不足则厥。又曰：肾气虚则厥。其厥为何？厥者，夺也，以内夺谓夺其五内之精气也。盖气之于血并走于上，即为大厥。厥则暴死，气复反则生，不反则死。此症今人所谓卒倒蹼跌之中风不语之症也。所言中脏中腑者，皆属荒谬，勿为泥惑也。盖厥则目无所见者，以其阳气并于上，阴气并于下，水火不相交接，故目无所见也。肺气上迫不能降，肾气下泄不能升，金水不相接续，故不能语言也。魂藏于肝，痰动于脾，土木紊乱，两相交争，故昏眩而不识人也。脏腑阴阳之气内室操戈，故脉来急促也，如此者均属气血败乱，大为不足之证。当此之时，阴阳将已离散，有何为痰，有何为火也。夫此证当知其源，或因膏粱过度，酒色过伤，而受病之源在脾肾也；或因乍逆悲忧，或因久郁愁结，而受病之源在肺也；或因情志不遂，郁怒莫伸，而受病之源在肝也；或因顺适太盛，喜事过多，而受病之源在心也。凡此皆由内伤，自内之外者之证，不急治其内而徒治其外，不亦大谬欤？兹以各厥证治详具于下，质诸通人则可，质诸庸俗则大误矣。

大厥，如人事不知，昏迷不醒，牙关紧闭者，当以前急治

---

① 再用火攻……破裂乎：原脱，据石印本补。
② 炙防党……煎服：石印本无，疑衍。

非风证救之，俟苏醒时，再为投药，如脉复苏醒，急用第一方服之。

寒厥，四肢清凉，二便自利，人似惺惺濛濛，似明白非明白之状，其脉微细或数而无力，畏寒喜热，脉与证应者，皆真寒之厥也，宜用百一八之经验附子理中汤主之。倘外虽似寒，而脉见沉数有力，口气熏蒸，或有臭气，大便秘结，小便短黄，腹上以冷水浸巾覆之得安者，虽外着厚衣，此系假寒真热之厥。经云：热深厥亦深，热浅厥亦浅。倘误治以寒证，而投以辛热之剂，正如火上加油，必大误事。宜用百四六之抽薪饮，或三六之养阴退阳法均效。

热厥，必先多热，烦燥不宁，人须①昏沉，必喜饮冷，脉亦沉数有力，大便坚闭，面赤唇红，此真热厥也，当以六七之局方犀角地②黄汤，或五三之加味人参白虎汤，均效。倘外面实系畏寒，手足似冷似热，或面青口干，或目赤头汗，忽饮冷饮热，其脉或浮数无力，或沉弦无力，不耐重按者，即属真寒于内，阳越于外。先以姜汁兑酒试之，如不吐，即系中寒而外假热也，当用七三之四逆汤，缓缓进之。如服药稍安，即以七五之茯苓四逆汤，数剂即愈。

气虚而厥，其人必素系体弱，操劳过度，偶有过虑，忽然卒倒，面白神昏，呼吸微细，脉必弦细无力，周身微冷，似明白非明白，问之能点头，指物能认识，此气厥证也，急宜又八之人参养营汤加倍煎服，或用百一七之十全大补汤，均属大效。愈后，即用四一之人参桂附膏速补之。

---

① 须：石印本作"虽"。
② 地：原作"地地"，衍一"地"字，据石印本删。

气实而厥，其人素亦健壮，或因偶尔大怒，气极而厥者昏迷不醒。经曰：大怒，则形气绝，而血菀于上。即此类也，令其缓缓苏醒，以百六三之排气饮先顺其气，然后用百二八之经验舒肝理气法服之，数剂痊愈。

因怒伤气而厥，后气平致真气伤者，其人或困倦神疲，懒言乏力，气不接续，足见气分本来不实，又因此受伤，其虚可知也。即不宜再行调气，调之愈伤，宜用三九之经验还元饮，查阅加减主之。

血厥证，或因一时大吐大崩，或大下血，皆令发厥。脉亦虚细无神，急宜先煎人参一二钱提之，或党参一二两亦可。俟神定后，以百五六之补阴益气煎加重人参，日服两剂。不可尽用血分之药，以几微之气忽尔散失，阴无所主也，倘再用寒凉，必速其危矣。

色厥证有二：一曰暴脱，一曰动血。凡色厥之暴脱者，必因其人本虚，偶因奇遇而勉力为之者有之，或相慕日久，而纵情肆欲者有之。故于事后，气随精去，暴脱不返，宜急掐人中，仍令女人搂抱在上，两口相对，以使暖气嘘通，令接其气，切不可松手畏丑而放手，放手万不能救，速用独参汤灌之，或速用灯火数十，醮炙其肛门之下肾囊之根处，以复阳气。第此事临时慌张，故多不能救者，然此以即病者言之，实不多见，其有不即时病者而为病死者，则实多也。何以言之？以其精泄过多，精去于缓，而气亦脱于渐，故每于房欲二三日后方见此证。因其病不在即，每多讳而不言，而不知中年之后，每因此受病者，是皆所谓色厥也。庸医误为中风中痰而治死者，诚谓冤沉海底。此等证，审其尺脉无神，十有六七，急宜大补命门阴精，如百一七之十全大补、八一之回阳救急、百一八之经验参附理

寿身小补家藏

一六六

中等方，皆可速用，以图挽回。必要日服二三剂，不可游移，若稍迁延，必误事矣。

色厥之动血者，以其欲火上炎，血随气上，必其情欲过极，不能尽遂其意。或大吐血，或鼻衄不止，或汗出不止，或喘急眩晕，此皆阴火上冲，先以二六之经验抑阴煎暂抑其势，旋即以百四三之经验全真一气法，日夜不断大剂投之，倘血厥不止而垂危者，非用百一八之经验参附理中汤必不能救，待其势定，仍以百四三之方，一日一剂，必数十剂，始得复元。

痰厥证，无论男女老幼，或因偶尔外感，一时痰壅昏愦，药不能进，或开或吐，先行其痰得通，然后察其因寒因火而治之。如因火者，以百十二之清化饮，或百四五之抽薪饮，均效；如因寒者，以六十之养阴轻解法，或五九之仿大温中饮，均为近时之大应验也。

酒厥之证极多，或素系大量而一时过饮，或素不善饮而一时强①饮，或大醉后为事触怒，或年力就衰，或秉赋素薄，或大病之后尚未复元而高兴强饮，以致卒倒昏迷，不知人事，急用绿豆捣碎，以开水冲，用筷即速搅②，凉灌之。或用梨汁灌之，先抑其热，大忌姜汤，俟苏醒后即以三二之加减一阴煎，或用九八之滋阴润燥法，内加枳椇子四钱，均宜。

祟厥之证，其人平日无病，或偶然乘夜外出，或即在屋内忽然跌蹼，昏迷不知人事，面青痰壅，四肢冰冷，此系精神素虚，为祟所触，急以病者之左角头发间烧灯火一壮，以回其阳，再以姜汤缓缓灌之，俟稍明白时，即用八一之回阳救急汤，或

① 强：原作"弦"，据石印本改。
② 搅：原作"绞"，据石印本改。

卷之四

一六七

用七七之姜附汤，均效。

阳痿证论

经曰：二阳之病发心脾，有不得隐曲，女子不月二阳，阳明胃土也，土藉火生，胃由脾运，今病发心脾，是火不能生土，脾不能运胃也。二阳为水谷之海，精血之所资生，有不得隐曲者，男子精虚，不得为房帏之隐曲也。女子不月者，女子血虚，月事不以时下也。又曰：思想无穷，所愿不得，意淫于外，入房太甚，宗筋弛纵，发为筋痿，及为白淫思想无穷，所愿不得，则怫郁于内，肝气伤矣。意淫于外者，其意淫纵于外，不静存也；入房太甚，宗筋弛纵者，房劳过度，阴器衰弱也。夫入房太甚，则为筋痿，相火不宁则为白淫也。又曰：阳明虚则宗筋纵阳明胃腑主润宗筋，故阳明虚则宗筋纵，纵者不能束骨而利关机，所以不能举也。又谓诸痿起于肺热，又谓治痿独取阳明，是则两说，何所从违也？然细绎经文，实为至理。盖肺金体燥，居上而主气，畏火者也；脾土性湿，居中而主四肢，畏木者也。火能炎上，若嗜欲无节，则水失所养，火无水制，则肺得火邪而热矣。木性刚急，肺受热则不能管摄一身，脾伤则四肢不能为用，而诸痿作矣诸委①者，谓脉痿、筋痿、肉痿、骨痿者是也。何谓脉痿？心应脉，心病于内，而血脉即应于外，心脏之气血升降不能自如，则脉痿矣。脉痿则胫骨不能任地也，胫骨无力，由于心气不与肾交也，此为脉痿。何谓筋痿？肝应筋，肝藏血，肝病于内，则血液竭而筋膜干，则筋无血养，筋枯则筋急而拘弯，甚至麻木不仁，不用。麻属气虚，木属血虚，气虚则不仁，不仁者不为我用也。血虚则不用，不用者不知痛痒也，如不仁又不用，是以偏枯瘫痪②，半身不遂，诸病名作矣。即男子茎物，属肝之经络，是筋痿者，生于肝之内

---

① 委：原作"矣"，据石印本改。
② 痪：原作"换"，据石印本改。

使也，此为筋痿。何谓肉痿？有渐于湿，居处相湿，以水为事。若有所留，则肌内濡溃，痹而不仁。痹者，闭也，血气凝涩不行也。痹之为病，或痛，或不痛不仁，痹而不仁，发为肉痿，肉痿者得之湿地也，此为肉痿。何谓骨痿？如经云：有所远行则身体劳倦，复逢大热则津竭而渴，渴则阳气内攻，阳气内攻则热舍于肾，肾者水，热则其应骨，今水不胜火，则骨枯而髓空，是以足不任身，周身无力，而两足不能行矣。是骨痿者，生于大热也，亦或生于肾虚也。肾虚之源，生于大热者十之三四，生于房帏者十有六七，此为骨痿，痿之为义，如委弃不用之意，举动不能。阳痿者，即茎物不能举动也。夫男子阳痿不起者，多由于命门火衰，精气虚冷，或七情劳倦，损伤阳气，或湿热炽盛，以致宗筋弛纵而为痿弱者，譬如酷暑时，则诸物绵萎。经云壮火食气，亦此谓也。《阴阳应象大论》云：壮火食气，少火生气。壮火者，亢盛之火，即相火也。相火过旺，可以散气，故曰壮火可以食气也。少火者和缓之火，即君火也，君火以旺可以生气，故曰少火可以生气也。二火贵得其平，即阴阳亦贵平耳。

阳痿证治指方

命门火衰，精气虚寒而阳物不举，或下部极冷而为阳痿者，宜用六部之右归饮，或用百五七之水中取火法，均须多服，必能大验。如妄用助兴之药，虽强助一时，而元阴愈竭矣戒之！慎之。

火不甚衰而阴气薄弱者，或一时难举，或举不甚久者，亦为阳痿，不宜过服热药，宜用六部内之左归饮，或用三五之仿归肾元法，或百五六之补阴益气煎，或四一之经验人参桂附膏，倍用熟地，均可用之，以多服为妙。

因忧思惊恐过度者，致令脾肾亏败，肝气受伤，而为阳痿者，必须大开怀抱，方得振兴，徒资药力，终难见效，宜用九六之五福饮，内加枸杞、菟丝各三钱，或早用四五之扶脾养元法一剂，晚用六四之仿宁志膏加味法一剂，每日如此，以百剂后当强壮而起色矣。

肝肾湿热，以致宗筋弛纵而阳痿者，当察其必有火证。火脉内外相符，方是湿热之害，即属如此，亦不可尽用苦寒泻之，当知肾无泻法也，宜用三六之养阴退阳法，或百八之六味地黄汤，或三二之加减一阴煎，均极稳妥。

脚气证治

经云：阳受风气，阴受湿气风为阳邪，故阳受风气；湿为阴邪，故阴受湿气。又曰：伤于风者，上先受之；伤于湿者，下先受之阳气在上，极则乃下；阴气在下，极则始上。凡阳病者，上行极而下；阴病者，下行极而上。故伤于风者，上先受之，极乃下也；伤于湿者，下先受之，极乃上也。所谓上病下取，下病①上取是也。今时脚气之证，古无此名，即经之所谓痹也痹者，闭也，血气凝滞不行，有风寒湿三气之痹，六脏六腑皆有痹证。痹之为病，或痛或不痛，或不仁，或寒或热，或燥或湿，皆为痹证。以气血不和故也。其有纵缓不收者，即经之所谓痿也，甚则痛而上冲者俗谓脚气上冲之证，即经之所谓厥逆也。且脚气本水湿下壅之病，而实非阳邪外感证也肾属水，脾主湿，脾肾之气不得上升而壅滞于下，故脚壅而痛。治此证者，纯用补剂，愈助其壅，纯用通剂，愈耗其元，总宜相其虚实，于滋补中而以宣通之味干②旋之，则无论谓之痹证可，谓之脚气可，期治之得当耳。

脚气用药论

凡治脚气之药，如《活人》等书云：服补药及汤淋洗者，皆医之所禁也。此亦一偏之说耳。盖补有宜禁者，以邪壅气实，

---

① 病：原作"取"，据石印本改。
② 干：诸本同，疑"斡"之讹字。

秉赋素强，受证亦实，是补之当禁也。淋洗有宜禁者，以明受湿，或居处湿地，或身被风雨未曾疏散，而湿邪壅于下部，又或皮肤明见湿疮，是水湿，淋洗之当禁也。如果下部虚寒，沉软沉细之脉，或因病后，或因血虚，不能营筋，或因气虚不能运用，岂尚堪禁补乎？又若寒邪、湿热壅结不散而为肿为痛者，最宜辛香苏散之药煎汤熏洗，则退邪极速，岂禁洗乎？总之，补以补其弱也，洗以逐其滞也，夫何禁之有？但用药贵乎灵通，补泻相其虚实，如苍术、白术、防己、南星以去湿，羌活、独活、木瓜、槟榔，行气利关节以去壅，佐木通、牛膝以引经，当归、生地以和血，熟地、淮药以补精，此必用之药也，变通活法无一定也。是《活人》等书所言，治此证之法而一味破耗投之，施之于实证，则真可活人，若施之于虚证，吾当谓彼①杀人耳。读书用药，临证治病，总须揣情度理，万勿胶柱鼓瑟为要。余谆谆告诫，无非为家庭计，实难与俗医言也。

脚气证治_{指方}

脚气有因寒湿外侵而成者，其证疼痛拘挛，恶寒清厥，脉多弦细，重按又兼紧象者，宜温经除湿为主，如二五八之鸡鸣散，或三一之五积散，或五一之消风百解法，或二五九之立效散，或二六十之当归拈痛汤，皆可择用。

脚气有因湿热内蒸而成者，多因酒食不节，其证必烦热多渴，脉见滑数而沉，部有鼓指之象，又或二便不利，治宜利湿清火为主，如百四二之经验苡米汤，或二六一之仿防己饮，或用二六三之加减槟榔汤，及二六二之小续命汤，均属可用。

---

① 彼：原作"被"，据石印本改。

脚气凡属实邪者，壅盛肿痛，二便秘结，腰脊胀疼，胸膈饱闷，脉来洪大而实，治宜疏导通利为主，如二六四之羌活导滞汤，二六五之枳实大黄汤，五八之清理导滞法，八二之清理解痛法，皆可斟酌用之。

脚气凡属虚邪者，或因病后失调，或因忧思隐憾，或因感慨暗悲，或因劳欲不节，或因酒后拂意，或内有亏损而外有脚气者，盖脾胃肝肾之脉皆出于足，邪则乘虚而入，故肝虚则筋病，肾虚则骨病，脾虚则肌肉病，胃虚则宗筋病，或脚膝无力，或瘫痪顽木，或遍体疼痛，或两脚疼胀异常，二便不结，口干不渴，懒言少食，烦躁不宁，皆属阴虚之证，急宜滋其阴血，而肝得所养，其痛自除，宜用二五三之神应养真丹，或百八之八味地黄汤，再以二五四之虎骨酒，空心随量饮之，不必过醉，如痛甚不能落地者，当用二五七之加味地黄汤主之，其痛处外用二五六之敷药方，敷之无不见效。但此证必宜平日养气，使心气和平，而营气调畅，自然易愈。倘急躁之性不除，此病竟难全可，久之筋缩液干，必致痿痹不仁，而步履维艰，则成废人矣，病者、治者可不慎欤。

辨肿胀气水虚实总要

凡肿胀之证，分脏腑，分水气，分虚实。如五脏之胀：心胀者，心烦短气，卧不安；肺胀者，虚满而喘咳；肝胀者，胁下满痛引小腹；脾胀者，四肢烦，身重卧不安；肾胀者，腹满引背，央央然腰痛。此五脏之胀也。六腑胀者：胃胀者，腹满胃脘痛，鼻闻焦臭，不思食，大便难；大肠胀者，肠鸣而痛，飧泄不化；小肠胀者，小腹䐜胀，引腰而痛；膀胱胀者，小腹满，小便癃闭；三焦胀者，气满于皮肤中，轻轻然而不坚；胆胀者，胁下痛胀，口中苦，善太息。此六腑之胀也。其次分水肿气肿、酒肿色肿、虚肿实肿、可治不可治之证，均详于下，宜细玩之。

水肿证治_{指方}

凡水肿之证，按之窅音查，深也而不起，此其水在肉中，如糟如泥，按而散之，猝不能聚，此其候也。盖水之为病，多属阴证，阳旺则气化而水即为精，阳衰则气不化而精即为水。是水之不能化，必因气之虚，岂非阴中无阳乎？此水肿之病所以多属阳虚也，必当速救本源，庶保万一。盖以此证分而言之，则脾肺肾三脏相连而病，合而言之，而病本皆归于肾。故凡治肿者，必先治水，治水者，必先治气。气不能化水，必不利，惟下焦之真气得行始能传化，下焦之真水得位始能分清，总莫妙于百七九之薛氏加减金匮肾气汤，诚对证之方，极为大效。其方内之妙处者何？如用附桂者，以化阴中之阳也，熟地、山药、牛膝以养阴中之水也，茯苓、泽泻、车前以利阴中之滞也。能使气化于精，即所以治肺也；补火生土，即所以治脾也；壮水通窍，即所以治肾也。此方补而不滞，利而不滑，其应如向①，实无出其右者。且脾土非命门之火不能生，肺气非命门之火不能化。人知土能制水而不知阳实治阴，人知气化为精而不知精化为气也，虚则补母，正此谓耳。又有素系阳盛而三焦多火病为水肿者，其证必烦渴喜冷，或面赤便结，头面诸肿，或脉见滑实，此湿热相抟，阴虚之证也。而附桂辛热之药，又

---

① 向：疑"响"之讹。《庄子·天下》曰："其动若水，其静若镜，其应若响。"

不可投，宜用百八之六味地黄汤，加牛膝、车前、麦冬各三钱，大剂服之，均须守方多服，难图速效。

气肿证治_{指方}

凡气肿之证，其色苍，其肉坚，其胀或连胸胁，或随按而起，无窅形者，此其候也。盖肿有气虚、气实之别，如气实肿者，必大便鞭结，小便红黄，脉滑有力，形色红黄，气息粗长，此气实之肿也。经曰：中满者，泻之于内，宜用百八十之仿廓清饮主之。然必察其果，系实证方可投之，倘非实证，不可妄用。如气虚之肿者，必大便稀溏，小便清白，而脉见浮弦微细，重按无力，形容憔悴，声音短促，此气虚之肿也。经曰：足太阴脾虚则鼓胀也。急宜速培元气，以救根本，如四五之扶脾养元法、百一八之经验参附理中汤，以及百四三之全真一气法，皆为大应之剂。再以百八一之神香散，日服三次，与煎药间之，再无不愈。人谓单腹胀无一能生，余以此法治愈者亦复①不少，但万不可图速效，总须数十剂或百剂方得见效。至若古方之舟车丸、神祐丸、巴豆丸、感应丸，名色虽美②，皆大攻大伐之药，施之于藜藿劳力之辈，间谓神方，用之于膏粱劳心之人，则为鬼路，可不慎欤！

肿胀险证

凡水肿先起于腹而后散于四肢者，可治；先起于四肢而后归于腹者，难治。掌肿无纹者，死；大便滑泄、水肿不消者，

---

① 复：原作"腹"，据石印本改。
② 美：原作"矣"，据石印本改。

死；唇黑唇肿齿焦者，死；脐肿突出者，死；缺盆骨平者，死；阴囊茎物均肿者，死；脉绝口张足肿者，死；足跗膝肿如斗者，死；肚上青筋大见，泻后腹肿者，死。男从身下肿上，女从身上肿下，皆难治，即俗谓"男怕穿靴，女怕戴帽"者是也。

积聚癥瘕括要

凡积聚之病，男妇大小皆有之，惟妇人得此证者极多。诸书辨论亦繁，学者亦难了然于心。余以浅近譬之，盖积者如日积月累，推之不动，按之不移，痛有定处也；聚者，聚散无常，有时而聚，有时而散，痛无定处也；癥者，有物可征之谓癥，推之不能动也，亦属于积；瘕者，假也，假物成形之谓瘕，推之亦能动也，亦属于聚。总而言之，不外乎气血二端。推之不动者，其病在血；推之能动者，其病在气。审脉之虚实，人之强弱，攻之补之，相机而行。至若在脐之左右者为癥①，在两肋之间者为癖，在小腹而牵引腰胁者为疝，此三者痛即现，不痛即不现也。《难经》以积为阴气，聚为阳气，是无形之聚其散易，有形之积其破难。治此证者，当详审脉之虚实，人之强弱，年之老壮，不可孟浪也。

批：又曰：肝之积名曰肥气，在左胁下，如覆杯，有头足，久不愈令人发咳、痎疟，连岁不已；心之积名曰伏梁，起脐②上，大如臂，上至心下，久不愈令人病，烦心；脾之积名曰痞气，在胃脘，覆大如盘，久不愈令人四肢不收，发黄疸，饮食不为肌肤；肺之积名曰息贲，在右胁下，覆大如杯，久不已令人洒淅寒热，喘咳，发肺壅；肾之积名曰奔豚，发于少腹，上至心下，若豚壮，或上或下无时，久不已令人喘逆，骨痿少气。当知之。

---

① 癥：原作"疝"，据石印本改。
② 脐：原作"济"，据石印本改。

论积聚虚实证治_{指方}

凡治积聚之要，全在乎攻补得宜，而攻补之宜，又当于孰缓孰急中辨之，如积聚未久而元气未衰，故不容缓，缓则内势猖獗，当速攻之，所谓除暴安良者是也。倘积聚日久，元气渐虚，若一味攻之，而积气本远攻不易及，胃气切近，先受其伤，愈攻愈虚，是不能死于积而死于攻矣。每治新病实邪者，急攻无难，惟治久病虚邪者，缓治不易。缓治者，何只宜专补正气？养胃扶脾，和肝滋肾，以固其本，使主气日强，经气日通，则积痞自消。经云养正邪自除，是即万全之策，即治诸病属虚者，亦宜于此。

坚积气实者，审其脉实，视其体强，趁此攻之，如二一九之秘方化滞丸，或二一三之赤金豆、二二十之百顺丸之类，皆攻剂之极竣者也。又如二一七之陈米三棱丸、二一八之温白丸、二一四之太平丸、二一五之胜红丸、二一六之助气丸之类，皆攻剂之次者也。其中有以丸方而减分两作煎剂者，已于方内注明，须详察而善用之。

上八方虽为治积聚之攻法，总须详察，其受病未久，元气未衰，方敢用之。洁古云：壮人无积，虚人则有之，脾胃怯弱，气血两衰，六淫有感，七情有伤，皆能成积。若徒以磨坚破结之药治之，病虽去而人已衰矣。然攻法不得不备，未必全无实证，诚恐用时则暂快，药过则依然，气愈消，病愈大，有何益哉？故治积聚者当先养正，则疾自除，譬如满座皆君子，纵有一小人，自无容地而去。但令其真气实，胃气强，积则消矣。治积之法，全在乎相其邪正虚实而详审之，断不可孟浪造次。慎之！慎之！

无形气聚时作时止者，如百二七之神香散、三十之服蛮煎，以及百三一之经验排气饮加味法，皆可择用，愈后以四五之扶脾养元法，或五十之养阴益气法，以多服为妙。

凡脾胃不足及虚弱失调之人，多有积聚之病，总宜培补脾肾，或用百三七之五君子煎加味法，再用百二七神香散间服，或用百三十之七补三攻法，所谓养正积自除也。

凡坚鞭之积不受补药者，或外用二二一之阿魏膏，或二二二之琥珀膏，或二二三贴痞琥珀膏，或二二四水红花膏之类，以膏药攻其外，再以干桑枝燃火于患处照之，令火气内透，以通其内。此治坚硬之积，非此不消。午后以百二九之三补七攻法服之，每日一剂，其桑火照法仍一日一次，照时避风。此治新起未久之积，而体强壮者用之，虚弱者不可妄用。

咳嗽证论

咳嗽之证，《内经》言之固详，而初学难于领略，即巢氏亦有十咳证，陈氏亦有三因证，其说亦繁，余撮其要而言之。夫五脏六腑皆令人咳，非独在肺，不过由于肺之传耳。咳者，有声而无痰；嗽者，有痰而无声。有声有痰则谓之咳嗽也，其证非外感即内伤。外感者多实邪，内伤者尽虚邪。盖外感之咳，其来在肺，故必由肺以及诸脏，此肺为本而诸脏为标也；内伤之咳先伤他脏，故必由他脏以及于肺，当以他脏为本，而肺为标也。经曰：治病必求其本。正此谓也。且外感之咳，其来也暴；内伤之咳，其来也徐。外感咳嗽，或温或散，治之颇易；内伤咳嗽，必和必补，治之较难。老少男女，咳分虚实，清稀稠浊，痰辨阴阳，痰咳在可治之间，干咳多不治之证，须察脉听声，宜问明久暂，老弱防其喘促，婴儿防其惊风，孕妇防其动胎，幼女防其经闭，咳嗽一证可轻视哉？

咳嗽证治_{指方}

外感咳嗽，无论四季、男妇老幼，悉由随时风寒客于肺中，莫妙于四三之六安煎，一二剂即愈。若年老而素系阴虚者，先服六安煎，之后再用百五二之金水六君煎，连服数剂，无不应验。倘内有火证，所咳之痰稠浊异常，舌苔黄白相兼而口微渴者，亦宜先用六安煎投之，再用十七之玉女煎，一二剂即愈，或用百一二之清化饮亦可。此数方，每治外感咳嗽者，屡试屡应，均称神剂。

内伤咳嗽，其来日久，其咳日渐。或因五脏之气分受伤，则自上而下，由脾由①肾，而肾中之虚火复刑于肺；或因五脏之精分受伤，则自下而上，由肾由脾以极于肺。倘精气俱伤，而肺肾俱病，他脏更属不免。所以劳损之咳最为难治，最为缠绵，正以病在根本，诊治不易为力也。然治上者必从下取，治下者必从上取，当知气中有精，精中有气，斯可以言虚劳之咳嗽矣。然辨之之法，必得以外证察之，脉象凭之，倘外证并无燥象，唇青面白，脉见虚弦，重按力薄，所咳之痰清稀，或淡味，或辛味，而病者朝轻暮重阳虚喜阳助，上半日阳气正旺，以阳气帮扶病人，故朝轻而暮重也，且不时恶寒喜暖，此气分受伤之咳也，宜用百五七之水中取火法，或二三三之理阴煎，放心多服，万勿游移。倘寒之甚者，则又当以四十之经验回阳饮与前方相间服之，必数十剂后始能渐愈。倘外证颇有燥象，唇红面赤，脉见弦数，重按颇燥，及至重按附骨，而力又薄，所咳之痰稠浊，

---

① 由：原作"内"，据石印本改。

或咸或臭，而病者朝重暮轻阴虚喜阴助，下半日阴气正旺，而以阴气帮扶病人，故朝重而暮轻也，且不时恶热喜凉，此精分受伤之咳也，宜用九八之滋阴润燥法，或用三二之加减一阴煎，或五十之养阴益气法，或三五之仿归肾元法，均为对证之方，多服自愈。倘燥之甚者，即以二六之经验抑阴煎与前方相间服之，百发百中。

干咳无痰之证，声亮者易治，声哑者极难。或因误服寒凉过甚，或因已病而起居不谨，病势至此，无论有火无火，而脏腑之受伤已极，倘再治不得法，再用苦寒，是速其亡也。且肺属金，金空则鸣，金破无声，倘声已哑，而肺金之气将已惫矣。凡此等证，于一切辛香动窜之药毫不可犯，惟宜至静至纯之剂，以生精润燥为主，稍用辛散必致汗脱，稍用泻利必致下脱，诊其脉必弦细而微，察其色必日经屡变。惟以上半日用第四之秋露饮一剂，夜间用三九之经验还元饮一剂，每日如此煎服；再用二八一之经验既济膏，每夜五更后用开水冲化一两，临睡时冲化一两，服至一月之久，能饮食略加，声音略开，方可望其生机耳。此证近时甚多，余亦活人不少，照此治法，成败亦无悔也。

呃①逆证论兼明五脏

《宣明五气篇》曰：五气所病，心为噫，肺为咳，肝为语，脾为吞，肾为欠，为嚏，胃为气逆，为哕，为恐，大肠、小肠为泄，下焦溢为水，膀胱不利为癃，不约为遗溺，胆为怒，是谓五病五气

① 呃：原作"厄"，据石印本改。

所病者，五脏本气为病也。病气在心则为噫，噫，微嗳也；病气在肺则为咳，咳，气上逆也；病气在肝则为语，语，多言也；病气在脾则为吞，吞，舌本不和也；病气在肾则为欠、为嚏，欠者，阴阳相引，嚏者，阴出于阳也。此五脏本气不和而为病也。五脏不和则六腑不利，故胃病则为气逆，不能上出于肺则为哕，哕，呃也；不能下交于肾则为恐，恐，戊癸不合也；大肠小肠病则为泄，泄，水谷下注也；下焦病不能决渎，则从溢而为水；膀胱病则气滞而为癃，癃，小便不利而闭也，气虚不约则为遗溺；胆病郁而不舒则为恐。此五气为病，波及于六腑也，凡此是谓五病，所谓有诸内必形诸外，宜细心察之。呃逆之证，即经云"胃为气逆、为哕、为恐"是也。哕者，即呃逆也，非咳逆也；咳逆者，咳嗽之甚者也，非呃逆也。今医妄①以哕即干呕，殊不知干呕者无物之吐，即呕也，非哕也。又云咳逆即噫也，殊不知噫者食饱之息，即嗳气也，非咳逆也。当以此为谓，勿随俗医所言。总之，呃逆一证有兼寒兼热者，有食滞气滞者，有中气虚肾气竭者，若偶尔之呃，人之常情，气顺则止，本不必治，惟屡呃及呃之不止者，而更以病中元气大虚而忽然大呃不止，连声呃逆者，此元气败极，最为危笃，一日不止即难治矣。详证治于下，宜细玩之。

呃逆证治_{指方}

因外感风寒而呃者，或多食生冷致令胃寒而呃者，宜二七七之加味橘皮干姜汤主之。若寒之甚者，即以七三之四逆汤投之，或七五之茯苓四逆汤亦可。

因胃火上逆而呃者，其证必喜冷，口渴，口臭，胸中烦闷，脉亦滑实，必用二八二之安胃饮，一二剂即止。

气逆而为呃逆者，宜用二七六之加味沉香降气饮，加柿蒂

---

① 妄：原作"忘"，据石印本改。

二钱主之，或用二八三之三因丁香散，均效。

脾胃虚寒，喜热恶寒而呃者，宜用七六之加味乌梅理中汤，或二八四之丁香柿蒂散，均效。

肝肾虚寒，下焦之气不能畅达而上升，致令悠悠作呃，腰膝无力，宜用二八七之仿归气饮，极妙。

伤寒热证有呃逆者，系阳明燥粪作祟，宜用二四之加味调胃承气汤下之，无热脉者不可妄用。

伤寒邪倘未解，而用补太早，致中焦壅遏而呃者，宜用百十一之神解散主之，或二八二之安胃饮亦可。

伤寒及杂病而误攻误下误汗，误用寒凉竣利之剂，致令脾肾胃气大虚大寒，头身冷汗如珠而呃逆者，极为凶险，迟则难救，急用第一之大补元煎，或四十之经验回阳饮、八一之回阳救急汤，均为大效，倘服此数方而犹不止者，难治。

呃逆连声不歇，服药不效者，急用二八六之鼻嗅法治之，倘此法再不应，不必治矣。

呕吐证论

呕吐之证，经义辨论极详，按条引证，头绪纷繁。总而言之，一虚一实而已。实者有邪，去其邪自愈；虚者无邪，则全有胃气之虚也。所谓邪者，或暴伤寒凉，或暴伤饮食，或因胃火上冲，或因肝气上逆，或痰①饮水气聚于胸中，或表邪传里聚于少阳阳明之间，皆令人呕，此呕吐之实邪者也。虚邪者本无内伤，亦无外感，而易于呕吐者，此既无邪，必胃虚也。或遇微寒，或遇微劳，或饮食稍有不调，或肝气微逆，稍有所触

---

① 痰：原作"淡"，据石印本改。

动辄呕吐，总属胃虚也。虚者实者，皆以胃气为言，使果脾健胃强，运行不息，何至呕吐？且呕吐在伤寒中，或有热在上焦，宜用攻下之法。若杂病而凡呕吐者，非胃寒不化，即脾虚不运，脾胃既虚，岂可攻乎？盖上下之病气或不相涉，而上下之元气无不相依，正恐病在上而攻其下，下愈虚而上愈困，此呕吐之所以不可攻下者，万勿孟浪，而致后悔莫及也。至若经有云：诸逆冲上皆属于火。此伤寒证中有之，而杂病中未必尽然也。今医一见呕吐，无论虚实，皆引此语以乱人意，是亦读经之全未用心领略，只徒记得几句《内经》，公然行医，一味惑人，一味射利，真令人可鄙可憾！

实呕证治<small>八条指方</small>

寒邪犯胃而呕吐者，或因饮食寒凉致伤胃气，宜用二八八之大和中饮，或百二七之神香散，或百三二之仿和胃饮，均效。

因阴寒痧气而呕吐作泄者，亦惟百三二之仿和胃饮最佳，或用二七五之加减六和汤亦妙。

伤寒疟疾外发寒热而呕吐者，此表邪将次入里，宜一百九之加味柴胡双解散主之。倘素系阳虚者，惟十四之大温中饮最佳。

中焦有火，胃火上逆而呕者，外证必发热作渴，烦燥不安，形色壮丽，脉必洪数有力，审的①真属火邪，惟以百四五之抽薪饮，或用百十三之芳香饮，或二六之经验抑阴煎，均可择用。倘非火证，万不可用。盖以胃总喜暖，不喜寒，故须审的，不可荒唐。

---

① 审的：确切，确凿。

痰①饮留于胸中，水停中脘，甚至沥沥有声而呕吐者，或痰，或水，宜用百二三之仿和胃饮，或二七七之加味橘皮干姜汤，或用二九十之茯术二陈汤，均应。

因郁怒致动肝气犯胃而呕吐者，其人必素系胃虚，所以易于触犯，须顾其胃气，宜用五五之安胃扶脾法，或用七六之加味理中乌梅汤，均效。倘气逆甚而呕不止者，即以八五之木香调气散加减法投之，或百二七之神香散，均妙。

疟痢两证而作呕吐者，必因表邪内陷，胃气虚寒，若再作火治，其危速矣。惟用三十之服蛮煎最妙。

呕蛔虫不必治蛔，呕止而蛔自不出矣，老小皆有此证，如因胃火者，宜用百四六之徙薪饮主之。倘胃气虚寒，仓廪空虚，或久病胃弱，或小儿体虚，或孕妇胃气、胎气不和，均以二九一之仿仲景乌梅丸作煎剂投之，立效。

虚呕证治<small>指方</small>

凡胃虚作呕者，其证不一。若胃脘不胀者，非实邪也；胸膈不痛者，非气逆也；内无热燥者，非火证也；外无寒热者，非表邪也。无食无火而忽然呕吐者，胃虚也；呕吐无常而时作时止者，胃虚也；食无所停而闻食作呕者，胃虚也；气无所逆而闻气作呕者，胃虚也；或身背、或饮食微冷即呕者，胃虚也；或吞酸，或嗳腐，时若恶心兀兀然、泛泛然，冷咽不安者，胃虚也；或因病误治，妄用克伐寒凉，本无呕而致呕者，胃虚也；或朝食暮吐，暮食朝吐，食入中焦而不化者，胃虚也；食入下焦而不化者，土母无伤，命门虚也。凡此诸虚必皆宜补，是固

---

① 痰：原作"发"，据石印本改。

然矣。然胃本属土，非火不生，非暖不化。是土寒者，即土虚也；土虚者，即火虚也。故曰：脾喜暖而恶寒，土恶湿而喜燥，所以东垣《脾胃论》特著温补之法，盖特为胃气而设也，庸可忽哉！第在河间①则言呕因胃火，是火多实也。兹余言呕因胃寒，是寒多虚也。一热一寒，是皆失中和之论，不知呕因火者。余非言其必无，但因火而呕者少，因寒而呕者多耳，因胃强而呕者少，因胃弱而呕者多也，故不得不有此辨。

虚呕之证，但当以温胃补脾为主，如百一八之经验参附理中汤、七五之茯苓四逆汤主之。

胃中寒甚者，即以四十之经验回阳饮主之。

肾虚水泛为痰而呕者，宜用二三三之理阴煎，或百五七水中取火法主之。

偶因饮食中阴毒之物，如菌之等等，此阴霾之毒，非大加辛热莫解，急用八一之回阳救急汤，最为大应，百发百中。

喘促总论

《逆调论》曰：夫不得卧，卧则喘者，是水气之客也。夫水者，循津液而流也。肾主水脏，主津液，主卧与喘也夫不得卧，卧则喘者，是水寒之气客于肺也。夫水者，循肠胃之津液而流行也。肾为水脏，津液之主，今水气客之，故主不得卧与喘也。此经言肺邪而实喘也。又《调经论》曰：气有余则喘咳上气，不足则息利少气喘咳上气者，肺气内逆而有余；息利少气者，肺气内虚而不足。息利，鼻气出入也。《本神篇》云：肺气虚则鼻塞不利，少气，实则喘喝，胸盈仰息。此经言虚实两象。又《至真要大论》曰：诸气𫘪郁，皆属于肺言诸气而胸膈𫘪郁，病

---

① 间：原作"涧"，据石印本改。

皆属于肺，以诸气通于肺也。夫气喘之证辨清虚实二字，治无奇特，稍有错乱，生死关头。然则何以辨之？盖实喘者有邪，邪气实也；虚喘者无邪，亢气虚也。实喘者，气长而有余；虚喘者，气短而不续。实喘者，胸胀气粗，声高息涌，膨膨然，若不能容，惟呼出为快也新病可暂治标，久病仍当培本；虚喘者，慌张气怯，声低息短，惶惶然，若气欲断，提之若不能升，吞之若不相及，劳动则甚而惟急促似喘，但得引长一息为快也此证远时更多，其肺肾虚寒者十有八九，肥胖人更多虚喘，以胖人血实而气虚也。总之，实喘者其责在肺，虚喘者其责在肾。盖肺为气之主，肾乃气之根。以肺居于上焦而邪气犯之，则上焦气壅即为喘。喘为气之壅滞者，轻则清之，重则破之。肾主精液居于下焦，若真阴①亏损，精不化气，致令肾气不得上升，则下不上交而为促。促者，断之基也。气既短促而再加消耗，如压卵矣卵者，蛋之谓也，蛋压即破。且以脉象言之，气盛，有邪之脉，必滑数有力，气虚，无邪之脉，必微弱无神，此脉候有不同，而外证有当别也。至于哮吼之证，非另有一种，即喘促之甚者，有新病而即哮吼者，或因肺有实邪，未能清利，而妄用参、芪、白术以助其邪，治之亦易。易者消之、破之、清之、利之，而肺中干净，邪出自愈。倘久病而每哮喘者，偶有所触，无论寒暑，一发即剧，治之较难，难者以其元气大虚，肾根亏损也。总宜大补真元，滋水助火，始为正治，万不可行气化痰。更有久病喘促之甚者而动辄哮吼，治之尤难。尤难者何难于除根也，更须节欲忌酒，凡辛辣耗消之物，毫不可犯，倘不自爱，自贻伊戚。其治虚实之法略具于下，不必另寻奇路，照此投法，极为稳妥，

---

① 阴：原作"修"，据《医述·卷十·杂证汇参》改。

勿为庸惑也。

实喘证治_{指方}

凡实喘证，如因风寒外感，发热而咳喘并行者，宜用四三之加味六安煎，再加细辛五七分。如因寒而微有火而发喘者，宜用七二之羌活冲和汤，或用六十之养阴轻解法主之。如肺有实火，浓稠臭痰，腮红口辛而喘者，宜用五六之经验润燥法，或用百四五之抽薪饮，或十六之经验甘露饮，皆可择用，均效。

虚喘证治_{指方①}

凡虚喘证十居八九，男妇老幼皆有之。若脾肺气虚，不过在中上二焦，化源未亏，其病犹浅；若肝肾气虚，则病出下焦而本末俱病，其病则深。此当速救根元，以接助真气，庶可回生。且虚喘病象非止一端，各列于下，治无余蕴矣。

虚喘并无风寒咳嗽等病，而忽见气断以喘，或在泄精之后，或在大汗之后，或在大病之后，或在大小便之后，或妇人月事之后，或产后去血过多之后，或小儿惊风之后，麻痘之后而喘促更甚，气道壅塞，上下不相接续，势剧垂危者，总莫妙于二三四之仿真元饮，或经验之百四三全真一气法，二方极效。

脾肺气虚，上焦微热微渴而喘者，宜用六六之生脉散主之，或用三六之养阴退阳法亦可。

肺经虚火过重时咳稠痰，口中辛臭，嗜卧困倦，脉亦浮数无力，烦渴多汗而喘者，宜用百八之六味地黄汤，或用二六之经验抑阴煎，均效。倘在夏热，则以十七之玉女煎，极效。

---

① 方：原脱，据石印本补。

喘促，或因肿胀之病日久缠绵而发喘者，或经误用攻伐太过致令发喘者，皆以百七九之加减金匮肾气汤，多服即效。

老年人或久病气虚发喘者，但当以养肺为主，如第三之春和膏、第四之秋露饮，或三四之仿归肾元法，均为大效。

喘促难治证

喘不得卧而脉浮大，按之空虚者，元气大虚，难治。

喘促，通身振振，慌张不宁，微劳即喘，多言即喘，小便不禁，此情欲受伤，元气无根，难治。

喘促昏不知人，六脉模糊，痰涎壅甚者，难治。凡此不必投药①。

吞酸吐酸呕酸总论

须细心领会诸病，即能贯通，余遵遗命，苦心此道，愿儿侄子孙勿忽也。

夫吞酸之证其说不一，如《内经·至真篇》云：诸呕吐酸，暴注下迫，皆属于热。又曰：寒气客于肠胃，厥逆上出耳。云：心胃生寒，胸中不和②，唾出清水，及为哕噫。此言呕吐之有寒也。由此观之，则此处为热，彼处为寒，岂《内经》自相矛盾耶？殊不知《内经》之理，圆通详晰，无所不备，故有此言其常而彼言其变，此言其顺而彼言其逆。读书务宜悟其源流，察其分合，博而为千为万，约而总归③一理，管窥之见，乌足以尽宗旨之妙哉！盖察病当察以理，察理当察以真，勿为见之所偏，始领经之正旨。此证河间言其为热，东垣言其为寒，是

---

① 涎壅……投药：原脱，据石印本补。

② 和：原作"知"，据石印本改。

③ 归：原作"理"，据石印本改。

见之偏者也。故后世各宗一说，各守一据，是全不细绎经旨而各具一见，所以寒热殊途，盖《内经》系以司天之运气概言病应，非以呕吐、注泻皆为内热病也。如果言热而又何以言寒也？且夫饮食之酸，言由乎热，似亦近理，然食在釜中能使化，不能使酸者，此以火力强而速化无留也，若起置器中，必久而后酸，此由停积而酸，非因热而酸也。尝见水浆冷积既久未有不酸者，此岂热也？因不行也。又云：造酒者热则作酸，似亦近理，然必于二三日之后，郁热不开，然后成酸，未有热作及时而遂成酸者。且人之胃气，原自大热，所以三餐①入胃，顷刻消化，方是真阳火候之应，若如造酒者必待竟日而后成，则日不再餐，胃气能无恙乎？若必如冷作之不酸方云无火，则饮食之化亦须旬日，此胃中阳气不已竭乎？是可见胃气本宜暖，稍凉不可也。酒瓮本宜疏，郁闷不可也。故酒瓮之化，亦安能如胃气之速，而胃气之健，又安可同酒瓮之迟乎？总之，饮食在胃，速化为贵，若胃中阳气不衰，健运如常，何酸之有？假使火力不到，其化必迟，食化既迟，则停积不行而为酸、为腐，此酸即败之渐也，而尚可以苦寒投之乎？且其证有三：如喉间噯噫，即有酸水如醋浸心，嘈杂不堪者，是名吞酸，即俗谓作酸，此病在上脘最高之处，不时见酸而泛泛不安者是也；其次不在上焦而在中焦、胃脘之间者，或时作恶呕，所吐皆酸，即名吐酸而渥渥不行者是也；又其次者则本无吞酸、吐酸等证，惟或偶因呕吐，所出或酸或苦及诸不堪之味，此皆肠胃中痰饮、积聚所化，气味每有浊恶如此，此又在中脘之下者也，但其顺而下行，人所不觉，逆而上出，则喉口难堪耳。凡此三证，其

---

① 餐：原作"敊"，据石印本改。

在上中二脘者，则无非脾胃虚寒、不能运化之病，治此者非温不可。其在下脘偶出者，则寒热俱有，但当因证以治其呕吐，呕吐止，则酸苦无从见矣。治之之法，辨虚实之微甚，年力之盛衰。实者暂治其标，虚者速治其本。凡反胃噎膈之证，再未有不从吞酸吐酸始也，亦未尝不因治此证而不得其法，以致酿成巨案也。余不孝，罪无可赎，嘉庆丙子偕二弟入都，丁丑春，吾父始患吐酸证，医以为吾父性刚气旺，胃阳有余，过投苦寒消耗之剂，未几，即成反胃噎膈，及是年秋初偕弟旋里，病入膏肓，不可救矣。呜呼痛哉！不孝兄弟等全不知医，为妄谈谬借者所惑，致令吾父一病莫起，竟成永诀。呜呼痛哉！不孝之罪百世直无可赎矣！缘谨遵吾父遗命，曰：吾儿急于究医，俾家庭中无病得知调摄，有病得知从违，可以寿我之子孙，亦不啻寿我世世矣，但须明乎此道，万不可同乎流俗，以医为射利之具也。余长跽①泣遵乘读礼，时穷绎《内经》，力究脉理，十余年来颇识古人门户，故将素所阅历者，不惮其劳，不揣其陋，亲手辑录，以为家庭中小补可，若为行医射利之具，则断断不可。知我者，尚其鉴诸。

吞酸吐酸呕酸证治指方

凡胃气强壮，偶有所伤，或因酒食太过，或因饮食不时而为吞酸等证者，当用消导，使下行之，宜以五八之清理导滞法主之，或用百三三之经验扶脾内消饮，或五五之安胃和脾法，或二七六之沉香降气散，均属效验。

脾胃气虚，或中年渐弱，或幼年秉赋本虚，饮食向系减少

---

①　跽（jì记）：长跪，挺直上身两膝着地。

而动辄吞酸、吐酸者，惟宜温补胃，不可过于消导，宜用百三二之仿和胃饮主之。倘命门火衰而水邪泛上为酸者，则莫妙于二三三之理阴煎，及百五七之水中取火法，均属最妙，总须多服，每日一剂，不必妄听更方，必然见效，否则诸证蜂起矣。

凡①饮食后倘受风寒，无论老幼而为吞酸、吐酸、呕酸者，此为风寒凝滞，宜用三一之五积散，或四三之加味六安煎，或用二七五之加减六和汤，均效。

反胃要论

夫反胃之证多由于吞酸，治不得法而成者十居其半，故前于"吞酸证论"中而详晰言之，原为后患计也。反胃之义，言食已入胃而复出也，故曰：反胃，非胃之反也。盖反胃之病，总由于胃阳不足而又有上中下三焦之辨。若多作恶心，或泛泛欲吐者，此胃脘之阳虚，而寒在上焦也；若食入不化，每食至中脘，或少顷或半日复出者，此胃中之阳虚，而寒在中焦也。若朝食暮吐，暮食朝吐，此食已过胃，而胃之下口，即小肠之上口，名曰幽门，其属丙火，火足始能受盛糟粕②而传入大肠，此由丙火不足，不能传化，故久而复出，即系命门之阳虚，此寒在下焦也。庸医不究此理，每多治而不愈，误入膏肓，憾之。

反胃证治_{指方}

凡治反胃之法，当辨其新久及致病之因，或酒湿过伤，或纵食生冷，或因劳思忧郁，耗散中气，统属内伤之甚致损胃气。

治之之法，不外乎扶脾养胃为主，尤知胃乃肾之关，脾乃肾之海，脾胃又统属于肾，是又兼理乎肾也。但新病未久者，胃气犹未尽坏，若果停滞未消，则当兼去其滞，若果郁气未调，则当兼解其郁。倘病即久，又或气体素弱之辈，则当专用温补，不可标本杂进，妄用消导、化痰、行气等剂，以致损伤胃气，无可挽回矣。慎之！慎之！详治于下。

寒在上焦，时作恶心泛泛欲吐者，或食入即吐，轻则姜汤最妙，或用百三二之仿和胃饮，或百二七之神香散，或二七七之加味橘皮干姜汤，均效。

寒在中焦，食入不化，或少顷或半日复出者，宜用百三七之五君子煎加味法，或百一八之经验参附理中汤，或百四十之经验沉香附桂丸，均属相宜之至，再以二七八之二汁饮，相间服之。

寒在下焦，朝食暮吐，暮食朝吐，宜用百五七之水中取火法，或用六部内之右归饮，或用四十之经验回阳饮，均为屡应。但此等证见功甚迟，非经两三月不能，倘图速效而妄用速方，是速其死耳，可不慎软？

反胃证每多大便不通，或登厕难，难者皆由上气不得下降，所以下气不通。此血枯于下，闭结不行，实真阴枯槁之象也，万万不可通利，通利即死，宜用二百十之生血润肠汤，以大黄用人乳蒸，一次煎服即通，或用九八之滋阴润燥法，均妙。

噎膈大论

凡噎膈之病，再未有一病即成，总由受病之初治不得法，或病者失于调理，由渐而紧，由紧而危，病势至此，情何以堪！夫反胃之病，食犹能入，入而反出；噎膈之病，膈塞不通，食不能入。食能入而反出者，以阳虚不能运化，或温或补，其治尚易；食不能入者，以气结不行，或开提中宫，或扶助中气，其治实难。《内经·通评虚实论》曰：膈塞闭结，上下不通，则暴忧之病也。又曰：忧愁者，气闭塞而不行。是噎膈一证，无不由于忧愁思虑，积劳积郁而成。其次即因酒色过度，大损真阴所致。盖忧思过度则气结，气结则传化不行；酒色过度则伤阴，阴伤则精血枯槁。气不行则噎膈病于上，精血枯则结燥病于下。脾之运化失职，肾之精液又亏，血脉不运，水火不交，所以病噎膈者十有九而大便闭结。医犹误为火结，每有妄用硝黄，良可杀也。且闭结之候，宜辨阴阳。夫阳结者，热结也，因火盛烁阴所以干结，此惟表邪传里，及阳明实热者有之，伤寒瘟疫杂症实热者有之。然热结者，必有烦渴发热等证，洪大滑实等脉，脉证两符，最易辨也，攻之下之，最易治也。如阴结者，正以命门无火，气不化精凝结于下，治节不行，大气不得下降也。气不得上升，天地之气否塞不通，正噎膈之病象也。内伤既已如此，倘再不救本培元，而尚妄言火结，何其造孽于是也。但病成噎膈，晚年极多，能专以脾肾主治，专以温补主方，胸有成竹，耳无妄闻，养心静性，寡欲节劳，能如是者，十可延其一二，否则惟徒叹奈何而已。

噎膈证治指方

噎膈初起，微虚，两尺脉尚有力者，宜用二七九之仿玉烛散法，缓缓投之。如气有不顺者，宜用二七六之加味沉香降气饮，中病即止，不宜多服。如痰气不清，上焦不利者，宜用四三之加味六安煎主之，或统用二八十之五膈宽中饮，亦佳。总之，稍应之后，即速以四五之扶脾养元法，连日进之，愈多愈妙，不可急图速效，养心静性，庶可挽回，万勿为庸医混攻也。

嗳膈受病，或有一月之久而气血俱虚者，即不可毫用攻伐，专以补脾救肾为主，如百五七之水中取火法、四一之经验人参附桂膏、百一七之十全大补汤、百二二之仿胃关煎、九六之五福饮，皆为治本之剂，随其择用，每日一剂，多服必应。倘服数剂而病未见稍减，又若妄听更方，妄用通利，只图暂时舒畅，是舒畅速而死期亦速矣。所以此病多有不起者，皆由犯此毛病，殊不知爱之反害之耳。

戒治嗳膈证勿为庸俗所惑说

凡治嗳膈，用温补之法，人皆疑①其壅滞，殊不知中气之败证，惟嗳膈为最，使非速救根本，何能挽回生气？即用温补而嗳塞愈甚，亦不过于所列各方内，量加丁香、厚朴、陈皮、麦芽、枳壳等味而暂解之，必得再四斟酌，从元气中酌用，方可保全性命。如用补之后未见功效，但得服药后全无窒②碍，不减不加，即是药病相投。趁此连日急进，始能渐次见效，不可性急，能三五日减其一二分，即属大幸。倘一曝十寒皆自误，以速其死耳。每见图目前之快，以行滞开郁之剂而用大黄、芒硝、三棱、莪术③、桃仁、枳实、苏子、大力子、莱菔子、槟榔、大戟，滚痰丸、牛黄丸、越鞠丸、百顺丸等等之类，非惟④不能见效，必致胃气日伤，万无生理。况患此证已属伤心，倘轻听庸医，妄用攻伐而再速之。悲夫！悲夫！

---

① 疑：原作"凝"，据石印本改。
② 窒：原作"室"，据石印本改。
③ 术：原作"求"，据石印本改。
④ 惟：原作"性"，据石印本改。

噎膈不治证

年老得此病者，多不可治，以气血虚败故也。粪如羊屎者不可治，以大肠无血也。吐痰如蟹沫者不可治，以脾元败绝也。腹中疼痛嘈杂如刀割者，不可治，营气败绝也。吐紫黑血条血块者，不可治，以肝肾败绝也。大渴恶热，面红唇黑者不可治，以元阳无根而外泄也。

以上不惟噎膈难治，即诸病见此，亦不可治也。

霍乱证论_{指方}

夫霍乱者，挥霍撩乱之谓也，上吐下泻名温霍乱，此霍乱之轻者；吐泻之后而转筋，名霍乱转筋，甚至囊缩，此霍乱之重者；吐不能吐，泻不能泻，名干霍乱，此霍乱之最危者。其病或由暴风疾雨，偶中寒邪；或由口腹不谨，纵饮强食；或由夏末秋初，乍①寒乍热，忽于调摄；或山岚阴毒痧气内侵；或饥饱不时，骤难运化。总皆寒温之邪阴阳混乱，清浊不分。且此证于夏末秋初之时更多，以新凉初起易于感受，悉由寒邪作祟，谓其霍乱。为火证者，实皆浅陋之甚者也，详治于下，按条择用。

霍乱初起，忽然吐泻兼作，或伤生冷饮食，或胀或痛，以百三二之仿和胃饮主之，或六五之五苓散，或二九十之苓术二陈汤，或二八八之大和中饮，或二九二之藿香正气散，皆可酌用取效。惟吐泻止后万不可急进饮食，恐邪滞复聚，为害不小，谨记。

---

① 乍：原作"作"，据石印本改。

霍乱不胀不痛而但呕吐者，此脾胃虚寒，即用百三七之五君子煎加味法主之。

霍乱先泄清水而又呕清水者，不胀不痛，四肢发冷，头身冷汗，此寒邪颇重，中焦虚寒已极，宜用七六加味理中乌梅汤主之，或百五七之水中取火法，或百二三之仿胃关煎，或七七之姜附汤，皆妙。

霍乱转筋腹痛者，宜用百二三之仿和胃饮，内加肉桂末一钱、木瓜三钱，或二三三之理阴煎内加肉桂、木瓜，亦可。又治转筋之法，男子以手挽其茎物，女子以手扭其两乳，即愈。

干霍乱最为危候，先以盐一块烧红淋汤，或即用盐汤而探吐之，使清升浊降，然后以百三一之经验排气饮加味法主之，或用百二七之神香散，或百六三之仿排气饮，或二九五之局方七气汤，均属相宜。

霍乱各急救法在二九三内，查取用之，均效。

郁证总要

五脏致郁之由，前于篇首言"脏腑合中分论"中"百病由于气也"一节已详言之，又于"肝者，风木之主"一段亦详论，自悉其由，无庸重赘。总而言之，凡结聚不得发越者，即郁也。当升不升，当降不降，当变化不得变化，故传化失常而郁病作矣。大抵诸病皆有兼郁者，情志不遂，思想无常，名利嗜欲，富贵贫贱无不有之。或郁久生病，或病久生郁，或用药杂乱而成郁。又《疏五过论》曰：凡未诊病者，必问尝贵后贱，虽不中邪，病从内生，名曰脱营营，犹荣也。凡人先贵后贱，一切隐情必外耗于卫，内夺于营。其病生于内，名曰脱营。至此受病，则并营卫而耗夺矣。尝富后贫，名曰失精凡人先处顺境，养尊处优，精神充畅，倘先富而后贫，感慨交集，必身体日瘦而气虚无精彩矣，五气留连，病有所并人情世态炎凉，无不势利，至此遇事，郁结病深，气与病并矣。凡脉见结促者，固有所郁，即见有气血不顺，脉不和平者，其中即皆有郁也。又如弦、紧、沉、涩、迟、细、短、数诸脉，亦皆能为情志之郁，是以诊病贵乎圆通活泼，用药贵乎体察机宜，诊治之法岂易言哉！

诸郁证治指方 分怒郁忧郁思郁

怒郁之证有四：若由暴怒伤肝而为胀满、为疼痛者，宜用百二八之经验舒肝理气法主之，或用二九五之局方七气汤，以及三十之服蛮煎，均效。若怒气伤肝因而动血者，宜九四之平肝止血法，或用百一之水火既济法亦可。若郁怒不解，内而生痰者，宜用二七五之加减六和汤，或用二八七之仿归气饮亦可。若怒气后，气虽顺适而为倦怠食少，此肝脾受伤，宜用百七十之大营煎，或百三七之五君子煎，皆为调养用也。

思郁之证有七：若初有郁结不开者，宜用二六七之加味沉香降气饮，或百三二之仿和胃饮，或百二七之神香散，均效。若妇人思郁不解，致伤冲任之源而气血日亏，渐至经脉不调，或短少渐闭者，宜用百六四之仿决津煎，或用百九三之加味逍遥散，或用百七十之大营煎，均属极效。若思郁不遂，或男或女，致令遗精带浊各病而不能收摄者，惟以二四六之仿秘元煎，多服极妙。若思虑过度，或男或女，致令遗精滑泄及经期错乱，病在肝肾不固者，宜用二四七之仿固阴煎加减法，极为应效。若思郁动火，阴虚肺热，烦渴咳嗽见血，骨蒸夜热，宜用三二之加减一阴煎，或九八之滋阴润燥法，均效。若思郁动火，以致崩淋失血、赤带内热、经期错乱者，惟二九四之加味保阴煎极妙。若儒生蹇厄，思结肠枯及任劳任怨，心脾受伤，致令怔忡健忘，倦怠食少，渐致消瘦，或为噎膈呕吐者，宜用第二之寿脾煎，或九六之五福饮，均佳。倘胸膈气有不顺，或微疼者，宜用四五之扶脾养元法，或百二七之神香散，合服最妙。

忧郁内伤有四：若初郁不开，尚未成内伤，而胸膈痞闷者，宜用百三二之仿和胃饮，或二九五之局方七气汤，或三十之服蛮煎，均效。若忧郁伤脾而吞酸、吐酸者，宜用五五之安胃和脾法主之，或兼用百二七之神香散最佳。若忧郁脾肺俱伤而为怔忡、倦怠、食少者，惟第二之寿脾煎为主，连日投之，愈多愈妙。若忧郁太过，饮食日减，肌肉日消、精神颓败者，急以第一之大补元煎投之，或九六五福饮、百四一之经验青娥饮，均为神剂，百发百中。余历验甚多，俱见回春也。

卷之五

妇科总论扼要

谚①云：能医十男子不医一妇人。盖以妇人之病非男子直切痛快而言之。女子之病有许多难于直言者，如天癸之或前或后，颜色之或紫或赤，或多或少，如似受孕而似无，如似无孕而疑有，又如下部有痛痒处，有淫浊处，此等皆其常证，而更有下部许多怪异处，此其所以难于直言也。且阴阳之性一达一伏，男子性阳诸达于外，女子性阴诸伏于内。达则易泄而少郁，故男子之病易治也；伏则易郁而少泄，故女子之病难疗也。更有难者，又若大贵妇女，复有以绵帕幪其手者，既不能行望色之形，又不能尽切脉之巧，使脉有弗合，未免多问，问之觉繁，必谓医学不精，往往并药不信。殊不知问亦非易，能善问者，正非医之善者不能也，所以医贵能明而不宜行耳。吾人读书稽古贵乎融会贯通，每读肯堂先生所论《妇科准绳》，全部千奇百变，纤悉②无遗。论证则有二百余条，用方则有三百余法，可谓至周且备，无以复加矣。然在世业岐黄而又勤于读书者，自当专习一经籍，医觅食者③何幸如之！余辑是书，原为家庭中全不知医，恐为庸俗所惑而欲各寿其身者起见，故一切引经繁文玄奥深义均不列入，使其开门见山，直由捷径，以免望洋之叹。如前部之《天真捷要论》以及《阴阳水火括要》诸篇，

---

① 谚：原作"该"，据石印本改。
② 纤悉：细微详尽。
③ 者：石印本作"则"。

于业儒之暇以余力而细心推求，虽妇科千病万态，又何难哉？兹分类立方，各有专条，诸为余之素所应手而极经验者，其中有古方，有自制，有仿照，有变方，无不准经酌理，因时制宜，而为近时之捷要良规耳。

调经通论证治_{指方}

凡妇女天癸应时而下，百病不生，其有不应时者，或先或后。先期而至，阳太旺也，为血中有热；后期而至，阴不及也，为血不盈经。先期者，当养阴以抑阳①；后期者，当补阴以益②气。又如腰痛、腹痛、脚痛在天癸将行之前者，为血中气滞，当和之散之；如腰痛、腹痛、脚痛在天癸既行之后者，为血中气虚，当调之补之。至若色之淡③红者，固为虚，即色之红紫者，亦不得尽为实。且更有烂瓜豆汁各色，诸由脾肾亏损，不可妄用苦寒，致成痼疾，当知期之先后，闭之久暂，下之多寡，色之顺逆，总不外乎寒热虚实以尽之矣。均列方于下，按条查用可也。

调经必贵补脾肾以资血源，养肾气以安血室。凡虚闭者十有八九，实闭者十止一二。近时妇科不察虚实④，一闻天癸闭塞，妄投通利，每致血枯经竭而成痨瘵者，良可慨也。

经水因虚闭者，其脉左必弦细无力，右关亦必软弱，精神困倦，饮食减少，此非闭也。譬如小沟之水少而不能流入大沟，何能外溢？宜大滋化源，使血充气运，自然行矣，当用第六之

---

① 阳：原作"杨"，据石印本改。
② 益：原作"盖"，据石印本改。
③ 淡：原作"痰"，据石印本改。
④ 实：原作"食"，据石印本改。

八珍汤，或百一七之十全大补汤，或百六四之仿决津煎，均为极应之剂，极稳之法，愈多愈妙，倘妄投破血通利，则大误矣。

经水因实闭者，其人平日体必壮盛，饮食必强，脉①必弦涩有力，此有余之闭也。譬如沟中之水原可外溢，而因沟内渣滓堵塞，荡之即通，莫妙如百六五之仿决津煎加减法，极效。若腹痛拒按，是即瘀阻不行，又莫妙于百六六之经验通瘀饮，极效。

经水或先后不对，或时多时少，或腹腰脚痛，或颜色不正，或饮食减少，此由血虚经乱不足之证也，万不可通利。倘妄投剥削，必成痨证而难治矣。急当补肾扶脾，随时多服，久之自②然应时而下，诸证自除，宜用百一七之十全大补汤，或九六之五福饮，均为极效之剂，且须每日投之，数十剂后必调矣。

房劳太过亦主经事不调，此由肾虚经乱，宜用九七之一阴煎，以熟地倍用极效，或用三五之仿归肾元法，均属屡验。

凡秉赋本虚，向系娇柔弱质③，饮食减少而天癸不调者，不必他法，惟以第一之大补元煎，日日服之，久之必调，屡试屡验。

崩带淋漏不止证论

经曰：阳搏阴别谓之崩。《百病始生》言：妇女寸口脉大，而尺脉弱小也。又曰：脾和化血，脾不和化带，带之有白有赤，悉由脾元之不足也。淋漏不止者，血中之气虚而不能收摄也。凡此等证，皆经乱之甚者也，非大滋化源，必致绵缠而日见消

---

① 脉：原作"若"，据石印本改。
② 自：原作"至"，据石印本改。
③ 质：原作"赞"，据石印本改。

索，一经作泻，饮食难进，则难望起色矣。近时此等之证极多，余经验诸方皆系本乎《内经·阴阳大论篇》内推求用之，虽非古方，觉遵古法，其应验而大效，更不知几也。

崩漏不止，总由元气不足，或因劳心过度，或因情志不伸，或因郁怒伤肝，致令血无所归，气不能摄，其脉右必浮大而虚，左必弦紧而细，是无论口渴不渴，有热无热，总宜补血、益血、活血为要，因名之曰三助济生饮，即于百六七内查阅，加减处用之，百发百中，或用二九四之加味保阴煎，均妙。如崩漏止后，宜以百五六之补阴益气煎，或三五之仿归肾元法，多剂调补，极为神效。

带下有各色者，如色白者，其病在肺，宜用百五六之补阴益气法，内加炒栀二钱。如色赤者，其病在心，由于思虑过度，宜用三六之远志汤内加当归四钱、川连钱半、炒栀钱半，愈后以九二之益阴海参丸调补更妙。如色黄者，其病在脾，宜用百三七之五君子煎加味法，内再加炒栀钱半。如色黑者，其病在肾，宜用百八之六味地黄汤，或九七之一阴煎内去牛膝，均效，总须数十剂方可见功。若气血俱虚者，其人或时作眩晕，四肢无力，少食懒言，则无论所下何色，皆以第六之八珍汤逐日一剂，必得百剂，方可见效。若气短神疲，喜暖恶凉，两腿发冷，此阳虚下陷，亦无论所下何色，皆以第二之寿脾煎，多服极妙。此证妇女极多，其所以每多难愈者，无不由于服药不专，致成痼病，果能守方日进，必操全可也。

辨白浊遗淋与带病不同指方

凡妇女病带，出于胞宫，精之余也；淫浊出于膀胱，水之浊也。盖带病多由于脾肾之虚滑而成，淫浊多由于膀胱之湿热而作，此其所以有辨也，详治于下。

淫浊初起而见热涩者，宜用三七之仿大分清饮主之。

初起无热而窒者，宜用百四二之经验苡米汤，或百六八之滑石散，均妙。

因怒后肝火旺而为下流者，宜用五一之消风百解法主之。

因过服凉药，以致下焦不固者，宜用百六九之草薢分清饮主之。

因元气大虚而下陷者，惟用第三之寿脾煎最妙，总宜多服。

通治淫浊遗淋虚证，如百五六之补阴益气煎、二九四之加味保阴煎、百二三之仿胃关煎，均为应验，守方专服，必见全可。

辨子嗣要论①

凡人之不生子者，不得尽委之于命，有男子不能生子者，有女子不能生子者，而种子之法，诸书所说甚繁，徒乱人意。以余②测之，悉由于病。如男子不能生子之病，则有精滑、精清、精冷以及酒色过度，强固强留，或素有疝气梦遗等证，不得尽诿之于妇人，缘男子所在精也。如妇人不能生子之病，较之男子尤多，则有血枯、血少、血热、血寒以及子宫虚冷而为命门火衰者，以及冲任气虚而不能凝结真精者，更有气痞、血痞、癥瘕之类，而经期之或先或后，颜色之或淡或浓，甚至奇怪各色，或脾胃③虚弱而化为带浊淫秽，或肝强脾弱而秉性暴

① 辨子嗣要论：原与"凡人之不生子者，不得尽委之于命，有男子不能生子者，有女"颠倒，据石印本乙转。

② 余：原作"途"，据石印本改。

③ 胃：原作"虚"，据石印本改。

戾，或心绪纷①纷而素多郁结，致令血海空虚，精射空处，真阴先损，何以成胎？亦不得尽诿之于男子，缘女子所重则在血也。知其在精在血，则求子之法，男则勿使伤精，女则勿令伤血，其在精则用填之益之之法也，其在血则用助之活之之法也，以此调治，则天下之男女再未有不生子者矣。

种子男女调补证治_{指方}

男子精滑，或由用心过度，或由房劳过多，致令肾虚不能约②束，焉能望子？宜兜塞肾气，大补阴精，即以百五六之补阴益气煎，内去柴胡，加生北五味一二钱，固脂酒炒三四钱，煅龙骨四五钱，以补塞之，或用三五仿归肾元法加生北五味亦可。

男子精清精冷者，命门火衰，焉能望子？每有用黑锡丹、助春丹之类害人不浅，深为可杀，当以阴中求阳，方为正治，宜用百五七之水中补火法，内再加菟丝三四钱，胡巴酒炒四五钱，并将熟地尽可用至二三两一剂，每日一剂，百剂后必见精稠、精热，充实气旺矣。

酒色过度，强固强留者，是自取咎戾，余亦莫如之何，倘能改悟，亦惟以百四一之经验青娥饮及百七十之大营煎，均效。

素有疝气梦遗等证，房事维艰，焉能望子？乘其于未发病之日，即以百四三之全真一气法，去牛膝，加固脂三四钱，用核桃肉十枚，拌炒黄色煎好，临睡时服之，百余剂必效。

男子阳痿精衰者，焉能望子？即以百七七之调元赞育法，

---

① 纷：原作"丝"，据石印本改。
② 约：原作"药"，据石印本改。

每早晚一剂，数十剂后以此方加十倍作丸，每早晚各服五钱。

妇人面无润泽，身体瘦弱，必然血枯血少，经期必然退后，来时色淡亦少，莫妙于百七五之十全种子汤，极其神效。

妇人月事先期而至，难于受孕，其后必口渴，舌尖唇红，易饥，经色红紫，此血中有热也，莫妙于百七六之定经抑阳法，均为余得意之方，应验无数。

妇人实系气血两虚，体瘦神疲，或带浊过多，倦于房事，情意冷淡，焉能受孕？则即以百七四之仿毓麟珠加减法，百剂投之，必能生子，均为屡应种子之方，尽于是矣。

认胎脉捷要

凡妇人怀孕者，其血留气聚，胞宫内实，故脉必滑数倍常，此当然之理也。然有中年受胎及气血虚弱之妇，则脉见细小不数者亦之有。但于微弱之中，亦必有隐隐发动之象，此正阴搏阳别之谓，是即受孕之脉，有可辨也。又胎孕之脉数，而劳损之脉亦数，大有相似，然损脉之数多兼弦涩，胎孕之数必兼和滑，此当于几微中辨其邪气胃气之异，而再审外证，自有显然可见者。再有三部脉而浮沉正等，无他病而不月者，妊也。又认胎脉之象，如坎离二卦，坎中满，阳在内也，其脉多沉实，有中满之象，所以为男。离中虚，阴在内也，其脉多浮虚，有中虚之象，所以为女，以此辨之，百无一失。且受孕之脉有六象：弦、紧、牢、弦、滑、利。能六象全则胎必全，无妨碍得四象者，亦能稳固。六象中仅得二三，其胎宜谨慎调护，稍有不安，察其所因而治之可也。

认分娩①脉括要

凡欲产之脉必离经。离经者，即歇至之脉，至时勿止，其来大小不匀。《启蒙》云：离经之脉认分明，其来大小不调匀，或如雀啄屋漏应，腰疼腹痛眼花生，再拈中指三节跳，产在须臾却非病。

胎候养胎分男分女要论

《五脏论》中有《耆婆论》曰：一月如露珠，二月如桃花，三月男女分，四月形象具，五月筋骨成，六月毛发生，七月游其魂②，男能动左手，八月游其魄，儿能动右手，九月三转身，十月成气足。且天地之气始于春，而人以应之，所以受胎一月，名胎胚，肝脉养之；二月名始膏，胆脉养之；三月名始胎，心胞脉养之。当此之时形象始化，未有定仪，因感而变，欲子端正庄严，口谈正言，身行正事。欲子美好，宜佩白玉，欲子贤能，宜看诗书，是谓外象而内感者也。四月始成其血脉，三焦脉养之；五月始成其气，脾脉养之；六月始成其筋，胃脉养之；七月始成其骨，肺脉养之。有七月内即产者，其儿元气转弱，虽然成人，疾病必多。八月始成肤革③，大肠脉养之；九月始成毛发，肾脉养之。十月儿于母腹之中，受足诸脏气脉所养，然后待时而生，此诚至理。间有十月已足而不产，甚至十三四月而生者，此系孕妇气实血多，先天之由，无足怪异。盖胎有男女，怀有向背，男胎动在三月，阳性早也，女胎动在五月，

---

① 娩：原作"婉"，据目录改。
② 魂：原作"魄"，据石印本改。
③ 革：原作"莫"，据石印本改。

阴性迟也。女胎肖母而怀，故母之腹软；男胎面母而怀，故母之腹硬，此皆得理之谈，所当察也。

安胎证治要论指方

凡胎之不安者，或虚或实，或寒或热，必有所因，倘无所因，再未有胎之不安也。故凡胎之不安者，察其所因而治之，是即所以安胎也，时医徒一味以香附、芩、连、白术即为安胎圣剂，未有不误事者也。余以孕妇秉赋之虚实，相体施治，无不大小咸宁。

胎有因孕妇体素虚弱而不安者，其人必多眩晕，脉亦虚细力薄，必得大补元气，助其气血，其胎自安，宜用百八二之仿胎元饮主之，或用第六之八珍汤或百一七之十全大补汤，又或用九六之五福饮，皆可择用，如实察其虚寒之甚者，煎剂内加入熟附片二三钱，均宜。

胎有因孕妇体本强健，或有气滞气实而不安者，其脉必弦实力大，或为恶阻，或为胀满等候，宜用百八三之凉胎饮加减法，或用三六之养阴退阳法，或用三十之服蛮煎，均可择用。如实察其内热之甚者，煎剂内加入犀角屑二三钱，均宜。

安胎有可用之药而宜慎用者，如黄芪、白术、人参固为可用之味，然其性升提，须防闭胃，是当慎之。又有全不可用而宜慎用者，如瞿麦、牛膝、神曲之味，其性下行，皆能堕胎，以及野物草药怪异之罕见、罕闻者，尤为禁用。又有必不可少之药，而宜斟酌体之强弱而轻重佐之者，如陈皮、枳壳、砂仁、苏梗，皆为善调胎气之品，略当佐用。是以受胎无恙，起居饮食如常，万万不可服药，果有不安，亦不必他求，即以此数方随机运用，必见太平而易产矣。

胎前子悬子气子肿^①子烦子嗽子淋子痫子喑各证指方

子悬证，其候胎气不安，凑上胸腹，心胁俱疼者是也，其脉必右寸实大，左关不足，宜用二二七之紫苏饮，或二二八之苓术汤亦可。

子气证，其候胎妇数月双足浮肿，或流黄水，喘闷不食者是也，此由抑郁感寒，其脉必右寸沉实，宜用二二九之天仙藤散二三剂即愈。

子肿证，其候^②胎中挟水，遍身浮肿是也。此由脾土虚而不能制水，其脉必右关虚浮，宜用四五之扶脾养元法主之。

子烦证，其候孕妇五月内必惊，胆怯烦闷不休者是也。其脉必左寸洪实，宜用二三十之竹叶麦冬汤主之。

子嗽证，其候不时咳嗽者是也，此由胎火上冲，其脉必右寸洪大有力，宜用二三一之紫菀汤加味法主之。

子淋证，其候小便淋漓者是也，此由孕妇不谨，房劳触动相火而然，其脉必左关虚弱，左寸洪数，宜用百七十之大营汤，或用三六之养阴退阳法，均效。

子痫证，其候孕妇偶受风寒，忽然口角流涎吐沫^③，角弓反张，昏不知人是也。其脉必左关尺两部虚弱，两寸略旺，久候必见紧数，宜用二三二羚羊角散主之。

子喑证，其候孕妇将次分娩，或在八九个月时，忽然失音不语者是也，此系肾脉养胎之时，而胞络系于肾，当此分娩不久，肾不系胎，胞络之系绝，其系上贯舌本，系绝则不能言，

---

① 肿：原作"种"，据目录改。
② 候：原作"后"，据石印本改。
③ 沫：原作"味"，据石印本改。

不能言则暗矣。凡此者并不伤胎，无足怪异，不必惊慌，不必服药，候分娩后自能言语。倘妄投药剂，反致误事，或常用白茅根泡水当茶，或常用诃子，敲破一二个泡水当茶亦可，然亦不能开①声，不如听之而已。倘满十个月尚不分娩，又非肾脉养胎，即不生而亦能言矣。

胎漏证治总论<small>指方</small>

凡胎漏有因病后而脾元亏损、气不摄血者，有因秉赋本虚而冲脉气虚、不能束胎者，有因血中有火而经血随火乱者，有因暴怒伤肝而为肝火漏血者，有因忧郁悲伤而肺气下陷者，有因负重跌扑而为用力血漏者，各有所因，其漏不一。必察其脉，尚属牵强，方急安之、塞之，倘脉过于滑利，即不必勉强安塞，反变生他脉。

病后脾虚不能摄血而漏者，其两关脉必浮弦无力，外证必力竭神疲，宜用第二之寿脾煎，或用四五之扶脾养元法，加炒阿胶珠四五钱主之。

秉赋素虚而营气不足，不能束胎而漏者，其脉虽滑利而重按无力，或弦细而软，宜用百八四之经验加减固阴煎，连日大进，或九六之五福饮内重用熟地，再加炒阿胶五钱更妙。

血中有热，胎火内炽而漏者，宜用百八五之经验清胎饮，极效。

因房事下血作痛而漏者，宜用第六之八珍汤，加炒阿胶八钱，艾叶醋炒一钱，立效。

因跌蹼触动而漏血者，宜用百八六经验安胎散，或百五六

---

① 开：原作"闭"，据石印本改。

补阴益气煎，均可立愈。

胎动欲堕并屡堕胎_{指方}

凡胎动欲堕，或因喜怒过度，或因药食误伤，或因气体虚弱，或因房事不谨，或因负重跌蹼，皆能堕胎。倘动之不甚而下血亦微者，即于前之安胎方中随宜择用；倘动之实甚而下血亦多者，即不必强勉塞之，宜用百六四之仿决津煎，即刻投之，最为稳妥。若舌黑面赤，胀满吐恶，胎已死矣，当速救其母，以大剂仿决津煎加芒硝四五钱，童便一杯，热服，则死胎自下。下后以滋补之剂，如第一之大补元煎连日大进，内加益母草五钱，童便一杯，兑服；若舌红面黑，是母死也，而舌俱黑是母子俱死也。又每有妇人易于受孕，而亦屡屡三五月内堕之者，亦无非由于七情失节，劳房不谨之故，宜于未受孕之前大补气血，既受孕以后诸宜珍重，方免滑胎之患，倘先已有屡堕之病，而一经又受孕者，宜多服百八七之加味固胎煎数十剂，再为珍重，即无虞矣。

胎不长及鬼胎^①证治_{指方}

凡胎之不长，皆由气血两虚，间有因郁怒而气凝血滞者。如果系气血虚损，宜以百一七之十全大补汤，或第^②八人参养营汤，或用第一之大补元煎，皆可择用。倘系鬼胎，皆虚无之谓，亦因元神不足，或因邪思妄想凝结而成，非真鬼也，此由邪气客之，欲补中兼行者，莫若百六四之仿决津煎，欲竣利者，

---

① 胎：原衍"胎"，据目录删。
② 第：原作"义"，据石印本改。

莫若百四三之经验通瘀止痛汤，均为大应。

临产要论大略

孕妇临月，忽然腹痛，时作时止，或一二日，或三五日，胎水少来①，其痛绵绵不已者，名曰弄胎，非正产也，不必惊忙，惟静以摄之。又如一月前或半月前，忽然腹痛，余无大证，名曰试胎，亦非正产也。果当正产之痛，其痛一阵紧一阵，连腰牵痛者，当产也。盖肾脉系于腰，胞脉系于肾，故当正产必牵腰痛。再②孕妇中指本节跳动，即当产也，然后服催生药，如百九四加味芎归汤，百八八脱花煎之类，此时儿逼产门，谷道挺进，水血同下，方可③坐草，所谓瓜熟蒂落，听其自然而平安也。

产室不宜人多，如用稳婆，必择其老诚谨慎者，静坐房中，间谈畅事，毋许病声慨叹，形色慌张，切不可早令产妇坐草。若早坐草，儿尚未逼产门，而产母用力太早，及至儿将出来，力竭神疲，所以每每有逆产横产之患，皆坐草太早之误也。果系水胞先破，血即同出，逼儿产门，一经着力，即快生矣。此时，胞衣同出愈妙，如胞衣未出，万万不可惊吓，即令产妇以发稍搅其喉中，似令作呕，衣即出矣。倘实未出，即按胞衣不出条，方择而用之④。

产妇腹痛未甚，令其在房行动，不必多睡，盖产妇行动则气血舒展，产妇嗜卧则气血凝滞。舒展则易生，凝滞则难产。

---

① 来：原作"未"，据石印本改。
② 再：原作"通"，据石印本改。
③ 可：原脱，据石印本补。
④ 条……用之：原脱，据石印本补。

每见富贵之家产妇过于娇柔，丈夫过于保护，而更多产难之患，何也？其间必预为惊扰，预请稳婆，于腰腹尚未紧痛以前，今日一摩，明日一问，致令产妇提心吊胆，实非当产之时而使其用力，以致胞破浆干，儿尚未能转身，即以①转身，产妇人心慌力竭，难产之患，岂能免乎？

产室，过寒天必宜温暖，过热天必宜清凉。温暖则不受寒，清凉则不受热。房内不可烧香点烛，妄见鬼神，恐有别家难产之事，不可使孕妇知觉，至为紧要。

临产不宜烧香问卜，反增产妇惊疑，总宜若无其事，暗地留神，自然顺利。

产妇分娩时，不可过喜。凡七情太过皆能大伤，且不可令产妇多饮酒醉，产前醉则乏力，产后醉则动血。令食白粥，不宜过饱。凡硬滞冷物，万不可食。

初次受孕，三四月后以新白布一幅束于腰间，名束胎之法，不惟使胎气固结，且免胎气下坠，将次临产十余日以前去之，则分娩极易，全不吃力，此法最妙。

初次受孕，不可多服补药。气血初孕，尚未亏损，若过于温补，反致误事。

以上皆举其大略，总须丈夫节制，孕妇自爱，毋娇养太过，毋劳倦太过，贫贱富贵诸宜执中以养之，自然瓜熟蒂落也。

催生要论指方

凡催生之药，不宜太早，必得试痛数次，脉见离经，非催生也。乃以药助其气血而利导之耳，果系将次临盆，宜用百八

---

① 以：通"已"。《国语·晋语四》曰："其闻之者，吾以除之矣。"

八之脱花煎，或百八九加味滑胎煎，又近时多用百九四之加味芎归汤，均为妙剂。若产妇实系困倦无力，急用人参煎汤，徐徐服之，然后以煎药接服，不必慌张扰乱，自然顺利而生矣。

胞破产难_{指方}

凡产妇胎未顺转而胞先破者，或因气血俱虚，胞衣不固，或因用力太早，举动所伤。若胞破太久而血干，则产路滞涩必致难生，急用百八大料六味地黄汤，或百八八脱花煎，或第六八珍汤，均以十剂之料作为一剂，加益母草四五两浓煎，令产妇不时服之，亦有得生者。倘无他证而亦无危证，即经日不下，总以脱花煎日投数剂，极为应验，万不可慌惊也。

胞衣不出_{指方}

凡胞衣不出，或因用力太过，而气竭神疲不能传送者，急用大剂之百六四仿决津煎，以三剂作为一剂服之，或用百八九加味滑胎①煎亦可。倘腹胀甚者，即用百九十牛膝散，或百九一黑神散、百九二经验滑石散，皆救急之方也。一法用产妇发稍搅入喉中，使其呕吐，其衣即出；一法用产妇鞋底，烘热熨小腹上下，即出。

交骨不开产门不闭子宫不收三证_{指方}

凡交骨不开，系阴气不足，气不能达，所以不开。宜用百九四加味芎归汤，或百一七十全大补汤，补而开之，大有奇效；或二四五之开门丹，亦妙。切不可令稳婆用手强开，必致误事。

---

① 胎：原脱，据石印本补。

凡产门不闭，由阴气大虚，不能收摄。若气血俱虚者，宜百一七十全大补汤内加北五味二钱，捣碎，补而敛之；如痛而觉热者，宜用百九三薛氏加味逍遥散；若忧思伤脾而血热者，则又当以百九五加味归脾汤；若暴怒伤肝而动火者，即以百九六龙胆泻肝汤，临证察用可也。

凡子宫不收而外坠者，宜用百九七补中益气汤，内加醋炒白芍二三钱，敛而举之，或外以黄芪五六两煎汤，熏洗亦妙。

小产要论

凡小产因体弱气虚而产者，十仅三四，因嗜欲不谨①而产者，十有六七，今以随孕随产者而切言之。盖受胎一月如露珠，二月如桃花，三四月而后血脉形体具，五六月而后筋骨毛发生。方其初受，亦不过一滴之玄精耳，此其橐籥②正无依，根荄尚无地，巩之则固，决之则流。故凡受胎之后，急宜节欲，以防泛滥，而少年纵情，罔知忌惮，虽胎固保全者亦多，其有兼人之勇者，或恃强而不败，或既败而复战。当此时也，主方欲静，客不肯休。落花与粉蝶齐飞，火枣与交梨并逸，合污同流，随波共逐已。莫知其昨日孕而今日产矣，朔日孕而望日产矣，随孕随产本无形迹。盖明产者，胎已成形，小产亦觉；暗产者，小产似水直溜，靡知故。凡恃强过勇者多无子，以强弱之自相残也；纵肆不节者多不育，以盗损胎元之气也。小产之过，岂悉由妇人之罪哉？

---

① 谨：原作"僅"，据石印本改。
② 橐籥（tuóyuè 驼月）：古代冶炼时用以鼓风吹火的装置，犹今之风箱。喻指生长发育。

小产证治 <small>指方</small>

凡小产后亦与大产调理相同，仍须去尽恶露，宜用百九八生化汤主之。倘小产后瘀血，心腹疼痛者，又当用百九九当归川芎汤主之；若气虚而血不止者，即以二百人参黄芪汤立投；若小腹痛甚而脉微细者，则又当以二百一殿胞煎投之。满月后即须大补元气，宜用百五六补阴益气煎，或第六之八珍汤，急为调补，方无后患，否则连次小产即成滑胎，且更须节欲方能再孕。谚云：寡欲多男，宜自爱之。

下胎断产辨要

下胎断产，本非仁者之事，然有妇人临产难危，或病躯不胜产孕者，或中年气血虚而畏受孕惧产者，是此二法有不得已而用之，故亦不可废也。至若水银、虻虫、斑蝥①之类，不惟伤胎，且伤母矣。用者不可造次，均列方于下。

下胎 <small>指方</small>

凡虚弱人欲下胎者，宜用二百二扶羸小品方主之。倘孕妇因病胎不安而宜下者，莫妙于二百四良方桂心散，最为稳妥；若胎死腹中，则非二百五桂香散不可至②；若二百三之广济下胎方，则生胎死胎均可下之。若因无故而妄下之，或苟合而蜜③下之，为上干天谴，不惟绝子灭孙，且报施即在目前，当世世为禽兽矣。

---

① 蝥：原作"猫"，据《景岳全书·卷之三十九·下胎断产》改。
② 至：原作"自"，据石印本改。
③ 蜜：用同"密"。下同。

断产 指方

凡欲断产者，若因生产太多而气血过虚者，莫如二百六断产小品方，或用二百七千金断产方，均属应验。倘有私情而暗昧不明断产者，一用此方即遭天谴，大祸临身，世世不得转人身也。余于此二法特为弱妇保命者备之，倘不肖子孙而以为苟且之用，必不昌盛，谨之。

论产后四禁

凡新产之后，虽云气血随胎而去，然以壅滞之余不过皆护胎，随后之物去者当去，生者旋生，不出数日，必已来复，此生化自然之理。因有生化不易之方，何至产后皆虚，执①迷大补气血，要知有虚者有不虚者，不虚者而妄补，固已有壅塞之虞，即虚者而骤补，难免阻滞之患，此产后不可妄投补剂，其禁一也。产后偶有寒热，或头疼身痛，或喜热畏寒，或喜冷畏热，纵有外感现证，其由皆因临盆时，非受寒即受热。当此之时，腠理发泄，元气无所主持，倘误为发汗而元阳既伤，于分娩用力之前又复伤于表剂，大泄之后焉得不随汗而亡，此产后不可妄投表剂，其禁二也。产后大便多秘，以恶露去多，大肠枯槁，津液不足，倘妄为攻下而脾元更伤，必致元阴同下，不能复，遂随下而脱，此产后不可妄投下剂，其禁三也。产后小便多有不利，皆由胃中枯燥，津液不充，而膀胱无所入者即无所出。倘愈利小便，愈利愈无，愈无愈虚，必致肠②液干枯，

卷之五

二一五

---

① 执：原作"干"，据石印本改。
② 肠：原作"胀"，据石印本改。

胃阴先绝，此产后不可妄利小便，其禁四也。但使不犯四禁，营卫自和，诸证自去，即有病证亦易治之，此产后之第一要诀也。

产后腹痛诸证指方

产后腹痛，必问其分娩时恶露多寡①。倘恶露甚多而为瘀血未尽作痛者，即以百九八生化汤连日服之，俟瘀血尽，自然不痛。且痛时必然手不可按，或由下冲上，此血实痛也，或服生化汤之后继以百六四之仿决津煎，又或百四三之经验通瘀止痛汤，皆为最应。倘瘀去亦多而腹犹痛，喜手摩按，愈按稍②安，得食稍缓，饮热畏寒，此血虚痛也。仍先以生化汤服二三剂之后，即以二百一之殿胞煎，日服二剂，极为大验。若问其腹痛而一味为瘀血，不分虚实，概投通瘀之药，难免不误事也。

产后腹痛，有恶露未尽，始则产妇不觉，继而产妇大意，或一二夜即欲安逸，以平时矮枕熟睡，致令未尽之瘀上冲作祟，忽然腹中坚痛异常，甚至牙关紧闭，昏迷不知，其脉亦伏，必细问产妇近身之人，询其原委，或大小便俱不痛，或痛时手不可按，此即大瘀阻塞，不急推之而恶露攻心，不可救矣，急用六九桃仁承气汤，或百六五之仿决津煎，加倍分两，浓煎，徐徐灌服，外用葱姜桃仁同捣烂，以酒炒极热，用旧绸包好，乘热于脐之上下更递熨之，闻腹内隐隐响声，人亦渐次明白，而宿瘀即出，缓缓以稀粥食之，切不可过饱，更防停滞。

产后腹痛有瘀血已尽，而腹痛绵绵不止，或在六七日以内

---

① 寡：原作"宽"，据石印本改。
② 稍：原作"捎"，据石印本改。

十日以外者，其脉按之虚细，外证亦无口渴，而大便溏泻，小便清利，四肢困倦者，此由脏气不足，脾肾两虚，宜用雌鸡一①只熬清汤，退尽油，以此汤煎百三七之五君子煎加味法投之，或煎百二二之仿胃关煎亦可。

产后腹痛而恶露仍然通利，或在严寒天气于分娩时露体受寒，或牵引小腹腰脊而刺痛者，宜用二二五之加减蟠葱散主之。

产后腹痛而恶露仍通，或在暑热炎天而保护太密，受热作痛，或口渴喜冷，目赤唇红，口臭舌干，脉见洪滑，此内热盛也，宜用百四五抽薪饮主之，或三六养阴退阳汤②，均妙。

产后腹痛恶露仍通，或因望子甚切而又生女者，或因丈夫嗔怨翁姑咀唔，以致郁闷而气滞作痛，牵引两胁胸脐隐隐刺痛，或大疼痛，问其所因，察其脉涩，此气郁痛也，宜百六三仿排气饮主之，或用八五木香调气饮加减法，或百二六荔香散，又或百二七神香散，皆为对证之方。

产后腹痛，或因富贵之家过服参者，保护娇柔太重而内热，为大补攻痛者，宜用二二六经验解毒汤，时时赶服，缓则不可救矣。

产后发热_{指方}

凡产后发热，其证各异，有因受寒发热者，有因受热发热者，有因水亏阴虚发热者，有因分娩时劳倦用力太过而发热者，有因去血过多眩晕闷乱，烦躁发热者，详方于下，宜细审用。

产后因感寒而发热者，不宜发表，宜先用百九八生化汤一

① 一：原作"之"，据石印本改。
② 汤：原脱，据石印本补。

二剂，即以二二五加减蟠葱散主之①。

产后因受热有火而发热者，不宜过用苦寒之剂，宜百四五抽薪饮，或百四六徙薪饮、百十二清化饮之类，皆为稳妥之极。

产后因水亏阴虚发热者，其脉必弦数，宜先服生化汤二三剂，俟恶露尽后，宜用百七三之五阴煎，或百五二金水六君煎，或用三三之仿三阴煎，皆可择用。

产后因劳倦用力太过而发热者，其脉必弦细无力，宜先服生化汤二三剂后，必俟恶露已尽，即以四五扶脾养元法，或用百五六之补阴益气煎，内加炮姜一二钱主之。

产后有因血去过多而发热者，亦以生化汤服二三剂之后，即用百八六味地黄汤，或五二加减一阴煎，均宜。

产后恶露已尽而发热，喜饮热物兼有冷汗者，此外热内寒，必宜温补，宜用百五七之水中取火法，或百四三全真一气汤，极为应验。如不应，急加附片三四钱，倘妄投凉药，必误②大事，不可不严加谨慎也。

产后乍寒乍热指方

凡产后乍寒乍热，悉由气血虚损，即有外感，不可发汗。经云：阳盛则乍热，阴盛则乍寒，治之总不宜耗散正气，此要诀也。

阴盛而多寒者，其脉必紧数无力，宜用二三三理阴煎主之。

阳盛而多热者，其脉必浮数无力，渴不喜冷，宜用三三仿三阴煎主之。

---

① 之：原脱，据石印本补。
② 误：原作"谟"，据石印本改。

阳气陷入阴中，懒言少食，乍寒乍热者，宜用百五六补阴益气煎主之。

阴阳俱虚，四肢困倦，不渴不食，六脉虚弱而乍寒乍热者，宜用第六之八珍汤，或百一七十全大补汤，或百四三经验全真一气法，均效。

血实气壅而乍寒乍热，脉必洪数，宜用三一之五积散主之。此系产后败血未尽，经云：败血流闭诸阴经则寒[1]，流闭诸阳经则热，所以气壅而乍寒乍热也。

产后蓐劳证治_{指方}

蓐者，草荐也。产妇坐草艰难劳心，用力太过，故曰蓐劳。其证[2]或寒热如疟，或头痛自汗，或眩晕眼花，或困倦喘促[3]，不思饮食，皆其候也。凡此在气血大虚，宜培补元气为主，如第一大补元煎，以及九六五福饮，百一七十全大补[4]汤，第二寿脾煎，皆可酌用。

产后喘促_{指方}

凡产后发喘有二，乃一以阴虚之极，一以寒邪入肺经。盖产后大虚，血去阴虚，孤阳无主，肾阴不足而浮越于上，此系肝肾无根，将脱之兆，最为危症。经曰"肝苦急，急食甘以缓之"，正此谓之，惟急用二三四仿贞元饮，即时速服，不必迟疑，或用第一大补元煎，均妙。倘妄用破气化痰开提之药，是

① 则寒：原脱，据《景岳全书·卷之三十九》补。
② 证：原作"阵"，据石印本改。
③ 促：原作"足"，据石印本改。
④ 补：原脱，据石印本补。

速其死耳。如实因外感而喘者，必呼吸气粗，与虚喘之上气不接下气之样大有不同，且胸膈必然胀满，脉亦浮紧而愈按有力，痰亦稠浊而愈咳愈多，此病在肺也。虽然如此，亦不宜大为疏散，宜以百五二金水六君煎，或四三加味六安煎，均为对证最妙之方。

产后发痉 指方 即俗谓产后中风

凡产后忽然角弓反张，戴眼直视，手足抽搐，四肢强劲，俗谓产后中风。然非风也，此由元气亏极，血液枯败之候，当问其分娩时有许多恶露，分娩后又曾出恶露否，再问腹曾痛否。病者虽昏迷不知，而近身之人无不知之。且发痉或在分娩一二日，是恶露恐未尽也，当以百九八生化汤内加熟地一二两投之，再加用八六之阴阳交感煎，相间服之；倘在三日分娩以后而见此证者，必得大补气血，或第一大补元煎，或二三三理阴煎、百一七十全大补汤，均为可用。倘误作风痰而妄为发散消导，死无①疑矣。每遇此证，临时自无主见，万勿妄听旁言，致贻后悔，慎之！

产后恶露不止 指方

产后恶露不止，若血色淡红，绵绵不已者，此气血俱虚，宜先服百九八生化汤二三剂，即以第一之大补元煎连日投之。

产后因怒气伤肝，恶露不止者，此肝不藏血，宜服生化汤之后，即以百八之六味地黄汤，或百二八之经验舒肝理气法。

产后因血热而恶露不止者，其色必深红，或紫黑，而外证

---

① 无：原作"矣"，据石印本改。

必喉干咽燥，口苦唇焦①，宜用百十二之清化饮，或用二六经验抑阴煎，均效。

产后脾虚不能统血而恶露不止者，其后四肢困倦，食后饱胀，宜用第二之寿脾煎，或百五六补阴益气煎，均应。

另备恶露不止止血二方：

产后去血过多而不能止者，无论虚实，或用二三七仿人参当归汤，或二三八止血救急汤，皆可仓卒用之。

血崩二方胎前产后均可用

产后血崩势危，或胎前见此证者，即用二三五七灰散暂止之，或用三三六龙骨散，均可救急，俟止后再投滋补之剂。

产后乳少或乳不通专方

凡产后乳少皆由气血不足，即不通者，亦由乎气血虚也，总莫妙于二三九经验生乳汤，百发百中。

乳吹乳妒指方

凡产后因儿饮乳为儿口气所吹，致令乳汁不通，壅结肿痛，宜急治之，缓则成痈。外用二四一南星散敷之，急服二四十连翘金贝煎最妙，此治乳吹之法也。

如无儿吮乳或儿未能吮余乳而蓄结作胀，或妇人气血充实，乳房作胀，致令肿痛，憎寒发热，不急通之，必致成痈，即用二四二之麦芽散煎服，立消，此治乳妒之法也。又治乳吹诗云在二四三内查用，屡效。

---

① 焦：原作"售"，据石印本改。

乳痈乳岩两证_{指方}

乳痈者，即肿胀日久不消而成也，先仍以二四十连翘金贝煎多服数剂，再以四九加减人参败毒散服之，或用百九三薛氏加味逍遥散，均宜。倘过用苦寒之药，日久溃后不敛，浓①清脉浮则难治矣，此治乳痈之大法也。

若产后因郁怒伤肝，乳内结核，坚硬疼痛，肉色如故，故名曰乳岩。致令五心发热，肢体倦瘦，面无血色，若渐久渐大，内溃深洞，终为难治，宜用四五扶脾养元法，或用又八人参养营汤，可延岁月，若用消耗，危始速矣。每有孕妇亦有此证，名曰内吹。凡用药亦如之，然不可用牛膝、瞿麦等药，以犯其胎。

乳自流出_{指方}

凡产妇乳自流出，乃阳明胃气不固②，当察其有火无火而治之。如无火而流不止者，宜用百一七十全大补汤，或第六八珍汤主之；若因血热而溢者，宜用九八滋阴润燥法主之；若肝经怒火上冲而溢者，宜用三二加减一阴煎主之；若乳多胀满而溢者，宜用二四四温帛热熨法最妙。倘未产而乳自流出，名曰乳泣，必主生子不育。

前阴各病证治_{指方}

妇人阴中忽挺出，如菌如芝，甚至挺出数寸者，名曰阴挺。此由胞络伤损，或分娩时用力太过，或气虚下陷，或湿热下注，

---

① 浓：用同"脓"。
② 固：原作"同"，据石印本改。

总以升补元气，固塞真阴为主。如阴虚滑脱者，宜二四七仿固阴煎加减法，或二四六仿秘元煎，均为最应；如气虚下陷者，宜用百五六补阴益气煎主之；如因分娩用力太过而下坠者，宜用第二之寿脾煎，或百九七补中益气汤，皆效；如系郁热下坠者，宜用百九六龙胆泻肝汤，或用三十之服蛮煎，均为屡效。

妇人阴中生物，大痒大痛，时作寒热，牵引腰痛，亦曰阴挺。此由房事太过，或因淫欲不遂，非礼之为，宜用二四八熏洗木杨汤，每日熏洗数次，仍服前滋补升提之剂，不谨再发难治。

妇人阴户忽然肿大，类于阴挺，然挺者多虚，肿者多热。如气陷而肿者，以升而清之，宜用百十二清化饮，或百四五抽薪饮主之；若因分娩受伤而肿者，不必治肿，调养自退；若由损伤，无关元气而肿者，莫如二四九枳壳散，数次即愈。

妇人阴中痒甚，手不能住，或流臭水，名曰阴慝①。此由肝脾湿热，阴中有虫，宜用百九六龙胆泻肝汤，外用二五十椒茱汤熏洗，每日数次即愈。

妇人阴中生疮，奇形怪状，或溃流浓②水，或时痒时痛，床褥呻吟，不思饮食，经水不调，四肢无力，此由湿热下注，或七情郁火而成。惟用二五一仿芍药蒺藜煎，极效，或用百四五抽薪饮亦可，每日仍以二五十椒茱汤熏洗，再以二五二蛇蜕散末药，洗后干掺患处，约半月即愈，后百日内不宜房事。

妇人阴中清冷，有真寒假寒之分，倘口不渴，肢体无力，小便清利，或常下白浊，脉见迟弱③者，此真寒证也，宜用百

① 阴慝（tè 特）：阴气。
② 浓：用同"脓"。
③ 弱：原作"若"，据石印本改。

五七水中取火法，或四一经验人参附桂膏，或用百一七十全大补汤主之。倘口渴心烦，小便短赤，大便坚实，脉见沉数，重按有力，此湿热内郁，假寒证也，宜用百九六龙胆泻肝汤，或百四六徙薪饮，均为应验。

妇人交接出血而痛者，皆由阴气薄弱，肾元不固，宜百五六补阴益气煎，或用三八仿化阴煎加味法，均须多服为妙。

卷之六

小儿总论

凡小儿之病古人谓之哑证，以其不能言语也，谓治之极难。然治之之法，能细心体察而治之又易。夫易者何？贵能"审苗窍，察形色"，此六字中而表里寒热之证明矣。明乎表里寒热，而再辨之以虚实，则治之，非若男子妇人之病态百端也。盖以小儿之病，非外感风寒，即内伤乳食。外感者，必有表证而无里证，如周身发热，无汗清涕，搐搦之类是也；内伤者必有里证而无表证，如上热下冷，呕吐泄泻，腹痛，惊疳积聚之类是也。热者必有热证，如口渴烦燥，唇红面赤，二便秘结，或小便短黄热涩，吮乳口热，惊啼声雄之类是也。寒者必有寒证，如冷汗无热，小便清利，大便溏泻，唇白面青，手足发冷，虚惊声雌之类是也。于此四者之中，而辨以真虚真实，假虚假实，以小儿如浑沌一团，嗜欲罔识，治之能得其法，投剂立见奇功。但小儿柔弱之体，气血未充，脏腑①娇嫩，即有实证不宜竣攻。今举世幼科，动辄谓小儿纯阳之体，无论其先天之厚薄，秉赋之盛衰，一经有病，非谓气裹食，即曰寒包火。或妄投丸散，其所用之药，无非消散剥削而并施；或混套开方，其所主之方，无非补泻升降而齐用。更有一种爱子情切者，或见其儿黄瘦神疲，乳食减少，或询之于庸俗，不云痰火，即云食积，示以肥儿丸、保和丸。为父母者，徒②听其肥儿、保和之美名，视为

---

① 腑：原作"脐"，据石印本改。
② 徒：原作"徙"，据石印本改。

卷之六

二二五

神圣之药，而极力投之。殊不知肥儿丸多苦寒之味，最败胃气；保和丸多消耗之药，极伤元阴。谓其肥儿也，而适足以瘦儿；谓其保和也，而适足①以违和耳。嗟嗟！小儿之元气无多，倘妄听庸医，徒知去病而不顾其还元，今日一破，明日一消，其有不萎败者，未之有也。慎之！慎之！

小儿初诞论

凡小儿初诞，饮食未开，脾胃未动，是诚清虚之腑，此时调燮②得宜，婴儿必无他证。然而调燮之法视其父母秉之强弱，受胎之多寡③，而开口之法有相体而用者。诸云：小儿落地口含血块，即时当用手挖出，如咽下即有毒，此理未必尽然。夫④小儿无非血气所生，独此一块而为毒也。即使咽之，亦必从大便而出。试问今之生子者，有个个口中之血落地即挖出乎？如有未挖出者⑤，又试问能毒几小儿乎？是此说实无凭也。总之，开口之法莫如相其婴儿之强弱而用之，宜于二六六初生开口法查取，斟酌用之，实为妥善之至。

看初生儿病法

凡看初生婴儿之病，以手捻其头，摸其颐颔，不作声者为无病。纵有病，以手指探其口，虽发声而从容呷子答切，入口也指者，其病轻。若即发声不呷指，而色或青红兼紫者，此落地

---

① 足：原作"滋"，据石印本改。
② 调燮：协和，调理。
③ 寡：原作"寒"，据石印本改。
④ 然夫：原作"扶然"，据石印本改并乙转。
⑤ 者：原衍"者"字，据石印删。

受寒之甚也，其病重。若牙关紧闭，不能纳乳，牙根硬劲，其病极重，此惊邪入于膀胱及胃经也，须急治之。且初生婴儿，若见肥胖而面日觉好看，此根本不坚，甚非佳兆，必易感邪。凡父母肥者，不可生肥儿；父母瘦者，亦不可生肥儿。生而肥胖，其气必虚，一切葱姜汤不可多服，如面转微黄则吉。生儿怯弱，其血必虚，一切寒凉之药不可妄投。若七日之内肌肉顿肥，则必疾矣，过此以往，渐肥者又为吉兆。

看小儿寿夭法

凡看小儿以听声为先，察色为次。其声音清亮者寿，涩者病，散而无出声者夭。忽然大声而无病者，须细看其身，恐有疮毒，又或衣沾针刺之类。脐带中无血者，寿；脐带银白色者，寿；短带紫胀者，于断带之后捻去紫血，可保无虞。额皮宽者，寿；卵缝通达黑色者，寿；初生卵如水泡者，险。初生二三日内，面微转黄色者，吉；生下粉白花色者，必主脐风而夭。生下皮宽肉瘦，五六日顿肥者，必有脐风之患。生下皮肉不光者，必夭。泣不出声者，夭；泣不无泪者，夭。舌如猪肝者，夭；口角上有紫色如虾须者，夭。无粪门者，夭；臀肉不生者，夭；股肉不生者，夭；面无彩色者，夭；脐带短大紫色者，夭。生下浑身银白色者，夭；生下有齿者，大凶，不伤父母即伤自身。生下未裹即撒尿者，杀父母，荡家财，在世一生劳苦。

审察小儿病源法

凡病有诸内必形诸外，小儿之病既不能语言，惟先凭一望法，次以脉应之，斯为医理。夫望之之法，审其苗窍，察其形色，而虚实寒热已得其大半矣。舌乃心之苗，红紫，心热也；

肿黑，心火极也；淡白，虚也。鼻准与牙床乃脾之窍。鼻红燥，脾热也；惨黄，脾败也。牙床红肿，热也；破烂，脾胃火也。唇乃脾胃之窍。红紫，热也；淡白，虚也；如漆黑者，胃将绝也。口右扯，肝风也；左扯，脾之痰也。鼻孔肺之窍，干燥，热也，流清涕，寒也。耳与齿乃肾之窍，耳鸣，气不和也，齿如黄豆，肾气绝也。目乃肝之窍。勇视而睛转者，风也；直视而不转睛者，肝气将绝也。以目分言之，又属五脏之窍。黑珠属肝，纯是黄色，凶证也；白珠属肺，色青，肝风侮肺也，淡黄色，脾有积滞也，老黄色，乃肺受湿热，疸证也疸音旦，即黄病也。目发黄，溺黄赤，安卧者，黄疸也；已食如饥者，胃疸也。疸有五种：曰黄疸，曰黄胖，曰酒疸，曰谷疸，曰女劳疸；瞳仁属肾，无光彩又兼发黄，肾气虚也；大角属大肠，破烂，肺有风也；小角属小肠，破烂，心有热也；上皮属脾，肿，脾伤也；下皮属胃，青色，胃有寒也；上下皮睡合不紧，露一线缝者，脾胃虚极也。面有五位，五脏各有所属。额属心，离火也；左腮属肝，震木也；右腮属肺，兑金也；唇之上下属肾，坎水也。五脏，里也；六腑，表也。小肠，心之表。小便短黄涩痛，心热也；清长而利，虚也。胃乃脾之表。唇红而吐，胃热也；唇惨白而吐，胃虚也；唇色平常而吐，作伤胃论。大肠，肺之表。闭结，肺有火也，肺无热而便闭，心血枯，不可通下；脱肛，肺虚也。胆乃肝之表，口苦，肝热也，闻声着吓，肝虚也。膀胱，肾之表，居脐下气海之右，有名无形，筋肿筋痛，肾水之寒气入膀胱也。面有五色：一曰红，红病在心，面红者热；一曰青，青病在肝，面青者痛；一曰黄，黄病在脾，面黄者脾伤；一曰白，白病在肺，面白者寒；一曰黑，黑病在肾，面黑而无润泽，肾气败也。

望其色若异于平日，而苗窍之色于面色①相符，则脏腑虚实无有不验者矣。

诊小儿脉法并辟诸家看筋纹之谬

《通评虚实论》曰：乳子病热，脉悬小者，手足温则生，寒则死。乳子病风热，喘鸣肩息者，脉实大也，缓则生，急则死。此轩岐之诊小儿，未尝不重在诊脉也，亦未尝不兼证为言也。是小儿形体既具，经脉已全，初脱胞胎便有脉息，故薛氏诊小儿脉诀云：一二至脱三至卒，四至为虚五至损，六至和平曰无疾大人之脉以五至为和平，六至为数脉，太过有病。小儿之脉以六至为和平，五至为虚脉，不及有病，当详察之，七至八至病势凶，九至十至病势急，十一二至死无疑，此诀万中无一失。由此观之，而小儿实有脉可辨矣。至若《水镜诀》及《全幼心鉴》等书，乃有察虎口，以寅卯辰分风气命三关，以寅关直透辰关，十不一救，此不过言其病势极险，而余亦每治之多活者。又近时医家多以筋纹紫色为风，红为伤寒，青为惊，白为疳。又云青是四足惊，赤是水惊，黑是人惊，黄是雷惊之类②，其③此一线之色，果能辨悉如此，无稽之言，乌足凭也。试问其心，果有确见欤？试问其法，果出《内经》欤？又如王损庵之《幼科准绳》，以三关之纹有十三指形，曰：流珠形、长珠形、环珠形、来蛇形、去蛇形、弓反外形、弓反里形、枪形、针形、鱼骨形、水字形、透关射指形、透关射甲形，竟不知此形出于何典。又曰：治之亦不专执其形而投剂者，是诸各形色，竟先辈亦有不足凭者，

---

① 色：原作"也"，据石印本改。
② 类：原作"数"，据石印本改。
③ 其：通"岂"。《左传·僖公三十二年》曰："其为死君乎。"

今医世相传诵，贻害匪轻。更可笑者，以筋纹尚有八段锦名色，是全不知《内经》之旨，而徒然信口胡①猜，以惑人耳。要知小儿之脉非比大人之多端，但察其强弱缓急四象，强者实，弱者虚，缓者轻，急者重，能明此四象，则无论小儿诸证，随其病而合其脉，将必左右逢源，所遇皆通，再细心审察苗窍之形，又何遁情之有哉！

论小儿变蒸不必尽信说

巢氏云：小儿变蒸，以长气血。变者上气，蒸者体热。变者，变生五脏；蒸者，蒸养六腑。以小儿落地之日起，三十二日一变，六十四日一蒸。一变生肾，二变生膀胱，三变生心，四变生小肠，五变生肝，六变生胆，七变生肺，八变生大肠，九变生脾，十变生胃，至五百七十六日蒸变乃毕，儿乃成人。每经蒸变时，情态即异，轻则发热微汗，其状似惊，重则壮热，脉乱而数，或吐或泻，或烦啼燥渴等证。轻者五日解，重者七八日解。又薛立斋曰：此证小儿所不免者，虽勿药可也。惟景岳曰：小儿变蒸之说，古所无也。至西晋王叔和始一言之，继之隋唐巢氏以来则日相传演，其说益繁。然以余观之，则似有未必然者，何也？盖儿胎月足离怀，气质虽未成实，而脏腑已皆完备。既生之后，凡长养之机，则如月如苗，一息不容有间，百骸齐到，至当时异而日不同，岂复有此先彼后。如一变生肾，二②变生膀胱，乃每变必三十二日之理乎？又如小儿之病与不病，余所见所治者，盖亦不少，凡遇违和，则不因外感必因内

① 胡：原作"糊"，据石印本改。
② 二：原作"而"，据石印本改。

伤。初未闻有无因而病者，岂真变蒸之谓耶？又见保护婴儿得宜，而自生至长，毫无疾病者不少，抑又何也？虽有暗变之说，终亦全无凭据。余恐临证者有执迷之误，故道其愚昧若此，况儒道总不外乎四书，圣人所不言者必无是道；医理总不外乎《内经》，轩岐所不言者必无是理。断不可以巢氏所云而即奉为神明者也，特详细表而出之，以为家庭中了然，难与俗医言耳。

小儿诊治大法

小儿之病，本不易察，但其受病之源多有所因，故凡临证者，必先察父母之气，而母气为尤切。如母多火者，子必有火；母多寒者，子必有寒；母之脾肾不足者，子亦如之。况骨软行迟、齿迟语迟、囟门开大、疳热脾泻之类，多有由于母气者。虽父母之气俱有所禀，但母气之应在近，父气之应在远，或以一强一弱而偏得一人之气者，是皆不可不察。至若稍长而纵口纵欲，或调摄失宜而自为病者，此又当察其所由，辨而治之。如果先天不足而培以后天，亦可致寿。虽曰先天俱盛，而或父母多欲，抚养失宜，则病变百端，虽强亦夭。此中机圆理微，贵在知常知变也。

护持婴儿诸法

凡小儿诞生，调和汤水，冷热得宜，勿令儿惊。冬久浴则伤风，夏久浴则伤热，浴时当护其背，凡风寒皆从背入。所浴之水，内用金银煮者，则除惊痫客忤；用铜铁煮者，则辟恶气；用桃根、黄连、甘草煮者，则不生疮、丹毒；用麦冬、荆芥、铅、锡煮者，则安心气。至第三日，俗谓洗三，用桃、柳、桑、槐等树枝煎汤浴之，亦除疮毒，并辟诸邪。至各护持之法，细详于下，为父母者，留心鉴之。

小儿平时无病，忌服药饵，否则遇疾无效。

浣小儿之衣，不可露于星月之下，易魇邪祟。如偶失收，当以醋炭熏过，方可衣之。古书相传，有鸟名隐飞鸟，其鸟纯雌无雄，遇阴雨飞鸣徘徊，其羽置儿衣中，令儿作痫，必死，化其为鬼，故小儿生至十岁浣衣不可夜露。

婴儿面红色苍者，为外实；大便色黄稠腻者，为内实。不须妄投药饵。

儿生六十日后，则童子成，能笑，认人，切忌生人怀抱，勿使见非常异物，恐为惊吓。百日则任脉成，能自反覆。一百八十日则尻骨成，母当令儿学坐。二百四十日则掌骨成，母当扶教匍匐。三百日则髌骨成，母当扶教儿立。三百六十日则膝骨成，母当扶教人行，皆育儿一定之法。若日捧怀抱，重袭绵裘，致令筋骨缓弱，稍有失护，疾病乃生，此皆保育太过之处也。更凡戏谑之物，不可恣乐；刀剑凶具，无使摸捉。莫近猿猴，近则伤意；莫抱鸦雀，抱恐伤眼。会坐勿久，令腰似折；行莫令早，筋骨柔弱；甘肥生冷，勿令过食。夜莫吹灯，昼莫说鬼，睡莫当风，坐莫近水。笑极与和，哭极与喜，笑哭之后切莫与乳。心经有病，忌食盐卤水克火也；肺经有病，忌食焦苦火克金也；肝经有病，忌食辛辣金克木也；脾经有病，忌食酸味木克土也；肾经①有病，忌食甘甜土克水也。助其病邪，贻②害于我。五味饥饱，勿令太过，过甜成疳，过饱伤气，过酸损志，过冷成积，过苦耗神，过咸闭气，过辛伤肺，过肥痰益，淡薄

---

① 经：原作"金"，据石印本改。
② 贻：原作"胎"，据石印本改。

滋味，脾强胃充，百脉得润，脏腑气清，血实色华，病从何生？护持得法，百子千孙，词虽鄙俚，告诫家庭。

剃胎头之日，须就温暖处避风，及剃之后用薄荷叶三片①、杏仁三粒，去皮尖，同捣烂，用香麻油三四滴，姜汁一二滴，以宫粉拌和，在儿头上搽之，可避风邪及一切疮毒。其剃头日期宜择与儿年命相生之日，丁未日切不可用，又于五月初七日大忌，剃头万不可用。

藏小儿胞衣，用洁净瓦坛装好，置青铜钱一文于衣中，以坛口用青布扎紧数层，择黄道日或三日后采其向阳洁净处，入地深埋三四尺，用土筑紧，主儿长寿聪慧，不生恶疾。倘为猪狗所食，以及无知庸愚夫妇有以置于粪坑内者，其儿必贫贱而夭，否则一生劳苦，恶疮恶疾，必损其身。然此皆为明理者知之，而庸夫俗子不足计也，即谆谆言之而亦谓吾辈读书人何苦是之迂拘也矣。

小儿补肾论

观王节斋曰：小儿无补肾法。盖小儿禀父精母血而生，男至十六而肾始充，既满之后，妄用亏损，则可用药补之。若受胎之时，禀之不足则无可补，禀之原足，又何待于补耶？呜呼，此言之谬，谬亦甚矣！夫二五之精，妙合而凝，精合而形始成，此形即精也，精即形也，治精即所以治形，治形即所以治精也。第时有初中，则精有盛衰。故小儿于初生之时，形体虽成，而精气未裕，所以女必十四，男必十六，而后天癸至。天癸既至，精之将盛也。天癸未至，精之未盛也。兹以其未甚而遽谓其无

---

① 片：原作"皮"，据石印本改。

精也，可乎？且精以至阴之液，本于十二经之生化，不过藏之于肾，原非独出于肾也。读《上古天真论》曰：肾者主水，受五脏六腑之精而藏之。此精之所源，其不止于肾也可知矣。王节斋止知在肾，而不知在五脏。若谓肾精未泄，不必补肾，则五脏之精其有秉赋之亏、人事之伤者，岂因其未泄而总皆不必补耶？夫小儿之精气未盛，后天之阴不足也；父母之多欲水亏，先天之阴不足也。阴虚不知治本，又何藉于人为以调元赞化乎？此本源之理，有当深察者如此。再以小儿之病气论之。凡小儿之病最多者，惟惊风之属，而惊风之作，则必见反张戴眼、斜视抽搐等证，此其为故，总由筋急而然。盖血不养筋，所以筋急，真阴亏损，所以血虚，此非水衰之明验乎？夫肾主五液，而谓血不属肾，吾不信也。肝肾之病同一治，今筋病如此，而欲舍肾水以滋肝木，吾亦不信也。且太阳、少阴相为表里，其筋行于背脊，而为目之上纲，今以反折戴眼之证偏多见于小儿，而谓非水脏阴虚之病，吾更不信也。矧以阳邪亢极，阴竭则危，脏气受伤，肾穷则死。此天根生息之机，尤①于小儿为最切。然则小儿之病，其所关于肾气者非渺，而顾可谓小儿无补肾法耶？决不信！决不信！

撮口脐风证治_{指方}

凡初生撮口脐风之证，总在三朝一七之内，皆由胎中受热，或初生不慎为风热所侵，遂至唇聚口撮，眼闭舌强，啼声如鸦，或声不能出，或口吐白沫，或气息喘急。每遇撮口之证，口松，稍能吮乳，颇属易治，急用二六七保赤散调服，或二六八龙胆

---

① 尤：原作"元"，据《景岳全书·卷之二·小儿补肾论》改。

汤。一见此证，急宜用此二法下之，愈后微加补益。至若脐风者，以断脐之后为水湿风邪所侵，至令腹胀脐肿，啼不吮乳，甚则发搐。若脐青黑，手拳口噤，是为内搐，即不可治。倘口尚能吮乳，以二六九之保生汤急投之，或以艾火灸脐中。至若脐风灯火之法，甚惨耳。

惊风证论

惊风之证固由于肝，而脾肾心肺亦未尝不同病也。盖小儿之真阴未足，柔不济刚，故肝邪易动。肝邪动则木能生火，火即生风，风火相搏则血虚，血虚则筋急，筋急则掉眩反张，抽搐强直之类，皆肝木之本病也。于是肝邪侮土则脾病，而为痰，为吐泻；木盛金衰则肺病，而为喘促，为短气；木火上炎①则心病，而为惊叫，为烦热；木火伤阴，水不胜火则肾病，而为水涸，为血燥，为干渴，为无汗，为搐，为痉音字，即风病也。此惊风未有不伤五脏也，治②此之法有要，存焉：一曰风，二曰火，三曰痰，四曰阳虚，五曰阴虚，但能察其缓急则尽之矣。今人鲜明此义，不分虚实，不察强弱，一味驱风，概行发散，不知外来之风可散，而血燥之风不可散也。夫惊风之实邪，惟痰火为最，而风则次之，治实③之法，止于是矣。然邪实者易治，主败者必危。盖阳虚则阴邪不散，而元气不复；阴虚则营气不行，而精血何来？所以惊风之重，重在虚证，不虚不重，不竭不危。治虚之法，当辨阴阳，阳虚者宜刚宜燥，阴虚者宜润宜温。且善用阳者，必于阴中求阳，善用阴者，必于阳中求

---

① 炎：原作"痰"，据石印本改。
② 治：原作"法"，据石印本改。
③ 治实：原作"实治"，据《景岳全书·卷之四十·论惊风证治》乙转。

阴，阴阳互为其根，造化相须之妙，是不可须臾离也。设有谓此非小儿之药，非惊风之药者，岂惊风之病不属阴阳，而小儿之体不由气血乎？若此等人开口便见本领，言医即知学问，乌足与论乾坤合一之道哉！

急惊证治_{指方}

凡急惊之证，必由于风寒乳食错杂，以致阴阳紊乱，营卫不调，或在初生后百日之内，或在周岁之内，或在两三岁之内者，皆有之。其候壮热痰壅，窜视反张，抽搐颤动，牙关紧急，口中气热，颊赤唇红，二便闭结，脉浮洪数，此肝邪风热，阳盛阴虚证也。凡此皆实邪之盛者，莫妙于二六七保赤散，视儿大小，轻则三分，重则五七分，极为应验。若痰盛喘急者，或二七十抱龙丸、二七一牛黄散、二七二利惊丸，又或用二七三抑青丸作煎剂，皆可取用。若外感风寒甚重而身热为惊者，当解其表，宜用三一之五积散投之，或用四八之仿参苏饮加减法，皆可。倘惊气渐退而火未清者，宜用二七四安神镇惊丸主之。以上皆急惊治标之法，倘得痰火稍退，速即补其气血，以防虚败，此幼科最要之诀。如薛氏云：小儿攻伐之药，中病即止，不可过剂，诚至言也。总之，治急惊之要，万万不可尽用祛风化痰之药，必得于治风痰剂中仍以熟地七八钱为君，生淮药三四钱佐之，以保其元阴。若概用消耗，必成慢惊，甚至不治，每用小儿之药可不慎欤！

慢惊要论

凡小儿慢惊之候，或一起病即发搐而成慢惊者，或因病后失调而成者，或先因急惊而治不得法，元气倍虚而成者，或为用药攻伐消导太过，致损脾肾而成者。又有麻痘之后为庸医所误，名曰扫毒，因复伤元气而成者；又或因吐泻日久，脾阳亏败，内寒已极而成者。种种治慢之由，无非一虚证而已。急惊者固谓实邪，亦邪气之实，非正气之实，果正气实，何急惊之有？至若慢惊则全无实证，即言邪而邪亦虚邪，至云正而正亦微正，正既微而尚可以不急救正乎？邪既虚而尚可以孟浪驱邪乎？今医每多以驱风化痰为治慢惊之圣剂，及至肠鸣作泻，不可救药而后止，此等幼科竟不知几千万①年作猪狗也。总之，小儿之实证无他，惟东方之实中央之滞耳。盖东方木实，则生火生风而为热为惊；中央土实而为湿为滞，而为痰为积，知此二者则知所以治实矣。若小儿之虚证，五脏皆有之。如心虚则惊惕不安；肺虚则气促多汗；脾虚则呕吐暴泻，为不食，为痞满倦卧，为牙紧流涎，为手足牵动；肝虚为筋急血燥，为抽搐劲强，为斜视目瞪；肾虚则为二便不禁，为津液枯槁，为声不出，为戴眼，为肢体厥逆，为火不归元。知此五者则知所以治虚矣。然虚实之证又多有疑似者，外证如果声低息短，面色清减，唇淡眼青，二便不结，脉亦弦细无力，此内外显然，其虚易辨。有等外证面赤唇红，二便短少，甚至眼赤舌干，脉亦似乎洪大，于此等证外虽似实更属大虚，其儿必系服苦寒之药太过，逼阳于外，倘在误认火证，即杀之矣。是知一成慢惊，惟有专顾脾肾，使根本完固，诸证悉除。如昆陵庄在田先生著《福幼编》一书，诚为保赤金针，其功莫大，实足起死回生。然其所用之方系已成危笃者言之，余每治幼儿，福幼之方用不到此，以其病势未到此也，病势之未到此者，以其初病之时而施治之法，使其病不到此耳。噫！小儿慢惊之由，岂非由于起病

---

① 万：原作"里"，据石印本改。

时治之不得其法而成哉！

摘录庄在田①先生辨慢惊病象

慢惊，吐泻，脾胃虚寒②也。

慢惊，身冷，阳气抑遏不出也，服凉药之后往往如此。

慢惊，鼻孔煽动，真阴失守，虚火烁肺也。

慢惊，面色青黄及白，气血两虚也。

慢惊，口鼻中气冷，中寒也。

慢惊，大小便清白，肾与大肠全无火也。

慢惊，昏睡露睛，神气不足也。

慢惊，手足抽搐，血不行于四肢也。

慢惊，角弓反张，血虚筋急也。

慢惊，乍热乍凉，阴血虚少，阴阳错乱也。

慢惊，汗出如洗，阳虚而表不固也。

慢惊，手足瘲疭音治纵，手足伸缩之状，血不足以养筋也。

慢惊，囟音信门下陷，虚至极也。

慢惊，身虽发热，口唇焦裂出血，却不喜饮冷茶水，进以寒凉愈增危笃，以及所吐之乳、所泻之物皆不甚消化，脾胃无火，可知唇之焦黑乃真阴之不足也，明矣。

慢惊证治指方

凡小儿忽然手足微掣，吮乳口松，卧时露睛者，即防惊风成慢，即用百三七五君子煎加味法，连进三四剂即愈。如痰多

---

① 庄在田：名一夔，字在田，会稽毗陵（今江苏常州武进）人，清代学者，著《福幼编》。

② 寒：原作"塞"，据石印本改。

者，急用二三三理阴煎投之。如吐泻不止而手足抽掣愈勤者，即放心大胆以四十之经验回阳饮煎服，万物①游移误事。如身有微热，惊虽稍缓而泄泻不止者，惟百二二仿胃关煎极为大效，止此数方，则无证慢惊，断不致令其危笃，总宜胸有定见，勿为庸俗及妇人女子之见，妄言驱风化痰，推拿灯火，必致愈见沉重。倘实系危笃，或先已被苦寒荡惊之药误服太过而十分紧急，则又当以二九六庄在田先生逐寒荡惊汤，刻即投之。倘病势重者即用二九七加味理中地黄汤急投，伫见回春，万不可偏听近时幼科卑漏不通之语，动辄谓小儿纯阳之体，何能用此等大补大热之药，亦非治风治惊之剂，是出此言者，既已为无知无识之人，而偏听此语者，尤为自愚自昧之极。为人父者，务其慎诸，幸勿自贻伊戚，其药不可增减分两，实为万应之至。再慢惊一切忌用等药，悉录于二九八中，宜熟玩之。倘执迷不悟，偏听妄投，必误大事。如以我言为谬，吾亦莫如之何也已矣。

大惊猝恐证治指方

凡小儿并无他病，而或被大惊，或突如被大人高声喊叫，或平空为木石坠踏振声，或见异物飞禽走兽，或滚落床下，或扒高跌扑，或忽见火炎，或忽听炮响，皆能令儿大惊猝恐，致令心胆受伤，神气陡离，如作急慢惊风治法，谬亦甚矣。盖急惊慢惊，一因风热之感，一因脾肾之虚，所因不同，其证亦异，胡可以同日而语也。治此之法，当以收回神气为主，宜用二九九仿秘旨安神法，或九六七福饮主之，愈后宜用又八人参养营

---

① 物：通"勿"。《吕氏春秋·恃君览》曰："君道何如？利而物利章。"

汤调补多剂，否则心虚胆怯，易于受惊，不可忽略。

惊啼证治_{指方}

小儿惊啼一证，与急惊慢惊不同，与大惊猝恐更异。盖惊啼者，以小儿肝气未充，胆气最怯。凡耳闻骤声，目视骤色，皆能怖其神魂，醒时受怖，寐时惊惕，或振动不安，或忽然啼叫，亦或曾被大惊而神气尚未复元者，此皆神怯不安之证。总宜安神养气为主，如三百茯神汤，或九六七福饮，或第八益营汤，皆可择用。若烦热者，宜用二六七保赤散主之。若啼而多泪，时哭时止，是惊惕；啼而无泪、声长不安、忧忧戚戚者，是腹痛。

夜啼证治_{指方}

凡小儿夜啼，不能作惊啼治也。日间安然，一到夜间，神即不安而啼者，此心气不足，阴盛阳衰，宜用二九九仿秘旨安神法主之，或用九六七福饮亦佳。如面青手腹俱冷、腰曲而啼、不思乳食者，此脾中虚寒，宜用三百六经验理中汤主之。若过伤乳食、停滞作痛、邪实不虚者，宜用五八清理导滞法。若面青手冷，心神惊怯而啼者，宜用百三七五君子煎加味法，或用九六之七福饮，内加炮姜、肉桂各八分。若吐泻不乳而啼者，宜百二二仿胃关煎主之。若见灯火而愈啼，面赤，手腹俱暖，口中热气熏蒸，此心经有火，宜用六六古方生脉散。若怒气烦燥，啼哭声雄，吮乳不多而口热，啼时手足间见微搐，以肝胆热甚、木火相搏者，宜用三百五柴胡清肝汤。以上审明用药，无不即愈。若因惊夜啼，则又当从前惊啼论治，不可混用。倘乳少而啼，或黑夜灯灭而啼者，则又不可以病治，或于三百七灯花散查用亦可。

发热辨虚实要论

凡小儿发热，各有所因，不可一概见热即表，其中有因虚邪，有因实邪，有因自内之外，有因自外之内。有宜温宜凉，宜补宜泻，自有一定不易之治，随时施治之法，非详加审察，能无误乎？

小儿虚邪发热，面色清白，气怯神倦，恍惚软弱，口鼻微冷，不喜寒凉饮汤，安静，泄泻多尿，呕恶，惊惕，抱腹①喜按，乍凉乍温，乍哭乍笑，愁眉声低，手足指冷，夜则出汗，卧则露睛，口张体屈，乳食少思，脉息缓弱，皆为虚证。虽有外热，不可妄用消耗、表散、克伐、苦寒之剂，必得培补正气而虚邪自退矣。近时幼科每谓小儿无②虚，何堪此补？并云补住邪气，皆寸光之见，昧理之谈，乌足信哉！

小儿实邪发热，面赤气粗，口燥唇焦，作渴喜冷，大便多结，小便短黄，掀衣露体，烦啼暴叫，气长声洪，伸体而卧，转侧不停，睡不露睛，手足多热，脉息洪数，皆为实证。或散邪，或清火，审真酌用，中病即止。

小儿发热，有因自内之外者，或因疮疹麻痘，或因痘后麻后，元阴受伤。或因疟痢血虚，或因五脏各伤，或因先天不足，或因后天失调，其中又有阴虚阳虚之辨。再未有自内之外而发热者，不本于内证也，内证之热，虚实二字，当详审，勿忽！

小儿发热，有因自外之内者，或因暑热外侵，或因目见耳

---

① 腹：原作"胞"，据《景岳全书·卷之四十·小儿则》改。

② 无：原作"何"，据石印本改。

闻骤时惊吓，或因偶然不正之气，或乳食太过而为凝风，受热受寒，或沐浴当风，或游街着雨，此皆自外之内而发热者，其中尚有半实半虚之证。果使小儿强壮，外邪难侵，内元充足。惟由内之不足，所以外邪易入，果察其内外皆实，凉之散之，攻之利之，中病即止，不可过剂。倘外邪虽重而禀赋系不足者，尤当于解散消导之中兼顾其脾胃，使免病去而元气随病而去，萌芽嫩叶何堪斧锄？至若苗窍神色，当于前论诸邪发热条内审之。

发热虚实证治_{指方}

小儿阴虚发热，面唇虽红，并不发渴，小便虽黄，并不烫手，大便虽结，并不坚鞭，或因禀赋本虚，或因麻痘后阴虚未曾还元，或因曾病泄泻，或因惊后失调。婴儿防其慢惊，小儿防其劳损，即俗谓之童子劳。凡脉见弦细而弱者，是宜用百八六味地黄汤，或二三三理阴煎，或九六五福饮之类，皆妙。

小儿阳虚发热，面白唇青，手足身腹均冷，间有微微冷汗，小便清利，大便稀溏，白珠发青，神气困倦，乳食不化，饮热得安，饮冷即吐，喜暖畏寒，哭声慈柔，清涕冷泪，脉见迟细而软者是也，宜用百五七水中取火法，或百四一经验青娥饮，或百四三全真一气法，均妙。倘阳虚之甚者，则即用三百六参附理中汤，或四十经验回阳饮，皆为大效。尚须多服数剂，不必畏惧。

小儿脾虚发热，唇口淡白，烧热亦微，四肢软弱，困倦，大便淡黄而溏，小便清长而利，乳食半化，睡则露睛张口，山根青筋，脉见寸口无力，右关缓弱者是也，宜用四五扶脾养元法，或用百三七五君子煎加味法，或百九七补中益气汤，均须多服。

小儿未及周岁，多有大便绿色，浑身微热者，间亦有变蒸之说，不必服药，三五日自愈。倘日久绿粪，则用百三七六君子汤，最为稳妥。

小儿偶因外感风寒，以大人怀抱，微微厚盖，令取微汗，避风，乳母忌荤①数日，不必服药即愈。总之，小儿表散太过，腠里②更属不密，容易受邪，即《幼科铁镜》中之天保采薇汤为彼书之第一方，动辄即用，若用之于表实及误补伏表者，偶然神剂，否则小儿如禀赋不足，一经妄用，元气大伤，不可不慎。

小儿饮食内伤，并无发热之证，盖内停饮食，或胀或痛，或吐或泻，其所以发热者，必外感风寒，内伤饮食，内外俱病方发③热也。审其果有内伤兼外感者，方可消导，即以五八清理导滞法，或用二八八大和中饮，均妥。倘内无停滞而徒因外感发热，妄为消导者，则中气被伤，外邪更属难解，必致另生他证。今之幼科一见小儿发热，即谓夹食热，不知出自何典，独不思《调经论》曰：邪之生于阳者，得之风雨寒暑；生于阴者，得之饮食起居、阴阳喜怒。此自然之理也。盖邪生于阳，方有发热表证；邪生于阴，全属里证。若停滞而又发热，是表里俱病，以里邪重，而浮越于表。故亦有内伤饮食而为发热者，此证内伤、外感表里同病，为小儿之大证候，亦非动辄于是也。

小儿伤风受寒发热，必周身有热，鼻流清涕，或兼咳嗽，或吐乳食，口气熏蒸，或时睡时醒，啾唧不安，脉见紧甚者是

① 荤：原作"晕"，据石印本改。
② 里：通"理"。《穆天子传》曰："乃里西土之数。"
③ 发：原作"法"，据石印本改。

也。轻者以生姜三大片，葱白三个去须，泡汤服之，令取微汗即愈；重者即用六二固元两解法，或四二固脾解肌法，或四三加味六安煎，均为稳妥取效。倘大热而出冷汗畏寒者，则莫妙于五九仿大温中饮最佳。

小儿发热，独耳冷、中指冷者，须防麻证，另详麻痘门。若周身热而十指尖俱冷者，即防惊风。审指诀云：十指稍头冷，惊来不可当；若逢中指热，必定是伤寒；中指独自冷，麻痘疹相传；女右男逢左，分明仔细看。以此察之，无不应验。

夏禹铸①先生辨热疟似惊风伤寒_{指方}极为应验

夏禹铸曰：小儿伤寒烧热，每日到晚不减一分，不增一分，始终毫不间断，只是平平而烧，不抽不惊，此乃伤寒之烧热也。惊风烧热似乎伤寒而多一抽搐，盖由筋属于肝，肝风动故筋抽，肝风入脾，脾动痰故惊，此乃惊风烧热之辨也。

热②疟烧热虽同，而证实有别，或饮滚茶滚汤，或大哭大叫，头面上必有汗。一有汗，烧热即退二三分，少顷又照③原，便是热疟，此一辨也。

自早至晚必有一时更甚，或眼泛白④，或手足掣，一掣出汗烧热即退，少顷又烧，每日皆然，定是热疟⑤，此一辨也。

喉内必有痰，一哭必呕，呕即痰出，定是热疟。若惊风之痰盘踞乎肺，必不到胃，何得吐出，此一辨也。

---

① 夏禹铸：清康熙年间世代中医儿科专家，著儿科专著《幼科铁镜》。
② 热：原作"烧"，据石印本改。
③ 照：石印本作"复"。
④ 白：原作"去"，据石印本改。
⑤ 疟：原脱，据石印本补。

热疟一望而知。面色非黄似黄，非白似白，精采似倦不倦，面皮惨惨而无润泽，毛孔爽爽而不直竖①，两眼瞳人却象个无病的光景，热疟昭然。此证多发于五、六、七、八、九月之间，莫妙于即用三百八清脾饮，无有不效。发一二日者定要服五六剂；发至五六日，只须三四剂。亦有误作惊风、伤寒治者，或至十日、二十日，甚至一月不愈，只须一二剂，切不可以一剂不愈遂作别证，更方而误事也。

又有热疟一日一发，发有定期，其候不冷，一来只发热，或自下午起至半夜，汗出便解，手心、肚腹热不尽解。或不自午后发，亦不拘定，亦宜清脾饮为主。倘儿体瘦弱热退，或弱死去，则即以三百九六君子汤以补脾，此②禹铸治小儿热疟之法，极为得理。如前论热退弱死去者，余有用四五扶脾养元法更应。

吐泻霍乱证治_{指方}

凡小儿吐泻与大人治法虽同，然大人能言病源，小儿全凭审察，此其所以不能不另详也。总之，虚寒者十居八九，实热者十仅二三。如面色青白，精神倦怠，肢体清凉，或吐或泻，或吐泻兼作，脉或浮大无力，必因寒邪伤胃，或乳母误食生冷，致令小儿受病，宜用三百十温胃饮主之，或三二养中煎，甚者三百六参附理中汤，皆妙。如多痰涎吐泻，或兼喘促③，宜用二三三理阴煎为主。若谓呕吐，不宜用熟地，是近时俗医不通之语也。如偶有所触，虽吐而不甚者，即用二八二安胃饮亦可。

① 竖：原作"监"，据石印本改。
② 此：原作"出"，据石印本改。
③ 促：原作"足"，据石印本改。

如伤食及误食不宜之物以致吐呕者，宜用百三二和胃饮，或二八九小和中饮，均可。如停滞呕吐而兼吐痰者，宜用四三加味六安煎主之，或用二九十苓术二陈汤主之。若虽因食滞吐泻，而所吐泻之物多不运化者，悉由脾虚，所重在脾，不在饮食，不可妄用消伐，宜用四五扶脾养元法，或二三三理阴煎，均妙。

吐乳证治_{指方}

凡小儿吐乳，手足指热者属实，手足指冷者属虚，此其验也。更须望其神色，如有狼狈之状，即是因病作吐。倘小儿乳多满而温者，无关病吐，不必治也。若形色憔悴，或食乳即吐，即系虚寒，宜用三一二参姜汤最妙。倘因小儿自受惊，或乳母恚怒，致儿吐泻青色者，宜用三百九五味异功散。若母食厚味、煎炒饮酒之故而乳热，令儿吐者，宜用三一三东垣清胃饮主之。若母食生冷，停滞而乳冷，令儿吐者，其母宜服三一四人参养胃汤，而儿宜用三百六理中汤，极效。皆吐乳之神剂也。

疳证_{治预防治已成 均指方}

凡疳证，在小儿为五疳，在大人即为五劳。盖疳者，干也。由于脾败肾亏，津液干涸，总属阴虚假热之证。虽有虫疳蛔疳，脊疳脑疳，无辜疳丁奚疳以及疳渴疳泻，疳肿疳劳，甚至走马牙疳，口烂齿蚀，诸书治疳之法无不具详。又如古方之雄黄散、蟾蜍丸、芦荟丸，皆为治疳之圣药。余每见近医以此治之未得一效，可知今人之不如古人禀气厚也。盖小儿其所以成疳者，或哺食太早，或嗜食甘肥，或既饱之后而又食生冷，或未餐之前而果饴并进，或乳母厚味太多，或乳母七情所致，又或因麻痘托里未清，而麻痘后余毒上攻，名为走马牙疳者，其患甚速，至此透烂，万无可治。余每治其预防或已成者无多法，而取效极应。

小儿或因杂病后，或疟痢后，或麻痘后，或惊风后，日见消瘦，面黄眼青，饱后困倦，预防疳证，急须填补阴分。宜用百四三经验全真一气法，或三九经验还元饮，每日一剂，不可更解，必三四十剂，精神必健，必能预防其不成疳矣。

小儿或不知何时受吓，饮食日减，疲倦日甚，时见泄泻，懒言恶耍，面无光采，预防疳证，急宜温补脾胃使土旺，则四脏相随而旺，宜用四五扶脾养元法，或四四仿参苓白术散加减法，均效。必守专方，非数十剂不可，可决其不成疳证矣。倘一①曝十寒，未有能生者矣。慎之！听之！勿贻后悔！

小儿忽然吃土，忽然吃炭，或久便绿粪，或喜饮茶水，或咬指甲，或挖鼻孔，此系肺胃虚火，阴不胜阳，预防疳证宜十七之玉女煎，服三四剂后，前证稍退，即以百七三五阴煎，多服必效。

小儿已成疳证，无论有虫无虫，疳之名色亦多，而古方所治疳证之剂，非胃②不善，无如今时小儿禀赋更薄，非比古人，是以古方而施之今日之小儿，以元气不能敌也，非独治之不应，亦必治之必危。倘有未到大喘者，虽见七分沉重，急以余自制之三一五经验济生汤，每日夜各一剂，按连投之，放心大胆，万勿更换。余以此起死回生，不知凡几，愈后即以百四一之经验青娥饮十余剂，服③多见少而壮，壮而成立者，实为余之喜

---

① 一：原作"矣"，据石印本改。

② 胃：通"谓"。马王堆汉墓帛书《经法·四度》曰："动静不时胃之逆，生杀不当胃之暴。"

③ 服：原脱，据石印本补。

出望外也，多矣。

盗汗自汗 <small>指方</small>

睡中汗出曰盗汗，随时汗多曰自汗。凡小儿盗汗自汗，由于腠理不密，气血未充，且汗多亡阳。若忽略不治，而精血必日渐消耗，元气必日渐退败，非慢惊即疳证，将见百病蜂起。为父母者当思患预防未病，莫治已病也。治之之法当以益气补阴为主，使阳气外固，则阴液内藏，而汗自止矣。

小儿无故自汗，或一饮食即行大汗，此阳虚而卫气不固，宜多服百三七五君子煎加味法，或三百九六君子汤，或又八人参养营汤，均妙，总须数十剂方可，万勿妄用寒凉。

小儿卧后即行出汗，甚则露睛，此阴虚而营气不固，每到上床睡熟，头汗更多，宜用百五六补阴益气煎，或百一七十全大补汤，或三五仿归肾元法，均属屡应，总须每日一剂，愈多愈妙。

小儿或因大病后，或大吐大泻后，或误服克伐药后，以致气虚气脱而大汗不止者①，速用百一八经验参附理中汤，放心大胆接连投之，方可挽回，或用四十经验回阳饮，大剂进之。若已见大喘，即不能治。若角弓反张而又大汗，则无论盗汗、自汗，速用百七十大营煎大剂速投，方可挽回，倘误作风治，则万无生矣。

小儿自汗，或因心经有热而为烦渴者，宜用九七一阴煎主之。外证必唇红、舌尖红、小便短黄者是也。

小儿无论盗汗自汗，或因肝脾有火，热汗熏蒸，脉见洪滑，

---

① 者：原作"日"，据石印本改。

口渴心烦，宜用三二加减一阴煎主之。

小儿汗出而大渴者，或饮食时头面大汗，而饮食并不减少，此阳明胃热，宜用三一七竹叶石膏汤主之。倘非实热，万不可服，必要①见外证唇红发渴，脉见洪滑有力者，方可用此。

小儿盗汗，多有因麻后痘后元阴大虚者，甚至汗后多发潮热，此阴虚亏损以极，宜用第一大补元煎，每日两剂，否则难望保全。此证近时极多，皆由于医之扫毒药为贻②害也。

腹痛腹胀证治_{指方}

凡小儿腹胀腹痛，多因食积，或凉寒伤脾而然。经曰：病痛者，阴也。又曰：寒气多也。有寒，故痛也。东垣曰：寒胀多，热胀少，皆主于脾胃。故凡小儿肚腹或痛或胀，虽曰多由积滞，然脾气不虚则运化以时，何致作胀？是胀必由于虚也。若胃气无伤则腹中和缓，必无留滞作痛，是痛多由乎寒也。故治痛治胀者，必当以健脾暖胃为主。若无火证，不得妄用凉药，若无拒按坚实等证，不得妄用攻药。慎之！慎之！

小儿肚腹膨胀，或常时作痛，惟三二一芍药枳术丸加减主之，以丸作煎剂亦可。又或用三一八大健脾饮，或三九启脾饮，均可择用。

小儿偶尔伤脾，气促困倦，外见腹胀而内不胀者，此脾气虚也，宜用三百九五味异功散，或三百七五君子煎加味法亦可。

小儿肚腹作胀，或畏寒，或手足冷，或兼吐泻者，此脾胃阳气不足，虚寒作胀也，宜用三百十温胃饮，或三一一养中

---

① 要：原作"安"，据石印本改。
② 贻：原作"胎"，据石印本改。

汤①主之。倘面白神疲而又兼泻清水者，则即以四十经验回阳饮多服。

小儿腹胀，或兼喘促泄泻而又多痰者，此脾肾阳虚，不可妄用消导，宜以二三三理阴煎主之。

小儿腹痛有滞而吐泻者，此脾胃气虚，宜用三百九六君子汤，或用二八九小和中饮，均效。

小儿偶因停滞而肚腹一时大痛而胀者，宜用百三一经验排气饮加味法，或用二八八大和中饮，均宜，屡试屡效。

小儿偶有宿食不消而为胀满者，宜用五八清理消导法，或用二八九小和中饮亦可。

小儿如果实有坚积停滞，胀痛拒按，形气俱实者，宜三三赤金至，或二二十百顺丸攻下之，中病②即止。愈后即须大补脾胃，即以第六八珍汤，或第二之寿脾煎，多服更妙。

以上皆大略如此。总之，小儿柔嫩之质，气血未充，不宜过于消散耗。虽偶尔停滞，暂用推荡③，不可常恃。凡小儿疳证、慢惊、童子劳者，悉旧攻伐太甚，致令病入膏肓。能随时以补肾扶脾，虽病亦轻，即出麻痘，不独稀少，亦更无险证矣。

癫痫证治指方

癫者，喜笑不常，颠倒错乱也。多喜为癫，喜为心志，故心热则喜而为癫也。痫者，有风热，有惊邪，皆兼虚与痰。小儿有五痫，五脏各有所属，心痫其声如羊，肝痫其声如犬，脾痫其声如牛，肺痫其声如鸡，肾痫其声如猪，发则猝然倒地，

---

① 中汤：原作"申煎"，据本书卷八改。
② 病：原作"疼"，据石印本改。
③ 荡：原脱，据石印本补。

口眼相引，手足抽搐，口吐涎沫，项背反张，形如死状。悉由血气未充，形气未实，或为风邪所伤，或为惊怪所触，或因胎内七情惊怖所致。凡治五痫皆随藏象治之，以五色丸参以各经之药。然发之重者难治，病甚者亦难治，当详察之。

心痫，面赤目瞪，吐舌啮唇，心烦气短，其声如羊者是也。如不发热、不口渴，为心虚，宜用三二三钱氏养心汤主之；如发热饮冷为实热，宜用三二六虎睛丸；如发热不饮冷，喜饮热汤为虚热，宜用三二七辰砂妙香散主之。

肝痫，面唇俱青，两眼上窜，手足挛掣反折，其声如犬者是也。如抽搐无力，声雌神疲为虚邪，宜用百八六味地黄汤主之；如抽搐有力，声雄、气粗、目赤为实邪，宜用三二八泻青汤主之。

肾痫，面黑目胀，口吐涎沫，形体如尸，其声如猪者是也。肾无泻法，宜用百八六味地黄汤，或三五仿归肾元法，均可。

肺痫，面如枯骨，目白反视，惊跳反折，摇头吐沫，其声如鸡者是也，宜用百五二金水六君煎主之。如面色白中兼黄者，土不能生金，宜用三百九五味异功散；如面赤者，阴火上冲于肺，宜用百八六味地黄汤，或百七二四阴煎，均可。

脾痫，面黄目直，腹满自利，四肢不收，其声如牛者是也，均为脾元不足，宜用三百九五味异功散。如面清泻利，饮食少思，即以三百九六君子汤加木香，连剂投之。

凡痫证，发热，抽搐仰卧，面色光泽，脉浮者，病在腑，为阳证，易治。身冷，不搐覆卧，面色黯黑，脉沉者，病在脏，为阴证，难治。

凡看痫证之法，先宜看耳后高骨，高骨间若有青脉纹，先抓破出血，可免其患。此皆元气不足之证，总宜培补。若泛行克伐，元气复伤，则必不时举发，久成危证，多致不救。

痫证，又有惊痫、风痫、食痫三种。治惊痫宜三二三钱氏养心汤，或用三二七辰砂妙香散；治风痫宜用二七一牛黄散，或二七三抑青丸主之；治食痫宜用三三二妙圣丹主之。

溺白证治_{指方}

凡小儿小便如米泔，或溺停，少顷变如泔浊，此脾胃湿热。由饮食不节生冷甘甜之物，或小儿或乳母任意妄投致伤脾胃，亦有因小儿体弱气虚下陷者，治之之法虽有虚实之分，必得以顾脾为主。倘一味以苓、连、栀、柏而过用之，再未有不受其害也。若脉兼火证而数者，宜用三七大分清饮，或百四二经验苡米汤主之。若饮食过伤兼胀满者，宜用三一九启脾饮主之。若形气不足、黄瘦神疲者，宜用百八七补中益气汤，或三百九六君①子汤主之。若肝火而移热于膀胱，必兼痛涩烦热，宜百九六龙胆泻肝汤，或百十二清化饮，均妥。若脾胃本虚而兼湿热者，宜用三百九四君子汤内加炒川连八分最效。若止见溺白而别无烧热烦渴，精神亦无困倦者，只宜忌食生冷水果，不必服药，或即用三二十之养元粉调补亦妙。

六部虚实证治备方

方内有用古方加减者，有全遵古方者，更有自制多经验者。总之，近时男女老幼虚者十居七八，实者十止二三，余附脉之虚实而备方之虚实以应之，其中用药权变颇费苦心，虽云大略

---

① 君：原作"若"，据石印本改。

不无小补。

心脉实方　附脉

凡心脉实，三候有力为实。外证必口苦舌干，烦热，甚则癫狂，小便短黄，面红汗热，小儿防急惊，孕妇防堕胎。

三黄汤　禀赋素强，又感实热，始用此方。如小儿则用三分之一，不可孟浪。

黄连二钱　黄柏钱半，酒炒　黄芩三钱，酒炒　大黄五钱　生栀钱半　灯心十节，引

仿竹叶石膏汤加减法　禀赋不甚强而受症实，脉实，不若以此方主之，小儿则用三分之一。

生沙参六钱　大麦冬四钱，去心　川贝二钱，去心　生石膏五钱　淡竹叶十片①　甘草一②钱　粳米一撮，引

经验方　余治心经实热之症奏效甚多，察之脉息内外相合③，即放心大胆用之，小儿则以④五分之一。

小生地一两　犀角屑五钱　黄连三钱，酒炒　大麦冬五钱，去心　直川贝三钱，去心　细甘草三钱　赤茯苓三钱　炒黑栀钱半　灶心土三两　泡水澄清，煎药一日两剂更好。

心脉虚方　附脉

凡心脉无力为虚，或浮而大而软，或沉候模糊，或三候俱迟，皆为虚象。外症必健忘⑤怔忡，困乏无力，小便清长而利，

---

① 片：原作"皮"，据石印本改。
② 一：原脱，据石印本补。
③ 合：原脱，据石印本补。
④ 以：原作"心"，据石印本改。
⑤ 忘：原作"忌"，据石印本改。

强食。

仿养心汤加减法 原方内有肉桂，余嫌无好桂，防燥；有川芎、当归，余嫌辛散，防更耗心气；有黄芪，恐助虚气。故并易之，屡试屡验，小儿惊后以此方三分之一投之，实好。

防党五钱，酒炒　熟地一两　大生地四钱，酒炒　茯苓三钱　远志五分，制　枣仁二钱，炒　北五味十四粒　柏子仁三钱，炒香　麦冬三钱，去心　莲子四十粒，去心，引

经验方 余治心经虚者，每以前方合此方投之，百发百中。

大生地五钱，酒炒　熟地一两　生淮药五钱　益智①仁二钱，酒炒　松子仁三钱　枣仁二钱，炒　茯神四钱　炙沙参八钱　炙玉竹五钱　粉草钱半　广皮钱半　莲子肉四十粒，去心，引

仿薛氏甘露饮加味法 如素系用心人，无病时以此方调摄。

大生地五钱，酒炒　大熟地一两，如素不投熟地者，则以制首乌一两代之　茯神三钱　茯苓三钱　淮药四钱，酒炒　广皮钱半　麦冬二钱，去心　天冬二钱　粉草钱半　莲子肉四十粒，去心，引

肝脉实方　附脉

凡肝脉，三按有力为实，外症必畏寒恶风，周身疼痛发热，目胀多气。然亦有生来肝脉实者，必无此等外症。此言实者，指有病如此而言之，故立此方以备取用。

麻黄汤

麻黄一钱，炙　桂枝钱半，炒　杏仁五钱，去皮尖　甘草一钱
姜枣引

---

① 智：原作"治"，据石印本改。

桂枝汤

桂枝二钱　生白芍二钱　甘草钱半　姜枣引

仿逍遥散加减经验方

焦於术三钱，如无於术以生淮药五钱代之　当归二钱　杭白芍钱半，酒炒　北柴胡钱半　云苓三钱　薄荷五钱　厚朴钱半，炒　青皮八分　甘草八分　姜引

肝脉虚方　附脉

凡肝脉重按软弱无力，或模糊不甚，流利甚，外症必双目多泪眊眊无所见，眼睛时痛时昏，或害火眼而流冷泪，两足无力，女子经少，瘥后小儿多惊，夜卧不安等症。

古四物汤

当归三钱　大川芎二钱　白芍二钱，酒炒　熟地一两五钱　此方女子无病常服甚妙

古七宝美髯丹　此方凡男子肝虚者无病十倍和丸，每次五七亦妙

制首乌一两　云苓三钱　归身三钱　淮牛膝二钱，酒炒　枸杞钱半　菟丝二钱　杜仲三钱，酒炒　固脂钱半，酒炒　真紫石英二钱，醋淬　山茱肉钱半，炒焦

仿大补元煎经验方　男子肝经虚，多以此方极应，小儿以三分之一，如小儿惊后更宜

白洋参四钱，酒炒　归身三钱，土炒　熟地一两五钱，即小儿亦宜用七钱　白芍钱半，米拌炒　茯神三钱　枣仁钱半，炒　麦冬二钱，去心　北五味八分，捣碎生用　广皮钱半　炒黑栀八分　粉草一钱　川芎钱半

仿大补血汤经验方　女子肝经虚，多以此方，极应，月事不调者更宜

防党四钱，酒炒　熟地炭一两　归身三钱　生淮药五钱　枣皮钱半，炒黑　杜仲二钱，酒炒　四制香附二钱　芫蔚子钱半　粉草一钱　女贞子四钱，酒炒　青皮八分，醋炒

四阴煎　少年人相宜，男女同

炙沙参五钱　麦冬二钱，去心　白芍钱半　大熟地四钱，酒炒百合四钱　甘草钱半

三阴煎　老年人相宜，男女同

酒炒党参五钱　熟地一两五钱　酒芍二钱　枣仁二钱，炒　归身三钱，土炒　粉草钱半　生淮药四钱

脾脉实方　附脉

凡脾脉搏指①有力不甚，缓为实。其外症必四肢浮肿，腹痛拒按，牙齿常痛，善饥善饱，唇干口臭，或大便秘结，夜难安卧等证。

仿竹叶石膏汤　在心脉实方内

古泻黄散

苏藿香钱半　炒栀仁二钱　防风一钱　生石膏五钱　甘草钱半

仿清胃散加减经验方

小生地五钱　川连八分　丹皮钱半　生石膏四钱　石斛三钱

小承气汤　此方必得大便实结，舌苔黄而干，腹胀，手足发热，察的确②，男妇老小皆可用，孕妇忌

生大黄八钱　川厚朴三钱　枳实三钱，小儿以三分之一用之　必确实方用，慎之！慎之！

经验保和饮　此方凡脾实者③，老小奏效极多

---

① 指：原作"脂"，据石印本改。
② 确：原作"即"，据石印本改。
③ 者：原作"老"，据石印本改。

云苓四钱　焦楂肉四钱　炒麦芽三钱　炒曲钱半　连翘钱半
莱菔子一钱　枳壳八分，炒　广皮钱半　粉草八分　烧焦饭团一个，
如蚕大，为引

脾脉虚方　附脉[1]

凡脾脉缓而耐按，为脾和缓而无力，即脾虚。其外症必时
作溏泻，四肢困倦，食后神疲，小儿面黄目暗，腹大青筋，或
手足心不时潮热，口唇淡白等证，或病后神疲。

四君子汤

米拌炒党参五钱，真於术四钱，土炒　云苓三钱　炙草二钱

前方加熟附片二钱，肉桂八分，名附桂四君子汤

前方加砂仁一钱，香附一钱，名香砂六居子汤

参苓白术散　病后脾胃不足，此方多服实妙，男妇老小皆同

炙党参五钱　云苓三钱　白扁豆八钱，炒　大砂仁一钱　广皮
钱半　炒淮药四钱　真於术四钱，土炒　炙草二钱　炒苡米七钱
桔梗一钱　莲肉四十粒，去心　红枣十枚，引

补中益气汤

炙绵芪四钱，有秉赋不能投黄芪者，即以炙玉竹五钱代之　真於术
四钱，土炒，江西种术，其性横中，如无真於术，即以炒真淮药代之，可加
重用之　广皮钱半　白归身三钱，土炒　川升麻五分，酒炒，不宜多
用，小儿只可用三分　银柴胡五分，酒炒　炙草钱半　炙党参五钱

加熟地一两，名补阴益气煎。凡思虑过度最伤脾元，必加入
熟地，方宜重用至二三两者更好，所谓纳下不嫌其重也。

经验养元粉　男女老小脾胃虚者，以此粉早晚调，当点心，妙不

卷之六　二五七

---

① 脾脉虚方附脉：原脱，据石印本补。

可言

锅焦一斤，即闷饭焦皮　上白灰面一斤，炒黄　苡米五两　莲米四两，去心、皮　淮药八两　云苓四两　砂仁五钱　白扁豆八两，去壳　广皮七钱　谷芽四两　麦芽三两　楂肉三两　芡实五两　白蔻仁三钱，去壳　陈仓老米二斤

除砂仁不见火外，余俱炒微黄，地面退去火气，共研极细末，用磁坛收贮，吃时用冰糖随宜，以开水调之。

肺脉实方　附脉[①]

凡肺脉三候有力，或鼓而长，其外症必胸膈胀满，咳浓痰，鼻血鼻干，夹背[②]汗流，或呼吸气粗，眼内白珠红丝，大便或结，或两腮发红，口多辛气，甚至吐血。

经验加味泻白散　肺火重者均妙

桑白皮四钱　地骨皮三钱　生苡米七钱　天冬四钱　甘草一钱

经验加味清肺饮　凡肺火过重者，用此方主之，俗云热伤风，此方一二剂即愈

川连二钱　黄芩二钱，酒炒　连翘二钱　麦冬三钱，去心　天冬三钱　元参四钱　真石斛四钱　川贝二钱，去心　白芷八分　荆芥八分　淡竹叶十皮

米泔水煎药，气素虚者不用川连亦可。

经验加味香苏散　肺经伏热，男妇老小皆可用

苏叶一钱　桑皮二钱　香附钱半，酒炒　陈皮二钱　甘草八分生沙参五钱　麦冬二钱，去心　霜桑叶二钱　荆芥八分

---

① 肺脉实方附脉：原脱，据石印本补。
② 背：原作"皆"，据石印本改。

肺脉虚方　附脉①

凡肺脉三候无力，或模糊软细，均属肺虚。其外症必自汗如珠，昏迷若倒，气不接续，言语蹇涩，或吐黄色浓痰，一动即喘促，四肢发麻，女子淫带白浊崩漏，小儿面白懒言等症。

两仪胶

党参八两　熟地一斤

熬成胶子，每次用开水调服二两，男妇皆宜。

参芪汤

人参三钱　黄芪一两

补中益气汤　同前

经验全真一气汤　老小屡试屡验，如肾虚，内即加川牛膝、麦冬

炙党参五钱　酒炒黄芪四钱　熟地一两　熟附片钱半　淮药五钱，炒　北五味十四粒

有真天生白术三四钱更妙，如药肆中所卖江西种术，万不可用，以其性横中也。近日高丽参颇贱，方内再入高丽参三钱另蒸，兑入更妙，小儿减半。

倘汗出过多，以附片不妨用至五七钱，黄芪酒炒不妨用至一两。所谓重病必用重方，不必拘泥。余于此等症候，即小儿亦有用至五六两重一剂者，无不立见奇功，胆欲大而心欲细者是也。

再此方如遇秉赋素弱，偶尔外感，鼻流清涕，恶寒潮热，身出微汗，以此方内去五味易苏梗钱半，再以叭哒杏仁四五钱去皮夹，轻则一剂即愈，重则两剂全可。余屡经验之，百发百中，所谓虚人中邪宜托不宜散，此即用托之义，尤利于近时耳。

---

① 肺脉虚方附脉：原脱，据石印本补。

左肾实方　附脉

凡左肾实，须三候有力，或鼓指有劲挺之象，其外症必小便癃闭，或短少涩痛，大便或闭结不通，眼中如流火，甚至妄言耳闭等症。凡议下者①，必要尺脉实象，方可用之。

知柏地黄汤　肾经有热，小便涩痛，或赤淋等症

熟地一两　淮药四钱　云苓三钱　枣皮一钱　泽泻钱半　黄柏钱半　知母二钱　或再加木通三钱　川牛膝二钱　真石斛四五钱亦妙

知柏四物汤　肾经有热或害火眼，热泪而痛，大小便不利，似闭非闭，似结非结

熟地一两　当归三钱　白芍二钱　川芎二钱　知母钱半，盐水炒川柏钱半，盐水炒

经验加味大承气汤　余治肾脉实急，凡伤寒瘟疫每遇大便实秘者，审脉察症认其的确，无不立效，均得回天之功，若稍认不的确②，实不可孟浪

小生地一两　生大黄五钱　芒硝三钱　枳实二钱　川牛膝三钱川厚朴钱半　细甘草二钱　白僵蚕八分　全③蝉蜕十个

如症实在实极者，再加犀角四五钱更妙。此方不在乎老年小儿，余曾治一严刺史年近八旬，范明府年已七旬，又吴荷屋方伯年近六旬，众医均以阴寒论治，几乎为若辈杀之。延余诊治，余力辩其由，即以此方连进，日服二三剂不等，均得立见奇功。余于此者，擢发难数，又曾治年方十余岁者，亦不乏人，无不

---

① 者：原脱，据石印本补。
② 确：原脱，据石印本补。
③ 全：原作"余"，据石印本改。

应手。总之，审脉察症必得十分留神，庶几胸有成竹，阴阳虚实生死，反掌间耳。可不慎哉！

左肾虚方　附脉

三按无力，甚至模糊缓缓，推寻软弱而细，此皆属虚。其外症①必男子头晕，腰痛心冲，两足无力，双目瞔朦，或时流泪，或起云翳，夜间尿多，遗精败浊，阴囊多湿，或齿痛耳痒，或喉痛咽干。女子崩带腰痛，眼朦，经欲差少，淫精自流，又或经水不通，脚底作痛。小儿先天不足，面多黑暗，不时潮热。俗云：小儿纯阳，无补肾法，此极不通之语也。殊不知小儿之虚即由乎肾，天一生水之义，其理昭然。凡小儿肾气充足，百病不生，更多聪颖，一经有病必从肾补，无不回春。近时以滚痰、抱龙、苏合、内消各丸，无论小儿之病，一概投之，称为圣药。在先天颇足者，施之不过剥其元阴，尚不要命，倘施之于先天不足者，无不杀之，冤沉海底。余每治小儿，多有专补脾肾，以熟地有用至二三两一剂者，立即见功。每从余得小儿活命者，不下数千，无如执迷不悟者，每丧于若辈之手，攻之、伐之、消之、散之，及至肚大青筋肌肉消索，或成慢惊，或作长泻，必致不可救药，然后从补，措手不及，悔之晚矣。且今时无论男妇老小，左肾虚者，十有八九，右肾虚者，十有六七，须仔细酌之。

归肾丸

熟地十两　淮药七两　茯苓三两　当归二两　枣皮一两，炒枸杞一两五钱　菟丝三两　杜仲三两，酒炒

---

① 症：原脱，据石印本补。

共为末，蜜丸，如桐子大，每服五七钱，如作煎剂，则以十分之一用之。

左归丸

熟地十五两　淮药七两　枣皮一两五钱，炒焦　枸杞二两　菟丝三两　川牛膝二两　鹿胶三两　龟胶四两

共研末，蜜为丸，盐开水送下。

左归饮

熟地一二两均可　生淮药七钱　茯苓三钱　枣皮二钱，炒　枸杞二钱，酒炒　炙草钱半

大补元煎

人参如辽东参，每剂八分。如高丽参，每剂三钱。俱另蒸兑服。真防党参则用五六钱，以盐水炒。凡用参随阴补阴，随①阳补阳　熟地或一两、二两、三两均妙。凡补肾之剂，愈重愈妙，所谓细下者，不嫌其重　生淮药七钱或一两　当归三钱，溏泻者不用　枸杞三钱，酒炒。虚火重者不用　杜仲一钱，酒炒　炙草钱半

经验补血汤加味法　此方与前各古方大有效验，近时对症之神剂，其功甚速

熟地大人二三两均妙，即小儿亦须八钱一两　真防党五钱，盐水炒　当归三钱，土炒　茯神四钱　枣仁二钱，炒　白芍钱半，酒炒　川芎钱半　麦冬二钱，去心　广皮钱半　生五味七分　炒黑栀仁八分　生淮药七钱　炙草钱半　真石斛四钱，如小儿减半用

如作丸药，即加十倍，用旱莲草熬胶，和冬蜜为丸，早晚用盐开水送下，此方无论男妇老小，但凡水不足者，服之如神。如虚而有火，则以党参不用，换酒炒坚白洋参更妙，凡虚而火

---

① 随：原脱，据石印本补。

二六二

多者，宜用洋参，以其能静，阴也。

右肾实方　附脉

凡右肾脉重按有力，或鼓指有劲挺之象，或与众脉且长且大，均为实候。其外症必梦遗淋沥，阳物时举，女子多淫秽，小儿多癣疥，或动血，或喉痛舌肿等症。

六味地黄汤

熟地一两　淮药五钱　茯苓三钱　枣皮钱半，炒　泽泻二钱，盐水炒　丹皮二钱

经验地黄汤　此方男妇用之，无不应手

熟地一两　淮药五钱　云苓三钱　元参四钱　丹皮钱半　麦冬四钱，去心　泽泻钱半，盐水炒　石斛三钱　绿豆五钱

经验加味一阴煎　凡阴虚火重等症必以此方主之，其加减随症斟①酌，然熟地必不宜轻

熟地一两　生地五钱　麦冬四钱，去心　白芍钱半　牛膝钱半　丹参三钱　甘草八分

此方如吐血，则加炒黑荆芥钱半，茜根钱半，不用甘草，其效如神。

右肾虚方　附脉

凡右尺脉三按无力，或指下模糊，或与众脉独小、独迟，皆为真火不足，元气虚也，宜补火以配水。其外症必脾胃吐泻，梦遗滑精，阳物不举，或举而不久，或下元冷极，或小腹冷痛等症。

① 斟：原作"勘"，据石印本改。

右归丸

熟地十五两　淮药七两　当归三两　枸杞三两　菟丝三两　杜仲三两，姜汁炒　枣皮二两，炒焦　熟附片七两　肉桂四两，多去粗皮　鹿胶五两

再加人参随宜更妙，研末，蜜丸。

右归饮

熟地以一两用至二三两，虽补火之剂而阳根乎阴，必得以熟地坐重药力方到　淮药七钱　熟附片五钱　肉桂三钱，研末冲　枣皮钱半，炒　枸杞二钱，酒炒　杜仲三钱，姜汁炒　炙草钱半

经验加味右归饮 此方应之不计其数，凡命门火亏者大见功效，以之合丸则加十倍

熟地二两　枸杞三钱，酒炒　菟丝三钱　锁阳三钱　熟附片四钱，有用至一两者　肉桂二钱，研末冲　鹿茸三钱　姜汁炒淮药五钱　固脂三钱，核桃肉拌炒　生白五味八分，捣碎　淮膝二钱　川椒七钱，去闭口，炒出汗

芪附汤 凡阳虚中寒者，如冷汗面白，或青色发呕，以及房事后精不能收，或时时滑精，必防脱阳。此方可以救急，药味愈少而力更大也

熟附片一两　生附片五钱　盐水炒黄芪二两　生姜三钱，引

上六部虚实诊治之方大半皆非拘执古法。盖古方原为后学之法，则准绳并不是要后学抄录陈文也。其中即余之经验者，亦挂一漏万，兹分类手辑原为寿儿辈，易于入门之法，所以余自名之曰寿身小补。尔辈当为我会其意也，且辑仅五十二方而温凉补泻、虚实寒热皆统乎？其中即前后用药亦止八十二味，均属眼前易认之品，是以用药万不可好偏好奇，止在乎用之得法。虽病态百出，即此数十味能留意推求，足够应手也。今之医者每以稀少之药而逞奇药，肆中又以假药代之，其中黑地冤

枉杀人者实为可悯，于此等孽，皆庸医造之，不胜切齿之至。

四季感冒大略_{指方}

凡男妇老小孕妇均可用之，虽不能十分中肯，亦必能渐次退病。且受病者，自己知其身之强弱，而方内之补泻亦可，自己善为斟酌，小儿或半用。

春三月偶尔感冒，如头痛，发热恶寒，或咳嗽，或时热时退，以仿参苏饮加减法主之，方在四八。必得避风忌油，一二剂后，热退稍愈，即以养阴益气法斟酌主之，方在五十。倘大寒大热，身体疼痛，或项强脚气，即用加减人参败毒散亦可，并治瘴气，不拘老少皆可用，方在四九，轻则二剂，重则三剂，愈后亦用五十方调理。

夏三月偶尔感冒，或发热而微恶寒，头疼身痛，小便短黄，咳嗽浓痰，烦闷内热，大便坚鞭等证，仿消风百解法，方在五一。如素系阳虚体亏者，又当以仿大温中饮斟酌主之，方在五九。如素系阴虚体亏者，又当以养阴轻解法为妥，方在六十。

伤暑不同　经曰：脉虚身热，得之伤暑。其症并不恶寒，忽然大热之后而头目昏花，莫名其状，或要呕不呕，欲泻不泻，昏昏迷迷，糊糊涂涂，而脉极虚细者是也。宜清暑益气汤加减法主之，方在五二，或人参白虎汤加减主之亦可，方在①五三，此男妇老小通用之剂也。倘有暑毒霍乱，吐泻腹痛，头痛昏愦等症，无论男妇老少以五物香薷饮更妙，方在五四，愈后调理以安胃和脾法，方在五五。

秋三月偶尔感冒，或头疼发热，口干舌燥，喉疼，大便结，

---

① 方在：原脱，据石印本补。

小便黄热，以经验润燥汤主之，方在五六。如大热大渴而舌苔干焦，脉洪大，而人昏迷痰壅者，此感燥秋之气而郁于中焦，是又当解热清燥法主之，方在五七。倘秋天阴雨过多，乍凉乍热而忽经失调，发热头痛，微恶寒，不甚渴，或溏泻，或腹痛，以防痢疟两证，即以清理导滞法主之，方在五八，俾痢疟之患即能堵御矣。古人治未病莫治已病，盖谓此也。余经验甚多，万勿为今医所惑，所以医道宜明而不宜行，行之则即类于庸以行之，则即其射利邀功之念，如不明说脉证之原委，人以为识见浅薄，欲详辩诊治之主策，人以为言大而夸，言之多寡与听之是非，良可慨也。所以余辑此书，至再至三叮咛告诫，实为家庭中寿儿起见，万勿为余播扬，恐显贵漫为轻心，而庸俗视若涂炭，则更负余之一团心血耳。倘至亲至好以此书珍重，则又不妨来家抄录给存之，是更余之后望也。秋时疟痢另有专条于后。

　　冬三月感冒，轻则伤风，重则伤寒，如严寒而伤之即病者，即谓之正伤寒，或在阳经阴经，不外乎六经定法，已于伤寒传变证治内辩明立方。兹以冬间偶尔感冒尚未成正伤寒者而言之，且今之虚者十有八九，每一感冒即大发表，无不误事，甚至愈表愈虚，致令虚邪内陷，日事缠绵。以小事而酿①成巨案，无不从大表中而成也。要知邪从正解，治体虚之外感无不神奇；邪从汗解，治体实之伤风始得效验。邪从正解者，用补法以托之；邪从汗解者，用表法以驱之。托法者，十即有其七八；驱法者，十不过二三也，其方均在五九、六十、六一、六二，相其体之虚实而斟酌用之。

---

　　① 酿：原作"让"，据石印本改。

卷之七

药性目录

人参一

党参二

洋参三

高丽参四

黄芪五

当归六

生地七

熟地八

甘草九

芍药十

川芎十一

白术十二

麦冬十三

柴胡十四

升麻十五

防风十六

葛根十七

荆芥十八

白芷十九

麻黄二十

薄荷二一

羌活二二

肉桂二三

桂枝二四

附片二五

沙参二六

元参二七

首乌二八

淮药二九

鹿茸三十

厚朴三一

陈皮三二

木香三三

丁香三四

白蔻三五

肉蔻三六

茯苓三七

茯神三八

泽泻三九

木通四十

桔梗四一

牛子四二

紫草四三

蝉蜕四四

僵蚕四五

穿山甲四六

犀角四七

蜂蜜四八

朱砂四九

琥珀五十

黄连五一

滑石五二

石膏五三

连翘五四

栀仁五五

龙胆草五六

黄芩五七

大黄五八

楂肉五九

款冬花六十

藿香六一

灯草六二

生姜六三

糯米六四

白扁豆六五

猪苓六六

枳壳六七

枳实六八

砂仁六九

乌梅七十

诃子七一

龙骨七二

白矾七三

黄柏七四

前胡七五

瓜蒌仁七六

天花粉七七

射干七八

青葙子七九

苦参八十

胡黄连八一

吴茱萸八二

苍术八三

草果八四

槟榔八五

紫苏八六

葶苈子八七

黄精八八

肉苁蓉八九

丹参九十

远志九一

巴戟天九二

天麻九三

茅根九四

淫羊藿九五

贝母九六

土贝母九七

细辛九八

独活九九

延胡索一百

秦艽百〇一

地榆百〇二

知母百〇三

三七百〇四

牛膝百〇五

续断百〇六

车前子百〇七

白蒺藜百〇八

红花百〇九

紫菀百十

甘菊花百十一

益母草百十二

瞿麦百十三

茵陈百十四

青蒿百十五

决明百十六

夏枯草百十七

苍耳子百十八

刘寄奴百十九

萹蓄百二十

艾百二一

王不留百二二

海参沙百二三

丹皮百二四

郁金百二九

姜黄百三十

泽兰百三一

藁本百三二

茅茇百三三

良姜百三四

三棱百三五

莪术百三六

蛇床子百三七

天门冬百三八

菟丝子百三九

五味子百四十

金银花百四一

茜草百四二

土茯苓百四三

使君子百四四

防己百四五

萆薢百四六

钩藤百四七

马兜铃百四八

白附子百四九

半夏百五十

南星百五一

石斛百五二

石菖蒲百五三

蒲黄百五四

海藻百五五

骨碎补百五六

竹沥百五七

淡竹叶百五八

竹茹百五九

天竺黄百六十

白檀香百六一

沉香百六二

乌药百六三

枸杞百六四

地骨皮白六五

枣仁百六六

杜仲白六七

山茱萸百六八

苏木百六七

川椒百七十

胡椒百七一

金樱子百七二

柏子仁百七三

蔓荆子百七四

五加皮百七五

川楝子百七六

女贞子百七七

桑白皮百七八

郁李仁百七九

辛夷仁百八十

密蒙花百八一

桑寄生百八二

乳香百八三

没药百八四

冰片百八五

麦芽百八六

神曲百八七

苡仁百八八

绿豆百八九

麻仁百九十

芡实百九一

杏仁百九二

桃仁百九三

木瓜百九四

青皮百九五

大腹皮百九六

大茴香百九七

小茴香百九八

白芥子百九九

萝卜子二百

葱二〇一

蒜二〇二

韭菜二〇三

百合二〇四

蒲公英二〇五

金箔二〇六

黄丹二〇七

石脂二〇八

蓬砂二〇九

密陀僧二百十

青礞石二一一

朴硝二一二

元明粉二一三

代赭石二一四

鸡血二一五

鸭血二一六

虎骨二一七

象牙二一八

鹿角胶二一九

羚羊角二二十

牛黄二二一

阿胶二二二

麝香二二三

海螵蛸二二四

牡①蛎二二五

珍珠二二六

龟板二二七

蟾酥二二八

鳖甲二二九

五灵脂二三十

全蝎二三一

文蛤二三二

---

① 牡：原作"壮"，据石印本改。

百药煎二三三

童便二三四

血余二三五

人中白二三六

桑螵蛸二三七

吉凶痘位之图

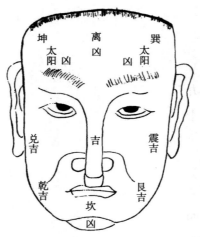

乾宫先出方为吉，坎离首出定然凶，艮宫报点三分数，震位出痘喜匆匆，巽上见标真是险，坤为逆症治无功，惟有兑中真个喜，顺逆分明八宫中。

凶痘部位之图

凡痘图，凶痘先出，俱能闭毒，初见宜急去之。

两颧及眼上下先出，吉；唇口两旁①出，吉；元寿、人中先出，最吉；天庭、太阳、承浆先出，凶。总之，上下二位，

---

① 旁：原作"榜"，据石印本改。

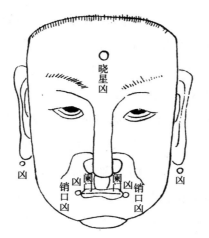

水火交攻之处先出必凶。初见以灯烙之，可减三分之痘。

麻疹总论

麻者即疹也，皆四时偶有沴戾①不正之气，随气而发，故曰疹也。然其名有异，在苏松曰沙子，在浙江曰醋子，在江右湖广曰麻子，在山陕曰肤疮，在北直曰疹子。名虽不同，其证则一，但出疹在痘前者，痘后必复出，惟痘后出疹者，方为结局。痘毒出于脏，疹毒出于腑。脏属阴，阴主血，故痘有形而有汁；腑属阳，阳主气，故疹有形而无浆。痘有寒而有热，疹则多热而少寒。为证既异，治法亦殊。痘宜内实，可用补剂；疹忌内实，只宜解散毒。虽一而发则殊，治法因而有变也。且初出之际，痘防表虚，不可过表；疹贵出尽，过表无妨。既出之后，疹则补阴以制阳，痘则补气以生血。夫痘疹皆阴阳交媾之火毒所遗也。男子阳甚，则淫火中于气而为麻，所以发于六腑，是以发热之初大于血分，煎熬首尾，并宜滋阴抑阳补血为

---

① 沴戾：因气不和而生之灾害，引申病气。

主，不可妄用辛热；女子性阴，则淫火中于血而为痘，所以发于五脏，是以发热之初大于气分，拊击首尾，并宜养阴益气扶元为主，不可妄用寒凉。古人于痘疹二字，始终归重于痘，并不重于疹，今时故尔略之，害事者不少。殊不知痘则一浆，足可以放心；而麻虽出齐后，偶有所触，变态多端，稍不经心，坏证蜂起。是知痘欲尽发而不留，疹欲尽出则无病。倘邪气郁遏，则留而不去；正气损伤，则困而不伸。毒归五脏，变有四证：归脾则泄泻不止，归心则烦热不退而发惊，归肺则咳嗽出血，归肾则①牙龈烂而疳蚀。盖痘本于肝肾，出自中下二焦，是以始终不妨于食，而全赖水谷为主，所以能食则吉，不能食则凶。故治痘者，不可不顾脾胃。而麻本于肺胃，病在上中二焦，所以多不能食。故治麻者，但宜解散火邪，邪散则自能食矣。然又知人之禀赋不同，虚实各判，虽痘症属阴，未必全无阳证，所以前说有寒而有热，言其寒热均有也。麻证属阳，未必全无阴证，所以前说热多而寒少，言其多有而少见也。诸书辨论甚繁，余虑家庭子侄儿孙辈，既以业儒为专经，则医理之一切玄奥精微者，恐难兼习，特挈其肯要者，而详指之，使开门见山，不假思索。且世知痘症所系之重，而不知麻症之杀人尤多。方书多忽，良深太息。余数十年阅历甚多，经验不少，望吾家子孙辈世世相传，即照余之治疹治痘，则万无一失。兹先将麻证而首列于上，须挨次逐条，于空闲时当则醒眼之具，留心览之，俾预得了然于心，临事不惧，倘视为无足重轻而狂妄自恃，纵负余之苦心无甚紧要，第恐尔之子若孙一时出疹出痘，彼时急抱佛脚，恐无所措手，必致心忙意乱耳。至若亲友

---

① 则：原脱，据石印本补。

中信吾言者，与之不信吾言者，万不可稍参末议，识此二证，关系非轻，从违去取，存乎其人。余非存秘守不传之诀，实今时异端之术，受惑者多，余故至再至三，医之宜明而断断不宜行也，只当可以保守身家而断断不可以管他人之事也。功则全无，过则易起，是吾支之子孙者听吾言，不是吾支之子孙者违吾训。

看麻疹审证察脉法

凡麻疹初热，与伤寒相似，预先切勿存一定是麻是痘。若实系麻疹，其候烧热，面颊发赤，咳嗽流涕，声必稍哑，目中有泪，呵欠喜睡，或吐泻，或面皮微有肿样，或略出鼻血，均吉兆也。宜谨风寒，节饮食，避厌秽，戒荤腥，忌辛热，使肌肤通畅，腠理开张。或身有微汗，则邪从汗解，而毒即易出耳。倘无各候，有因寒者，微用散寒，寒散则麻自见；有因食者，微用消食，食消则麻自出。万不可骤用升提，俟看耳后两腮有隐隐红点者，再行升提发散。且出疹之脉自热起，至收完，但看右手一指，脉洪大有力，最为顺吉，虽兼别证，亦不为害，存亡要法，莫妙于此。且痘疹之属又有四种，曰痘，曰疹，曰麻，曰班①也。痘则陆续渐出，自小而大，或稀或密，部位颗粒有辨也；疹则一齐发出，大者如苏子，次者如芥子，小者如蚕子，而成粒成片者是也；麻则最细而碎，如蚊迹模糊者是也；班则无粒，惟成片红紫，如云如锦者是也。然麻与班疹皆属腑毒，治亦同类，其病在表，必宜发散，而痘系属脏毒，治故不

---

① 班：通"斑"。《楚辞·离骚》曰："纷总总其离合兮，班陆离其上下。"

二七九

同，其病在里，又当详察于后痘证中，不可一概论也。

麻疹日期不宜升提太早说

凡麻疹发热必五六日而出，一定之规也。如升提太早，必耗散元气，及至出时变害多矣。或咳变喘，或出一二日即隐，或作大泻，或合目而喘，此皆医者用药升太早、提太急之为害也。治之之法，必待三四日外，见有隐隐红点，方用徐徐升提①，次第缓缓进之。况麻疹在皮肤之间，若催之太急，每致谵语烦躁，不得不慎。须知麻疹发热四五日必出矣，一日出三遍，三日出九遍，至六日间当出尽，渐次收靥②，渐次退热，至八九日麻始收齐，而热亦退尽也。倘发不出者，故危；出不尽者，亦险；出而旋收者，更险。今时有为父母者，见发热四五日，医人用药见不能散，父母见药不效，医人又无主见，见热咳不能除，或以别证治之，或为父母者，又或更医，此世之所以误者，更多以余之见，总莫妙于疑似之间，不服药为中医也。果有确证，确见即行，渐次升提，用药缓急之间，必察其日期，审其确实可也。

论麻证轻重吉凶

或热或退，五六日，而后出者，轻；透发三日而渐收者，轻；淡红滋润，头面匀净而多者，轻；头面不出者，重；红紫黯、燥者，重；冒风收早者，重；移热大肠变痢者，重；黑黯干枯，一出即收者，不治；鼻煽口张，目无神光者，不治；鼻

① 提：原作"表"，据石印本改。
② 收靥（yè 叶）：使痘疹的疱块收敛结痂。

清粪黑者，不治；胸高气喘，心前煽动者，不治；腹痛不泻，用疏通药不应者，不治。

麻证四忌

忌荤腥、生冷、风寒。夫谷气平和，肉气凝滞，凡是荤腥俱能滞毒，所以忌也；果子则难克化，冷物则能冰伏，冰伏不化，毒乃滞留，所以忌也；若不谨避风寒，郁遏毛窍，则腠理不开，毒何能出，所以忌也。倘犯此数端，轻者变，重者不治。

忌骤用寒凉。麻虽热证，固不宜用辛热之剂，但初热之时，虚实未分，轻重未见，若骤以苦寒之药而攻伐太过，如同冰伏，毒必难达，势必内攻。故善治者，宜达毒而不宜郁毒，宜解毒而不宜冰毒也。即如用疏表之剂，亦宜轻扬而不宜大汗；如用荡涤之剂，亦宜轻抑而不宜大下。斟酌善始为良法。

忌误用辛热。麻本热证，若复投辛热之药，是犹火上添薪，其毒愈炽。更有一种麻证，内火实甚而四肢发厥者，即经所云热深厥亦深，热浅厥亦浅也，切不可误认虚寒而妄投参附辛热之药。即遇天气严寒，只宜安养暖室中，切不可因严寒而妄投辛热，以助内火。如果察其证微脉微，唇白面青，冷汗清泻，面上并无痕迹，烧热亦无往来，口鼻亦无熏蒸之气，方可以虚寒酌之，即用药亦须少佐表味，多用湿平而已。

忌误用补涩。麻毒之发最喜疏通，尤嫌补涩，俗谓痘子宜结，麻子宜泻。盖疏通则毒得外泄，而补涩则滞内，留为害为殃，多成不治。初发之时，证多吐泻，每有愚夫愚妇急欲止之。倘误用参、术、砂仁、肉蔻补涩之剂，则关门闭盗，毒滞于中，必作腹痛内陷也。知此四忌，于麻证未见点之前而斟酌用药，百不失一耳。

麻证初热三日内外易出难出及诸证治法_{指方}

夫痘为阴毒，阴性迟，其势缓，判吉凶于成浆之日；麻为阳毒，阳性速，其势急，判吉凶于方出之时。故发热三日当现于皮肤，所以痘则虑难成浆，麻则畏其不出。麻前痘后最为紧要关头，用药不精，祸如反掌。余特详其诸证先后缓急、用药之法、次序于上，按部就班，必见全美而平安也。

麻证发热三日内，头上身上有现红点，颜色淡红滋润，烧热亦微，精神亦健，此大吉之兆，即谨守前之四忌，即不药亦可。如必须服药，莫妙于余之自制三三三经验达邪饮，最为妥当，万应之至。

麻证发热三日内而出不快，或隐隐难出，或因风寒阻遏，毒滞于内，急防变症，一经入腹，即难挽回，急三三四宣毒发表汤，神乎其神，一二剂即出，此方不论四时，照方①加用，皆能快发，发透邪，百发百中。

麻证发热三四日内，外大热，熏蒸肌肤，干燥，目赤唇紫，烦渴不宁，惊狂谵语，或二便结秘而出不快，或即而标色而过于红紫黑黯者，皆为热毒壅甚，须防变症，急用三三五栀仁解毒汤，照症加用不迟疑。

麻疹发热三四日内，外或为秽物所触，或为风寒所阻，或一出即收，赶紧煎服三三四之宣毒发表汤一剂，另于三三六中查用烟熏法，不可迟疑，豆②症如此，亦可同用。

麻疹③发热时遍身自汗者，此毒从汗散，腠理开通，其麻

---

① 方：原脱，据石印本补。
② 豆：用同"痘"。
③ 疹：原脱，据石印本补。

易出也。原属佳兆，不必止汗，但汗出过多，或睡后盗汗亦甚，则妨津液耗散，表虚太过，必致变生他症，宜用三三七当归六黄汤加麦麸以止之。如汗不太甚而见遍①身润泽，即属大吉，不可妄用止法。

麻症鼻中出血者，此内证不闭，肺气疏通，毒从衄解，其麻易出，不可遽止，然以少出为贵②，随出自止，最为佳兆。倘鼻血过分多，或出不止，则津液亦耗，亦属犯忌，大非所宜，必致阴血耗甚，不能生津降火，必变他证，当以三三八茅花汤止之。倘汗多衄多，置而不治，势必元气亏而精神败，正气弱而邪气横，麻毒内攻，倒戈反掌，致成莫救，良可慨也。

麻症初热未有不渴者，如烦渴要饮冷水，此不必禁，但须频饮，此不必禁以多次，只要不为太过，其毒亦可随解。倘烦渴太甚而大渴饮冷者，内火实甚，即当以五三加味人参白虎汤主之，另用绿豆煎汤与饮。

麻症初热未出，或疹出之后，一切咽喉肿痛不能饮食者，乃火毒上攻，宜用三三九加味甘结汤煎水噙之，外用三四十玉锁匙吹之，万万不可刺破，刺破必烂，即成坏症不治。切要！切要！

麻症初热二三日内，微泻微吐，俱能泄毒，是为顺症，不必施治，俟麻出而吐泻自安，所可虑者，欲吐不吐，时时张口而作干呕，此毒壅于胃而不能出，诚险症也，宜用三四一元参解毒汤主之。

麻疹初热未出而泻者，虽云顺症，不必施治，此言其及微

---

① 遍：原作"固"，据石印本改。
② 贵：原脱，据石印本补。

作泻也，或一日二三次，泻不多也。倘泄泻太甚，必致伤脾，脾伤必变生他症，须用三四二加味四苓散主之。

麻症初热，未出而头面红肿烦渴者，此内毒火甚，宜三五六化毒清表汤主之，即出后如此亦可用。

麻症初热未出时，欲泻不泻，或里急后重，或将成利而已成痢者，此实热壅于大肠，亦险症也，宜用三四三黄芩芍药汤主之，不可妄用止塞之剂，慎之！慎之！

麻疹既出诸症治法_{指方}

夫麻疹既出，则毒之重轻，症之顺逆，观形察色可以立知，不可不祥辨也。庶使症之轻者，不必过虑而妄治，症之重者，则不容怠忽而不治也。

麻出，从耳项腰腿先见者，吉。盖腠理既通，筋骸不滞，故先见于此，预知其毒，必能尽出，不必服药。

麻出，顶圆而不甚胀，形小而匀净者，吉。盖气盛毒轻，故圆小而尽送于皮肤之外也，不必服药。

麻出，红活润泽，鲜①明光彩者，吉。盖血活毒轻，必能化毒也，以②不必服药。

以上顺症但宜慎风寒，节饮食，忌荤腥，禁生冷，善为调护而已，即欲服药，莫妙于三三三经验达邪煎，两三剂足矣。倘麻出既顺，而不慎风寒，则毒入内攻，必致变而为浑身青紫，虽有仙丹不能救矣。凡为父母者，不可不加意小心，切记！切记！勿以顺症而忽略可也。

---

① 鲜：原脱，据石印本补。
② 以：石印本无，疑衍。

麻出，其色不红而白者，此血不足也，宜用三四四养营汤主之，俟服一二剂而颜色转红者，仍以三三三之方服之。

麻出，其色红赤如珠者，此血热而火毒盛也，若不急治而变紫色，则险矣，急宜先服三四五化班汤，或五三人参白虎汤，以二方相间服之。

麻出，其色惟①紫干红，惨暗不明者，最为危候，此毒盛火急，宜凉血解毒，滋阴抑阳②，当用三四六加味四物汤主之，甚者或用三四七大青汤，或三四一元参解毒汤，或三四八紫草解毒汤之类救之。如服此数方而色不转红润者，万不能治也。

麻出，其色尽黑者，热毒尤盛，系九死一生之证，惟三四七大青汤，或三四八紫草解毒汤二方救，如服药不转红润，不治。

麻已出而复收者，或因风寒不谨，或因秽物所解，若不急治，则必内攻而死矣。速用三四九消毒升麻汤，乘势赶服，或能后出以作侥幸之想，此证极多，总由于愚夫愚妇视麻疹为无足轻重，以致后悔无极矣。

麻已出而复收者，或因儿之元气本亏，或因大病之后尚未复元，又临麻症，其候目闭无神，口不能言，脉亦无力，唇口发白者是也。急用三五十参连汤缓缓灌之，即灌至口角流出，亦须慢慢浸下，不可性急慌张。且方内药味分两万不可减，减则不应，盖非连之多不能解其毒，非参之重不能扶其元，以重药而救重症。余实验之多矣，倘妄用灯火乱治必误。

麻症出时咳嗽口渴，心中烦闷，此毒注于心③肺二经而发

---

① 惟：石印本作“焦”。

② 阳：原作“杨”，据石印本改。

③ 心：原脱，据石印本补。

未尽也，宜用三五一泻心汤，或三五二黄连杏仁汤主之。

麻出轻稀，其毒本轻，即偶微泻，更属佳兆，不可妄止。倘麻出虽轻而频泻不休者，又为险症，宜用三四二加味四苓①汤投之；如水谷不分而麻出轻稀作泻者，宜用三五三和胃四苓②汤。

麻出，红紫稠密而泄泻者，大幸之至，倘泄泻太甚，宜三五四平胃散解之，不可妄③用塞药，发透而收，自然泻止。如妄用诃子、粟壳、肉蔻之类而止涩之，则毒滞于中，重则腹胀痞满，喘急而死，轻则必成痼痢休息之症，而终不能挽回矣。用药慎之，不可不知。

麻已出，因儿体素本怯弱，或因新病初起，忽逢出麻者，此无论已出未出，宜用三五五加味逍遥散投之，再服三三三透邪煎，或三五九托毒快斑汤，均妙。

麻已出，稠密不堪，头面红肿太甚，或一齐涌出者，此毒成④热炽已极，但已出于外，未留于内，不致伤生，然须清火解毒，自获平安，不必惊慌，宜用三五六化毒清表汤，数剂而稳妥矣。

麻出之后，大热不退，连绵数日不收者，此内火太甚，毒发未尽，脏腑热毒熏蒸，所以难收，宜用三四五化斑汤，或三五六化毒清表汤，或三五七消毒饮，均效。

麻既出，热宜渐退，倘遍身俱出，犹沸沸大热，烦渴不安而频频恶心作呕者，此毒邪未尽，尚留于肺胃二经，宜用三四

---

① 苓：原作"冷"，据石印本改。
② 苓：同上。
③ 妄：原作"望"，据石印本改。
④ 成：石印本作"盛"。

五化班汤，或三三三透邪煎，均妙。

麻见形之后，总宜清热解毒，如有前之各症，即用前之各方，倘无别症，其初热未见时，总妙于①自制之三三三，此一方万叫万应。即见之后，又无别症，又莫妙于三五八解毒快班汤，又或用三五九托毒快班汤，连服二三剂，均为万安。此数方经余保全赤子，实不知几千生命耳。

麻既出，形色红活，上升有浆影者，其毒尽化，最为上吉。而收结之时竟有痂壳，如芥②疮痂者，主儿福寿，大吉之处。出齐之后，其热渐退，收尽，热亦尽除，首尾平安则无余毒，此等麻症亦主家道旺相，人口显达也。

麻症收后余症各治法_{指方}

凡麻疹既收之后，热宜渐退，无他症，若反浑身发热，最宜辨其虚实，不可一概以扫毒治之。虽方书多以扫毒为主，而亦未必尽然。每见麻后、豆③后发热，而为扫毒误事者不少。余非亲手阅历经验，何敢妄谬前人，总须察形审脉，分别虚实，方为得法，万不可拘守陈言，胶柱鼓瑟，视生命如草芥也。特详虚实形症于上，宜善加体察，不可一毫大意，自贻伊戚也。

麻疹收后，发热，真阴虚者甚多，其候必精神困倦，饮食少思，亦有唇脸虽红而并不发渴者，亦有似渴而饮茶水欲吐者，皆由于儿之秉赋既薄，阴气未全，故谓之真阴虚损，万不可仍用寒凉，并妄投扫毒之药，宜大滋阴分，其热即退而易复元。倘妄投克伐苦寒之剂，多成疳症，每致不救，当用三六十滋阴

---

① 妙于：原作"于妙"，据石印本乙转。
② 芥：石印本作"疥"。
③ 豆：用同"痘"。

还元饮，此余独得之方，保全无数，即豆亦然。

麻疹收后，发热，余毒未尽者，其候必口臭唇干，烦躁不安，手舞足蹈，啼哭不休，声音洪亮，亦或音哑，大便干结臭极，小便短黄亦臭，口渴喜饮，饮而频索，皮肤枯，毛发竖立，此毒甚，未散尽，尚留于肌肤之间，若不清解，必成疳疾慢脾之症，宜急用三六一养阴解毒汤二三剂，其热自退，退尽后仍用三六十之滋阴还元饮十余剂①，必健壮自安。

麻疹收后，日夜大热不退，而毛枯发竖，肉消骨立，渐渐羸瘦，为骨蒸劳瘵之证者，恐成疳疾，宜用三六二柴胡四物汤主之，或用三六三芦荟肥儿丸，若缓而不治则变为睡则露睛，口鼻气冷，脾风瘛疭，不治之症矣。

麻收后，身虽不见羸②瘦，但时发壮热，烦渴不安，惊搐癫谵，神昏志乱，如见鬼③神者，此阴血衰耗，毒邪入肺而传于心，治宜此安营养血，定志宁神，须用三六四当归养血汤，与三六五黄连安神丸相间服之。至若麻后惊搐，宜用三七四安神镇静丸，必应。

麻后，面青唇淡，精神④困倦，气血两虚者，总莫妙于三六十滋阴还元饮，每日一剂，二十剂后即大健矣，神效之极。

麻后失⑤调，体倦气虚，或成疳疾泄泻者，宜大补脾肾为要⑥。用三一五经验济生汤最妙，服数十剂，愈后即以百四一经验青娥饮多服，再用三二十之养元粉调，当点心吃，即痘后、

---

① 余剂：原作"饮煎"，据石印本改。
② 羸：原作"赢"，据《专治麻疹初编·卷一·疹原》改。
③ 鬼：原脱，据石印本补。
④ 神：原脱，据石印本补。
⑤ 失：原脱，据石印本补。
⑥ 要：此后原衍"脚"字，据石印本删。

大病后均可用此，神验之极。

麻后时时咳嗽，此肺金尚有余毒而未能尽解也，宜三六六清肺饮与三五七消毒饮主之。若咳太甚，气喘声哑，甚至食谷则哕，饮水则呛，咳嗽出血者，名为顿咳，此热垂于肺，必宜多服三六七麦冬清肺汤加连翘主之；若咳嗽，甚至胸高如龟，肩耸而喘，血从口鼻中出，摆首摇头，面色青白，或红而惨暗者，则毒留已甚，肝肺大伤，不可治矣。然亦有肺气虚弱而为热毒壅遏，令肺气不畅，以致咳嗽喘急，发嗽连声不已者，但嗽无血出，饮食不呛耳。凡于是者，当用三六六清肺饮加人参主之，断不可因其咳嗽，拘于肺热，遂概用清凉也，慎之！

麻后咳嗽，内热不清，心神慌乱，夜卧不安，或脾虚生疥疮者，宜用三七一天真膏主之。

麻退后，咳嗽声哑，潮热不退，日久绵延而不愈者，此火毒未除，而火刑肺金也，宜用三七十清金降火汤主之。

麻退后，余毒未尽，烧热太甚，以致口鼻出血，宜令热毒从膀光由小便出，则不伤胃而自愈也，当以三六九犀角解毒汤内加茵陈一钱、木通二钱主之，或用三六八加味茵栀四物汤。

麻后，毒入于胃，致牙龈黑烂，口臭牙痒，时时出血，为走马牙疳，及两颊红肿，久而牙①颊破腮，缺唇崩齿，迨齿落尽而后死。此症极危，其初牙痒出血口臭时，即宜以三七二清胃化毒汤，或噙或服，甚则用三七六雄黄散，三七五文蛤②散搭之，又或再亦用三七三人中白散，或三七四清胃败毒散与服，外又用三七七救苦散以搭患处，亦或有能愈者。然牙疳既甚，

---

① 牙：石印本作"穿"。
② 蛤：原作"哈"，据石印本改。

则不可治者恒多，倘能侥幸万一而愈，后必要忌煎炒生冷发物一百天，方无后患。愈后以三六十滋阴还元饮连服，百剂方可。

麻后痢疾，里急后重，或赤或白，或赤白相兼者，皆由于麻出之时，曾经泄泻未能清解，致毒逗留于肠胃而变为休息，昼[1]夜无度，终莫能止者，即用百二三，余之治痢三方，最为应验。如果系实热，则即以三七八三黄丸利之；果系虚者，用三七九香连丸解之。

麻退后，余热未尽，日夜烦躁，狂言妄语，人事不知，此火邪入心，宜泻小肠，当用三八一辰砂益元散，或三八二辰砂五苓散主之。若初起烦躁谵语者，以三八三升麻葛根汤调益元散服。

麻退后，饮食如常，动止如故，乃卒然心腹绞痛，汗出如雨者，此元气虚弱，失于调理，外虽无病，里系空虚，偶然中恶，朝热夕死。若痛之不甚，或因感受风寒，以三八十升消平胃散加广香八分，服。

麻后，身热，痰涎壅甚，咳嗽喘急，胸高心煽，音哑痰鸣，不知人事，或牙关禁闭，此肺气为余毒阻遏，邪气与正气相搏，犹之君子与小人势不两立也。先用三八五[2]通关散吹入鼻中，有喷嚏者可治，如无喷嚏即不能治。倘吹入而即喷嚏者，如有现成之二七四镇惊丸，先以一丸投之，再服三八四清肺解毒汤赶紧投之，多有挽回者，倘一时无此丸，即单用煎药亦可。

麻后无病音哑者，用三八六雪梨饮服之，效。

麻后发痒，或退后发痒，用三八七止痒法治之。

---

① 昼：原作"尽"，据石印本改。
② 五：原作"四"，据石印本改。

麻后，诸凡饮食①一切，须于三八八麻后误食类仔细查之，倘若不加意谨慎，随意混吃，每多变生他症，多有误事。

孕妇出麻

凡孕妇出麻，必须固②胎，胎动则毒邪难于外达，总宜滋阴清解，则母子均安，如香附、砂仁之类，万不可用。初热未出③以前，则莫妙于三三三经验达邪饮；既出以后，更莫妙于三五九托毒快斑汤和三八九四物二连汤，间用最妥。若胎不动，则麻亦易出也。如胎气上冲，急用苎麻根和艾叶煎汤，磨槟榔调服。凡热毒蒸胎，胎多受伤，然胎落而母自安。盖麻与豆不同，豆要内实，故胎落而母亡，麻喜内虚，故胎去而母活。前以安胎为训者，欲其母子俱存，亦仁人之善术也。倘母子麻症甚重，则又当以救母为先，须知胎之去存，相机而用，不必拘泥耳。

奶麻子_{奶音疠，乳也}

凡小儿初生，尚未满月，忽遍身红点者，即俗呼奶麻子也，由胎中受热，又适染时行，故生下即发。然脏腑娇脆，气血未固，不胜汤丸，宜用大剂，照治麻发表升提之方，与乳母服之，其乳母亦必忌荤腥冷生，小儿必谨避④风寒，倘调撮得不药更妙。

① 食：原脱，据石印本补。
② 固：原作"顾"，据石印本改。
③ 热未出：原作"未出热"，据石印本乙转。
④ 避：原作"碎"，据石印本改。

痘症总论

痘症之书，汗牛充栋，其说不一，其名亦多，如云翼子之二十八般快痘曰丹云绕顶、紫云贯顶等名，又有猿猴跳锁①、观音拂座十名等症。虽善呼形喝象，诚恐指鹿为马，更属误事。且《内经》则止言其疡胗②，即今班痘之属，并无痘名，可见上古本无是症。所以然者，古人之恬淡自如，房劳起居均能制节，故无是症。今时之醇羔，嗜欲、交媾、纵情，罔知忌讳，因有毒。毒之轻者则豆轻也，毒之重者则豆重，豆之轻重皆由于交媾之疏密，淫秽之浅深耳。故陈晨峰先生曰：豆毒根于淫火，必因秽③气流传而发，其毒由于五脏，虽谓痘出于脏，麻出于腑，而脏腑相连，麻豆皆脏腑毒耳。但麻症首尾多喜清凉解毒④，最宜解毒降火；而豆症首尾多宜温补，间有清凉，最当滋阴补血，如半夏、白术之燥悍，升麻之提气上冲，不可轻用也。且豆疮变一百出，虚中百出有实，实中百出其虚，要非深思详察者，何以窥其玄奥。倘目力心思一有不到，则害不小矣。设或知症而不知形，则无以洞其外；形而不知脉，则无以测其内；知脉而不知本，则无以探其源；知本而不知因，则无以穷其变；知因而不知药，则无以神其治。只此数事，今医果能全知否？倘有不知而强以为知⑤，则贻⑥害于人，获罪于天，

---

① 锁：原作"销"，据石印本改。

② 胗（zhěn 疹）：通"疹"。《素问·气交变大论》曰："病寒热疮疡痱胗痈痤。"

③ 秽：原作"岁"，据石印本改。

④ 毒：此后原衍"散"，据石印本删。

⑤ 知：原作"和"，据石印本改。

⑥ 贻：原作"怡"，据石印本改。

能无畏乎？治之之法，必须审儿形色，察儿虚实，因症用药，庶获神效。今之医者，多宗钱氏清凉解毒散之论，或按陈氏辛①温发散之方，主见不同，致多误事，殊不知豆色灰白而不起发，根窠枯暗而不红活，此皆虚寒不从温补，毒何能出？苟非理明于心，鲜不眩惑。故必察定其热，暂②用凉之，审定其寒，速当温之；察定其虚，急当补之，审确其实，略当泻之。更有要者，始出之前，宜开和解之门，既出之后，当塞走泄之路。落痂之后，清凉渐进，毒出已尽，补益略疏。又云：豆者豆也，犹农家之种豆也。豆之为物，土实则难出，土瘠则难长。故实者，锄耰③之；瘠者，灌沃之。不实不瘠，惟顺其性，不使物害之而已矣，知此则可以为④医耳。今人于豆初起，不察虚实寒热。或过用木香散、异功散，则以火济火，以致变紫黑，倒陷痛毒，吐衄者有之；或妄用连、芩、栀、柏寒之药，则亦大伤脾胃，为吐为泻，为寒战内陷者有之。故善治豆者，六日以前不宜过于温补，亦不宜妄用寒凉。凡解毒之内略加温补，温补之中略加解毒，此不传不刻之秘诀也。若六日以后，毒已尽，出于表，当温补而不温补者，浆不能升，脓不能壮而痒塌，寒战之患必不能免。况痘症行浆、透脓、落痂，定知以元气二字为紧要。元气足，正能胜邪，自顺而易；元气虚，邪必侮正，必逆而难。故补泻难容苟且，毫厘皆有权衡，必不可使药过于病，亦不可使药不及病。是以善用攻法，必不致伐人元气，善

---

① 辛：原脱，据石印本补。

② 暂：原脱，据石印本补。

③ 耰（yōu 优）：农具名。状如槌，用以击碎土块，平整土地和覆种。

④ 为：原脱，据石印本补。

用补法，必不致助人邪气，务使正气①无损而邪气得释，能执中和，斯为②良策。然执中之妙，当识因人因症之施。盖人者，本也；豆者，标也。症随人见，成败所由当以人为先也，因症次之。若形气本实，则始终皆可治标；若形气原虚，则开手便当顾本。若谓用补太早，则补住邪气，此愚陋之见也。不知补中即能托毒灌浆，即能发苗，万无补住之理。是以发源之初最当着力，若不有初，鲜克有终矣。此可与智者言，不可与庸人道。余于痘症诸书，不厌百回细读，始则为诸书所拘，一毫不敢动手，继将各说参评，宗清凉解毒者十中七八，宗温补托毒者，十仅二三。又每见近时专业豆科者，动辄谓解毒、扫毒、败毒，多见半途而废，良可慨也。余制八阵心法于豆症，保赤甚多，获效亦众，总以察形审脉，顾本思标，补泻各酌，其中邪正各从其盛，辨明虚实，认定寒热，则尽之矣。详诸症法于上，宜熟志之。

治豆大法

秘传治豆之法，首尾当以四物汤、四君子汤为主，随症加减用之。惟肚腹不实者，须忌当归一法，以四物汤全剂，通炒微焦，则用自无碍③，且复温中暖脾之妙，大法于斯亦难拘执。

凡豆出已尽，内无不虚，盖随毒而为托送者，皆元气也，使于此时不知培补化源，则何以贯浆，何以结痂，何以收靥。倘内虚无主，将恐毒气内陷，无不危矣。若豆之稀疏者，气血之耗，犹为有限；若豆之多而甚者，气血内亏必更甚矣，不可

---

① 气：此后原衍"气"，据石印本删。
② 为：原脱，据石印本补。
③ 碍：原作"砖"，据石印本改。

不慎①。

平顺之豆，毒原不甚，既出之后，内本无邪，此痘原不必治，无如父母爱子甚切，且不识豆之轻重，故必延医诊视。既延医至，无不用药，既已用药，无非寒凉。在彼立意不过，曰但解其毒，自必何妨，不知无热遭寒，何从消受？生阳一拔，胃气必伤，多致中寒泄泻，犹云协②热下利，更益芩、连，最可憾也。又③如豆疮初见，发热多不审虚实，止云速当解毒，每多至十日之外而有泄泻致毙者，皆此辈之杀之也，岂不冤哉！余眼见甚多，特笔诸此以为孟浪者戒。

治豆须辨其证④，大都湿多则泡，血热则⑤班，气不足则顶陷，血不足则浆毒不附。里实太补则生痛毒，表实太补则不结痂；里虚不补则内攻而陷，表虚不补则外剥而枯。但使周⑥身气血活泼无碍，则虽稠密亦不难治，故惟贵得中和，勿为偏胜，庶几寒热虚实无太过不及之患，斯尽善矣。

治豆，首尾皆忌汗下，此先哲治痘之心法。盖妄汗者，必伤阳气，阳气伤则凡起发、灌浆、收靥之力，皆失所赖，此妄用表剂而表虚之为害也。妄下者，必伤阴气，阴气伤则凡脏腑化原，精神锁⑦钥，饮食仓廪，皆为所败，此妄用下剂而里虚之为害也。然表虚者，犹赖里气完足，尚可设法以充之，里虚则根本内溃，卫气亦从而陷，无策可施矣。故古人深以豆症而

① 不可不慎：原作"不必治无"，据石印本改。
② 协：原脱，据石印本补。
③ 又：此后原衍"不"，据石印本删。
④ 证：原作"诊"，据石印本改。
⑤ 则：原脱，据《景岳全书·卷之四十四·总论治法》补。
⑥ 周：原作"同"，据石印本改。
⑦ 锁：原脱，据石印本补。

汗下必戒，诚至要之上①也。然此以常道而言，非所以应变者指之。设遇②外感风邪，腠理闭密，其出不快，其发不透者，若不用辛甘发散之剂以通达肌表，则痘有壅遏之患而难出矣。又若有大小便秘结而毒有留伏不达者，不与苦寒泄利之药以疏通脏腑，则有胀满烦躁，焦紫黑陷等患矣。但当察其虚实，审其常变，当汗则微汗，当下则微下，中病则已，无过其制。若无汗下之症，则必不可妄用汗下以杀之也，慎之！慎之！

治豆前后，药内均宜少佐木通，以泻热邪自小便中出，不使攻胃，令无变黑之症，七日之后，热退者，再少用之。

治痘前后，药内最忌辛香耗气之剂。盖毒出一步，内虚一步，气血送毒一日，则内耗元气一日，是以麻症喜其内虚，豆症爱其内实。俗云：麻则宜泻，豆则宜结，但泻者结者，勿太过也。

初辨豆症及探指尖看③耳法

豆症初起，与伤寒相似。然伤寒之邪，从表入里，故见各经之症；豆疹之毒，则从里出表，故见五脏之④症。如呵欠闷顿，肝症也；亦乍凉乍热，手足稍⑤冷，多睡，脾症也；面燥腮赤，咳嗽喷嚏，肺症也；惊悸，心症也；骱音委，曲骨也凉耳冷，肾证也。又观心窝有红色⑥，耳⑦后有红筋，目中含泪，或

---

① 上：石印本作"旨"。
② 遇：原作"过"，据石印本改。
③ 看：原作"者"，据石印本改。
④ 之：原脱，据石印本补。
⑤ 足稍：原作"稍足"，据石印本乙转。
⑥ 色：原作"包"，据《景岳全书·卷之四十三·初辨痘证》改。
⑦ 耳：原作"而"，据石印本改。

身、手指皆热，惟中指独冷，乃知是痘症也。歌云：五指稍头冷，惊来不可当。若逢中指热，必定是伤寒。中指独自冷，麻痘症相传。女右男分左，分明仔细看。又看耳歌云：两耳红筋豆必轻，若逢筋紫重沉沉，急须用药相攻治，十个难求三五生。

看豆括要

初看豆法，以灯红纸捻蘸油照其颗粒，次以手摸面颊，如红色随手转白，随白转红，谓之血活，生意在矣。若摸之不白，与之不红，是谓血枯，纵疏亦危①。又看目睛神光，口唇舌尖，红活如常，无燥白之色，乃为吉兆。

察痘证②脉法

凡豆症发热，即当先察其脉，诊之之法，但全握小儿之手，而单以拇指诊之。如微见滑数有力而不失和缓之神者，其豆必轻而少；若滑数加倍而犹带和缓者，其豆必多而重，尚亦无害；如滑数之甚，又兼弦躁，或尢急无神而全无和缓之气者，其豆必重而危。故于初热而察其脉，便能断其吉凶耳。

看豆部位形色稀密各吉凶

凡五脏之属皆见于面，故察部位可知吉凶。盖人之面部左颊属肝，右颊属肺，额上属心，颏音奻，俗名下巴谷③下属肾，鼻为脾土，目为肝窍，鼻孔肺之窍，口为脾之窍，耳为肾之窍，舌为心之苗。若豆未出以前，得面中诸部位处明润者吉，燥暗

---

① 危：原作"色"，据石印本改。
② 证：原脱，据目录补。
③ 谷：疑"壳"之误。

者凶。又山根①为命宫，年寿②为疾厄宫③，此二宫红黄光润者吉，青黑昏暗者凶。又面之正额为手足太阳、小肠旁光二经所会之处，两耳前后为手足少阳三焦与胆所过之处，如痘在此部位先现者凶。惟于口角两旁、人中上下非口角，鼻孔也、腮颏、年寿颏者，承浆之下之间，其属阳明胃府而先出现者吉，即起浆、收靥亦皆如是。又如头为诸阳聚首之处，两颐④两颊为五脏精华之府，咽为水谷之道路，喉为呼吸之关门，胸腹乃诸阳受气之海，为心肺之所居，脊背乃诸阳之统会，为十二经脏气之所系，凡此数处而豆稀少者吉。若头额多者，谓之蒙头；头项多者，谓⑤之锁项；胸前多者，谓之瞒⑥胸⑦。蒙头则阳毒亢，真阴竭；锁项则出入废，气化绝；瞒胸则心腹⑧近，亦神失守；两颊两颐多至成片，或如涂朱，则肝木克脾土。凡此者至八九日，多见滑泄泻青，或不能食，最为险候，故此紧要处而豆不宜多也。惟四肢虽多，亦不致害。又心窝手足心，谓之五心豆，诸多者必重。若头面、胸项、手足细碎稠密一样者，恐气血之微，脾胃虚弱，不能周流灌注，则无不危。此部位吉凶之察，宜详细也。至于形乃气之充，色乃血之华，凡看豆者，形色最

---

① 山根：鼻梁的别称。

② 年寿：指印堂与山根之间的部位，即两眉之间至鼻根。

③ 疾厄宫：颜面十二宫之一。颜面十二宫指颜面的十二个部位，分别是：命宫、财帛宫、兄弟宫、田宅宫、男女宫、奴仆宫、妻妾宫、疾厄宫、迁移宫、官禄宫、福德宫、相貌宫。

④ 颐：面颊，腮。

⑤ 谓：原作"为"，据石印本改。

⑥ 瞒：通"满"。《北史·真腊传》曰："王著朝霞古贝，瞒络腰腹，下垂至胫，头戴金宝花冠，被真珠缨络，足履革屣，耳悬金铛。"

⑦ 胸：原作"腹"，据石印本改。

⑧ 腹：原脱，据《景岳全书·卷之四十三·部位吉凶》补。

为紧要。是故形贵尖圆起发，若疮皮厚硬而平塌者，凶；色贵光明润泽，根窠红活而惨暗昏黑者，凶。然形有起发而或致变者，由色不明润，根不红活故耳。若豆色光泽，根窠红活，虽豆出平塌，亦为可治。然色以红活有晕为贵，而犹有圈红、噀①红、铺红之别。圈红者，一样淡红紧圈于每颗豆之根下，而无败走之势，所谓疆界分明，部位清楚，吉之兆也；噀红者，血虽附豆而痘根血色隐然不聚，险之兆也；铺红者，豆色与肉不分，平铺散慢，即属疆界不分，大凶之兆，死生可决，此形色吉凶当察也。夫根窠者，血之基；脓者，血之成。故六日以前专看根窠即豆脚，色宜红活，不宜灰白，若无根窠，必不贯脓；六日以后，专看脓色脓色如黄蜡色，吉；如牙黄色者，吉；稠而脓者，吉；黑者，凶；稀者，半凶；无脓者，大凶。若无脓色，必不结痂，此一定不易之法，当细心体察，俾用药得宜耳。

看痘吉症

看口唇舌尖，红活无燥白之色者，吉；看根窠红活圆润，地白分明②者，吉；看心窝额上稀少者，最为顺证；看豆顶出来不焦不紫者，吉；看颜色无黑陷，豆顶内暗而黄如苍蜡色，外润而黄如油色者，吉。

凡看豆之法，须察部位，并察多寡，大抵少者多吉，多者多凶。上而头面，次而咽喉，前而胸腹，后而腰背，下而四肢，凡此五处得二三处稀少，而头面别无危症，即吉候也。若五处通身皆密，即虽颗粒分明，恐气血不能给，必难尽贯，或贯而不能收，或

---

① 噀（xùn 讯）：紫红色。
② 明：原脱，据石印本补。

收而不能脱。客强主弱，外盛内虚，如小①舟重载，力不胜任，不可不思患预防，此多寡之宜详察，勿谓虽多而红活尽皆吉也。

看豆凶症

痘未出而声哑，嗾②嗾者不治，已出五日如此者，亦不治；痘未出而先抓破泄气血者不治；痘无论已出未出，而痰涎壅甚气急者不治；痘无论已出未出，而神昏气促，躁③乱④不宁者不治；痘无论已出未出，腹痛泻脓血者不治；痘未出，肌肉黎黑，如被杖者不治；痘无论已出未出，而水浆米粒不入口，或饮食呛喉者不治；眼中黑珠起浮油，混睛者不治；眼内神光不明，珠色转绿转赤者不治；闭目昏睡，舌卷囊缩者不治；头昏足冷，闷乱饮水者不治；泄泻不止，药食不停不化，直下及肛门如竹筒者不治；胃热发黄，身如橘色，下利者不治；豆初出即青晦焦黑者不治；豆蜜如蚕种，全不起发，平片花搭者不治；豆疮痒塌，寒战不止者不治。

上诸险症，但略有红润而人稍能明白者，亦可用药挽回，总在乎细心体察。保赤子者，亦不可不竭尽人事，勿得以症之不治，即袖手旁观而置诸膜外⑤也。

痘有五善七恶

五善者何？一饮食如常；二大小便调；三色泽红活坚实；四脉静身凉，手足和煖；五声音响亮，动止安宁。五者不能单

---

① 小：此后原衍"儿"，据石印本删。
② 嗾（sǒu 叟）：狗的叫声。
③ 躁：原作"燥"，据石印本改。
④ 乱：原脱，据石印本补。
⑤ 膜外：身外。

具，但得二三，自然清吉。

七恶者何？一烦燥闷乱，谵妄恍惚；二呕吐泄泻，不能饮食；三青干黑陷，痒烂破烂；四头面预①肿，鼻塞目闭，唇裂；五寒战咬牙，声哑色黯；六喉舌溃烂，食入则呕，饮水则呛；七腹胀喘促，四肢逆冷。七恶之中，但见一症即势不可为。如七恶之外，更有一种浑②身血泡，心腹刺痛，伏陷不出，班疔肉硬，便溺③皆血，寻衣捏空，又是速亡之候矣。

怪豆形症 可治者惟二症，余皆不可治

豆出现三两颗，成丛，根脚坚硬成块者，此名豆母，如不急救，六七日死。

豆将出，身上有红肿结硬处，似瘤非瘤，似痛非痛者，亦名豆母，如不急救，三五日死。

以上二症，惟速用三九十真人解毒汤，急为煎服救之。

豆初出时，面胸手足已见红点，却不起发，不成脓浆，随即收敛，加气促声哑闷乱者即死，此名内陷症也。

豆出后，遍身都是空壳，不作脓水者，此名空豆，八九日死。

豆当出现起发之时，中有干黑者，此名鬼豆，急用金华胭脂水涂之，勿使蔓延，若不急治，则乍起乍塌，延绵日久而死。

豆于起发之时，皮嫩易破，摸之温手者，此名温豆，六七日后必痒塌而死。

豆于起发之时，颜色娇艳，皮薄光润，鲜红可爱者，此名

---

① 预：诸本同，疑"瘀"之误。
② 浑：原作"津"，据石印本改。
③ 便溺：原作"血弱"，据石印本改。

嫩豆，八九日后不能成痂，必痒塌而死。

豆于起发养浆之时，顶尖有孔，浆水漏①者，此名漏豆，五六日后痒塌而死。

贼豆者是诸豆未浆，而此豆先熟，名假云泛，多在两太阳中、喉口、心胸等处，三日见者六日死，四日见者七日死，五六日见者，十一二日必死也。

豆出虽稀，根窠全白无血色，三四日后，虽亦起胀，然按之虚空，此亦名为贼豆。因气血过虚，至灌浆时必变成水泡，大如葡萄，皮薄若纸，抓破即死。

脓水将成之时，其豆自破，有孔而深者，此名倒陷，不治。

豆将收靥之时，不成痂子而皮脱骨黑者，此亦名倒陷，不治。

豆将收靥之时，不能成痂，皮肉溃烂，脓水淋漓者，此名豆癞，能食者生，不食者死。

以上十一症皆不治之豆，即设法治之，半听天命而已。

家中出豆房内禁忌诸事

家中小儿出痘，为父母者，须另换净洁衣裤，及床上一切更须检点洁净，大忌秽物，不言而喻。

忌六淫不正之气，忌僧道师巫入房，忌孕妇新妇入房，忌豆儿饮冷汤水，忌油荤香味即变，忌煎炒②鱼腥气味，忌淫液邪秽即变，忌生人往来，忌过冷过热，忌过饥过饱，忌鸡犬入房，忌房中歌乐，忌詈骂③呼怒，忌对着梳头，忌对着搔痒，

---

① 漏：原作"满"，据石印本改。

② 炒：原作"抄"，据石印本改。

③ 詈（lì力）骂：骂，用恶语侮辱人。

忌对着惊触，忌对着哭泣，忌对着扫地，忌麝香燥气，忌远行汗气，忌硫黄烟气，忌沟粪恶臭气，忌葱蒜韭薤气，忌桐油灯火气，忌熏抹疮药气，忌醉酒腥荤气，忌柴烟诸毛气，忌妇人经候气如适值经水来时，即照三三六中烟熏法治之，此与为母者言之，倘系他人，即今不必入房，忌吹灭灯烛气，忌死人尸厌气，忌厨内辣椒气，忌牛羊蜡烛气，忌吃烟煤烟气，忌腋下狐臭气，忌五辛燥气，忌诸疮腥气，忌烧头发气，忌打醋坛气，忌苍术烟气，忌睡①熟惊喊。

以上悉遵诸忌，则重证可以转轻，如不遵而妄忽之，则轻症可以变重，慎之！慎之！

痘家宜用诸事

宜合家内外洁净；宜早晚焚香敬神；宜男女老幼和气；宜房内青油亮烛；宜房内通宵长灯；儿出豆夫妇分床；出豆宜着柔软衣；宜房内常有二三人在坐，不宜多；宜房内烧红枣和荆芥烟气，并能止痒；床上宜收拾整齐洁净，有神看痘；房内宜点藏香，并查用三九一各方；房内冬宜炭火一盆，夏宜透风凉②；房内女人所宜围桶，宜另设他房。

以上所宜诸事能悉遵之，虽险症亦可挽回。凡出豆则均有神明鉴察，断不可忽略而自误也，谨之，慎之。

---

① 睡：原作"肿"，据石印本改。
② 凉：原作"暖"，据石印本改。

饮食宜忌

豆初起，宜食笋尖、香信、羊头、鸡脑、鸡冠血、甜酒糟、冬笋、燕窝，清蒸精肉薄片，或细丸子肉汤。如小儿尚在吃乳时，则乳母食之；如儿知事，若随时点心，只宜烘糕、馒头、发糕、冰糖、枣汤、真藕粉等物。

忌食煎炒厚味，辣椒、浆、醋、活鱼、螃蟹、牛肉、葱、蒜、韭菜、王瓜、茄子、芋头、红苋、石膏豆腐、醋浸小菜、水果、栗子、荔枝、盐蛋、新鲜鸡鸭蛋、起酥点心、花生、杏仁、桃干、蜜饯、生冷等物。

痘酿脓行浆时，宜食雄鸡头、嫩羊肉、油炒新鲜鸡蛋、鸡汤挂面、粉条煮烂、南枣莲子、年深腌肉、粘米稀粥、冰糖燕窝、蒸肉等物。忌食者与前同。

痘收靥时，宜吃清淡菜味，如鸡鸭蛋、羊肉，又不①可吃，更须忌。饥饱适宜，勿为太过。其忌者除与前同外，凡香甜、生冷、酱醋、猪首、雄鸡更不宜吃，若妄食之，非疳积即毒痈，必待百日后始无忌食。

痘症日期

凡出痘大约之数，发热三日见点，报豆三日，起胀三日，灌脓三日，结靥三日，共十五日，乃大率常数，此其正也。惟豆密毒盛者，常过其期，豆疏毒微者，常不及期，不可一例拘泥。但得痘色明润，根窠红活，饮食动止，大小二便如常，又无表里杂证，虽迟数日，亦无妨碍。设有当出不出，当起不起，

---

① 不：原脱，据石印本补。

当脓不脓，当靥不靥，须详察其证。或为元气虚弱，不能运行，则补其元气；或为杂证攻剥，不能通贯，则去其杂证。又六日以前，毒发未尽，有杂证者，常也；六日以后，毒该尽出，当除而不除者，逆也。常则毋庸过治，逆则留神急疗也。

痘证必顾气血要证

凡痘证，始终无非藉血气为主，但得气血充实则易出易收，气血虚弱则变态百出，故治痘者，必当先顾气血。夫气属阳，无形者也；血属阴，有形者也。气之于血，犹风之于水，气寒血寒，气热血热，气凝血凝，气滞血滞，气有一息之不运，血即有一息之不行也。故无形之属，皆气主之；有形之属，皆血主之。是以气主标，血主①本；气之主形，血之②主色；气③主橐籥，血主根基。故气能起胀也，以主郭郭④，血能贯⑤浆以成饱满。至痘之为病，则凡为白为陷，为灰尘色，为不起发，为有顶，为出水，为痛为痒，为浮肿，为空壳，宜为不靥不落，为肌表不固，为腠理可不通，皆气之为病也。又如为紫黑，为干枯，为无血，为无脓，为黑陷黑靥，为肿痛牙疳，为疔痈斑疹，为津液不达，为痘后余毒，皆血之为病也。此气血之分，固有如是。然血无气不行，气无血不止。气至而血不随，痘虽起发而贯脓必不能周；血至而气不至，痘虽然润泽而内毒⑥终

---

① 主：原脱，据石印本补。
② 之：原脱，据石印本补。
③ 气：原脱，据石印本补。
④ 郭（fú 服）郭：外城。
⑤ 贯：原作"母"，据石印本改。
⑥ 毒：原作"青"，据石印本改。

不能达。故治①此者，当于发见点而七日以前时，丝毫不可大意，时刻万不可妄为。辨其症之虚实，体之强弱，热之微甚，毒之浅深，且更相其时之寒暑湿凉，境之膏粱藜藿②，准情酌理，始为良法。且痘科古方极多，今禀赋薄者十有八九，多不可宗，而近时专业痘科者，半存射利之徒，每劝人种豆，恒见误事。余见总莫妙于听③其自然，忽令强逼之更勿听。若辈所惑一概以扫毒为主，升提为先，当知势宜扫者则扫之，时当升者则升之。倘能于热将见④之际，而精细于气血二字求之，则毒自透发，何待乎扫？浆自能充，何待乎升？余之所列首尾诸候以及所用诸方，有全遵古法者，有独出心裁者，均属应验多端，按条领会，则凶吉可以预判，而全保更属良多。豆症变态极多，非乎昔留心看熟，临时必无主张，望吾家之子子孙孙幸勿以余言为谬耳。

痘辨虚实括要

察痘之要，惟在虚实二字。盖实者，邪气实也。邪实者，宜清宜泻。虚者，血气虚也。血气虚者，宜温宜补。且痘本胎毒，非藉元气不得能达，非藉元气不能收。凡欲解毒清火，亦须藉凭元气。元气若无力，则清亦不能清，解不能解。设有不支，尚能堪此清解否？此痘症之终始，皆当斟酌元气为主，岂可丝毫孟浪也。

---

① 治：原脱，据石印本补。
② 藜藿：指粗劣的饭菜。藜，灰菜；藿，痘叶。
③ 听：此后原衍"者"字，据石印本删。
④ 见：此后原衍"时"字，据石印本删。

通治痘①常症顺症扼②要心法

大凡麻症不嫌过表，过表则愈；透痘症，大忌过表，过表则妨浆。麻豆属阳，外散多用；痘症属阴，内托最佳。如初热时用药得法，则以后按部就班③，何变痘之有？今时术家，每见发热似豆时，或投不知何物之丸，或开不知何经之方，见热即表，见隐即升。只知升麻、川芎为麻痘要药，不知此二味为用，贵乘时用之，早所以有蒙头盖面之虞，用之迟故尔有起胀不匀之患。痘科之法为良多，痘症之辨亦见明于医者，知择其用，昧于此者无所适。余阅历有年，临症不少，每为谊不容辞之处，即再四推诿。不惟出痘之家诚意恳求，余亦觉心难忍置耳。苦心体察，保全甚多。今时为初热，自首尾按照治之，无不顺吉。然前所列之各宜忌，一切望悉遵之。凡出痘者必有神明呵护，诚则佑之，亵则弃之，不可不谨敬慎重也。痘之论也④。

初热三日顺症治法指方

一痘疮初热，周身或热，或头面手足有热，惟中指⑤必冷，即不冷而热，亦必轻于他处者，即防出痘，当此之时，必宜谨避风寒。其候儿必眼泪汪汪，呵欠清嚏，饮食二便或于常，或少思食，或二便利与不利，或吐吞酸臭，或头略有见不见之形

① 痘：原作"疮"，据石印本改。
② 扼：原作"栀"，据石印本改。
③ 班：原作"斑"，据石印本改。
④ 痘之论也：石印本无，疑为衍文。
⑤ 指：原作"脂"，据石印本改。

象，无论疑似难明，总莫妙于三九九内托透邪法，是痘则即见点即服，后略有见处，亦即按服，即已见之，亦须再服，总之三四剂，出齐之后，在照次序投之。

见点三日后顺症治法_{指方}

痘热后，业已见点，如无一齐拥出之患，及无蒙头盖面，并天庭、承浆、拦门、锁口各险症者，即见点，或稠①或稀，总要匀净光润，渐渐出齐，颗粒分明，疆界清楚，圈红底白，即属顺症，总莫妙于四百扶元宣毒法，于此三日内，一日一剂，必然浆水脓足，立见平安。

起胀三日顺症治法_{指方}

痘出齐，胸背四肢均已发透，热退身凉，精神饮食充畅，上亦无咳嗽吐逆，下无泄泻结秘之虞。无论稀稠光明朗润，顶尖园而日起胀，脚不散而聚红圈，痘顶放光而起疮，底带浆而升，此大吉也。即有些微脉症，只要无大凶险症者，如小儿素属大虚之体，总莫妙于四百一参归鹿茸汤，任随不起，一服即升，其次素属微虚而不甚者，又莫妙于四百二千金内托散，必见渐渐浆充，无不贯足。余以此而古方而变动用之，其效如神。

灌浆三日顺症_{各杂症均指方}

痘至七日宜灌，八日宜满，九日十日宜脓，足也。其初出者血，血化水，水化浆，浆成脓，脓成而毒乃化尽。论痘所以必要成脓也，此时最宜要浆，不可妄投寒凉，稍有荒唐，一经

---

① 稠：原作"偶"，据石印本改。

三〇八

发泻，即刻倒靥而内陷矣。凡至此灌浆之时，总莫妙于四百三宝浆散连服二三剂，极为神妙。倘服此药而反顶，不起满者，必气足而血凝，又莫妙于四百四当归活血汤，此二方皆为灌浆时极妙极应之剂，不可忽视。

痘至灌浆成脓时，其脓内如黄蜡苍老色，外如油光滋润色，饮食二便如常，即以实浆散投之，更为极妙。此无他症而言之，但此时杂痘极多，不能不详列于下，俾知吉凶，可以酌其施治，宜细察之。

灌浆杂症 附论指方

发热无妨　见点三日则宜退热，至作浆时身又宜热，不热则脓不成。然发痘之热，热从里出，愈按愈热；作浆之热，热在肌肤。以手轻按，初按则热，久按则不觉其热也，不可妄治。

作渴无妨　凡灌浆之时，津液尽行于痘，以为浆汁，安得不渴，即渴亦宜辛热补剂，放心大胆以实浆散服之，不可妄行止渴。渴则以稀粥与之，万不可饮冷茶水果食。

痘痛大吉　气虚尽升，其痘胀满，克化成脓，安得不痛。痘愈痛者，浆愈升也，其所以为大吉也。如实痛甚，以白芍一节，磨酒少许与服，然不必施治。

便血无妨　此系肠胃有痘，痘溃，故下脓血，切不可认作①痢疾治之，则误矣，宜用四百五血余解毒汤，二三剂即愈。

诸窍出脓无妨　行浆之际，有胀耳出脓、鼻孔出脓、口吐臭脓者，皆内中有豆，不能结痂，溃而出脓，不必施治。内豆

---

①　作：原脱，据石印本补。

成脓，而①则内无余毒，所以无妨。

手足牵②引无妨　凡豆贯浆之时，忽有手足牵引，或如鹰爪者，或为血亏，或为肝风。盖肝主筋者也，故以有是症，此乃血不荣筋之故，宜用四百六滋血祛风汤，连服二三剂，可保无妨。

筋骨疼痛无妨　痛而红肿者，余毒也；痛而不肿者，风痰③也。余毒不发于贯浆之日，必发于收结之时，此时作痛不红肿者，必为风寒所袭，秋冬多有此症，外用葱、姜、麦麸和酒炒，熨④痛处以散其风邪，内服四百七祛风定痛饮⑤一二剂，并要与实浆散相间服之最妙。

咳嗽，险　从前有咳，至此灌浆时宜退。若犹咳嗽，是肺中尚有客热也。倘咳之愈甚而痰涎壅甚，痘难成浆则肺热内攻⑥，恐浆变失声而危矣，不可忽视，急于四百二千金内托散，连服二三剂。

吐泻，险　痘之成浆，全在脾胃坚固，吐则胃弱，泻则脾虚，急宜健脾温胃，速防内陷，所以险也。若单吐而不泻者，则宜四百八参砂和胃饮主之；若单泻不吐者，总莫妙于⑦四百九参术散主之；若吐泻兼作者，则宜三九七九味异功散，急为煎服。

腹痛，险　此时毒出皮肤，腹不痛矣。若痘陷浆清而腹痛

---

① 而：石印本无，疑衍。
② 牵：原作"索"，据石印本改。
③ 痰：原作"淡"，据石印本改。
④ 熨：原作"慰"，据石印本改。
⑤ 痛饮：原作"饮痛"，据石印本乙转。
⑥ 攻：原脱，据石印本补。
⑦ 于：原作"以如"，据石印本改。

者，则防毒气内攻，急宜四百二千金内托散，赶紧煎服；倘脓满浆足而腹作痛，必饮食不谨而为停滞，宜百三三扶脾内消散，或用二七五加煎六和汤，均属可用；倘大便燥粪作痛者，即用四百十倒仓法治之，粪出痛止。

咽痛，险 凡外痘出齐，内痘起胀，外痘贯浆，内当收靥，故七八日前痛者，则内豆作痛，无妨，至此贯浆时痛，宜渐止；若至十一二日而痛尤甚者，则毒留于肺，邪火刑①于肺金，所以险也，宜用百四八加减荆防败毒散，去苏子，加牛子钱半，煎服，最效。再用百四七②玉屑散少许，噙之吹之均可。倘不急急③治，一经内陷，即难挽回。

水泡，险 凡痘虽起胀而不成浆，其内一包清水，乃水泡也。此脾虚不能制水，故水不化脓，速宜大剂实浆散投之，并以针刺去其水泡，虽多，亦宜尽刺之，如不刺去，则遍身尽成水泡而难治矣。但见头面身上有浆，惟膝下之泡则无妨，然亦宜刺之为妙。若遍身如鱼泡者，必不可治。刺破后，以四一一除泡丹外搽之。

流涎，险 凡贯浆时口角流涎者，乃胃弱也，急宜用四百八参砂和胃饮煎服。如忽而不治，恐胃弱而变浆不行④，一变咬⑤牙之症，则难⑥治矣，此其所为险耳。

肿胀，不险有险 不险者，贯浆之时而毒攻于皮肤，豆之浆足起胀，宜其肿也，不必治之。

---

① 刑：原作"行"，据石印本改。
② 七：原作"六"，据本书第八卷改。
③ 急：石印本无，疑衍，
④ 行：原作"能"，据石印本改。
⑤ 咬：原脱，据石印本补。
⑥ 难：原作"实"，据石印本改。

有险者，贯浆之时而豆不起胀，惟内肿者，则有险也，不须治肿，即服实浆散最为紧要。

消肿开目，不险有凶 不险者，豆至十二三日，其毒已化，乃开目消肿，则毒化肿消，吉也，无险可虑也。有凶者，豆甫九日十日间尚未贯脓，而肿即消，目即开，则毒陷内攻，所以为凶，即服千金内托散。

谵语，虚险 凡痘至贯浆之时，毒已外达，宜乎神清气爽①。此时尚见谵语而昏乱者，而血虚气乱，不可误认为热症，妄投凉药，即杀之矣，宜用三九二②调元散，以金器同煎，急投之。

寒战咬牙，虚险 痘已贯浆而见此症者，系内脏空虚，速宜温辛补之，急用三九七九味异功散煎服，以不战不咬牙为度。

中风，可治 凡豆当贯脓时，其豆皆好，忽然乍时禁口直视，豆皆变为瓦③霜色者，是中风也，不必惊慌，先以姜汁灌下，速用三九七九味异功散，煎好灌服，令出微汗即愈，误用牛黄抱龙苏合等丸，是速其不起矣。

失声危 凡豆在七八日以前微失声者，则是肺管有豆阻塞气道，若至贯浆时而失声者，是毒陷内攻，肺气将绝，其危甚矣。若痘俱陷，即属不治，倘犹未甚陷者，急宜用百一七十全大补汤，浓煎与服，但得气旺痘升，其声始能开矣。遇此等症，大意者即难挽回，误者即速其去。

紫黑泡，危 凡痘贯浆时成紫黑泡者，此毒盛血热，而血不能化毒也，急宜刺破，令出黑水，以四一二拔疔散搽之，有

① 爽：原作"来"，据石印本改。
② 二：原作"六"，据本书第八卷改。
③ 瓦：原作"九"，据石印本改。

刺去而旋①生者，旋复刺之，要时时看，不然俱变此②泡矣③。然紫者尚或可救，若黑色泡者必不能治，以四一三扶元活血饮速速进之，可能挽回，所以危也。

不食，凶　凡豆八九日之间不思饮食，以其毒深未尽出，此常候也。至贯浆时，毒宜外达，内脏空虚，自当饮食大进，如犹作饱胀而不食者，此系毒留内滞，脾胃已败矣，不亦危乎！急用四百二千金内托散，或即用百一七十全大补汤，赶紧投之，能食则吉，不食则④倒陷倒靥，难治矣，所以为凶也。

倒陷，凶　凡豆既已圆晕起胀贯浆，而复陷下者，名曰倒陷⑤，其因⑥不一。如因正值起胀即贯浆时，忽泄泻而为陷，即用三九七九味异功散，连服数剂救之。如因清解寒之药太过而为倒陷者，是气血两虚，即用四一四两补急救法救⑦之。如因风寒者不谨而倒陷者，即用四一五扶元升提法救之，或用四百一参归鹿茸汤，均妙。如因房内秽气所触，或生人进房，或有妇人天癸，以及孕妇或不洁净等事而所触，而忽然倒陷者，即用四一六补气解秽法赶紧⑧煎服，外用三三六烟熏法救之。又法：用金银花藤叶煎水，温洗其痘，即出，不妨多洗更妙。

以上皆贯浆时多有之症，宜细察之，均有回天之力。如再有其险症、危症、凶症而更重者，其候亦多，即属不治，毋庸

---

① 旋：原作"施"，据石印本改。
② 此：此后原衍"此"，据石印本删。
③ 矣：原作"炙"，据石印本改。
④ 则：此后原衍"心"，据石印本删。
⑤ 陷：原脱，据石印本补。
⑥ 因：原作"内"，据石印本改。
⑦ 救：原脱，据石印本补。
⑧ 紧：原脱，据石印本补。

赘人。总之，痘症初热时，即照余之方法主之，虽重，亦多不于危险也。

结痂三日顺症治法_{指方}

凡痘至十一二日，浆充脓透十二三日，浆行至足，而面上渐宜收靥，其脓已熟如黄蜡色者，渐渐不红，干而结痂，厚而赤黄，当于面部中庭先靥，渐收至于足，然后靥至额头，此收靥之大顺也。盖面部中庭乃阴阳和会之处，从此先结①则阴阳和畅，气血调匀，是为顺也。诸部未靥，独地角先焦者，此肾水早枯，最者为险。又若诸部未收而天庭先靥者，是元阳剧萎，亦为凶候。盖天庭属火，地角属水，水火互为其克，而痘之见点起胀，此二处固不宜先出，即痘之结痂收靥，此二处尤不宜先收，切勿以为痘至结痂，可以大意而忽视耳，此时脏腑空虚，变症最易，浆倒内攻，其险更速。痘至此时，凡一切寒凉之药毫不可犯，惟四一七回浆散连服数剂，实为妙极。虽偶有他症，而此方实为收靥时之神剂也，再用四一八回天甘露饮与前药间服，实为无穷之妙。

结痂收靥杂症六条_{指方}

痘当靥不靥，而微微烧热脉大者，此血分不足，宜用三八九四物汤，加制首乌七八钱，炒白芍二钱，多服自靥。

痘当靥不靥，而精神困倦，无②他症者，此气不足，宜即用百一七十全大补汤主之。

---

① 结：原作"面"，据石印本改。
② 无：原脱，据石印本补。

寿身小补家藏

三一四

痘当靥不靥，而饮食少思，余无他症，此脾胃虚弱，宜三百九六君子汤加制首乌七八钱主之。

痘当靥不靥之际，忽见头温手足冷，身不热，或泄泻腹胀，气促烦渴，急与三九七九味异功散救之，迟则难救，此症极险，多有不治者。

豆当靥不靥，或内外俱热，而大便秘结，阴气不行，宜四一九四顺清凉饮主之，不可多服。

痘当靥不靥，或天气过暖，痘被热蒸不靥者，宜用五三人参白虎汤主之，不可多服。

结痂收靥异症吉凶十条_{指方}

补空，有吉凶　凡痘将靥时，而遍身无豆处又出一层①，谓之补空，仍服三九三参芪内托散，可以提之。如饮食不减②，不为大害而吉也。倘服药不起，此毒已入深，最凶候也。

痂白，有吉凶　凡痘结痂时，而痂色宜赤黑各半，方真回也。若痂色如梅花片者，此为假回，不治之症。如不泄泻，可速用三九六六气煎，合四二十二仙散，连剂救之，此候所以有吉有凶也。

痂烂，有吉凶　凡痘将靥时，或溃烂，脓汁淋漓，拈着疼痛，不可睡卧者，急用四二一败草散，以绢袋盛，扑之，更多铺于床上，衬卧尤妙。内仍服四一七回浆散主之，或用四二二秘传茶叶方铺于床上，以草纸隔之，令儿床之上，脓亦干，又或用四二三豆粉散，干掺涂之亦效。

---

① 层：此后原衍"一层"，据石印本删。
② 不减：原作"咸"，据石印本改。

腥臭，吉 大凡收靥之时而带腥臭气者，此邪气自内而出，毒已外达，是为吉也，用四一七回浆散主之。

肉臭无妨 凡收靥之时甚臭，如烂肉恶浊不可近者，此肉热内毒未清，用三九五加味搜毒煎，连日煎服之。如在起胀行浆时而如此臭极者，大凶之兆，速宜解毒，亦用前方大剂进之，保无妨。

疮坑，险 凡痘收结后，或生痘毒成疮而有坑者，宜用四二四托里消毒饮主之。如气血俱虚而不收口者，宜用百一七十全大补汤补之。倘疮多而疮口成坑久不敛者，必险而难治。

痂痒可治 凡痘①结痂时而痒不止者，此热毒未尽，宜用四二五解毒防风汤主之；如痒甚而剥去痂皮血出，或复成脓如疮疥者，此血热气虚，宜用三百九四君子汤，加牛子二钱、红花五分、紫草五分治之。

痂不落无妨 凡痘靥迟而痂不落者，如昏昏欲睡，此邪气已退而正气未复，宜用三九二调元法缓缓调治，正气足而痂自落矣。

痂落不食无妨 凡痘痂即落，多有中气虚而不能食者，宜用三九七九味异功散主之，或三百九五味异功②散亦可。

谵语可治 凡落痂后而忽然谵语者，此余热未尽，宜用二八一辰砂盖散元散主之，或余热甚者，莫如四二六大连翘饮最妙。

通治痘疮变症扼要心法，分八阵首尾均治_{指方}

痘属表实里虚者，必易出而难收，表虚里实者，必难出而易收，故自始出以至十日之外，外则浑身壮热，内则饮食二便

---

① 痘：原作"症"，据石印本改。
② 功：原脱，据石印本补。

如常，此即表里俱实者也，其豆必光泽起发，且易收易靥也。如此者即不必服药，须谨风寒，慎起居，节饮食而已；若倘必要服药，即以通治顺症法，无不始终顺利也。其余则无非列下之八阵，相酌①照治，转凶为吉。

痘为表虚者，其症或恶寒，或身不大热，或寒热往来，四肢厥冷，或面青色白，多汗恶风，或怠堕嗜卧，或豆灰白顶陷，不起发，不光泽，或色嫩皮薄痒塌，或水泡摸不碍手，或者根窠不红，或倒靥不能结痂，其脉必浮细而弱，是皆表虚之症，治宜温补阳②分，宜用三九二仿调元法，此方圆通活泼，左右逢源，照方加减更易百发百中。

痘属里虚者，凡痘已出未出之间，有为吐泻呕恶，或喜热饮食，或为少食，或不思饮食，或食亦不化，或为二便清利，为溏泻，为不渴，为气促声微，为神昏多睡，为腹膨嗳气，为吞酸，其脉必弱而无力，是皆里虚之症，宜温补阴分，用三九三参芪内托散，首尾均宜，按照加减更易。

痘属表实者，其证为身体壮热无汗，为面赤唇紫，头疼身痛，眼红皮塞，皮焦肤赤，手足热甚，为痘色红紫，焮③肿疼痛，为皮厚而硬，为痈肿癥疔，其脉必浮洪滑大，是皆表实之症。治宜清解表邪，宜用三九四加味柴④归饮主之，首尾皆可用。

痘属里实者，其症为二便秘结，胸膈胀满，为唇燥咽干，口疮舌黑，为大渴咳嗽，痰涎呕促，为烦躁惊狂，声高谵语，

---

① 酌：原作"的"，据石印本改。
② 阳：原作"汤"，据石印本改。
③ 焮：原作"掀"，据《景岳全书·卷之四十三·辨虚质寒热》改。
④ 柴：原作"紫"，据石印本删。

其脉必沉数洪滑，是皆里实之证。治宜清解里邪，宜用三九五加味搜毒煎，首尾皆可用。

痘属表寒者，其豆不起发，不红活，根窠淡白，身凉痒塌，倒陷干枯，皆肌表无阳之症，治宜补阳温表，宜用三九六六气煎，首尾前后皆可用，按照加减主之。

痘属里寒者，其症为吐泻，为呕恶，为腹胀，为腹痛，为舌酸，为不欲饮食，为寒战咬牙，口鼻气冷，畏①寒喜暖，为二便清利，完谷不化，皆脏腑无阳之候，治宜温中补阳，宜用三九七九味异功散主之，首尾前后均可用。

痘属表热者，其症为肌肤大热，根窠红紫，顶赤发癍，头面红肿紫黑，焦枯痈肿，疔毒痛甚，皆火在肌表②之候，治宜散邪解毒，宜用三三三经验达邪③饮，极为稳妥。

痘属④里热者，其症为烦躁狂言，口干大渴，咽肿喉痛，内热自汗，小便赤涩，大便秘结，衄血溺血，皆火在脏腑之候，治宜清热解毒，宜用三九八双解散，极效。

以上虚实寒热等症之别，各有如此温凉补泻等症之法，各列备方，虽大略于斯然，亦不出其范围，但表里⑤之虚实，表里⑥之寒热，孰⑦不由中气之所使，故惟善治中气，则未有表里⑧不调和者，是即必求本之道。余按各症备方，处处照应，

---

① 畏：原作"为"，据石印本改。
② 表：原作"毒"，据石印本改。
③ 邪：原作"方"，据石印本改。
④ 属：原作"热"，据石印本改。
⑤ 里：原脱，据文义补。
⑥ 里：原脱，据石印本补。
⑦ 孰：原作"熟"，据石印本改。
⑧ 里：原脱，据石印本补。

本元保赤，诚求无不转凶为吉。

痘中夹疹 指方

凡痘之夹疹，即痘之两感症也，大为不顺之候。若豆稀少而夹疹者，名为麻夹豆，其症则轻；若本稠蜜而更加以疹，彼[1]此而相混碎，莫能辨其证，则凶急[2]。宜辛凉之剂解散为先，而托里次，但得疹渐消，而痘得垒落者，乃为可治，若豆疹不减，必危矣。

治夹疹之法，先当察豆之稀密，疹之微甚。若疹轻于豆，则以治痘为主，豆起而疹自消；疹重于痘，则以解疹为要，疹散而豆始保。最为切要之至。

表邪甚，外热而内火不甚夹疹者，宜用三三三经验达邪饮，或用三五六化毒清表汤，切妙。

表里俱热，毒甚而夹疹者，宜用四二五解毒防风汤，连剂服之。

胃火甚，多热多渴，烦躁而夹疹者，宜用三四五经验化班汤，或用五三人参白虎汤，或三九五加味搜毒煎，均属相宜。

以上治法不过如是，总须疹散豆出，若疹不散，终属难治。

痘中夹班 指方

凡豆中夹班与夹疹不同，盖疹则细碎有形，而班则成片无形也。每每痘疮先出，有片片红肿，如锦纹者，又或有红晕，与地皮相平而全无兴[3]起之意者，是皆夹班之证也。班以热毒

---

① 彼：原作"被"，据石印本改。
② 急：原作"吉"，据石印本改。
③ 兴：原作"与"，据石印本改。

郁于血分，而浮于肌肉之间①，又或因寒邪陷入阳明胃腑，郁而成热，亦令发班。总以凉血解毒，必使班退而痘始能透发，方可为吉，否则班烂皮痒，甚为危险。又有一肿赤班成块者，其肉浮肿结硬，名曰丹瘤，其毒尤甚，为危险成②而瘤先溃，此不治之证也。

治班之法，在痘起发之前者，多宜表散，在贯浆之后者，多宜解利。如遍身通红者，其治亦同，班退后，宜以三九二调元法，内加木香五分，白蔻五分，以解其前药之寒，防其泄泻。

痘出夹班，轻者只以三八三升麻葛根汤加元参三钱，石膏三钱。如夹班重者，宜用五三人参白虎汤合三五七消毒饮，相间服之最效。

风寒外感、毒邪不解而夹班者，宜用四二七荆防败毒散主之，加元参三钱，石膏三钱更妙。

班色紫赤，大便不通者，宜用四一九四顺清凉饮利解之，如班已退，即用三百九四君子汤，以固其脾，恐防内陷。

痘结痂之后而发班者，此余毒留于血分，宜用四六二大连翘饮主之。

班溃烂，或出脓水或无脓水者，俱用四二八救苦减班散主之。

女子出痘 指方

凡痘疮总以气血为主，气血充足，则贯浆结痂俱无变症。惟女子出痘，当于天癸未至时，则治法③皆同。若在十四岁以

① 间：原作"开"，据石印本改。

② 为危险成：石印本作"必难成浆"。

③ 法：原作"治"，据石印本改。

寿身小补家藏

三二〇

后者，必防天癸行动，不独防秽气所触，而行浆必致内虚，不能送毒即内陷矣，所以治之不容缓①也。

发热三日时，忽天癸至者，急用二三五七灰散止之，并四二九凉血地黄汤，以豆出血止为度。

女子正值崩漏，忽逢出豆，此气血俱虚，必不能送毒外出，急用百一七十全大补汤，或四百一参归鹿茸汤主之，仍间服七灰散最效。

起胀贯浆时，忽然天癸大来，急防豆变内陷，腹痛倒靥等症，速用四三十调元内托汤，多服，并用七灰散止之，结痂收靥时②而天癸至者，治亦同。

孕妇出痘 指方

夫孕妇出痘，最为痘症所忌。盖豆毒发越，则风火相持，必致以动胎。麻症喜内空，胎堕而内热易出；豆症忌内空，胎堕而气血皆耗散。气血耗散，势必不能送毒行浆而内陷矣。况痘症用药多至温补，如参、芪、附、桂之数，皆为孕妇所忌，而黄芩、乌药诸品，又非豆症所宜，此孕妇出豆所以最难调治也。遇此豆症，总以清热安胎为主，胎安而豆无虞耳。

初③热时，宜用三八九四物汤主之；见点起胀时，宜用四三一罩胎散主之，此方首尾皆可用④；贯浆时，宜用第六八珍汤主之⑤；胎将动，速用百八二仿胎元饮，或第百八七加味固

① 缓：原作"暖"，据石印本改。
② 七灰……靥时：原脱，据石印本补。
③ 初：原作"清"，据石印本改。
④ 罩胎散……可用：原脱，据石印本补。
⑤ 八珍汤主之：原脱，据石印本补。

胎煎亦可①；生产之后出豆者，宜大补气血为主，须照常一体用药，不②必妄为多疑，反致变乱也。

总之，孕妇出痘要以安胎为主，若胎以落，法以补血为先，非寻常落胎可比③。但在收靥时而胎落者，多有平安发热；初时而落者，多有可救；如起胀贯浆时而胎落者，多致不救。须宜知之。

痘症宜用各药

即杂病亦可查用。凡上专指痘症之用，下者统言诸病，即后痘症忌用内亦然。

一　人参

益元气，生精血，补五脏。凡痘疮表散、起胀、灌浆、收靥始④终皆赖之。阳气虚竭者，此能回之于无可有之乡；阴血崩溃者，此能障之于已决裂之后。惟其气壮而不辛⑤，所以能固气；惟其味甘而纯正，所以能补血。故凡虚而发热，虚而自汗，虚而眩运，虚而困倦，虚而惊惧，虚而⑥短⑦气，虚而遗泄，虚而泻利，虚而头疼，虚而腹痛，虚而饮食不运，虚而痰涎壅滞，虚而嗽血吐血，虚而淋沥便闭，虚而呕逆烦躁，虚而下血失气等症。是皆必不可缺者。总之，不失为气分之药，而血分之所不可缺者，为未有气不至而血能自至者也。故扁鹊曰：

①　仿胎……亦可：原脱，据石印本补。
②　宜大……不：原脱，据石印本补。
③　比：原作"以"，据石印本改。
④　始：原作"如"，据石印本改。
⑤　辛：原作"率"，据石印本改。
⑥　虚而：原作"而虚"，据石印本乙转。
⑦　短：原作"矩"，据石印本改。

损其肺者益其气，须用人参以益之，肺气既王，余脏之气亦王矣。所以人参之性，多主于气，而凡脏腑之气皆能补之。然其性温，故积温亦能成热。是以阴虚而火不盛者，自当用参为君；若阴虚而火稍盛者，但可用参为佐；若阴虚而火大盛者，则诚有暂忌人参，而惟用纯甘壮水之剂。谓之曰阴虚必当忌参固不可，谓之曰阴虚必当用①参亦不可，要亦得其中和，用其当而已矣。

二 党参

有浙江防党，有山西潞党均佳，其性甘、平，补中益气，除烦渴，升清气。痘症初热，六日以前宜生用，至起胀后灌浆收靥均时宜炙用。如非防党、潞党断不可用，用之必至腹胀闭气。凡治杂症，欲走表者宜生用，入补剂宜炙用，入血分宜酒炒。喘促甚者，宜盐水炒，使其下行，恐助虚气上升，或用秋石少许，拌蒸一次，更妙。

三 洋参

宜坚实沉重，色如牙膏者佳。其性苦、寒，味②甘，味厚气薄，补肺降火，生津液，除烦倦。凡痘初热时，其体虚弱而虚火盛者最妙。初热以前宜生用，至起胀、灌浆、收靥，均宜用酒炒透，以去其寒。凡治杂病虚有火者，最宜用之，总③须酒炒，入滋补剂中，大有效验。又法以洋参咀薄片，同桂圆肉各半，用米汤拌匀，饭上蒸数十次，晒数十次，将桂圆肉另拣出，每夜用一团如蛋黄大，放在枕后，睡醒一晚，将桂圆元肉

---

① 用：此后原衍"用"，据石印本删。
② 味：原作"微"，据石印本改。
③ 总：此后原衍"以"，据石印本删。

放在口内细嚼，令满口津液咽下，服之一二月，大有辽参之功。此法余屡试屡应，其拣出之洋参仍可入补药①中煎服，其功亦大，或入丸药队中亦妙。

四　高②丽参

其性亦苦寒而甘，功力在洋参、党参之上，痘症首尾皆可用。凡治杂症，均须另蒸兑入药内，老少皆妙。如遇劳倦以及二至二分大节气，先一日蒸二钱服之，实妙。

五　黄芪

固腠理，补元气，内托陷下者皆妙。治痘症初热见点，宜生用；起胀灌浆收靥，宜蜜炙。如血分虚者，则用酒炒更佳。凡治杂症，如气分亏者，必不可少，又有一种虚气盛者，不投此味，服之更能饱胀，亦不可拘执，必用须斟酌为是。是以中满气滞者，以其性味纯浮，当酌用之。生用可以疏表，可以托③脓；炙用可以益气，可以补虚。

六　当归

生血养血，活血止血，痘症赖以调血，虚④者能补，滞者能行。欲其升散，当佐以川芎，欲其敛附，当佐⑤以芍⑥药。至行浆灌脓时，以用土炒，以防其滑，所以泄泻者不可用。凡治杂病，补中有动，行中有补，血中之气药，亦血中之圣药也。其头止血上行，身养血中守，尾破血下流，全活血不走，然其

---

① 药：原脱，据石印本补。
② 高：原脱，据石印本补。
③ 托：原脱，据石印本补。
④ 虚：原脱，据石印本补。
⑤ 佐：原脱，据石印本补。
⑥ 芍：原作"芎"，据石印本改。

在动滑两字。若阴中火盛①而失血，当忌之；用心劳碌而伤营，当忌之，以其气辛而动也；水泻溏泻当忌之，遗精遗溺当忌之，以其味重而滑也。若血滞而为痢者，正所当用，取其滑而通因通治也。妇人经期血滞，临产催生及产后儿枕作痛，均可。当以此为君而重用之，以其味重而动，喜其动以破瘀血，活血养血，去瘀生新血。用土炒者畏其滑，用酒烧者喜其动，故以动滑二字以进之。

七　生地

大原枝者用酒炒透，能补心血养血，以其味厚苦而甘也②；小枝者能凉血行血，鲜者更凉。凡痘疹血热血燥，以及颜色红紫而内毒盛者，必当用之。凡治杂病或骨蒸热痢，以及呕血衄血，妇人血热经枯，或上下三焦而热渴，均当酒③炒用之，与熟地同用更妙。惟脾胃虚寒者慎之。

八　熟地

其性至甘至厚，实为精血形质中第一品，纯厚之药也。当思痘疮之病，形质之病也。形质之本在精血，非熟地而何以助其精血也。凡痘疮起发灌浆收敛之用，以参芪配之，其功更大，如得升麻、柴胡则能发散，得肉桂、附片则能回阳，得人参、黄芪则入气分，得当归、白芍则入血分。须宜痘症前后首尾皆可用。其中有不可用之处，当再察后条痘症忌用药内明之。

凡治杂病者，如本草言其入肝肾二经，大补血气，滋培肾

---

①　盛：原作“若”，据石印本改。
②　能补……甘也：原作“能补心血，以其味厚苦而养血而甘也”，据石印本改。
③　酒：原作“归”，据石印本改。

水，填骨髓，益真阴，专补肾中元气，兼疗藏血之经①，补阴中有阳，尚未是尽其妙也。夫地黄产于中州沃土之乡，得土气之最厚者也。其色黄，土之色也；其味甘，土之味也。得土之气而谓非脾胃之药，吾弗信也。惟是生者性凉，脾胃喜暖②，故脾阳不足者，生者所当慎用。至若熟则性平，禀至阴之德，气味纯静，故能补五脏之真阴，而又于多血之脏为最要，得非脾胃经药耶？且夫人之所以有生者，气与血耳，气主阳而动，血主阴而静。补气以人参为主，而芪术③但可为之佐；补④血以熟地为主，而芎归但可为之佐。然在芪术、芎归，则尚有所当避⑤，而人参、熟地是气血之必不可无。故凡诸经之阳气虚者，非人参不可，诸经⑥之阴血虚⑦者，非熟地不可。人参有健运之功，熟地禀静顺之德，此熟地之与人参，一阴一阳，相为表里，一形一气，互⑧主生成。性味中正，无逾于此，诚有不可假借而更代者矣。凡诸真阴亏损者，有为发热，为头疼，为焦渴，为喉痹，为咳嗽，为喘气，或脾肾寒逆为呕吐，或虚火载血于口鼻，或水泛于皮肤，或阴⑨虚而泄利，或阳浮而狂躁，或阴脱而仆地。阴虚而神散者，非熟地之守不足以聚之；阴虚而火升者，非熟地之重不足以降之；阴虚而躁动者，非熟地之静⑩

---

① 经：原脱，据石印本补。
② 暖：原作"缓"，据石印本改。
③ 术：原作"求"，据石印本改。
④ 补：原作"辅"，据石印本改。
⑤ 避：原作"则"，据石印本改。
⑥ 经：原脱，据石印本补。
⑦ 虚：原作"气"，据石印本改。
⑧ 互：原脱，据石印本补。
⑨ 阴：原脱，据《本草正·隰草部》补。
⑩ 静：原作"净"，据石印本改。

不足以镇之；阴虚而刚急者，非熟地之甘不足以缓之。阴虚而水邪泛滥者，舍熟地何以自制；阴虚而真气散失者，舍熟地何以归源；阴虚而精血俱损，脂膏①残薄者，舍熟地何以厚肠胃。且尤有最玄最妙者，以熟地兼散剂而能发汗者，何也？以汗化于血，而无阴不作汗也。以熟地兼温剂而能回阳者，何也？以阳生于下而无复不②成乾也。然而阳性速，故人参少用，亦可成功；阴性缓，熟地非多，难于奏效。今人有畏其滞腻者，则崔氏何以用肾气丸而治痰浮；有畏其滑泽者，则仲景何以用八味丸而治肾泄。有谓阳能生阴，阴不能生阳者，殊不思阴阳之理原自互根，无阳则阴无以生，无阴则阳无以化。故《内经》曰精化为气，得非阴亦生阳乎？孰谓阳之能生，而阴之不能长也。今之人即欲用之补阴，而必兼以渗利，则焉知补阴不利水，利水不补阴，而补阴之法不宜渗。即有用之补血，而复疑其滞脏，则焉知血虚如燥土，旱极望云霓，而枯渴之阳③极喜滋。设不明此，安敢放手重用，且知纳下之药，不嫌④其重，愈重愈妙。余每治小儿，动辄煎剂用至两余，甚至二两，无不获效。其不可以笔尽其妙者尚多也，特表出之，勿为庸俗所惑，云熟地为凝滞之物，吾实不信，吾决不信。

九 甘草

味甘平，平得土气之正，能补中和中而兼达四脏，佐理阴

---

① 膏：原作"羔"，据石印本改。
② 不：此后原衍"不"，据石印本删。
③ 阳：原作"肠"，据《本草正·隰草部》改。
④ 嫌：原作"谦"，据石印本改。

阳，惟其甘和而润，故能解刚暴之毒。痘疮初发热起胀宜①用生，灌浆收靥宜用炙。反甘遂、海藻、大戟、芫花。凡治杂病可升可降，毒药得之解其毒，刚药得之②和其性，表药得之助其升，下药得之缓其速。助参芪成气虚之功，助熟地疗阴虚之力，随气药入气，随血药入血。惟中满胸腹胀者忌之，补则大甘草，泻热宜用细甘草，达茎物用稍。

十　芍药

有赤有白，可升可降。用白者使血附于气分，用赤者能泻肝脾之虚邪。凡痘疮在初热时，可用赤芍；在灌浆收靥时，可用白芍，再以酒炒为妙。凡治杂病者，以其白者味甘补性多，赤者味苦泻性多。生用更凉，酒炒微平，其性沉阴，故入肝经血分，补血热之虚，泻肝火之实。固腠理，取其味之略酸而性敛也；止热泻，取其性之沉寒而味苦也。又能消痈肿，利小便，除眼③疼，退虚热，缓三消诸症，于因热而致者为宜，若脾气寒而痞满难化者忌用。又白者，能安胎热不宁；赤者，能通经④破血。此物乃补药中之稍寒者，非若极苦大寒可比，若产后血热而阴气散失者，正当用之，不必疑也。

十一　川芎

能升能散，能引清气上行头角，痘疮头面不起者，必须佐用。能佐参芪以行阳分而解肌表之邪，此可为引导通行之使，但性多辛散，如火在上焦而气虚者，又当忌之。凡治杂病者，

---

① 宜：原作"亦"，据石印本改。
② 之：原脱，据石印本补。
③ 眼：原作"服"，据石印本改。
④ 经：原脱，据石印本补。

芎归俱属血分之药，而芎之散动尤甚于归，故能散风寒，治头痛，破瘀蓄，通血脉，解结气，逐疼痛，排脓消肿，逐血通经。同细辛煎服，治金疮作痛；同陈艾煎服，验胎孕有无妇人三四月后，天癸不行，疑其是胎与否，以川芎二钱，陈艾煎服，微动者胎也。以其气升，故兼理崩漏眩运；以其甘少，故散则有余，补则不足。惟风寒之头痛，极宜用之。若三阳火壅而痛者，得升反甚，今人不明升降，而但知用芎概治头痛，谬亦甚矣。且多服久服，令人走散真气，能致暴亡，用者识之。反藜芦，畏硝石、滑石、黄连，不可同用。

十二　白术

近时药铺内皆江西种术，必再用陈壁土炒焦为要。能发痘，能固脾，如痘中作泻者，不可不用。凡治杂病者，近来并无天生野术，不如以真淮药代之，以种术性颇横中也①。凡病涉气虚者，用之更增气壅。余惟以治疟疾而重用之，取其燥湿燥脾，其他皆不用也。若得野者，百病皆良，以其味甘辛气温，气味俱厚，阴中有阳，阳中有阴也。

十三　麦冬

生津止渴，清肺滋阴，除烦热，解燥毒，痘疹阴极而多火者宜之。凡治杂病者，其味甘多苦少，故上行心肺，补上焦之津液，清胸中之烦渴，解炎热之呕吐，退血燥之虚热，以其性降而阳中阴也。如肺痿肺痛，咳唾衄血，经枯，乳汁不行，同人参、洋参、党参、熟地用，有滋水生金之功，去心者恐烦躁。若中寒而大便滑者，勿用。

---

① 中也：原作"也中"，据石印本乙转。

十四　柴胡

发散热邪，泻肝胆之火，解肌开表，退往来寒热，痘疹初热而未见点以前，宜少用之。凡治杂病不可妄用，以其性入肝胆、三焦心胞四经。其性凉，故解寒[①]热往来，肌表潮热，血室受热，胸胁痛结；其性散，故主伤寒热邪未解，温疟[②]热盛，少阳头痛，肝经郁症。总之，实邪者可用，真虚者不宜。虽能引清气上升，然升中有散，中虚者不可散，虚热者不可寒，岂容误哉！兼之性滑，善通大便，凡溏泻脾虚者，万不可用。果系热结不通，佐以当归、黄芩，颇为应效。余治老幼男女，即有肝经热邪，亦未轻用此物。近时虚弱者十居八九，恶其善泄善散，大能走汗，大能泄气，令医动辄用之，鲜有不误。观王海藏曰：苟无实热而用柴胡，不死何待？最当慎之。

十五　升麻

升阳达肌表，散风寒，善走阳明，痘麻将次，但见点时，用以四五分而能得法者最宜。凡治杂病用此者，取其升而散，提气，入脾、胃、肺、大肠四经之药，善散阳明经风寒肌表邪热，提元气之下陷，举大肠之滑泻及泻痢崩淋，梦[③]遗脱肛，阳虚下陷之类，用四五分佐补剂中，皆所宜也。若气逆上壅，虚火上炎者，及气血太虚而水火无根者，皆不可用。

十六　防风

散风热，解表邪，举陷气，佐黄芪能托里祛毒。痘麻于未见点及初见点，而尚未见透时，得法最宜。凡治杂病用此者，

---

① 寒：原作“烦”，据石印本改。
② 疟：原脱，据石印本补。
③ 梦：原作“蔓”，据石印本改。

以其气平性升，虽膀胱脾胃经药，然随诸经之药，各经皆至。气味俱轻，故散风邪，治一身之痛，疗风眼，止冷泪。风能胜湿，故亦去湿，除遍体湿疮。若随实表补气诸药，亦能收汗，升举阳气，止肠风下血崩漏。然能走散上焦元气，久服、多服亦能伤人。

十七　葛根

解肌清热，凉散表邪，止渴，痘麻初见而有热者宜之。凡治杂病用此者，取其凉散，虽善达诸阳经，而阳明为最，以其气轻，故善解表发汗。凡解散之药多辛热，此独凉而甘，故解湿热时行疫疾。凡热而兼渴者，此为最良，当以为君，而佐以药，防甘桔尤妙，且散郁火，疗痛，治温疟，解宿酒，除烦，生津止渴，除胃热。但其性凉，易于动呕，如胃弱中寒者，万不可妄用。

十八　荆芥穗

解风热，消疮毒，利肌表，退浮肿，清咽热，散头目之风邪。如痘疮发痒，以芥穗少许，和红枣①，烧烟房中，即止。凡治杂病，以其味薄，浮而升阳也。用其辛散调血，能解肌发表，退寒热，消饮食，通血脉，行瘀滞，助脾胃，辟诸邪毒气，醒酒逐湿，止下血②血痢，崩带淋浊。若用止血，宜炒黑用，如若产后中风强直，宜研末以热酒调服，甚妙，捣烂醋调，敷疗疮肿毒最佳，亦鼠瘘瘰疬③，血风疮疥之要药。

---

① 枣：原脱，据石印本补。
② 血：原脱，据石印本补。
③ 疬：原作"历"，据石印本改。

十九　白芷

散风邪，逐寒湿，除痒化毒，能托头面之毒，亦托痘浆之脓。凡治杂病，以其气味轻，升也，阳也。其性温散，败毒，逐阳明经风寒邪①热，止外感头痛，头风头眩，目痛，目痒泪出，散肺经风寒，皮肤班疹，治鼻衄鼻渊，齿痛，眉棱骨痛，大肠风秘，肠风尿血。其气辛香达表，故治疮疡，排②脓止痒，定痛，托痈疽肺痈，瘰疬痔瘘，长肉生肌。炒黑用之，提女人血崩，漏下赤白，血闭阴肿③。欲去汗班，宜生研搽之，亦解蛇毒砒毒，金疮伤损。

二十　麻黄

痘家要药，能起阴寒沉滞之邪，非此不能散，人多畏之者。倘寒气过甚，不可不用。惟元气薄者，宜斟酌尽善。凡用治杂病以及外感伤寒，以此轻扬之，味而兼辛温之性也，故善达肌表，走经络，大能表散。凡三阳表实之症，以及胃肺有沉寒，并筋骨为寒气所束而周身痛疼，非此不除。当知近时元气虚弱者甚多，第恐汗多亡阳，非审的实，万不可妄用，即用亦不过八分、一钱为止。有谓夏月不宜用麻黄者，皆不达，可哂④也。果系阴邪深入，则无论冬夏皆可用之，但必察体之强弱，若稍系虚弱者，勿⑤用最稳。

麻黄根，味甘平，微苦，微涩，同敛药煎服，可以止汗，同牡蛎粉、米粉，用旧蕉扇杵末等分，以生绢袋盛贮用，扑盗

---

① 邪：原作"皮"，据石印本改。
② 排：此后原衍"止"，据石印本删。
③ 肿：原作"肺"，据石印本改。
④ 哂（shěn 审）：讥笑。
⑤ 勿：原脱，据石印本补。

汗甚妙，或夏月多汗俱佳。

二一　薄荷

散风热，清头目，利咽喉，解痘毒，不宜重用，多则三四分而已。凡治杂病，以其气味俱轻，升也，阳也。其性凉散，通关节，利九窍，治伤寒头痛发热、风热诸病，开小儿之风涎，煎汁含漱去舌苔，或洗口亦妙。揉叶①塞鼻，止衄血，亦治蜂蜇蛇②伤。凡新病初愈者忌用，恐其泄汗亡阳。

二二　羌活

痘症初热宜用之，能散肌表之风毒，利筋骨，走各经络，止周身之痛，上部防风，下部羌活。凡治杂病用此者，取其散寒定痛，能入诸经，太阳为最，缘非柔懦之物，故能拨乱反正。惟其气雄，大能散逐，若正气虚者，万不可用。

二三　肉桂③

凡痘疮而见寒战咬牙者，非用此以导达气血，不能透发起胀，且善助参芪熟地之功。寒轻者，则用官桂，亦能暖血行经；若风寒阻遏而四肢不通④，则用桂枝七八分，均不可竣用。凡治杂病，以肉桂味重，能温补命门，坚筋骨，通血脉，治心腹⑤寒气，霍乱转筋，脐腹冷痛，一切沉寒痼冷，并下元精冷阳痿之症。且桂为木中之王，故善平肝木之阴邪，而不知善助肝胆之阳气，惟其味甘，故最补脾土。凡肝邪克土而无火者，

---

① 叶：原脱，据石印本补。
② 蛇：原作“佗”，据石印本改。
③ 肉桂：此后原衍“官桂桂枝”，据卷七药性目录删。
④ 通：原作“透”，据石印本改。
⑤ 腹：原作“服”，据石印本改。

用此极妙。与参附熟地并用，最降阴中火，及治下焦元阳亏乏；与当归川芎同用，治妇人产后瘀血，儿枕腹痛，更治小儿痘疹，虚寒作痒不起。然善堕胎动血，凡有失血之症忌桂，不可妄用。倘因下焦虚寒而吐血者，又当引火归元，则此又为要药，不可误执也。

二四 桂枝①

官桂、桂枝味辛甘，气大热，阳中之阳，有小毒。善于助阳，尤入血分，四肢有寒疾者，非此不能达。因其气轻，故能走表；以其善调营卫，故能治伤②寒，发邪汗，疗虚③风，止阴汗也。

二五 附片

凡痘症作泻作呕，寒战厥逆，及颜色灰白，冷汗，而痘顶稍见内陷，及脾肾虚寒，元阳大亏者，非此不能起发。凡治杂病者，以其气味辛甘，性大热，阳中之阳也。能善走诸经，能除表里沉寒、厥逆、寒噤，温中强阴，暖五脏，回阳气，除呕吐霍乱，反胃噎膈，心腹疼痛，胀满拘挛，寒邪湿气，胃寒蛔虫，寒痰寒疝，风湿麻痹，阴疽痈毒，久漏冷疮，格阳喉痹，阳虚二便不通及妇人经寒不调，小儿慢惊等症，大能引火归元，制伏虚热，善助参、术、熟地、黄芪建功。无论表症里证，但脉细无神、气虚无热者，急当用之。故虞抟曰：附子禀雄壮之质，有斩关夺将之气。能引补气药行十二经，以追复散失之元阳；引补血药入血分，以滋养不足之真阴；引发散药开腠理，

---

① 二四桂枝：原脱，据卷七药性目录补。

② 伤：原作"复"，据石印本改。

③ 虚：原作"复"，据石印本改。

以驱逐在表之风寒；引温暖达下焦，以祛除在里之冷①。此系阴证要药，凡伤寒传变三阴及中寒夹阴虚②，虽身大热而脉沉者，必用之。或厥冷脉沉细者，尤当③急用，有退阴回阳之力，起死回生之功，舍此不用，将何以救。惟孕妇忌服，下胎甚速。合葱汁塞耳，亦可治聋。

制法：古有单用童便，或黄连，或盐水，均非所宜，惟用甘④草不拘，大约酌附子之多寡，而用甘草煎极浓甜汤，先浸数日，剥去皮脐，切为四块，又添浓⑤甘草汤，再浸二三日，捻之软透，乃咀为片，入锅，文火炒至将干，庶得生熟匀等，口嚼尚有辣味，是其度也。若炒太干太热而全无辣味，则热性全失矣。其所以为用甘草者，盖以附子之性急，得甘草而后缓，附子之性毒，得甘草而后解，附子之性走，得甘草而后益心脾，附子之性散，得甘草而后调营卫。此无他，亦不过济之以仁，而后成其勇耳。夫人参、熟地、附子、大黄，实乃药中之四维，病之阴阳虚实，非此四物不足以建其功。今医每多直至不得已而后用附子，事已无济则反罪之，将附子成废物乎？且夫人之所以赖生者，阳气耳，正气耳；之所以致死者，阴气耳，邪气耳。人参、熟地，治世之良相也，附子、大黄，乱世之良将也。兵不可以久用，故良将用于暂；乱不可忌治，故良相不可缺。用之得法，万病万应也。

---

① 冷：此后原衍"此"，据石印本删。
② 虚：原脱，据石印本补。
③ 当：原作"者"，据石印本改。
④ 甘：原作"苦"，据石印本改。
⑤ 浓：原作"汤"，据石印本改。

二六　沙参

气味俱轻，性微寒，凡痘疹初热而虚实相参者，用生，以后用炙。痘疹首尾用之最为稳妥。凡治杂病，以其能疏①肝气，除邪热，益五脏阴气，清肺滋血，散风排脓②，消肿生肌，止惊除烦，然性缓力微，必须重用。又云：人参补五脏之阳，沙参补五脏之阴③，北产者佳。若云对待人参，则相去远矣。

二七　元参

痘疹用之，解血热，清游火，除热毒，利咽喉热痛。凡治杂病，以其味苦而甘，苦能清火，甘能滋阴，能退无根浮游之火，逐颈项咽喉痹毒，瘰疬④结核，男女传尸，烦燥骨蒸，解温疟寒热往来，治伤寒热班支满，补肾滋阴，明目解渴，惟胃肾虚寒者忌之。

二八　首乌

凡痘灌浆时必须重用，以实其浆，断不可少。味甘而涩，惟温惟苦，阴中有阳，能养血养神，助气益精。凡治杂病，如断疟疾，安久痢，活血治风，疗痈肿瘰疬，风温疮疡，及一切冷气肠风、宿疾，总取其温固收敛之功。滋补肝肾之品，益气血固则真元复，则邪自散也。此物不寒不燥，功在地黄以上，白⑤者入气分，赤者入血分，如能成人形而四肢全者，更为难得。制用黑豆煮，久蒸久晒，必得蒸透熟也，极则善矣。如药

---

① 疏：原作"食"，据石印本改。
② 脓：原作"能"，据石印本改。
③ 阴：原作"阳"，据石印本改。
④ 疬：原作"历"，据石印本改。
⑤ 白：此后原衍"术"，据石印本删。

肆中则再用酒炒一次，或人乳拌蒸一次，是为妙也。

二九　淮药

凡痘灌浆，最能实浆，必不可少，以其味微甘，惟微涩，能①健脾补虚。凡治杂病，能补诸虚，但气轻性缓，非堪专任，故补气分必随参芪，补血分必随归地。入气炒用，入血分生用，一切轻重入②补剂内，无不相宜。

三十　鹿茸③

凡痘疮不能起发，而体质虚弱者，必不可少，以其味甘气温，益元阳，补真阴。凡治杂病，一切虚症均可用之。同参附则补阳④，同熟地则补阴。道家云：惟有班龙顶上珠⑤，能补玉堂关下血，即此是也。此物惟关东者为最，西产者次之，云南血茸又次之，惟广另有一种鱼茸，万不可用。

三一　厚朴

凡痘疹初热起发时，倘大便酸臭而有滞者，即少佐用，不惟能以行滞，亦有松肌透发之功。然不以重用，以其味苦气温，阳中之阴，能升能降，秉赋弱者，更以少用。凡治杂病，用此者取其温降散滞，理气宽中，逐实邪，泻膨胀，散结聚，治胸腹疼痛之要药，制用姜汁炒过。倘本元虚弱，误服能脱人真气，并能堕胎。

---

① 能：此后原衍"能"，据石印本删。
② 入：原脱，据石印本补。
③ 茸：原作"耳"，据石印本改。
④ 附则补阳：原作"阳则补附"，据石印本乙转。
⑤ 班龙顶上珠：指鹿角。

三二　陈皮

凡痘疮首尾皆可用之，能和胃开痰，行气消胀，可升可降。凡治杂病，留白者，微甘而性缓，又能和胃；去白者，用辛而性速，更可化痰，通达上下，表里俱宜。惟气分太虚者，不可妄投，恐脱真气。

三三　木香

凡痘疮初热见点时，用以二三分，取其和胃调①气，惟气虚者不宜②妄用。凡治杂病，以其味苦辛，气温，性味俱厚，能升能降，阳中有阴，行肝脾肺之滞气如神，止心腹胁肋气之痛甚捷，和胃气，止吐泻霍乱，除胀止呃。同芩连用止热痢后重，煨熟用止水泻，杀蛊毒，通秘结，惟气虚者慎用。

三四　丁香

凡痘疮初热，起胀而虚寒呕吐者，必须用之。胃寒可暖，腹痛可除。凡治杂病，以其味大辛，气温，纯阳入肾胃脾肺诸经，辟恶除邪，温中③快气。治上焦呃逆翻胃、霍乱呕吐，解酒毒，消疰癖奔豚阴寒，心腹胀满冷痛，暖下焦腰膝，壮阳道，抑阴邪，除胃寒泻痢，杀鬼疰蛊毒及妇人七情五郁，诸气凝结者宜之。

三五　白蔻

凡痘疮起胀行浆时而胃寒呕吐者，必须用之。凡治杂病，以其味辛气温，阳也，入脾肺两经，醒滞温胃，止疼除呕，消

---

① 调：原脱，据石印本补。
② 宜：原作"以"，据石印本改。
③ 中：此后原衍"有"，据石印本删。

宿食，治①噎膈翻胃，退翳膜，消痰气，嚼咽效速。

三六　肉蔻

凡痘疮起胀时泄泻者，必须用之。但须灰面包②煨后，去净其油，如油不尽净，更能作泻。凡治集病，以其味苦辛③而涩，性温，理脾胃虚冷、谷食不消，固肠止滑泻，调气开胃，温中化痰，虽非补虚之药，但肠固而脾自健矣。油尽为要。

三七　茯苓

凡④痘疮初热而水泻者宜用，能利水通津液也。凡治杂病，以其味甘淡，气平，性降而渗，阳⑤中阴也，也有赤白之分，泻热用赤，扶脾用白。然总属泄物，多服损目，久弱者极不相宜。若以人乳拌乳成粉服，亦能补阴。

三八　茯神

凡痘疹首尾而神不安，或惊恐者，均宜。凡治杂病，以其附根而生，能入心经，通心气，补健忘，止恍惚惊悸，然总不外于渗降之物，与茯苓无甚相远，系阴中之阳药也。

三九　泽泻

凡痘疹初热而小便短黄，或头面红肿，火重者宜之。以其利水下行，去湿消肿专药，降火从膀胱出。凡治杂病，用其味厚，而降阴中微阳，入膀胱、胆二经，能去湿行痰，通利二便，并淋沥白浊，尿血难产，脚肿脚气，除湿止渴，引药下行。久

---

① 治：原作"沽"，据石印本改。
② 包：原作"色"，据石印本改。
③ 凡治……苦辛：原脱，据石印本补。
④ 凡：原作"初"，据石印本改。
⑤ 阳：原作"汤"，据石印本改。

服损目，真阴虚损者忌之，孕妇更忌。

四十　木通

亦名通草。凡痘疹湿热太重者用之，使从小便内出，热毒盛者宜之，若热退中虚不可轻用。凡治杂病[1]，以其味苦气寒沉降之物，能利九窍，通关节，消浮肿，清火退热，降烦渴、黄疸，治耳聋目痛，天行时疫，目眩头痛，鼻寒，泻小肠膀胱诸火，排脓止痛，通妇人血热经闭，下乳汁，消乳痈块，催生下胎，下胞衣。倘气虚而素弱者慎用。

四一　桔梗

凡痘疹初热时宜之，以能载药上行，有升发之意，能解[2]热毒。倘气促而喉疼者，万不可用。凡治杂病，只宜于发散剂中，而取其开提发散少佐用之。用喉中肿、喉痛、牙疼气急，断不可用，以其性升，载药上行，恐更壅塞。如甘桔汤，为治喉症古方，余每见误人者不少。凡用降剂，不可同用。

四二　牛子

凡痘疹初热见点宜之，以其能解痘疹之毒，清热利咽，退肿润肺也。凡治杂病，以其味苦辛[3]，降中有升，善走十二经。治风毒瘾疹，散疮疡肿毒，降[4]中有散，非补中之物。即鼠粘子，又名大力子。

四三　紫草

凡痘症已出未出，但见热盛者，必宜用之，以其味苦性寒，

---

① 治杂病：原作"杂病治"，据石印本乙转。
② 能解：原作"解能"，据石印本乙转。
③ 辛：原作"性"，据石印本改。
④ 降：原作"解"，据石印本改。

寿身小补家藏

三四〇

凉血活血，解毒利二①便，能治热邪。程氏曰：大抵痘症内，凡用紫草，必下糯米五十粒为引，以制其冷性，不损胃气而防泻泄。惟大热毒重而大便秘结者，不必用糯米也。凡治杂病，以其入血分之物，能凉血活血，气轻味薄而有清凉升发之功，利窍通水，然胃中虚寒者忌之。

四四 蝉蜕

善解痘疹风毒，清热疏邪，初热必用，以后不宜。凡治杂病，以其此物饮风吸露，气极②清虚，故能疗风热之症。且此物有小便而无大便者，亦可利小便。凡小儿惊痫，壮热烦渴，天吊口噤，惊哭夜啼及目昏翳障，疔肿疮毒均宜。更以为末，用井水调服，可治喑哑之病。

四五 僵蚕

解痘中热毒，散风消痰，能利咽喉，初热见点时，有内热而兼便闭者宜之。凡治杂病，以其味辛咸，性温，能降毒攻毒，阳中有阴。散风痰，去头风，消结核瘰疬③，辟痰疟，破癥癖，小儿风痰急惊，妇人乳汁不通。为末，可敷丹毒及木舌④重舌⑤诸疮。此物有大便而无小便，故⑥能通⑦大便，虚者慎用。

四六 穿山甲

善通经脉，直达病所。凡痘疮毒盛，郁遏不能出，宜此达

---

① 二：原脱，据石印本补。
② 极：原作"结"，据石印本改。
③ 疬：原作"历"，据石印本改。
④ 木舌：病名。舌头肿胀木硬。
⑤ 重舌：病名。因舌下近舌根处，其肿形似舌，故名重舌。
⑥ 故：原作"并"，据石印本改。
⑦ 通：原脱，据石印本补。

之，不可重用。然必借血气药为主，而以此者为向导，轻用七八分可也。凡治杂病，以其味咸平，气微寒，能通经络，除山岚瘴气疟疾，小儿五邪惊啼，妇人鬼魅悲泣，下乳汁，消痈肿，排脓，除①疥疮。入煎药宜炒②用，气虚者慎之。

四七　犀角

解心肝脾之火，凡疮痘颜色焦黑，燥烦惊搐，或一齐拥出，不分疆界，此热毒深极，必须用之。凡治杂病，以其味苦辛微甘，气寒，升也，阳也，攻力在尖，专入阳明胃腑，能解大热阳毒，瘟疫火症，吐血下血及伤寒热症，蓄血发狂，谵语，阳极似阴之症，以及热毒闭表，昏闷而汗不出者，取③汗甚速，此系热症实邪之圣药。倘中气虚弱，脉细无神及痘疮真阴④不足，凡畏汗畏寒畏散者误用⑤，及能害人，慎之。

四八　蜂蜜

凡痘疮用之，可结痂，亦可落痂，兑入药内甚妙。凡治杂病，取其生津润燥，老年人更宜。如大便虚闭，以此煅炼成丸，塞入谷道，大便即出，然不可多用，以防其滑⑥。

四九　朱砂

凡心经痘毒而痰火上壅有余之症，宜用二三分于药中，以镇心除毒，坠痰安惊，不可多用久用⑦。凡治杂病，以此其性

---

① 除：原作"阴"，据石印本改。
② 炒：原作"妙"，据石印本改。
③ 取：原作"其"，据石印本改。
④ 阴：原脱，据石印本补。
⑤ 误用：原脱，据石印本补。
⑥ 滑：原作"清"，据石印本改。
⑦ 用：原脱，据石印本补。

寒，味微①甘，通禀②五行之气，其色属火，其液属水，其体属土，其气属木，其入属金，故能通五脏。入心可以安神而走血脉，入肺可以降气而走皮毛，入脾可逐痰涎而走肌肉，入③肝可行血滞而走筋膜，入肾可逐水邪而走骨髓，或上或下，无处不到。故可以镇心祛痰，逐邪降火。但体重性急，善走善降，变化莫测，用治有余之症乃其所长，用补不足则大谬矣。每治小儿慢惊而多辄用抱龙丸等药，无不误事，以内中有此物，而稍涉气虚不足者，何以当之。用药之不可不慎重，当细心察之④可也。

五十　琥珀

凡痘初热起胀而多惊者宜之，能安神⑤定志，利水镇惊。红透者佳，白者次之。治杂病，以其味甘淡性平，安五脏，清心肺，镇癫痫⑥，杀鬼邪，逐瘀消痰，解蛊毒，破痞块，利水通淋，明目消翳障，止血生肌，亦合金疮⑦伤损。

五一　黄连

凡痘疹稍密而红紫者，此心经、肝经、大肠之热极深，必宜酒炒用之，色见红润即止，不可妄用。必须认准实热，神应如向，解毒甚速，总须大热之症，方可用也。凡治杂病，以其味大苦，气大寒，沉也，降也，专治诸火。火在上以酒炒，火

---

① 味微：原作"微味"，据石印本乙转。
② 禀：原作"票"，据石印本改。
③ 入：原作"之"，据石印本改。
④ 之：原作"不"，据石印本改。
⑤ 神：原作"身"，据石印本改。
⑥ 痫：原脱，据石印本补。
⑦ 疮：原作"仓"，据石印本改。

在下以童便炒，因火而呕以姜汁炒，火而伏者以盐水同吴萸炒。其性大寒，故惟平肝凉血，痢疾初起，只可生熟各用四五分。善泻心脾实火，倘中焦虚寒，及禀①赋虚弱而素属虚损者，不可妄用，一经败胃，难于②挽回。凡用此物，最当详察，实系实热之症，方可斟酌少用，断不可造次孟浪。古人每以此物谆谆告诫，而今时虚弱者更多，似此大苦大寒之药极伤脾胃，无论何病，脾胃一败，尚堪问乎？

五二　滑石

凡痘疮初热见点时而小便滞，通必宜用之。以其甘凉下降，利水导滞，解六阳之烦热，一至起胀后，即③不可用。凡治杂病，以其性沉滑，味微甘，气寒，降中有④升，入膀胱大肠经，能清三焦表里之火，利六腑之结滞，分水道，逐凝血，通窍，行津止渴，除积，治泻痢淋浊，疗黄疸，水肿脚气，吐血衄血，金疮出血，通乳堕胎，下胞衣。若肾虚脾虚者妄用之，必滑精长泻，总系热症之药也。

五三　石膏

凡痘疹初热及见点时，而口大渴大臭，或目肿口疮，咽痛身热，烦燥发狂，唇裂出血，二便秘结或小便红臭，大便干结极臭，此热毒壅盛，非此不解。倘非实热，可不妄投。此物善降胃火，对症如神，不对⑤症而遗误非浅也。凡治杂病，以其

---

① 禀：原作"票"，据石印本改。
② 于：原作"放"，据石印本改。
③ 即：此后原衍"者"，据石印本删。
④ 有：此后原衍"有"，据石印本删。
⑤ 对：原作"料"，据石印本改。

味①辛，气大寒，体重能沉，气轻能升。欲其缓者煅用，欲其速者生用。虽祛三焦之实火，尤为胃热之要药。辛能出汗②解肌，如伤寒瘟疫，系内热者用之。亦能出汗，又能止其燥汗。凡属火症而载血上行，或虚火③牙疼，以熟地重④用二三两，合此物四五钱，其效如神。但胃虚及阴虚而虚热者，万不可用，误用之则败胃作呕作泻，害人甚速也。

五四　连翘

凡痘疹初热见点，均可用之。能清三焦游浮之火，解麻痘瘢疹疮疡之⑤毒。凡治杂病，以其味苦微辛，气微寒，轻清而浮，升也。泻诸经客热，解毒排脓，止痛消肿，通散均宜。

五五　栀仁

凡痘疹小便短黄，三焦有初热见点时，可用以炒黑用，不可用生。能清三焦屈曲之火从膀胱出，至行浆以后不可用也，若虚弱者亦不可用。凡治杂病，用其味苦气寒，气浮味降，阴中有阳，能清心肺之热，泻肝肾膀胱之火，解郁热结气，其性屈曲下行，大能降火从小便出。

五六　龙胆⑥草

凡痘疹内热极重，或眼肿大热，非此不除，以其性寒降火，清肝肾之火，上退眼痛，下退膝肿。凡治杂病，其味⑦大苦大

卷之七

三四五

---

① 味：此后原衍"其"，据石印本删。
② 汗：原作"肝"，据石印本改。
③ 火：原脱，据石印本补。
④ 重：此后原衍"重"，据石印本删。
⑤ 之：原作"入"，据石印本改。
⑥ 胆：原作"骨"，据目录及石印本改。
⑦ 味：此后原衍"味"，据石印本删。

寒，阴也，入肝胆之正药，大能泻火也，又退骨蒸而疳热，除心中火，惊痫狂躁，胃火烦热，咽喉肿痛，小便淋闭，血热泻痢，下焦湿热，疮毒疼痛，妇人血热崩淋，小儿疳热。凡肝肾一切有余实热①，皆可治之。阴虚胃弱者慎用之。

五七　黄芩

凡痘初热见点，喉肿口极臭者宜之。以其性味轻浮，能清肺经、大肠之火。凡治杂病，用其可升可降，阴中微阳。枯者入肺，实者入大肠。欲上行者用酒炒，欲下行者生用。枯者，清上焦之火，消痰利气，定喘止血，退往来寒热，风热湿热，头痛，解瘟疫，利咽喉，治肺痈、乳痈、肿痛及癍疹赤眼；实者，疗下焦之火②，除赤利蓄热，旁光五淋涩痛，大肠秘结，便血漏血。胎因火盛不安者，佐以砂仁、白术；如腹因火滞惟痛者，加以黄连、厚朴。若大肠无火滑泻，最当慎用。

五八　大黄

凡痘疹初发热见点，大热，渴，二便闭结，内毒极盛者，方③敢用之，以其通滞逐瘀，攻坚退热。倘非实极，不可孟浪。凡治杂症，以物味苦大寒，气味俱厚，阴中之阴，降也，有毒。能推陈致新，直走不守，攻坚破积，乱世勇将。欲速者生用，欲缓者熟用。气虚同人参用，名黄龙汤；血虚同当归用，名玉烛散。佐以甘草、桔梗，可缓其行；佐以芒硝、厚④朴，助其锐。用之多寡，酌人虚实，假实误用，即难挽回，用者慎之。

---

① 热：原脱，据石印本补。
② 火：原脱，据石印本补。
③ 方：原脱，据石印本补。
④ 厚：此前原衍"原"，据石印本删。

五九 楂肉

痘疮首尾均可用之，不惟消滞行气，更能松肌达毒，必宜炒焦。凡治杂病，取其气轻不耗真气，而善消宿食痰饮，去瘀行滞，仍可健脾，小儿最宜。凡妇人产后儿枕痛，恶露不尽者，煎汁，入沙糖服之立效。煮汁洗漆疮亦佳。肠滑者忌用。

六十 款冬花

凡痘疮有咳嗽者，首尾皆可用。以其味甘而性温，气浮而味薄也。凡治杂病，以其入手太阴肺经，能温肺气，故治咳嗽及肺痈肺痿，咳唾脓血。烧烟吸，口咽之，治久咳神效。

六一 藿香

凡痘中为秽物所触者，必少佐之。味辛气温，可升，可以顺气开胃，亦能止呕，治杂病，此物香甜不竣，善①快脾②宽胸，止霍乱，化滞解酒，能除口臭，疗水肿。

六二 灯草

凡痘疮小便短滞者，必用为引，以其味甘性平，善利小③便，降心火。惟心虚多惊者，不可妄用。凡杂病多以此为引者，用其能通水道，治五淋，泻肺热，降心火，通其阴气，止血散肿。治喉痹则烧灰吹之，治下疳，烧灰同轻粉、麝香为末搽之。凡用心过度者，不可妄服，恐随心气而脱也。

六三 生姜

凡痘中首尾而有寒气作呕者，用数片同煎。若理中寒，止

---

① 善：此后原衍"属"，据石印本删。
② 脾：原作"服"，据石印本改。
③ 滞者……利小：原脱，据石印本补。

腹间寒痛，则用炮姜为妙。凡治杂病，以其味辛微苦，性温热，生者能散寒发汗，熟者①温中调脾，通神明，去秽恶，通四肢关窍，开五脏六腑，消痰下气，除转筋霍乱，逐风湿冷痹、阴寒诸毒。孙真人曰：呕家要药是生姜。故凡脾胃虚寒而呕吐者，当以生姜纸包，水浸湿，煨熟用之。凡阳虚而不能摄血而吐者，炒黑，亦能止之。内热多汗者，忌用。

六四 糯米

凡痘灌浆时必用百粒，同药煎服，用其助血生浆，能制痘毒。凡治杂病，用其善滋脾胃，补益中气，但性凝滞，不宜多食，恐难消化。凡病后、产后及小儿、老人脾薄者，于此食物不宜食之。

六五 白扁豆

凡痘疮起胀作泻宜生用，灌浆时宜炒熟用。凡治杂病，以其味气温，炒香用之。补脾和胃，亦解河②豚、酒毒，止泻温中。生者又能清暑消渴，欲用轻清缓补，此为最当。以上皆痘家相症宜用之药，因叙其性，以治痘为先也，杂病次之，均可参查。但有宜者必有忌，以下将痘证忌用各药复赘列入，以备稽查，俾知取舍后，再择其眼前常用之药，接于六三之下，略叙其性。凡一切偏僻以及大攻大破之物，余未经验用过者，故不叙入。自维鼠目寸光，聊为家庭愚子孙一助耳，鉴者谅之。

---

① 者：此后原衍"生"，据石印本删。
② 河：原作"渴"，据石印本改。

痘家忌用各药 内有前之宜用，复重出忌用者，当知痘症用药，毫不可乱，故不惮其烦也

人参、黄芪 皆补气助阳之药。凡痘色白陷者宜之，若红紫壮实者用之，则血愈热而毒愈炽，红紫者必转为枯黑内攻矣，故凡内热者忌之。

白术 能燥湿，专补气分，亦能闭气，多用则润气不行，痘难成浆，助阳生火，亦难收敛，故忌之。

茯苓、猪苓、泽泻 渗泻燥湿，能令水气下行，多服则津液耗散。凡阴虚于下而精血不足者，最当忌之。

川芎 性升气散，凡气虚者不宜多用，若火浮于上而头疼浮肿者，最为忌用。

生地 性寒，肠胃虚寒者忌用之，行浆时更不①可用。

升麻 提气上冲，凡痘首尾稍见，气壅燥渴者忌之。如无上实下虚之症，而上部不甚起发，则只可佐用数分。

柴胡 散而润利，汗多者忌之，脾虚而溏泻者忌之。

紫草 性寒利窍，多服泻脾，气虚者忌之。

牛子 通肌滑窍，多服恐损真气，外致表虚，忌其勿多。

蝉蜕 能润肌窍，易泄元气，恐令表虚，忌勿多服。

麻黄 开窍，大泄肌表。妄用多致表虚气脱，痘家大忌。

葛根 性凉解肌，恐令表虚，忌勿多用。

枳壳 下气宽肠，恐损真气，难于胀浆，忌勿多用。

楂肉 散血解结，恐伤血陷气，难于胀浆，忌勿多用。

砂仁 散气动气，气虚者恐难起胀，故忌之。

---

① 不：原脱，据石印本补。

乌梅 性敛，凡宜散宜行者忌之。惟灌浆时作泻，可佐以一二枚为引，否则首尾皆不可用。

穿山甲 性锐有余，痘科每多以攻毒为上品，然少佐四五分于补剂实浆药中则可。若动辄以此物忌用，最为误事，万勿为庸医所惑，故特忌之。

诃子、龙骨、枯矾 性涩能阻，欲通利者忌之。惟胀浆时，若作泻不已，佐补剂中，少用则可，否则首尾均忌。

大黄 猛勇耗削气血，痘症大忌，即有大实热者，万不得已，察定酌用，否则即误大事。

黄连 大苦大寒，痘症大忌。实有实热而痘色红紫者，万不得已少佐用四五分，否①则不可孟浪。

栀仁、黄芩、黄柏、龙胆草 痘症非有实火，不可妄用。

石膏、滑石、连翘、前胡、天花粉、射干、青葙子、芒硝、苦参、胡黄连等药 皆大苦大寒之物，非有实火痘症大忌。

瓜蒌仁 开结陷气，滑肠，凡痘症虚痰、虚火及中气不足而为喘促胀满、大便不实者，皆大忌之。

附片、干姜、肉桂、天雄、吴萸 性皆大热，凡痘疮烦热而根窠红紫者，便结毒盛者，虽小儿素系虚寒，不可妄用。

桑虫 本草并无此物，今医多用发②痘，以毒攻毒，大为不通，害人不浅，最为切齿，须大忌之。

苍术、草果、槟榔、苏子、枳实、葶苈子、青皮、青木香等物 皆能破气耗气，痘症大忌之药，万不可用。

以上摘出痘症之药忌用者五十四味，非谓万全不可用，但

---

① 否：原脱，据石印本补。

② 发：原作"登"，据石印本改。

痘疮之变态易于反掌，用药慎之在毫厘，每用到此等之物，必须酌而用之，方可再用。至内中有谓大忌者，实为痘症中断不可用。再近时专业痘科者，多自制丸散，或红色、绿色、青色，皆自矜为不传秘方，最为可恨。余每见此等昧良辈而误事不少，万勿任其妄投。戒之！慎之！

六六　猪苓

味微苦甘，气平，阳中阴，善降渗利，入膀胱、肾经，通淋消水肿，除湿利小便，治寒湿脚气、白浊、孕妇子淋胎肿。

六七　枳壳

即枳实之迟收而大者，较之枳实，其气略散，性亦稍缓，功与枳实大类，但枳实性重，多主下行削坚，而此之气轻，故多主上行破气，通利关节，亦能健脾开胃，平肺气，止呕逆反胃，霍乱咳嗽，消食化痰，逐水行滞，可束①胎安胎。因力稍缓，故可用之，虚②者亦须少用，必用面炒。

六八　枳实

味苦微酸，微寒，气味俱厚，阴中微阳，其性沉急于枳壳，消积破坚，佐大黄用之，有推墙倒壁之功。凡有大滞大热，必须酌用，气虚体弱者勿用，孕妇忌之。

六九　砂仁

味辛微苦，气温，和脾行气，消食逐寒，除霍乱，止恶心，消气③胀，安胎气，祛腹痛，止崩平逆。欲其温暖，须用炒研；

---

① 束：原作"速"，据石印本改。
② 虚：原作"须"，据石印本改。
③ 气：原脱，据石印本补。

欲其纳下，用盐水炒。并可消化铜铁骨鲠①。

七十　乌梅

味酸涩，性温平，下气除烦，止渴安逆，治虚劳骨蒸，反胃霍乱，解酒毒，敛肺痛，止泻痢，便血尿血，带浊，遗精梦泄，杀虫伏蛔，解虫鱼、马汗、硫黄毒，和紫苏②煎汤，解伤寒时气瘴疟，大能作汗。取肉烧存性，研末，傅金疮恶疮，能去腐肉弩肉，一夜立尽，亦奇方也。

七一　诃子

味苦酸涩，气温，性沉，苦重酸轻，降也，能消宿食膨胀，止呕吐霍乱，定喘止咳嗽，破结气，安久痢，止肠风便血，降痰开滞，女人崩中胎漏，带浊乱经。若久痢而肛门急痛及产妇阴门痛者，和蜡烧烟熏之，或煎水熏洗亦可；若痰咳而咽喉不利，宜含数枚咽津，殊效；声音稍嘶喑者，泡汤服之即亮。倘上焦元气不足者，忌之。

七二　龙骨

味甘平，性涩，入肝肾，能安神志，定魂魄，镇惊逐邪，除夜梦鬼交，止吐血衄血，遗精梦泄，收虚汗，止泻痢，缩小便，禁肠风下血，尿血脱肛，女子崩带漏胎，小儿风热惊痫，亦治肠痈脏毒，内疽阴蚀，敛脓敛疮，生肌长肉。制用酒煮，焙干，研末。

七三　白矾

味酸涩，性凉，有小毒，所用有四：其味酸苦，可以涌③

---

① 鲠：原作"硬"，据石印本改。
② 苏：原脱，据石印本补。
③ 涌：原作"漏"，据石印本改。

泄，故能吐下痰涎，治癫痫黄疸；其性收涩，可固脱滑，故能治崩带下血，脱肛阴挺，敛疮止血。烧枯用之，能止牙缝出血，辟狐腋气，收阴汗①脚汗。其性燥，可治湿邪，故能止泻痢、痰饮、浮肿，汤洗烂弦风眼；其性毒，大能解毒定痛，故能疗痈疽疔肿，息肉鼻痛，恶疮疥癣，去腐生新，及治虎犬蛇虫蛊毒。

七四 黄柏

味苦气寒，善降三焦之火，其性多沉，专入肝肾。除伏火骨蒸，去肠风热②利下血，清胃腑实热，去火甚速。丹溪言此可以补肾强阴，岂以沉寒苦劣之性，而能滋水补阴乎？当局者慎勿认为补药非③有火热、内火实症，不宜妄用。总之大苦，大苦伤胃，更知大寒，大寒伤脾，脾胃两伤，误人多多矣。

七五 前胡

味苦气寒，降也，阴中微阳。治伤寒寒④热头疼，去火痰结滞，痞满呕咳。佐表剂中用此，稍轻于柴胡也，解小儿疳热。凡大人、小儿伤风咳嗽，佐用七八分于参芪内，更效。

七六 瓜蒌仁

味甘气寒，气味俱厚，性降而闰⑤，能降实热痰涎，开郁结气闭，消渴定喘。但性悍劣善动，恶心气虚者勿用。

---

① 汗：原脱，据石印本补。
② 热：此后原衍"热"，据石印本删。
③ 非：原作"沸"，据石印本改。
④ 寒：原脱，据石印本补。
⑤ 闰：通"润"。《素问·痿论》曰："主闰宗筋。"

七七　天花粉

即瓜蒌根。味苦①性寒，气味颇轻，有升有降，阴中有阳。最凉心肺，善解热渴，大降膈上热痰，消乳痈、肿毒、疮疖，排脓，生肌长肉，除跌扑瘀血，通热结癸水，解酒毒，以利小肠。

七八　射干

味苦性寒，有毒，阴也，降也。治咳逆上气，除胸腹邪热，平肝消积，降实火，消瘀血，通经，酒磨可消肿毒。虚弱者勿用。

七九　青葙子

即野鸡冠子也。苦味性寒，能消肝火、血热，治赤眼，退赤障②消翳，镇肝明目，且去风湿、恶疮、疥癞。虚者慎用。

八十　苦参

味苦性寒，沉也，阴也，入肾经之药。能祛积热，除伏热狂邪，止渴醒酒，疗恶疮、斑疹、疥癞，杀疳虫，治热利，利小便，脾胃虚寒者不宜用。

八一　胡黄连

性味大苦大寒，大似黄连，非有大实热之症，不可妄用。能凉肝明目，治骨蒸劳热，妇人胎热，总须实症用之。

八二　吴茱萸

味辛苦，气味俱厚，升少降多，有小毒。性烈而热，能助

---

① 苦：原脱，据石印本补。
② 障：原作"阵"，据石印本改。

阳健脾，治胸膈停寒，胀满痞塞，化滞消食，寒湿霍乱，恶心吞酸，腹中蓄冷绞痛，杀虫逐邪，及下焦肝肾旁光寒疝，阴毒疼痛，肠风痔漏，水肿脚气。然性善降，凡气虚者，当以甘补之药制而用之，并须用开水泡去苦汁，以尽其烈性。又肝气疼痛甚，以黄连五分泡水炒吴萸一钱，连炒七次，用开水吞下立止，愈。

八三　苍术

味苦辛，性燥，可升可降，阳也。以其温散燥湿，故能发汗宽中，逐①山岚瘴气、寒湿诸疮。然其性多耗其真气，凡阴虚而多汗者，以及用心劳碌之人，此物断不宜用。且近时并无茅山真术，余于煎剂内毫不用此，多于熏②洗方内用之。

八四　草果

又名草豆蔻。味辛性热，阳而浮也，入脾胃两经。能破气除寒，逐疫，虚弱者不可用，能损人真气。惟解鱼肉毒，甚效。

八五　槟榔

味辛涩微苦微甘，气微温，降中有升，阴中阳也。能消宿食，解酒毒，治腹胀积聚，心腹疼痛，通关节，利九窍，除脚气壅痛。凡用此物，必得兼以平补，总属消导之药，如中气不足而下陷者，乃非所宜。

八六　紫③苏

味辛气温，味香窜，能解肌发汗，祛风寒甚捷，除脚气，

---

① 逐：原作"承"，据石印本改。
② 熏：原作"董"，据石印本改。
③ 紫：原作"柴"，据石印本改。

止霍乱寒呕，安胎温中，解鱼蟹毒。虚弱者慎用，防其大汗。并治蛇犬咬伤，捣烂敷患①处，甚效。

梗②，能顺气散寒，凡体虚者可用，其性缓也。

子，性润善降，润大肠，消痰喘，除五膈③滞气，气虚者忌用。

八七　葶苈子

大苦大寒，沉也，阴也，气味俱厚，有毒。善逐水气，与大黄同，性极急利。凡涉气虚者，不可妄用，误服令人骤脱。

八八　黄精

一名救穷草。味甘微辛，性温，能补中益气，安五脏，治五劳七伤，助筋骨，益脾胃，润心肺，填精髓，久服延年。

八九　肉苁蓉

味甘咸，微辛酸，气温，性重而滑，阴也，降也。能助相火，补精兴阳，益子嗣，治女人血虚不孕，暖腰膝，坚筋骨，可除茎中寒热涩痛。凡脾虚而多溏泻及遗精者勿用。如大便闭结不能受攻者，洗淡，用三四钱，于滋阴剂中即通。

九十　丹参

味微苦微甘微涩，性微凉，无毒。能养血活血，生新血，行宿血，更能安生胎，又可落死胎，止血崩带下，调经脉不匀。此心脾肝肾血分之药，所以能养阴定志，益气解烦，并治眼疼脚痹，利关节，及一切疮毒排脓止痛，长肉生肌。

---

① 患：原作"串虚"，据石印本改。
② 梗：原作"便"，据石印本改。
③ 膈：石印本作"脏"。

九一 远志

味微苦微辛，气温，阳也，升也。制以甘草汤浸，炒，入心肾，可镇心止惊，壮阳益精，但可佐用五七分，不可多用。凡神气上虚者宜之，倘痰火上实者，不可用。

九二 巴戟天

味甘微温，阴中阳也。益①肾气，安心神，助精强阴，治阴痿不起，腰膝疼痛，夜梦鬼交，遗精溺浊，并治小腹阴中相引疼痛，制宜酒浸，去心微炒。

九三 天麻

一名定风草，一名赤箭。味辛，平，阴中有阳，治风虚眩晕头旋，四肢拘挛，小儿风痫惊气，但性懦力缓，佐以他药，始能见功。

九四 茅根

即白茅草。味甘凉，性纯美，能补中益气，此良药也。善理血病，凡一切血症及妇人天癸不调，崩中漏下，且通五淋，除客热，止烦渴，解暑解酒，坚②筋骨，化热痰。白茅者佳，小儿常服，可免疳疾。

九五 淫羊藿

味甘气辛，性温，入心肾、三焦、命门之药。治阳虚阳痿，茎中作痛，益精强③志，坚筋骨，暖下部者。凡男子妇人难于子嗣者，皆可以用淫羊藿，宜用羊脂油，同用砂锅炒透，俟油

---

① 益：原作"并"，据石印本改。
② 坚：原作"肾"，据石印本改。
③ 精强：原作"如若强壮"，据石印本改。

尽为度，取儿用之甚妙。

九六　贝母

味苦气平，微寒，气味俱轻，善解肝经郁愁，亦散心中逆气，润肺，化热痰及乳痈、流痰①、结核，并止渴除烦。或又如半夏、贝母俱治痰嗽，但半夏用其温，温化寒痰，贝母用其凉，凉化热痰。半夏散寒，贝母清热；半夏主燥，贝母主润。阴阳大有不同，寒热亦自有别。俗有以贝代夏者，其②谬固甚，有贝夏同用者，尤为不通。

九七　土贝母

反乌头。味大苦，性寒，阴也，入肺胃三焦，降也，肝经之药。较之川贝母之功，更能清降，治肺痈咳喘，降痰，吐血衄血，止痛消胀，便血溺血，解热及一切湿热毒疮，虚者慎之。

九八　细辛

味大辛，温，气味俱厚，升也，阳也，有小毒。善祛阴分之寒邪，除阴经之头痛，开关通窍，非沉寒闭结不可妄用，即用之亦在四五分为度，万不可多。能散其真气，凡虚弱之男女老少，即有偶尔寒邪，不可滥用，慎之。

九九　独活

味微苦，气辛微温，升也，阳也。能散寒定痛，解肌表寒邪，利周身项脊疼痛，并达头顶风寒之疼。当知此药非柔懦之物，能拨乱反正，若正气虚者，断不可用。

---

① 流痰：一种发生于骨与关节间的结核性化脓性疾病，因其脓形成后，可流窜于病变附近或较远的空隙处形成脓肿，破损后脓液稀薄如痰，故名曰流痰。痰，原脱，据石印本补。

② 其：原作"贝"，据石印本改。

一百　延胡索

味苦微辛，气微温，入肝脾二经，善行滞气，破滞血，此血中气药，能通经破癥，亦善落胎及产后逆血上冲，俱宜以酒煮服，或用酒磨服亦可。然性惟破气逆血，必真有血逆气滞者①方可用。若产后血虚，或经血枯少不利，气虚作痛者，大非所宜。

百〇一　秦艽

味苦，性沉寒，沉中有浮，入手足阳明，清火药也。治风寒湿痹，疗周身风湿拘挛，手足不遂，解瘟疫热毒，除牙疼口疮，肠风下血及虚劳骨蒸潮热，烦渴，并治妇人胎热、小儿疳热瘦弱等症。倘胃弱胃寒者，慎用之。

百〇二　地榆

味苦，微甘②，性寒而降，止吐血衄血，肠风血痢及妇人崩漏下血，月经不止，带浊痔漏，产后阴气散失，亦敛盗汗，止疮毒疼痛。凡血热者当用，若虚寒者忌之，作膏可贴金疮，捣汁可涂虎犬蛇伤毒，饮之亦可。

百〇三　知母

味苦寒，性降，沉中有浮，浮则入心肺，沉则入肝胆肾也。在上能清肺止渴，却头痛，润心肺喘咳，吐血衄血，去喉中腥臭；在中能退胃火；在下能利小便，润大肠，去膀胱、肝、肾湿热，腰脚肿痛，并瘰疬内热，退火，解热淋崩带。总之，此物系寒沉之性，本无生气，用以泻火则可，用以补阴则不可，

---

① 滞者：原作"者滞"，据石印本乙转。
② 甘：原作"塞"，据石印本改。

且易于败胃，凡涉虚弱者，无论老幼，用当慎之。

百〇四　三七

味甘气温，血分之药，善止血散血，定痛。凡金刃刀箭及①跌蹼杖疮，血出不止者，嚼烂涂之，或为末掺之，其血即止。亦治吐血衄血，下血血痢，崩漏经水不止，产后恶血不下，俱宜，自嚼，以米汤送下二三钱。若虎蛇人咬，可服可敷。

百〇五　牛膝

味苦甘，气微凉，性降而滑，阴也。淮②膝有补阴益肾之功，川膝有引药下行之力，通经破血，行十二经，凡气虚下陷，以及大便滑泻，并妇人有孕者忌用。

百〇六　续断

川产者良，其色灰黑尖瘦，多芦形，如鸡脚，皮断而皱者是也。味苦而涩，气微凉，能入血分，调血脉，消肿毒乳痈，瘰疬③痔瘘，治④金损跌伤，续⑤筋骨血脉，其味涩，故能止吐血衄血，崩淋漏胎，便血尿血，调血利，缩小便，止遗经带浊，同人参、熟地、淮药用之，其效尤速。

百〇七　车前子

味甘微咸，气寒⑥，入膀胱、肝经。通尿管热淋涩痛，利水除湿。性滑，极善催生，亦去心胸烦热。肾虚者勿用。

---

① 痛……箭及：原脱，据石印本补。
② 淮：原作"惟"，据石印本改。
③ 疬：原作"沥"，据石印本改。
④ 治：原脱，据石印本补。
⑤ 续：原作"断"，据石印本改。
⑥ 气寒：原作"虚气"，据石印本改。

百〇八　白蒺藜

味苦，微辛甘，凉，能破癥瘕积聚，止遗溺遗精，肺痈肺①痿，翳②膜目赤，喉痹癣疥，癜风痔瘰，通身湿烂恶疮，乳岩带下，催生止烦，凉血养血，补阴。入补剂炒熟去刺，入凉剂连刺不炒，白最良。

沙苑蒺藜如芝麻大，似腰子形，固精肾，止遗沥尿血③，缩小便，除烦止渴，去燥热，入补肝肾之剂最佳。

百〇九　红花

味苦，微辛微甘，气微凉，阴中微阳。能破血通瘀，下死胎，亦疗血晕痘疮，血热难出。润燥活血，止痛通经，均轻用。

百十　紫菀

味苦平微辛，入肺，降气，治咳嗽上气、痰喘，惟肺实气④壅，火邪刑肺而咳脓痰、脓血者，乃可用之。若虚弱者大忌。

百十一　甘菊花

色黄者味甘，如今杭菊能养血、散风、明目，能退翳⑤膜及遍身游风。味苦者性凉，能解血中郁热，火眼流泪，即药室中所买者即是也。又白菊花根捣汁，和酒服，治癃闭。

百十二　益母草

味微辛微寒，性滑而利，善调女人胎产诸症，故号益母。

---

① 肺：原脱，据石印本补。
② 翳：原作"醫"，据石印本改。
③ 血：此后原衍"血"，据石印本删。
④ 气：原脱，据石印本补。
⑤ 翳：原作"医"，据石印本改。

能滑生胎，去死胎，活血行血凉血，故能治产难胎衣不下，子死腹中及经水不调，崩中漏下，尿血泻血，瘀血等症。然为血热、血滞及胎产艰涩者宜用之，若虚寒者而兼滑陷者，大非所宜，不得以益母之名，谓妇人所必用也。盖用其滑利之性则可，求其补益之功则未也。

子，名茺蔚子，功用略同，但子味微甘稍温，能补血明目。

百十三　瞿麦

味苦寒，性滑，降也。利小便，降淫火，除五淋，消眼目肿。入血分，血分药也，能通经①破血下胎，凡下焦湿热诸症皆用。

百十四　茵陈

味苦微辛，微寒，能利湿逐热，凡湿黄症而周身黄肿②者可用之，以逐其实邪。若阴黄虚症，此非所宜，又能解热症时疫以及实热痢症、实火头痛，利小便，散内热。

百十五　青蒿

味苦微辛，性寒，降中有散，主治肝、肾、三焦血分内热之病，治骨蒸劳热，寒热疟疾，伏热暑症，并能杀虫。虚弱忌用。

百十六　决明

味微苦微甘，微凉，力薄，治肝热风眼，赤而多泪，及肝火目昏，装入枕内，能治头风，明目，其功胜于黑豆。

---

① 经：原脱，据石印本补。
② 肿：此后原衍"肿"，据石印本删。

百十七　夏枯草

味苦微辛，气浮而升，阴中阳也。善解肝气，养肝血，散结开郁，大治瘰疬鼠瘘，乳痈瘿气，头疮目疾，更治目珠痛至夜则甚者，神效。一男子目珠痛至夜则重，用黄连点之更甚，诸药不效，及用夏枯草二两，香附二两，甘草四钱为末，每服一钱半，用清茶调服，下咽而疼者即减，数服愈。

百十八　苍耳子

一名羊负来。味苦微甘，治头风寒痛，周身风湿，四肢拘挛，去风明目，养血，暖腰膝及瘰疬、疮疥、鼻渊，炒热用。

百十九　刘寄奴

味苦性温，破瘀生新，通经下气，止心腹痛，捣敷金疮，出血不止，甚效甚速。又治汤火伤，为末，搽之大效。

百二十　萹蓄

味苦涩，利小便，除黄疸，杀三虫，去下部湿热浸淫，阴蚀疮疥，痔漏，小儿蛔虫上攻，心腹作痛。有海上歌云：心头急痛不能当，我有仙人海上方，萹蓄醋煎通口咽，管教时刻即安康。

百二一　艾

味微苦，气辛，生用微温，熟用微热，能通十二经络，尤为肝脾肾之药。善于温中、逐冷、除湿，行血中之气滞①，气中之滞血②，凡妇人血气寒滞者，最宜用之。能安胎，止心腹

---

① 滞：原脱，据石印本补。
② 血：原脱，据石印本补。

痛，治带下血崩，暖腰膝，止吐血下痢，寒①湿瘴疟，霍乱转筋及一切冷气鬼气，杀蛔虫并下部䘌疮。或生用捣汁，或熟用煎汤，或用灸②百病，或炒热熨敷，可通经络，或袋盛包裹，可温脐膝表里，生热俱有所宜。

百二二　王不留行

一名金盏银③台。味苦平，性滑利，乃阳明、冲任、血海药也，通血脉，疗妇人难产及经滞不调，下乳汁，利小便，止心烦鼻衄及金疮，止血，出竹木刺，外敷内服亦能定痛。

百二三　海金沙

此草出黔中，七月收其全料，晒干，以杖击之，则细沙从茎叶中落。味甘性寒，血分药也。善利水，解郁热及伤寒热狂，小便癃闭及热淋血淋，石淋膏浊，茎中痛疼，解一切热毒，或丸或散皆可用。

百二四　丹皮

味辛苦，气微凉，气味俱轻，阴中阳也。赤者行性多，白者行性缓，能和血、凉血、生血，除烦热郁热，仍定神志。

百二五　破故纸

味苦辛，气大温，性燥而降，固下元，暖水脏，治下元火亏精滑，能暖肾固精，纳气定喘。但气辛而降，凡气虚气短及烦渴眩晕者，当少用之，即不得已，用于丸中可也。

---

① 寒：原作"疼"，据石印本改。
② 灸：原作"炭"，据石印本改。
③ 银：原作"艮"，据石印本改。

百二六　香附

味苦辛微甘，气温，气味俱厚，阳中有阴，血中气药也。专入肝胆，兼行诸经之气。欲行气血之滞，用童便炒，欲其下行，用醋炒，或诸用酒炒，能理气痛，开六郁，散寒邪，利三焦及一切结滞胀满，肿痛脚气，吐血下血尿血，妇人经脉不调，崩带及胎前产后气逆诸病。或此物诸谓妇人之要药，但味辛而动，凡阴虚火燥而汗出动血者，大非所宜。此外，凡痈疽、瘰疬、疮疡，但气滞不行者，皆宜用之，为要药。

百二七　香薷

味苦寒，能升能降。散暑热，霍乱中脘绞痛，清肺热，降胃火，除烦解滞。凡气虚而中寒者忌用。

百二八　益智

味辛温，能调诸气，辟寒气，治寒犯胃，暖胃和中气，去心腹气滞疼痛，理下焦虚寒，温肾气，治遗精余沥，梦泄，赤白带浊，和悦心脾，缩小便，脾寒食少以及三焦命门阳衰气弱者，皆可用之。

百二九　郁金

味辛苦，气温，善下气，破恶血，止吐血[1]、衄血、尿血及失心[2]癫狂，蛊毒及妇人冷气血积结聚，心腹疼痛，产后血气冲心，并治耳内肿痛，水调灌入耳内，少顷，倾出即愈。

---

① 吐血：原作"血吐"，据石印本乙转。
② 心：原脱，据石印本补。

百三十　姜黄

味苦气辛，性最热，善能下气，破瘀血，除心腹气结气胀①，冷气食结，祛邪辟恶，散风寒热，消痈肿，通经络去瘀，气血②虚者慎用。

百三一　泽兰

味微苦微辛，清血和血，胎前产后诸血不调皆用之。

百三二　藁本

味甘辛，性温，气厚③，升也，阳也。除太阳巅顶④头痛，大寒犯脑，痛连齿及鼻面，皮肤酒齇皯刺，妇人阴中风邪瘴气。

百三三　荜茇

味辛大热，阳也，浮也。温中下气，入胃、肝、肾，除胃冷阴寒及霍乱呕逆冷疾⑤，心腹痛，虚寒泻痢，偏风头痛，杀牙虫痛。

百三四　良姜

味辛热，纯阳，浮也。治胃中逆冷，呕吐清水，霍乱腹痛，噎膈反胃，瘴疟泻痢，消食健脾。子名红豆蔻，治同⑥。

百三五　三棱

气味苦平，破积气，除瘀血，逐痞块，通经堕胎，及产后

---

① 胀：此后原衍"气"，据石印本删。
② 血：原作"如"，据石印本改。
③ 厚：原脱，据石印本补。
④ 巅顶：原作"顶巅"，据石印本乙转。
⑤ 疾：原作"痰"，据石印本改。
⑥ 同：原作"略用"，据石印本改。

恶血闭结，及跌蹼瘀血，宜醋炒入药，血虚者勿滥用。

百三六　莪术

味苦辛，气温，有小毒。三棱破血中之气，莪术破气中之血，走肝经，通经破瘀血，性①刚气竣，非②坚顽之疾③不宜用。

百三七　蛇床子

味微苦，气辛性温，入三焦命门。温中暖肾，和关节④，缩小便，益阳事，暖子宫，男妇阳衰无子⑤，及小儿惊痫均宜。

百三八　天门冬

味苦甘，气大寒，沉也，阴也。除虚劳内热，上定热喘，下去热淋，降火保肺，止嗽消痰，退热滋阴，大润血热。凡脾肾不足而溏泄者最忌，虚寒假热者亦忌。

百三九　菟丝子

味甘辛，气微温，入肝脾肾三经。补髓添精，助阳固泄，壮气力，安梦寐，缩小便，止梦遗、带浊余沥，暖腰膝，均妙。

百四十　五味子

皮甘肉酸，性平而敛，核仁味辛苦，性温而暖，俱兼咸味，故名五味，入肺肾二经。南产者治风寒咳嗽，北产者疗虚损劳伤。整用者，取其酸能生津止渴，止泻除烦，疗耗散之肺金，滋不足之肾水，收敛虚火，解除酒毒；敲碎者，取其味辛温，

---

① 性：原脱，据石印本补。
② 非：原脱，据石印本补。
③ 疾：原脱，据石印本补。
④ 节：原脱，据石印本补。
⑤ 无子：原作"气"，据石印本改。

补元阳，壮筋骨，助命火，止霍乱。有外感者，总不宜用。

百四一　金银①花

一名忍冬。味甘气②平，性微寒，善于化毒，故治痈疽疮疡、癣疥肿毒、杨梅风热疔毒等症。未成者能散毒，已成者能溃毒，俱宜重用。凡洗药煎药均宜。

百四二　茜草

一名过山龙。味苦甘，气微寒，阴中微阳，血中要药。能行滞血，能止③动血，治劳伤吐衄时来，除虚热漏崩不止者，亦通经滞，又疗乳痈，散跌蹼血凝聚，解蛊毒、败血、烂肝肺。凡诸血热血瘀皆妙。若脾虚不能摄血，及脾寒作泻者忌用。

百四三　土茯苓

名仙遗粮。味甘淡，性平，健脾胃，强筋骨，去风湿，利关节，分水止泻，治拘挛骨痛，周身寒热，湿恶疮，尤解杨梅疮毒及误服轻粉留毒溃烂。凡治用此，须忌茶、酒、牛、羊、鸡、鹅、鱼、虾一切发物。

百四四　使君子

味甘气温，有小毒。善杀虫，大人小儿有虫病者，于每上旬空心服数枚，次日虫皆死而出也。或云七生七煨食亦良；或云一岁食一枚，食后忌饮热茶，犯之即作泻。凡小儿食此亦不宜多，以其性滑，多则伤脾。凡杀虫药多苦辛，惟使君子、榧子甘而杀虫④，亦异也。但使君子专以杀蛔虫，榧子专杀寸白

---

① 银：原作"艮"，据石印本改。
② 甘气：原脱，据石印本补。
③ 止：原脱，据石印本补。
④ 虫：原脱，据石印本补。

三六八

虫耳。

百四五　防己

味苦辛，性寒，阴也。去湿热水肿，利大小便，解诸经热壅肿痛，湿热脚气，通九窍热闭，逐膀胱肝肾湿热。肾虚者忌用。

百四六　萆薢

味甘淡，气温，能温肾去湿，理阴痿阴寒，失溺白溺，茎中作痛，周身风湿，四肢不用，又能分清。性味纯暖，宜入补剂。

百四七　钩藤

味微甘微苦，性微寒，能清心包之火、肝胆之风，凡大人小儿惊痫眩晕，班疹天钓，头旋烦热等症，能静风息火也。

百四八　马兜铃

味苦辛，性寒，降肺火肺气，热痰①咳嗽而肺经实火者，可除。又误食毒物，以一两煎汤吐之，气虚者可用。

青木香，即此物根也，又名上木香，大寒有毒，不可妄用。

百四九　白附子

味苦辛大温，有小毒，引药上行，治诸风并小儿惊风痰搐及阴下湿痒，风湿诸病，凡欲入药，炮而用之。

百五十　半夏

味大辛微苦，气温，可升可降，阳中阴也，有毒。气质滑润，其性燥湿，入脾、胃、胆经，生嚼可毒人。凡药铺之法制

① 痰：原脱，据石印本补。

者，再用姜汁煮一次，入煎剂内更佳。化肺经寒痰，开胃①健脾，止咳除呕，及反胃霍乱，气结痰核，风闭喉暗，遗精带浊，消痈疽肿毒，杀蜈蚣、蜂虫各毒。性能堕胎，孕妇虽忌，倘胃不和而呕吐者，多用姜汁炒，但用无妨。若阴虚烦渴及失血者，忌用。

百五一　南星

味苦辛，气温，可升可降，阴中阳也，性烈毒，姜汁制②用，治脾肺寒痰，下气攻坚，亦能堕胎。凡虚弱者，不可妄用。

胆星，即用牛胆九制者，治小儿急惊实症，虚者忌之。

百五二　石斛

此药有二种，力皆微薄，圆细而肉实者，味甘淡，其力尤薄，惟松形如钗股者，颇有苦味，除脾胃之火，去嘈杂善饥，及营中蕴热，皮肤怫③热，养阴除烦，清肺止渴，色黑者勿用。

百五三　石菖蒲

味苦辛性温，散风寒咳逆，止心腹痛疼，霍乱转筋，开心气胃气，行滞气，通九窍，益心智，明耳目，去头风泪下，出声音，暖丈夫水脏，妇人血海。禁止小便，辟邪逐鬼，杀虫散毒。凡入调理④之剂，不宜重用，以其辛散，而用心者轻用。

百五四　蒲黄

味微甘，性微寒，解心腹、膀胱烦热疼痛，利小便，善止

---

① 胃：原作“间”，据石印本改。
② 汁制：原作“制汁”，据石印本乙转。
③ 怫：原作“拂”，据石印本改。
④ 理：原脱，据石印本补。

血凉血，活血消瘀，治尿血、吐血、衄血①，通经止崩带，漏胎或下②乳汁，止泄精。凡用此欲利者，宜生用，欲固者，炒热用。

百五五　海藻

与海带、昆布二味之性同用，其味苦咸，性微寒，阴也，降也。善降气清热利小便，逐水气，治腹中上下雷鸣，疗偏坠疝气疼痛，消奔豚、水气浮肿及百邪鬼魅热毒。

百五六　骨碎补

味微苦，性温平，肝肾药也。能活血止血，补折伤，治骨中风热疼痛及痢后下虚，或远行，或房劳，或外感风湿，以致两足痿弱疼痛，俱宜以补阴之药佐用，或炒熟研末，用猪腰夹煨，空心食之。能治耳鸣及肾虚久利牙疼等症。

百五七　竹沥

味甘，性微凉，阴也，降也。治暴中风痰失音不语，胸中烦热，止闷③消渴，及痰在四肢皮里膜外者，非此不达不行。

百五八　淡竹叶

味甘淡，气平，微凉，气味俱轻，清上气、咳逆、喘促，消痰涎，解热，退虚热烦燥不眠及壮热头痛，止吐血，专凉心火，亦清脾气，利小便，止渴生津，小儿风热惊痫。

百五九　竹茹

味甘，微凉，治唾痰唾血，吐血衄血，尿血胃热，呕哕④

---

① 血：原脱，据石印本补。
② 或下：原作"下或"，据石印本乙转。
③ 闷：原字不详，据石印本改。
④ 哕：原脱，据石印本补。

噎膈，妇人血热崩淋胎动及小儿风热痰①喘，小便热涩。

百六十　天竺黄

味甘性凉，降也。善开风痰降热，治中风失音，痰滞胸膈，清心火，镇心气，疏肝明目，小儿风痰急惊。

百六一　白檀香

味辛温，能散风热，辟②秽恶气，煎服之，散冷气，亦止心腹疼痛，定霍乱，和胃止呕，开噎膈，进饮食。

百六二　沉香

味辛气温，阳也，可升可降，其性缓，故能抑阴助阳扶脾，补相火，其气辛，故能通天彻地，条达清气，除转筋霍乱，和噤口泻利，止翻胃，定喘急，并心腹胀满疼痛，破癥癖，疗寒痰，和脾胃，逐鬼疰恶气及风湿骨节麻痹，皮肤瘙痒。

百六三　乌药

味辛温，善行诸气，入脾、胃、肝、肾、三焦、旁光诸经，除一切冷气，止心腹疼痛，喘急霍乱③，行宿食，止泻利，除天行疫瘴，并旁光疝气，脚气，攻冲心腹，及妇人血气逆气。

百六四　枸杞

味甘微辛，气温，可升可降，味重而纯，故能补，阴中有阳，故能补气，所以滋阴而不致阴衰，助阳而能使阳旺，用以助熟地之力最妙。若真阴虚损而脐腹疼者，多用神效。

---

① 痰：原作"瘘"，据石印本改。
② 辟：原作"碎"，据石印本改。
③ 霍乱：此后原衍"喘急"，据石印本删。

百六五　地骨皮

即枸杞根也。南者味轻，微有甘辛；北者大苦，劣。入药惟南者为佳。其味辛寒，入血分、肝、肾、三焦、胆经，退阴虚血热，骨蒸有汗，止吐血、衄血、伏火。凡不因风寒而热者，在精髓阴分者最宜。此物凉而不竣，可理虚劳，如假热者勿用。

百六六　枣仁

味微甘气平，专入心经，安神养血，益肝补中，收敛魂魄。凡多眠者生用，不眠者炒用。宁心志，止虚汗，有外感勿用。

百六七　杜仲

味甘辛淡，气温平。其功入肾，能壮肾添精，凡腰足疼立效，并暖子宫，又能安胎。若内热火盛者后用，均姜汁炒。

百六八　山茱萸

味酸涩，主收敛，气平微温，阴中阳也。入肝肾二经，固阴补精，暖腰膝，壮阴气，涩带浊，节小便，益髓兴阳，调经收血。若脾胃大弱而畏酸者勿用，均宜炒黑。

百六九　苏木

味微甘辛，性温，可升可降，血分药也，轻用和血活血，重用①行血破血。产后瘀血胀②闷势危者，以苏木五两，以水煮浓汁服之。亦消痈肿、死血，排脓止痛及跌蹼瘀血。

百七十　川椒

味辛性热，有小毒，本纯阳之物，其性下行，阳中阴也。

---

① 用：此后原衍"别"，据石印本删。
② 胀：原作"服"，据石印本改。

x

主温中下气，开通腠理，散肌表寒邪，除①脏腑冷痛，去胸腹留饮、停痰宿食，解郁温胃，止呕逐寒，暖腰膝，收阴汗，缩小便，温命门，止泻利、遗精、脱肛，杀虫，和血脉②。去目，炒出汗用。

百七一　胡椒

味辛大热，纯阳，走气分。温中下气，暖肠胃，消宿食，辟臭恶，除③寒痰，吐寒水，止反胃呕吐霍乱，虚寒胀满，心腹疼痛，去冷积阴毒，壮肾气，治大肠寒滑冷利，杀一切阴凝之毒及外感寒邪，小儿虚寒慢惊，均可佐用。内有伏热勿用。

百七二　金樱子

味涩性平。生者色青酸涩，熟者色黄甘涩，当用其将熟而微酸甘涩者为佳。治脱肛，补中益气，遗精崩漏，淋带，止吐血衄血④，生津安魂，收虚汗，敛虚火，益精，壮筋骨，养血定喘，怔忡惊悸，止脾泻，禁小便，此固阴养阴之佳品也。

百七三　柏子仁

味甘平，性微凉，润心肺，养肝脾，滋肾安神，益志，定惊悸怔忡，益血止汗，润大肠，利虚秘，治小儿惊痫。性滑，慎用。

百七四　蔓荆子

味苦辛，气清性温，升也，阳也。主散风邪，诸风头痛，

---

① 除：原作"阴"，据石印本改。
② 脉：原作"脈"，据石印本改。
③ 除：同上。
④ 衄血：此后原衍"衄血"，据石印本删。

头①沉昏闷，搜肝风，止目睛内痛流泪，通关利窍，坚齿明目。

百七五　五加皮

味辛性温，除风温，行血脉，壮筋骨，明目，治骨节四肢拘挛，两脚痹痛，风弱五缓，阴痿囊湿，疝气腹痛，小便遗沥，女人阴痒。凡浸药酒，大能益人，即煎剂内佐用亦妙。

百七六　川楝子

味苦性寒，小毒。治伤寒瘟疫烦热狂躁，利小便，泻肝火、小肠、旁光湿热诸痛，杀虫消痔。苦楝根治诸疮毒。

百七七　女贞子

味苦性凉，阴也，降也。能养气平阴火，解烦热骨蒸，止虚汗消渴及淋浊崩漏，便血尿血，清肝火，明目止泪。

百七八　桑白皮

味甘微苦，气寒，气②味俱薄，升中有降也，阳中有阴也。止咳唾血，泻肺火，除热痰，治小儿惊痫。气虚者勿用。

百七九　郁李仁

味苦辛，性润而降，阴中有阳，下气消食，利水，并消面目、四肢、大腹水气浮肿，开肠中结气滞气，关格燥涩，大便不通，破血积食癖。凡妇人、小儿实热结燥者，皆可用。

百八十　辛夷仁

即迎春花。气辛温，入肺胃二经。解寒热憎寒，散③风热，

---

① 头：原脱，据石印本补。
② 气：原脱，据石印本补。
③ 散：原作"敬"，据石印本改。

利九窍，除头风脑痛，面肿瘙痒齿疼。若治鼻渊鼻疮及痘后鼻疮，以此为末，入麝香少许，以葱白蘸药，点入甚妙。

百八一　密蒙花

味甘平微寒，入①肝经。专理目疾，及小儿痘疮疳气攻目，并云翳②遮睛。制用，宜蜜酒拌蒸三次，干用。

百八二　桑寄生

味苦性凉，主治女子血热崩中胎漏，固③血安胎及产后血热诸症，小儿热毒痈疽，去风热湿痹，腰膝疼痛。

百八三　乳香

味苦辛，性温微热。辟邪恶诸气，通血脉，止大④肠血利疼痛，及妇人气逆血滞，心腹作痛，消痈疽诸毒，托里护心，活血定痛，舒筋，入膏药内，止痛生肌。

百八四　没药

味苦气平⑤。能破血散血，消肿止痛及堕胎，产后气血作痛，并一切疮疡疼痛者，或用研烂，热酒调服即愈。

百八五　冰⑥片

味微甘大辛。敷用者甘凉如冰，惟本非热，气雄力锐，能散气散血，散火散滞，通窍辟恶除邪。凡用此者，宜少而暂，多则走散真气，大能损人。若用热酒兑服，即能杀人，此物总

---

① 入：原作"水"，据石印本改。
② 翳：原作"医"，据石印本改。
③ 固：原作"用"，据石印本改。
④ 大：此后原衍"大"，据石印本删。
⑤ 平：原脱，据石印本补。
⑥ 冰：原作"水"，据石印本改。

在疮疡丸、散、膏、丹内用之，万不可佐以煎药内也。

百八六　麦芽

味甘微咸，气温，善于化食，亦善催生落胎，白者尤化乳积。凡脾胃弱者不可多用，孕妇忌之。

百八七　神曲

味甘气平，炒黄入药，暖胃健脾，消食下气，化滞逐痰，每凡大人小儿中气虚者少用，若顶高建曲，竟可堕胎，慎之。

百八八　苡仁

味甘淡，气微凉，降而渗，故能去湿利水，通关节，除脚气，治咳嗽，利膈开胃，化痰，清热止渴，水肿热淋皆宜。

百八九　绿豆

味甘性凉，能清火清痰，解烦止渴，去胃火吐逆，止吐衄尿血，湿①热淋浊，解一切火毒，又能化阴中虚火，利水明目。

百九十　麻仁

味甘平，性滑利，润肺利肠，通乳催生。凡病多燥滞宜之。若下元不固而多溏泻及滑精者，皆为忌用。

百九一　芡实

味甘气平，能健脾养阴，固精补肾，遗漏崩带，强志益神。凡小儿丸散滋补之内皆宜，和米粉作糕尤妙。

百九二　杏仁

味苦辛微甘，降中有升，入肺胃大肠，润肺，散风寒咳嗽，上气喘急，消痰除惊，去皮尖用。凡元气虚者慎之。

---

① 湿：原作"虚"，据石印本改。

百九三　桃仁

味苦辛微甘①，气平，阴中有阳，去皮尖用。善去瘀血血闭，血结血燥，通血破血杀虫。凡血枯经闭而虚者，不可妄用。

百九四　木瓜

味酸气温，能走筋固脱，入脾肺肝肾，凡腰膝无力，脚气壅遏，必宜用之。并能敛肺止利，止渴除烦。

百九五　青皮

味苦辛，微酸，味厚，沉也。平肝去滞，削坚解郁，宽胸消积。凡老幼虚弱者忌之。

百九六　大腹皮

味辛气微温，能下一切逆气滞气，攻冲心腹大肠，止霍乱，逐水肿脚气及胎气恶阻，须②酒洗炒用，去其毒。

百九七　大茴香

味辛气温，入心肾，暖命门，逐旁光寒滞疝气，寒湿脚气，和中止呕，然胃气弱者少用。

百九八　小茴香

味略轻，治亦同前，但大茴性更暖，此则稍温耳。

百九九　白芥子

味辛气温，开滞消痰，宽中除胀，善调五脏而亦不甚耗气，但入煎剂③内，宜在众药之后煎之，久则全无功力。

---

① 甘：原脱，据石印本补。
② 须：此后原衍"须"，据石印本删。
③ 剂：原作"利"，据石印本改。

二百　萝卜子

味大辛，气温，味但厚，降也。破气消痰除胀，利大便小便，有推墙倒壁之功，胃有气食停滞致成臌胀，非此不除。若素系虚弱而中气不足者，不可妄用，慎之。

二〇一　葱

味辛性温，善散风寒，通关节，开腠理，行滞止痛，利大便小便，通乳消痈，开窍发汗，捣烂敷猘①犬伤及蚯蚓毒，即愈。

二〇二　蒜

味辛性温，有小毒。能化诸毒，温胃行滞，消鱼肉面之毒，消②积辟肥腻，化寒气。凡痘疮，葱蒜大忌。

二〇三　韭菜

味辛甘微涩，微温，能温③中和胃，壮肾气，暖腰膝。若治瘀血作痛，或中饮食药毒，以及暴见吐血、衄血、尿血，并打蹼瘀血，或妇人经滞，血逆上冲，并被狂犬蛇虫恶毒，凡此等势在垂危者，俱宜捣生韭汁服之，或溢吐出，或从内消，均可见愈。若产妇血晕，煎汤熏④之，并可洗痔疮、脱肛。

二〇四　百合

味微甘淡，平，能润肺止咳，补气血，定魄安神，兼亦治痈疽，亦解蛊毒。凡虚咳嗽用之最宜。

---

① 猘（zhì 至）：疯狗。
② 消：原作"诸"，据石印本改。
③ 温：原脱，据石印本补。
④ 熏：原作"董"，据石印本改。

二〇五　蒲公英

即黄花地丁。味微苦，气平，独茎一花是，茎中有桠①者非，入肺、胃、三焦、肝、胆诸经，同金银花煎汁，少加酒服，能溃②坚消肿，散结核、瘰疬最佳，尤治妇人乳痈，以渣敷之立消。

二〇六　金箔

味辛平，性寒，生者有毒，气沉质重，降也，阴也。能镇心神，降邪火，坠痰涎，吐血衄血，及小儿急惊痰滞心窍，安魂定志。凡邪盛于上，宜降宜清者皆宜，若阳虚气陷者忌之。每用或五张、七张为度，连纸捻成团，入煎药内佐之。

二〇七　黄丹

味辛，微咸微涩，性重而收，大能燥湿，镇心安神，坠痰降火，治霍乱吐逆③，咳嗽吐血，镇惊除热下气，止疟止痢，禁小便，解诸毒，金疮火疮，烂湿诸疮，血溢止痛，生肌长肉，收阴汗，解狐臭，去翳障，明目。

二〇八　石脂

味甘涩，性温平。脂有五色，凡入药惟赤白二种，白入气分，赤入血分，益气调中，收湿固下，止吐血衄血，遗精崩带，肠风血痢，固大肠脱肛，痔漏阴疮之类，并治胞衣不出。

二〇九　蓬砂

味咸甘，阴也，降也。消痰涎，解喉痹，除上焦湿热，退

① 茎中有桠：原作"菜有极"，据石印本改。
② 溃：原作"溃"，据石印本改。
③ 逆：原作"遂"，据石印本改。

眼目肿痛翳①障，口齿诸病，骨硬恶疮，或丸或散，或噙咽俱宜。

二百十　密陀僧

味咸平，有小毒。能镇心神，消痰涎，止血杀虫，诸疮肿毒，鼻䶌汗班，收阴汗脚气。

二一一　青礞石

味微甘咸，其性下行，降也，阴也，入肝脾之药。消宿食癥积，化顽痰坚积。今人知滚痰丸为神物，殊②不知礞石治实痰，强而有力者宜之，若治虚弱虚痰则百无一生。

二一二　朴硝

味苦咸辛，气寒，阴也，降也，有毒。其性竣③速，咸能软坚，推逐陈积，化金石药毒，去六腑壅滞胀急，通大小便，破瘀血，攻痞，治伤寒实热闭胀热狂，消痈肿，排脓。凡属男女各经实症，悉可泻除。惟孕妇大忌，而虚弱者亦大忌，最当慎之。

二一三　元明粉

味辛微甘，性冷，阴也，沉也。降心火，祛胃腑实热火痰，平伤寒瘟疫大热症，亦消痈肿。稍涉虚证，不可妄用。

二一四　代赭石

味微甘，性凉而降，血分药也，下气降痰清火，除胸腹邪

---

① 翳：原作"医"，据石印本改。
② 殊：原作"除"，据石印本改。
③ 竣：原作"设"，据石印本改。

毒，杀鬼物精气，止反胃吐血，血痹血利，衄血，血中邪热①，大人小儿惊痫，狂热入脏，肠风痔漏，脱精遗尿，及妇人赤白带下，难产，胞衣不出，月经不止，俱可为散调服，亦治金疮，生肌长肉。

二一五　鸡②血

味咸性平，解丹毒蛊毒，虫毒盐卤毒，小儿惊风便结，亦能下乳，俱宜以热酒冲服。若马咬人伤，宜以热酒浸之。

鸡冠血，治白癜风、经络风，善发痘疮，俱滴入药内，若治缢死欲绝及小儿卒惊客忤，即以此③灌之。若口㖞不正，热血涂㖞颊；若蜈蚣、蜘蛛、马啮等毒，即涂患处；若百虫入耳，即用热血滴之。

二一六　鸭血

味咸微凉，善解诸毒，凡中金银、丹石、砒霜、盐卤毒者，俱宜服此解之。溺水死者灌之，而活蚯蚓咬伤涂之，即愈。

二一七　虎骨

味微辛，气平，治百邪气，杀鬼精、心腹诸痛，止惊悸，壮筋骨，并肢体毒风，拘挛走注痛疼，辟伤寒温疟，及恶疮、鼠瘘、犬咬诸毒。虎骨作枕，辟恶梦魅魇，置户上辟鬼祟。虎之全身筋节④气力皆出前足，故以胫骨为胜，入药酒最佳。

二一八　象牙

味甘，气凉，能清心肾之火，治惊悸风狂，骨蒸热痰，鬼

---

① 热：原作"赤"，据石印本改。
② 鸡：原作"难"，据石印本改。
③ 此：原作"卒"，据石印本改。
④ 节：原作"即"，据石印本改。

精邪气，痈毒诸疮，俱宜生屑入药煮服。若诸物鲠利喉中，磨水饮之。若竹木入肌肉，宜刮牙屑和水敷之，即去。

二一九　鹿角胶

味甘咸气温，大补虚弱，益气血，填精髓，壮筋骨肌肉，治吐血尿血尿精及妇人崩淋，赤白带浊，血虚无子，止痛安胎，善助阴中之阳，为补阴要药。

鹿角霜①，性略缓，同。

二二十　羚羊角

味咸，性寒，善入肝胆，清肝定风，行血气，辟鬼邪，安魂魄，定惊狂，祛魇寐，疗伤寒邪热，一切邪毒及卒死昏不知人，并妇人子痫强荃，小儿惊悸烦闷，痰火不清。俱宜为末，蜜水调服，或烧脆研末，酒调服之，或配入药内煮服。若治肿毒恶疮，磨水涂患处。

二二一　牛黄

味苦辛，性凉气平，有小毒，忌常山同用，入心肺肝经。清心经实热，化热痰，通关窍，治小儿实热急惊风，并实热中风不语，火痰壅结，时行大热瘟疫及痘疮内热紫色，狂躁，亦能堕胎。此系大热实症之药，倘虚症妄用，即②大误事矣。

二二二　阿胶

味甘微辛，气温，气味颇厚，阳中有阴，制用蛤粉炒珠，入肺、肝、肾三经，扶劳伤，益中气，化痰清肺，养血定喘，止吐血衄血，便血尿血，漏胎安胎，崩带淋浊，经水不调，阴

---

① 霜：原作"雪"，据石印本改。
② 即：原作"忌"，据石印本改。

虚发热咳嗽，滋肾阴，实腠理，止虚汗及肠风下血、痔漏，并托痈疽脓毒及麻痘后滋补，以及一切滋阴之丸散内均宜。惟取其光润松脆气清者佳，若坚鞭臭劣者，勿用。

二二三　麝香

味苦辛，性温，开关窍，通经络，透肌骨，解酒毒，吐风痰，消积聚、癥瘕、痞块，除心腹暴痛胀急，杀鬼物邪气及妇人难产，尤善堕胎。凡一切疮毒，膏①丹丸散内皆可佐用，惟孕妇忌之。又顶高香串内必有此物，当知孕妇不可佩戴，即可堕胎。欲辨真假，但置些须于火炭上，有油滚出而成焦黑炭者，肉类也，此即香之本体真者，若燃火而化白炭者，木类②也，是即假捯。

二二四　海螵蛸

即乌贼鱼骨。味咸，性微温，善入肝肾，专治血症，妇人血枯经闭，血崩血淋，吐血下血，血瘕气瘕，赤白带浊，脐腹疼痛，阴蚀疮肿，痰疟瘿气，丈夫阴中肿痛，益精固精，令人有子，小儿下痢脓血，亦杀诸虫，尤治眼中热泪，磨翳去障，宜研末和蜜点之。又以此研末，可治痘疮臭烂，脓湿而下疳等疮，以末傅之；又跌打出血，并汤火诸疮，以此烧灰存性，用热酒调服；又妇人阴户肿③痛，此研末同鸡蛋黄捣，浓涂之；又小儿重舌鹅口，研末，同蒲黄末傅之；又舌肿出血如泉，亦同蒲黄末傅之；又鼻血不止，研末，同槐花末吹入；又停耳耳聋，同麝香少许，吹入此物。治症虽多，惟治妇人血枯经闭最

---

① 膏：原作"骨"，据石印本改。
② 类：原作"数"，据石印本改。
③ 肿：原作"嫁"，据石印本改。

为大效①，以其补血益精也。

二二五　牡蛎

味微咸涩，气平，能固敛软坚，解伤寒温疟，寒热往来，消瘀血，化老痰积块，赤白利下，涩肠止便，止滑精带下及崩淋遗浊，治小儿风痰虚汗。同熟地能固精并遗尿，同麻黄根能敛阴汗，同杜仲能止盗汗，同白术燥脾利湿，同大黄善消痈肿，同柴胡治胁下鞭痛，同天花粉善以消上焦瘿瘤、瘰②疬、结核。

二二六　真珠

味微甘微咸，能镇心明目，除小儿热惊，末可傅痘疔症痘毒，涂面可除皯斑，令人润色。

二二七　龟板

味微甘微咸，性微寒，阴也。治痰疟③，破癥坚，伤寒劳役，骨中寒热，补阴清火，去瘀止血，利产催生，并臁疮脱肛。

二二八　蟾酥

味辛麻，性热，有毒④。治发背痈疽疔肿，一切恶毒。若治风虫牙痛及齿缝出血，纸捻蘸少许，点齿缝，按之即可止。

二二九　鳖甲

味咸气平，此肝脾肾血分药，消痃癖坚积，疗温疟，除骨节间血虚劳热，妇人血瘕漏下，五色经脉不通，治产难，能堕胎及产后寒热阴脱，小儿惊痫班痘，烦喘，消痈肿，去瘀敛溃。

① 效：原作"数"，据石印本改。
② 瘰：原作"瘘"，据石印本改。
③ 疟：原脱，据石印本补。
④ 毒：原作"生"，据石印本改。

然须取活者，去肉，醋①煮炙燥者，方可用。

二三十　五灵脂

味苦气辛，善走肝经，大能行血行气，逐瘀止痛，男女有血中气逆而胁刺痛，或女人经闭，产后血滞，或男子疝气，肠风血痢，冷气恶气，心腹诸痛，身体胁肋筋骨疼痛，其效甚捷。若女人血崩，经水过多，赤带不止，宜半炒半生，酒调服之。但此物气味俱厚，善逐有余之滞，若血气不足②者服之，大损元气，亦即动血③，最宜知之。制用之法，当用酒飞④，去砂石，晒干入药。

二三一　全蝎⑤

味甘辛，有毒，肝经药也。治中风诸风，开风痰，口眼㖞斜，半身不遂，语言蹇涩，小儿风痰急惊。若气血虚者慎之。

二三二　文蛤

即五倍⑥子虫。味酸涩，性微凉，能敛能降肺火，化痰⑦涩，生津液，解酒毒，治心腹⑧疼痛，梦泄遗精，止咳嗽，呕血失血，肠风脏毒，滑泻久痢，痔瘘下血不止，妇人崩带淋浊，子肠不收，小儿夜啼，脱肛，俱可为散服之。若煎汤用，洗赤

---

① 醋：原脱，据石印本补。
② 足：原作“退”，据石印本改。
③ 血：原作“吐”，据石印本改。
④ 飞：原作“尤”，据石印本改。
⑤ 蝎：原作“蠋”，据石印本改。
⑥ 倍：原作“位”，疑误。
⑦ 痰：原作“癀”，据石印本改。
⑧ 腹：原作“服”，据石印本改。

眼或湿烂，皮①肤疥癞，肠痔，为末可傅金疮，生肌敛毒。

二三三　百药煎

即五倍子酿造者。味酸涩，微甘，与五倍子颇同，但酿造而成，其气稍浮，其味稍甘，而纯用以清痰解渴止咳，及收敛耗散诸病，并下焦滑泄各病尤佳，作丸嚼化皆宜。

二三四　童便

味咸，气寒，沉也，阴也。清诸血妄行，退阴火，跌蹼瘀血，血晕胞衣不下，产后去瘀。若大②便溏泻，胃弱作呕者，切勿妄用。

二三五　血余

味微苦，性温，气盛，升也，阴中阳也。用此者务以无病洁净乱发，先用皂角煎水洗净油腻，然后烧灰存性，可止衄血，去瘀血。凡滋补血分药内均属相宜，盖以发之自阴而生，自下而上，血盛则发盛，最得阴阳之生气，以火炮黑，大能壮肾，其气甚雄，大能补肺，此其阴中有阳，静中有动。在阴可以培形体，在阳可以益神志，于补药人参、熟地之外，当以此为亚也。

二三六　人中白

即秋石。味咸，性微凉，能降火清痰，消瘀血，止吐③血衄血，退劳热，清肺、胸膈烦热。烧研为末，大治诸湿溃烂，

---

① 皮：原作"波"，据石印本改。
② 大：原脱，据石印本补。
③ 吐：原作"已"，据石印本改。

下①疳恶疮，口齿疳②蚀肿痛，汤火诸疮及诸窍出血，生肌长肉，善解热毒。但胃弱者煎剂内不宜多用，以五七分为度。

二三七　桑螵蛸

即螳螂育子房也。粘着桑枝之上，房长寸许，大如拇指，其内重重有隔，每房有子是也。味甘，微咸，性平，能益气益精，助阳生子，疗男子虚损，阴痿梦遗，疝瘕遗尿，治女人血闭腰痛，通五淋，利水道。炮熟空心食之，止小便不禁。

---

① 下：此后原衍"之"，据石印本删。
② 疳：原作"疸"，据石印本改。

寿身小补家藏

三八八

卷之八

类　方

一　大补元煎

此回天赞化、救本培元之第一方也。治男妇老小气血大伤、精神失守危剧等证，随证加减，仵见回春，百发百中。诸病复元后，以及妇人分娩满月后，小儿痘麻痂落后，均以此方调补，极为神妙。

人参补气。补阳以此为主，如辽东参可用一钱或八分，高丽参用二三钱，炙纹党则用一两或八分　熟地补精。补阴以此为主，少则用一两，多则用二三两，均可　当归二三钱。如泄泻者，去之；如溏泻者，可用土炒透；如心中慌者，不用，以其性辛能散动也　淮药三五钱或七八钱，炒黄　杜仲二钱，姜汁炒　枣皮一钱，炒焦　枸杞二三钱，酒炒　炙甘草一钱

浓煎。食远温服，不拘剂数，愈多愈妙。如元阳不足多寒者，加熟附片二三钱，肉桂一二钱研末另冲，炮姜一二钱；如气分偏虚者，加炙芪三五钱；如血滞者，加川芎二钱，去枣皮；如滑泄者，加北五味，捣碎，八分，故纸三钱。

二　寿脾煎

此地利调和，承先启后，第二要方也。治男妇老小脾虚不能摄血等证。凡忧思郁怒、积劳及被医误用攻伐等药，犯损脾阴，以致中气亏陷，神魂不安，大便脱血不止，或妇人无火崩淋等证。若兼呕恶，尤为危候，速宜用此单救脾元，使脾元充则统摄固，而血自归①，源此归②脾汤之变方。其功莫

---

① 归：原作"帚"，据石印本改。
② 归：同上。

三八九

大①，则随证加减，仁见大起色，屡试屡验。

於术三四钱。用陈壁土微炒。如无真者，以药铺内所制焦白术，再用荷叶包饭上蒸　淮山药五七钱均可②　当归二钱。溏泻者，用土炒透　炙草一钱　炒枣仁钱半　远志三五分，制　莲肉去心炒，三四十粒　人参辽东者用一钱，蒸水兑入；高丽参则用二三钱，炙；纹党则用七八钱，均可

随时煎服，如血未止，加乌梅二个。凡畏酸者不可用，或加地榆钱半亦可；滑脱不禁者，加醋炒文蛤③一钱；下焦虚滑④不禁加鹿角霜二钱为末，搅入药中服之，虚甚者加炙芪四五钱；气陷而坠者，加炒升麻五七分，或白芷亦可；兼溏泻者，加炒破固脂二钱；阳虚畏寒者，加熟附片二三钱；血去过多，阴虚气馁，心跳不安者，加熟地一二两更妙凡用熟地愈重好，轻则凝滞矣。

三　春和膏

治诸病后精神不充，面容枯槁，四肢无力，男妇老幼，大小皆宜。

熟地十两　炙玉竹五两　淮药四两，炒黄　全当归三两，土炒黄　枸杞一两，酒炒　白蔻仁五钱　莲肉四两，去心　南枣八两，另煮，去皮核

浓熬二次，去净渣，以汁用文火炼成膏，每早调化二两。

四　秋露饮

治肺虚火刑，喉干或痛，大便干燥，不能投凉药者，以此方清润之，经验极多，大有功效。

---

① 大：原脱，据石印本补。
② 可：原脱，据石印本补。
③ 蛤：原作"蚊"，据石印本改。
④ 滑：原作"者"，据石印本改。

生苡米七钱　天门冬三钱　霜桑叶二钱　生地四钱，酒炒　熟地或一两二两均可　云苓三钱　川牛膝钱半

米泔水煎。

五　开心散

治心气不足好忘①，极验。

人参二钱，高丽参则用八钱　远志二钱五分，甘草水制　石菖蒲一两，炒　茯苓二两

共研极细末，食后每服一钱，用米汤调服。

六　八珍汤

治阴阳两虚，男妇老小，以此调养极妙。诸病后用补，无不以此为主。或加十倍，以蜜为丸，每服五钱。

熟地一两　当归二钱②　白芍钱半，酒炒　人参七分，炙党用七钱　於术三钱，无真者以炒淮药五钱代之　云苓三钱　炙草钱半　红枣③五枚

煎服。

七　百选十补丸

治阳虚小肠寒疝，大有功效。

熟附片、胡巴、木香、巴戟、川楝④肉、官桂、固脂、荜澄茄、大茴香各一两

共为细末，以酒煮糯米粥，和匀为丸，如梧桐子大，用朱砂为衣，每次空心以酒下五十丸如不善饭者，以酒少许，兑入开水内

---

① 忘：原作"忌"，据石印本改。
② 当归二钱：原脱，据石印本补。
③ 红枣：原脱，据石印本补。
④ 楝：原作"莲"，据石印本改。

亦可，早晚两次更妙。

八　益营汤

治思虑过度、心血耗伤、怔忡恍惚、不寐等证，男妇老幼皆宜。

人参一钱，高丽参用二钱，炙防①党则四五钱　白芍炒黄　枣仁炒
当归、炙芪、柏子仁各一钱　茯苓三钱　真紫石英八分，用酒淬
远志、木香、甘草各三分

姜枣煎服，每日二剂。

又八　人参养营汤

治脾肺俱虚、恶寒发热、肢体困倦、食少作泻、口干心悸、自汗等证。

炙党参四钱　炙芪三钱　真於术二钱，土炒　北五味七分　炙
草一钱　桂心八分　陈皮一钱　熟地八钱　云苓二钱　白芍一钱，炒
远志五钱

生姜，红枣五枚，煎服。

九　金锁②丹

治肾虚梦泄，遗精，关锁不固。

胡巴一两　大茴八钱　固脂一两，炒　龙骨一两　木香五钱
核桃肉三十枚，捣膏　羊肾二对，切开，用盐擦入，火上炙熟

共为末，和二膏，以酒浸③，蒸饼为丸，如梧桐子大，每
服五七十丸，空心，盐开水送下。

又九　玉锁丹

治精气虚滑，遗泄不禁，极效。

煅龙骨一两　莲花蕊八钱　鸡头子八钱　乌梅五钱，去核

---

① 防：原作"阳"，据石印本改。
② 锁：原作"销"，据石印本改。
③ 浸：原作"侵"，据石印本改。

共为末，用山药煮熟去皮，同捣为丸，如小豆大，每服用米汤，空心下三四钱。

十　胜金散

治体虚感寒，卒然心痛，此方春冬相宜。

桂枝一钱　元胡索二钱，酒炒　五灵脂钱半　肉桂三钱，研末冲
当归钱半

煎服，不痛即止，不宜多服。

又十　万全木通汤

治小便难而黄，男女老小皆宜，惟孕妇忌用。

木通二钱　赤苓二钱　车前叶钱半　滑石三四钱，均可用　瞿
麦钱半

食前煎服。

又十一　千缗①汤

治脾虚寒痰，喘不得卧，人扶而坐，一服即安。

法②半夏七粒　炙草一寸　皂角一寸　生姜一指大

煎七分，不拘时服此方，视无奇特，大有奇功，屡试屡
验也。

十二　仿三柴胡饮加味法

体虚感寒者宜此。病后产妇感冒者，亦宜。

熟地八钱　广皮钱半　北柴胡二钱　生防党参三钱　白芍钱半
法半③一钱　炙草一钱　生姜三片

煎服，服药后避风，取自然汗，不可强逼出汗，轻则一剂，

---

① 缗（mín 民）：量词，成串的铜钱。
② 法：原作"治"，据石印本改。
③ 半：原作"斗"，据石印本改。

极重亦不过两剂愈。

十三　仿葛根汤加味法

体实感寒者宜此。此在冬天相宜，如交春斟酌用之。如太阳阳明合病，可用。

生党参三钱　葛根三钱　麻黄三钱，去节　桂枝钱半　白芍钱半　炙草一钱　大杏仁四钱，去皮尖

生姜三片，葱白三个，去须，煎服，令取自然汗，不必厚盖。

十四　大温中饮

禀赋素弱，如感冒重、发热困倦、脉浮无力者，此方二三剂即愈，四时皆可用，如脉洪大不可用。

生党参五钱　熟地一两　真於术三钱，土炒　北柴胡二钱　麻黄一钱，去节　肉桂一钱，研末　炮姜钱半　炙草一钱

如寒盛者加熟附片三钱，头痛加川芎、白芷各一钱，泄泻加防风一钱，气虚下陷加升麻五钱。

十五　仿升麻葛根汤加味法

凡小儿疮疹发热无汗，久寒久凝结者，均属相宜。

葛根二钱　升麻一钱　白芍钱半　甘草一钱　生苡米五钱　煅石膏二钱　灶心土五钱

煎服。

十六　经验甘露饮

阳明胃经实热甚宜。

生石膏六钱　细甘草钱半　炒栀仁钱半　麦冬三钱，去心　元参四钱　灯心二十茎

煎服。

十七　玉女煎

治少阴肾水不足，阳明胃火有余，以及牙痛头痛，并牙疳，口①疮及头面生疮，干渴烦热，失血等证。

熟地一两　生石膏五钱　大麦冬三钱　生知母钱半　牛膝钱半

如口渴多汗，加北五味十四粒；如小便不利，加生泽泻钱半；如气虚加酒炒洋参二三钱；如脾虚再加炒淮药四钱。且熟地亦能补脾，以其产于中洲也，其色黑，其性沉，所以②补肾。凡纳下之药，不嫌其重，每用熟地者，愈重愈好，愈轻愈滞。

十八　仿小柴胡加减法

治往来寒热，半表半里，以及疟疾初起，两角头疼者，此方主之。

生党参③五钱　北柴胡二钱　法半夏钱半　黄芩一钱，酒炒　甘草一钱　云苓二钱　炒枳壳八分

姜枣煎服。如口渴④去半夏，加天花粉钱半；如腹痛去黄芩，加生白芍二钱，陈皮二钱。

十九　大柴胡汤

治表症未除，里症又急，汗下兼施之剂。凡体虚弱而素系劳心者，不可妄投。

北柴胡三钱　法半夏二钱　黄芩钱半　生白芍钱半　枳实钱半　生大黄三钱

生姜三片，红枣五枚，煎服。

二十　经验柴胡饮

凡气虚体弱，素劳心过度者，如遇往来寒热，头疼耳聋，筋骨酸疼，以

---

①　口：原脱，据石印本补。
②　以：此后原衍"以"，据石印本删。
③　参：原作"生"，据石印本改。
④　渴：原作"汤"，据石印本改。

及幼儿弱妇如此等症，表里俱病，寒食相搏，汗下兼治者，惟此方最为稳妥，屡试屡验。

生沙参四钱　北柴胡一钱　前胡一钱　炒枳壳八分　川厚朴八分　焦楂肉三钱　苏梗①一钱　炒神曲一钱　熟军钱半　广皮钱半　生姜三片　灶心土五钱

煎服。

二一　仿小承气汤

治腹满咽干，大便秘结，口臭舌干而苔厚，或生芒刺，体素虚而又不得不下者，此方最稳。

生地四钱　熟军三钱　元明粉钱半　炮栀仁一钱　枳壳一钱，炒　厚朴钱半　焦楂肉三钱

中病即止。

二二　经验承气汤

治脾中实滞、实邪，气口脉紧甚者，此方最宜。中病即止，不可再投。

生军三钱　元明粉钱半，老弱者不用　生苡仁七钱　炒枳壳八分　厚朴一钱　陈皮钱半　焦楂肉三钱　炒麦芽二钱　小生地二钱　生泽泻钱半

米泔水煎服。

二三　六一承气汤

治伤寒邪热传里②之神剂也。如老弱气血多亏者，及妇人产后有下症而又不得不下者，于此汤内不用芒硝，实为稳妥。盖芒硝之性，过于峻急，不可妄投。凡用药不可不慎重也。

生大黄五钱　厚朴二钱　枳实一钱　黄芩钱半　元明粉二钱

---

① 梗：原作"便"，据石印本改。
② 里：原作"衰"，据石印本改。

白芍钱半　甘草一钱

欲峻者，以大黄后煎；欲缓者，少用元明粉。元明粉即芒硝煅过，性颇缓也。

二四　加味调胃承气汤

治阳明胃经实邪，大便闭结，攻剂中之固本也。

生地五钱　生沙参四钱　生大黄三钱　元明粉三钱　枳壳一钱云苓二钱　甘草一钱

米泔水煎服。

二五　仿钱氏黄龙汤

治热邪传里，胃有燥粪，体虚而中实邪者宜之。又治积热痢症，俗名漏底伤寒。庸医每用温补塞之，无不误事。谚云：千虚易补，一热难①除。惟此方最宜。

人参辽东者，用七分；坚洋参用三钱；高丽者，用二钱；真纹党用五钱　生大黄五钱　当归三钱　元明粉二钱，老弱不用　枳实一钱　厚朴钱半　炒栀钱半　大麦冬三钱

生姜三钱，红枣三枚，煎服。

二六　经验抑阴煎

治里有热邪，体虚而脉亦沉数无力者，此方最大为也，时对症之神剂也。

生洋参三钱　苡米七钱，生的　熟军钱半，老弱不用　生地三钱大麦冬二钱　炒栀仁一钱　当归钱半　炒枳壳一钱　生甘草八分生泽泻钱半　知母一钱

煎服。

二七　加味黄连解毒汤

治少阴实热，口渴舌焦，烦躁喘急，或吐下后热不解，而脉或洪大有力

---

① 难：此后原衍"调"，据石印本删。

宜之。

黄连三钱　炒栀钱半　黄柏钱半　丹皮二钱　小生地五钱　黄芩钱半　泽泻一钱　细甘草钱半

二八　加味麻黄附子细辛汤

治少阴伤寒，脉沉而反发热者，或寒气厥逆，头痛而脉沉细者，此阴分中尚有表邪，不得不用此以温散之。冬天放心用，春夏不可妄用。

熟附片二钱　北细辛五分，不可多用，老弱者用四分　生党参四钱　麻黄钱半，去节①

阴分虚者加熟地八钱更妙。

二九　加减暖肝煎

治厥阴肝经伤寒，脉沉缓无力者，切不可妄投凉药。内邪逼甚，虚极生风，倘脉有力而鼓指者，此方又不相宜。总以脉之有力无力分虚实，而此方是为脉之无力者用。

熟地一两　熟附片三钱　肉桂一钱　吴萸八分，开水泡去苦汁牛膝二钱　当归二钱　真沉香八分，或用木香八分亦可

三十　服蛮煎

治伤寒六七日，传入厥阴，蓄热于内，恐防动风，又能开郁行滞，养正除邪，实为稳剂。

生地五钱　麦冬四钱　石菖②蒲钱半　白芍钱半　石斛三钱丹皮二钱　茯神三钱　陈皮钱半　木通二钱　知母钱半　川贝二钱

如火甚者，加陈胆星钱半；如便结胀满多热者，加元明粉二钱，暂加生大黄三钱亦可；如气虚神困，有辽东参用八分，蒸水兑服，如高丽参则用二三钱，好洋参用五六钱，随时酌之。

---

① 麻黄钱半，去节：原脱，据石印本补。
② 菖：原作"葛"，据石印本改。

三一　五积散

治感冒寒邪，头疼身痛，项背拘急，恶寒呕吐，及寒湿客于经络，腰脚骨髓酸疼，及小儿痘疮寒甚等症，此通解表里之剂①也。

生党参三五钱，随宜　当归一钱　麻黄八分，去节　厚朴一钱　苍术一钱　法夏一钱　炮姜八分　枳壳八分　白芍一钱　广皮一钱　白芷七分　桔梗八分　炙草五分　肉桂五分　川芎五分

姜三片，葱白三茎，煎服。

此方有歌曰：痢后偏生脚痛风，局方五积自能攻，就中或却麻黄去，酒煮多多服见功。

三二　加减一阴煎

此治水亏火盛之剂。凡肾水真阴亏损而脉症多阳，虚火发热及阴虚动血等症，或疟痢伤寒两感，素耽酒色过度者，或伤寒屡散之后，取汗既多，脉虚气弱而烦渴不止，潮热不退，以汗多伤阴，水亏而然也，皆以此方大剂加减主之，无不获效。予每遇伤寒大症如是而病势危极者，多以此方临症加减，投之屡见奇功，十有九应，真神剂也。

生地五钱或一两　熟地一两或二三两均可　麦冬三钱或五七钱　白芍二钱　知母二钱　地骨皮三钱　真龟胶四五钱，用酒蒸化兑入　冬青子四五钱

如火盛者，加生石膏二三钱；衄血或虚火上浮者，加生泽泻一二钱，茜根一二钱；小便热涩者，加赤苓三钱，生栀仁一二钱，均妙。

三三　仿三阴煎

此治肝脾虚损，精血②不足及营虚失血，故曰三阴。凡中风血不养筋，

---

① 剂：原作"副"，据石印本改。
② 精血：原作"血下"，据石印本改。

以及疟痢汗多，邪散而寒热耽不能止，或伤寒厥阴少阳两感，或妇人郁怒伤肝，是皆少阳厥阴阴虚血少之病，均宜。

净玉竹胶八钱或一两，分两次冲　熟地一两或二三两均可　炒砂仁二钱　制透首乌七八钱均可，再用酒炒　杭白芍二钱，用米拌炒　广陈皮二钱　炙草一钱

如神困昏迷发厥，加人参随宜；四肢冷或冷汗多，加熟附片二三钱倘有虚火，不可妄用；如喉痛，加元参三四钱，麦冬二三钱；如溏泻，加生淮药五七钱；如小腹痛，加枸杞二三钱；如吐血、咳血、下血，加茜根二三钱，炒黑荆芥二钱；如痰多黄色而稠，加半夏曲三钱；如痰多白色而稠，加川贝二三钱。盖无火之痰黄色而稠，半夏化寒痰也；有火之痰白色而稠，川贝化热痰也。今医多以黄色为火，白色为寒，贻误不少。更有以法半代川贝，又有以法半、川贝并有，何寒热殊途，润燥同用，大①不讲究，良可憾也。

三四　滋阴发汗法

议论在"阐明伤寒无补法一语"一段之下。凡虚人伤风皆可用，小儿减半，此即托邪之法，使邪从正解，不伤正气。今时禀赋不足者甚多，若徒顾目前，妄投消耗，必致缠绵。

生西党四钱　熟地一两　生淮药五钱　大杏仁四钱　法半夏二钱　苏梗三钱　广陈皮钱半　炙甘草一钱　前胡二钱

生姜三大片，红枣五枚，煎服。宜避风忌油，取自然汗，若已有汗，即谨慎避风可也。如口渴，加麦冬二钱；如头疼甚，加蔓荆子钱半；如腹痛，加木香片七分，或素投肉桂者，则加肉桂八分，研末冲入更妙。

---

① 　大：此后原衍"小"，据石印本删。

三五　仿归肾丸法

凡阴虚伤寒或伤风愈后，以此作煎剂调理，甚妙。如合丸则加十倍，小儿则减半用。

熟地一两　生淮药五钱　枸杞二钱，小儿不用　当归三钱　云苓三钱　枣皮钱半，炒焦，小儿不用　杜仲三钱，姜汁炒断丝，小儿不用　炙草二钱　菟丝二钱，小儿不用　炙党参四钱　莲肉三十粒

红枣五枚，煎服。如下焦寒甚，或精寒易泄而梦①遗者，加熟附片二三钱；如阳物不举者，加巴戟四钱，锁阳四钱；如溏泻，加大芡实五钱；如水泛为痰者，加半夏曲三钱，橘红钱半；如小儿多惊体瘦者，加炙芪三钱，金箔五张，同煎。

三六　养阴退阳法

议论在"阐明伤寒无补法一语"之内，此治阳极似阴之神剂也。

小生地一两　生苡米八钱　犀角屑四钱，如热轻而不甚烦不用　生泽泻二钱　大麦冬四钱，去心　真川连二钱，如热轻者，用酒炒透，减半　川牛膝二钱

米泔水澄清，煎服。如阴分过虚，以熟地用至二三两更妙；如小便短少，腹内发烧，加绿豆七钱。

三七　仿大分清饮加味法

治伤寒热症，邪已出后，舌苔甚厚，积热闭结，小便不利，或腰腹痛，或湿热下利，溺血淋闭，以及男妇老小杂病。凡积热症者，并阳黄症，皆为神剂。

生苡米一两　大生地七钱　云苓四钱　炒栀仁三钱　生车前钱半　炒枳壳钱半　猪苓二钱　生泽泻二钱　木通二钱

米泔水煎服。如大便坚鞭，加大黄二三钱；如内热尚甚者，

---

① 梦：原作"蔓"，据石印本改。

加黄柏二钱、龙胆草二钱；如湿热周身发黄，加茵陈二钱；如妇人血热，而天癸实闭致腰腹痛者，加红花、青皮各一钱五分；如淫浊淋秽不止者，此方极效。

三八　仿化阴煎加味法

治水亏阴涸火有余，小便癃闭淋痛，以及热症、伤寒将次退后，而舌苔由黄而薄，由薄渐无者，此方临症斟酌主之，实为应验。

大生地五钱　熟地一两　猪苓二钱　生黄柏钱半　生知母钱半
车前一钱　胆草一钱　川牛膝二钱　生沙参四钱　绿豆七钱

煎服。如阴虚甚而不卧者，倍用熟地，再加生洋参二三钱更妙；如喉疼干燥，加元参四钱；如胃弱少食，加炒谷芽四钱，石斛三钱。

三九　经验还元饮

治男妇老小伤寒杂病初愈后，以及痘麻收功后，并素属①阴虚而虚火甚者，又阴虚劳之过度，精神困倦之类，以及疟痢初愈后，骤难用阳药峻补，先以此方投之，均可神剂。

熟地一两或倍用均可　炙玉竹七钱　生淮药五钱　大麦冬二钱
茯神三钱　茯苓三钱　川牛膝钱半　粉丹皮钱半　洋参三钱，酒炒
老米一撮

煎服。如素投人参者，或再加人参一钱更妙；如大便闭，加火麻仁三钱；如大便溏泻，加芡实五七钱、莲肉四十粒；如小便清长而利，加益智仁二钱；如多寐，加生枣仁三钱；如不寐，加炒枣仁三钱；如饮食少思，加砂仁钱半，白蔻仁八分；如食后腹胀，加陈皮钱半，炒谷芽四钱。

---

① 属：原作"屡"，据石印本改。

四十　经验回阳饮

治男妇老少伤寒杂病而元阳不足者，并小儿慢惊及病势危急者，大有奇功。更有大肥胖人，偶尔感冒，痰壅昏迷，一服即苏，屡试屡应，余详"壮元阳所以散外寒法"内。

熟地一二两均可　生淮药五七钱　熟附片三五钱，或七八钱，相机而用①　炮干姜三钱　茯神五钱　炙草钱半　白芍钱半，酒炒　橘红钱半　肉桂二三钱，研末冲　小丁香七八分均可用，研末用玉桂冲服②

煎服。如呕吐，加白蔻仁一钱，甚者再加生附子钱半；如小腹痛，加川椒去目炒，出汗，五钱，小茴香七钱，冷汗多，加人参随宜；如痰壅甚，加川牛膝钱半；如小儿慢惊以及脾寒久不愈者，加胡椒三钱，灶心土五钱，放心大胆投之，极应；如全无汗而胸膈结紧者，加麻黄去节，八分，大杏仁去皮尖，三钱。此阴极似阳，及元阳大伤之剂也。

四一　经验人参桂附膏

治阳虚中寒，以及男子精冷精少，妇人子宫冷，经迟，及伤寒阴症复③元调理，并素属投阳药者，更治近时吃洋烟断引者，以此膏拌米炒，吞，均见奇功。

人参随宜或党参八两，高丽参则用一两　熟地十两　熟附片四两　肉桂一两五钱，去粗皮　益智仁二两　枸杞二两　淮药七两

上药用旧砂锅或铜锅，用水以文武浓熬扭汁，再将所扭之渣复熬之，又扭取汁，然后以所扭之汁，用文火缓缓熬之，或膏以磁罐收贮，每早开水调化一二两。

---

① 或七八……而用：原脱，据石印本补。
② 肉桂……冲服：原脱，据石印本补。
③ 复：原作"后"，据石印本改。

四二　固脾解肌法

治伤寒伤风初起，邪在阳经，发热或恶寒，或畏①风头痛，不思饮食，或左寸脉紧甚，右寸脉浮缓，宜固脾以解表②邪，俾不致传变也。凡老小男妇皆可用之，此方无奇药，实大奇功。

生党参四钱　北防风二钱　苏梗钱半　炒谷芽三钱　云苓三钱前胡钱半　荆芥一钱　炙草一钱　姜三片③

煎。如春天加干姜一钱，炒曲一钱；夏天加藿梗三钱，滑石二三钱；秋天加大杏仁，去皮尖，三钱，川贝，去心，二钱。如口渴，加花粉一钱；如呕吐，加白蔻仁八分。在秋时则不用川贝，以贝与蔻不可同用也；倘在冬春间，则再加法半夏二钱，陈皮钱半；在夏则再加陈灶心五钱，陈仓米七八钱。如妇人胎前产后，加酒炒香附钱半；如小儿微惊，加双钩藤二钱，薄荷三分，蝉蜕五个；如年老者，加生玉竹七钱。

四三　加味六安煎

治风寒咳嗽，痰滞气逆，老小皆宜。

生党参五钱　陈皮二钱，去皮　法半二钱　云苓二钱　大杏仁二钱，去尖　炙草一钱　白芥子八分

姜，煎服。如冬月严寒，加麻黄去节七分、桂枝五分；如邪轻者，加苏叶五七分亦可；如发热，加柴胡一钱、苏叶五分；如痰实不利者，加当归二钱。

四四　仿参苓白术散加减法

治脾胃虚弱以及病后调理，并五心潮热，食后洞泻，及小儿面黄体瘦，

---

① 畏：原作"慢"，据石印本改。
② 表：原作"素"，据石印本改。
③ 三片：原脱，据石印本补。

肚大青筋，一切不思饮食，并被凉药伤胃者，均宜用此。

炙党参五钱　真於术三钱，如无真者，以炒淮药四钱代之　白扁豆四钱，炒　炒谷芽三钱　大杏仁一钱　陈皮钱半　炙甘草钱半桔梗二钱　云苓二钱　炒淮药三钱

红枣五枚，煎服。如发热，加地骨皮钱半；痰多，加半夏曲二钱；如水泻，生车前四钱；溏泻，加芡实四钱；下虫，加使君子五个，鸡内金焙研，三四钱，加川椒，去闭口炒，出汗，五钱亦可。

四五　扶脾养元法

治四肢不用，酒湿伤脾，以及饭后困倦、食难运化等症。

炙纹党五钱　米炒白芍二钱　炮姜一钱　砂仁钱半　炒谷芽四钱　土炒当归三钱　云苓三钱　炙草二钱　白扁豆四钱　酒炒桂枝八分　陈仓米一撮

煎服。

四六　加减麻黄桂枝各半汤

治太阳膀胱经伤寒及疟疾①，发热恶寒，不能得汗，热多寒少而身痒者，又治太阳阳明并病，而太阳症未罢者，尤当汗之。

生党参三钱　麻黄一钱，去节　桂枝一钱，去皮　炙草二钱　生白芍一钱　杏仁二钱，去皮尖　苡米三钱

五枣煎服。如素系阴虚者，必加熟地八钱，然此方在冬间正伤寒方可用，若小儿以麻黄、桂枝，只可用七分；如在秋夏，此方断不可用，切勿孟浪。

① 疾：原脱，据石印本补。

四七　黄芩汤

治太阳与少阳合①病，自下利。

黄芩三钱　生白芍二钱　炙草二钱　红枣五枚

煎服。如呕吐，加半夏二钱，生姜三大片；如胀满，加陈皮钱半。

四八　仿参苏饮加减法

春三月感冒通用，小儿减半。

生党参四钱　苏叶八分　前胡二钱　法半夏三钱　炒枳壳钱半云苓三钱　橘红一钱　桔梗钱半　生淮药三钱　干葛八分　甘草七分　姜五片　红枣三枚

煎服。如小儿惊者，加双钩藤二钱，焦楂肉钱半；如中年老年或素系劳心者，加熟地或一两八钱更妙，以熟地滋阴，而滋以所发汗也。

四九　加减人参败毒散

治春三月感冒②通用，小儿减半，产妇忌用，胎前不忌。

生党参五钱　羌活钱半　独活一钱　生苡米四钱　大川芎钱半陈皮钱半　甘草八分　生姜三片　生玉竹四钱　柴胡钱半　桔梗一钱③

煎服。

五十　养阴益气法

春三月病愈后调理更妙。凡属阴虚，以及素系劳心而肾水不足者，此方常时煎服，必然精神充足，百病不生。小儿先天不足者，每月煎服五七剂，

---

①　合：原作"各"，据石印本改。
②　感冒：原脱，据石印本补。
③　柴胡……一钱：原脱，据石印本补。

极妙。如以熬膏，即加十倍。

炙玉竹五钱　熟地一两或二两更妙　茯神三钱　陈皮一钱　生淮药四钱　白蔻仁七分，研米冲　炙草钱半　枣皮钱半，炒焦　杭白芍一钱　当归三钱，心气虚者不用　茯苓二钱　红枣五枚

煎服。如气不足，加酒炒白洋参三钱；如溏泻，加炒芡实三四钱，不用当归；如腰痛，加杜仲，酒炒二钱；不眠①，加炒枣仁三钱，不用枣皮；如胸胁胀闷，加白檀香四分，劈碎，煎服。

五一　仿消风百解法

夏三月通用，小儿减半，胎前不用，产后去防风、薄荷，亦可用。

北沙参五钱　厚朴钱半　芥穗钱半　苏藿梗三钱　北防风钱半云苓三钱　广皮钱半　炒蝉蜕钱半　陈茶叶三钱　滑石二钱　灯心七茎　苦竹叶五皮

煎服。

五二　加味人参白虎汤

治暑热大渴，脉虚烦燥，亦治赤斑热症，又名化斑汤。又治伤寒表有热，里有邪，此方以解内外之热，用之得当，真神剂也。凡大瘟疫症初起，用之极妙。

生沙参五钱。党参嫌其略燥，素虚者，用生洋参三钱　生石膏四钱。如温疫初起，放心倍用　生知母二钱　甘草钱半　苏梗芸②三钱　大麦冬三钱，去心　糯米一撮

煎服。如治疫症，加竹叶三十皮；如发斑口渴，内热甚者，加丹皮三钱；如小便短黄，加赤苓三钱。

---

① 眠：原作"服"，据石印本改。
② 苏梗芸：石印本作"藿香梗"。

五三　加减清暑益气汤

治暑热蒸人、四肢困倦、脉虚身热、口渴、不思饮食、烦闷心①慌等症。

生沙参四钱　　生芪一钱　　苍术八分　　焦白术一钱　　炒建曲八分
广皮八钱　　粉草五分　　大麦冬钱半，去心　　苏藿梗三钱　　泽泻八分
干葛五分

水煎，温服。

五四　五物香薷饮

治一切暑毒、腹痛、霍乱吐泻危极等症。

云苓四钱　　生白扁豆八钱　　香薷②一钱　　厚朴钱半　　炙草一钱

煎服。此方加黄连八分，名黄连香薷饮，治大暑毒，心经
蕴热。凡用心劳碌者，倘乘酷暑时过于燥劳，必致暑③毒攻心，
卒然昏迷，倘为误补，必致不救。予见一廉访，因受暑毒，有
一候补人员，自命名医，廉访招诊，渠用养心汤，以高丽参用
至二钱，服头煎药，大半时而人事全然不知，经中承问之，即
央予诊。予见之，诊脉六部刚劲挺指，予曰：此暑④毒攻心，
必然误投补剂，顷刻当发狂而死，万不能救。未几，果然发狂，
大便往口中出，即时气绝，特笔录之，以为妄补者戒。

五五　安胃和脾法

治伤暑愈后，及霍乱吐泻愈后，以及男妇小儿脾胃不和，溏泄，少食，
及虚寒腹痛等症。

生淮药四钱　　米拌炒党参四钱　　炒白扁豆四钱　　陈皮钱半　　藿

---

① 心：原脱，据石印本补。
② 薷：原作"薷"，据石印本改。
③ 暑：原作"昆"，据石印本改。
④ 暑：同上。

香五钱　白蔻五钱,去壳　炒苡米七钱　云苓三钱　炙草一钱

　　煎服。愈多服愈妙。

五六　经验润燥汤

　　治秋天老少男妇头痛发热，喉疼口渴，并治温疫初愈后，宜此清润之，即四时燥者均宜。

　　天冬三钱　杏仁二钱　川贝钱半,去心　淡竹叶五皮　云苓二钱　牛膝一钱　苡米七钱　淡黄芩钱半,酒炒　阿胶三钱,炒珠

　　米泔水煎服。如素属虚者，加生沙参五七钱，大生地四五钱，酒炒，服数剂即愈，此近时大利之方。

五七　解热①清燥法

　　治秋燥甚而脉大、大热大渴、痰壅昏迷等症。凡温疫初愈后，必先用此方数剂。

　　川贝三钱,去心　黄芩二钱　生栀仁钱半　川牛膝二钱　天冬五钱　绿豆一两

　　煎服。

五八　清理导滞法

　　治秋天阴雨过多，然发热微恶寒，或腹痛溏泻，或寒热往来，此堵御疟痢经验神剂也。

　　前胡二钱　藿梗三钱　厚朴钱半　焦楂肉三钱　云苓三钱　枳壳钱半　炒曲钱半　炒麦芽二钱　广皮钱半　天冬二钱　甘草一钱　木香片八分　生姜五片

　　煎服。如气虚多汗，去炒曲，加生沙参四钱；如头疼甚，加蔓荆子二钱；如痰多，加白芥子一钱。

---

① 热：石印本作"毒"。

五九　仿大温中饮法

凡人素属阳虚，素投热药者，如遇伤风、伤寒及一切四时劳倦、寒疫、阴暑，身虽大热，时犹畏寒，即在夏月亦欲衣盖，六脉无力，邪难外达等症，此元阳大虚，若不峻补，则寒邪内陷，不可救药，温中散寒，即此方也。俗医以为补药而谓补住邪气，是未曾留心读书者，邪从正解，最为妥善。如服药后觉有燥热，即佳兆也，连服数剂，大有殊功。

熟地一二两，不拘　焦白术三钱　干姜钱半，炒　肉桂一钱，研末冲　当归三钱，如泄泻者，以生淮药五钱代之　柴胡①二钱　麻黄钱半，去节

煎服，取微汗即愈。如阳虚甚者，再加熟附子二三片更妙；如气虚下陷者，加酒炒升麻五钱；如头痛，加川芎钱半；如气不足者，加生黄芪二三钱，均属相宜。

六十　养阴轻解法

凡人素系阴虚，素投阴药者，如遇伤风、伤寒、伤暑，及一切劳倦寒疫、发热头疼、无汗、六脉弦紧、邪难外达，滋阴发汗即此意也。即三四滋阴发汗法之方内加当归三钱，以熟地倍用是也。此法百发百中，神乎其神。

六一　加味正柴胡饮②

凡人体素属强实，外感风寒，发热头疼，似疟而实非疟，六脉洪大而紧。无论邪在诸经皆可用之。如体弱而瘦，不能受大表者，万不可用；又产后伤寒，更不可用，不可孟浪。

柴胡二钱　前胡二钱　防风钱半　生白芍一钱　广皮二钱　苏叶二钱　甘草八分　大川芎钱半

生姜五片，葱白三根，煎服。如腹胀有滞，加厚朴钱半；如周身发紧者，加麻黄去节钱半、细辛八分；如呕吐者，加法

---

① 胡：原作"故"，据石印本改。
② 加味正柴胡饮：原脱，据石印本补。

半夏二钱；如吞酸，加焦楂肉三钱，炒枳壳二钱；大便闭结者，加熟军二钱，或制清宁丸二钱，以药吞亦可。

六二　固元两解法

治男妇老小四时感冒、寒食凝滞、发热腹痛、吐酸泄泻等证。

生党参五钱　焦楂肉三钱　苏叶一钱　炒麦芽二钱　防风钱半　砂仁八分　法半钱半　炒神曲八分　枳壳一钱，炒　云苓二钱　前胡钱半　炙甘草一钱　生姜三大片

煎。如胃脘疼，加白檀香三分、陈皮一钱；如大便闭结，加麻仁钱半；如口渴，加葛根八分、花粉亦可。

六三　远志汤加减法

治心虚烦热，夜卧不安，及病后虚烦，或悲忧过度，上焦不利等症。

远志二钱，用黑①豆、甘草同煮　石斛三钱　炙玉竹四钱　大麦冬二钱，去心　炒枣仁钱半　洋参三钱，酒炒　茯神二钱　淡竹叶五皮　炙草八分

煎服。

六四　仿宁志膏加味法

治惊恐过度失志及小儿睡时受吓不安，以及心虚多梦②魇者均宜。

人参八分，高丽参用二钱，炙党参用六钱　枣仁三钱　辰砂二分，不可多　明乳香一钱　北五味八分，以四分捣碎，以四分整用　茯神三钱　熟地一两，愈重用更妙

金器同煎，或用好金箔捻团数张亦可。

---

① 黑：原脱，据石印本补。
② 梦：原作"蔓"，据石印本改。

六五　古方五苓散

治暑①热烦躁，霍乱吐泻，小便不利，多渴，并淋涩作痛，下部湿热等症。

焦白术三钱　茯苓三钱　猪苓三钱　肉桂五钱，去皮，研末冲
生泽泻钱半　灯心十节

煎服。

六六　古方生脉散

治热伤元气，肢体困倦，气短口渴，汗出不止，或金为火制，水火所生而致咳嗽喘促等症。

人参八分，党参则用五分　麦冬三钱，去心　北五味三钱

煎服。此方以生脉为名，故俗医以之治脉脱者，每多用此是，岂知麦冬、五味之所宜乎，见亦浅矣。如实须生脉补元，非重用大补元煎之类不可，宜辨明之。

六七　局方　犀角地黄②汤

治劳心动火，热入血室，吐血衄血，发狂发黄，及小儿痘疮、血热等症。景岳云：此方治伤寒血燥、血热，以致温毒不解，用此取汗甚捷。人所不知，盖以犀角之性，气锐能散。仲景云：如无犀角，以升麻代之，此二味可以通用，其义盖可知矣。

生地原方四钱，今时或一两、二两均可用　白芍钱半　丹皮原方钱半，今时加倍用之　犀角原方钱半，今时只要对症，即七八钱均可。予曾用过汁一二两

如欲取③汗退热，必用尖，生磨汁兑服，更妙；或入桃仁去皮尖，七粒，以治血症。

---

① 暑：原作"昆"，据石印本改。
② 黄：原作"方"，据石印本改。
③ 欲取：原作"取欲"，据石印本改。

六八　拔萃　犀角地黄①汤

治一切血热失血、三焦热血、便闭等症。

犀角磨汁，原方无分两，度病之轻重酌用　生地二钱，今时一两、八钱均可用　川连原方一钱，亦宜度病之轻重，相机而用　黄芩一钱，今时轻则加五分，重则不过用三钱　大黄原方三钱，今时虚者多不可妄重，慎之

以犀角汁和匀，温服。

六九　桃仁承气汤

治瘀血，小腹作痛，大便不利；或谵语，口干，漱水不咽，通身黄色，小便自利；或血结胸中，手不可近；或寒热昏迷，其人狂；或产后不知谨慎，恶未净等症。

桃仁五钱，去皮尖　大黄一两，炒　甘草二钱　肉桂一钱，刮去粗皮，研和　生姜三片

煎服，发日五更服。如产妇因恶露未净而昏迷者，加三棱二钱，牛膝二钱。

七十　大陷胸汤

治大结胸，手不可按，此方极峻，必不得已而用之，万勿孟浪，生死反掌。

生大黄四钱　芒硝三钱　甘遂末二钱，切不可多

煎服。得利即止。

七一　小陷胸汤

治小②结胸，正在心下，按之则痛，其脉浮滑者。

法半三钱　川连钱半　瓜蒌仁二钱，均非古数

煎服。

---

① 黄：原作"广"，据石印本改。
② 小：此后原衍"儿"，据石印本删。

卷之八

四一三

七二 羌活冲和汤

此方代麻黄、桂枝、青龙等汤，治一切感冒及杂病，实为稳妥神剂。

防风、川芎、苍术各八分　羌活、黄芩各一钱　熟地五钱　白芷八钱　细辛、甘草各三分

姜、枣，再加葱白，煎好兑服。如胸满，去熟地，加炒枳壳、桔梗八钱；夏加生石膏三钱，知母一钱，名神木汤。倘服此不作汗，加苏叶五分；喘促加杏仁二钱，去皮尖，汗后不解，宜再服一剂；如要汗下兼行，加大黄二钱，乃釜底抽薪之法。若春夏秋感冒，亦有头痛恶寒、少热自汗、脉浮，宜实表，去苍术、细辛，加焦白术三钱。若汗不止，加炙黄芪三钱，炒白芍三钱。此方通用之极，妥极应也。

七三 四逆汤

又名通脉四逆汤[①]治伤寒阴症自利，里寒外热，脉沉，身痛而厥。

炮姜三两　炙草二两　生附子一枚，去皮

煎服。其脉即出者愈。如面色赤者，加葱九茎；如腹中痛，去葱白加白芍，酒炒，二两；如呕吐，加姜二两；咽痛，加桔梗一两；利吐而脉不出者，加生纹党一两，有辽参用八分或一钱更妙。

七四 四逆加猪胆汁汤

治伤寒吐下后汗出而厥，四肢拘急，脉微欲绝者。

即于四逆汤内加入猪胆汁一酒杯。

按：猪胆味苦气寒，何以用四逆极热之剂，而又用此苦寒之物？盖以寒因热用、热因寒用之意，使同气相从而无拒[②]格

---

① 汤：原作"渴"，据石印本改。
② 拒：原作"柜"，据石印本改。

之患。又仲景胆导法，以猪胆汁和醋少许，灌谷道中，通大便神效。凡大病后大便闭者，此法甚良。

七五　茯苓四逆汤

治伤寒汗下后病仍不解烦躁者。

云苓六两　纹党二两或辽参二钱更妙　炙草二两　干姜一两　生附子一枚，去皮，切薄片

煎好，分数次服，如分两减轻不应。

七六　加味理中乌梅汤

治脾寒已极、吐蛔等症。

干姜四分　肉桂四分，研末冲　白术一钱　人参八分，党参一两亦可　陈皮八分　云苓钱半　甘草三分

乌梅①、姜、枣煎服。如食即吐蛔而大便实者，加大黄、白蜜少许利之；如呕吐加半夏、姜汁少许；如蹲卧沉重利不止者，加熟附片钱半；利而腹痛，加木香五分，以姜汁磨，兑服。

七七　姜附汤

治霍乱转筋，手足厥冷，或吐逆身冷，脉微，急用此药救之，切勿畏惧游移。

干姜一两　生附子一枚，去皮尖，切片

煎服。予于阴寒微急之症，每以此方加熟地一二两，高丽参三四钱煎服，得活者甚多。但服后而人虽昏迷，诊其脉，沉候而见缓象，可按者生，如忽浮大无根，即不能活，若更模糊而出汗如珠者，必难挽回。再此方治忽然暴泻不止，手足厥冷，头出汗而人神昏者，一服即苏，屡试屡验。

---

①　乌梅：原脱，据石印本补。

七八　经验加味逍遥汤

治新病、瘥后劳复、阴阳易、女劳复诸症。予曾应验甚多，均非古方用药之数。

人参一钱，高丽参三钱　熟地七八钱或一两均可　生洋参二钱或用酒炒亦可　柴胡一钱　知母一钱，酒炒　韭根三钱　犀角七分，磨汁兑入药内　甘草三分　黄连五分　滑石钱半　木通钱半　竹茹三分

如男子感受而病，用女人近阴户裤裆布一片烧灰，兑入药服；如女人感受而病，用男人近阴户裤裆布一片烧灰，兑药服。此法勿与病者知之，恐嫌秽而拒之。然服后脉缓而有力者，生；若浮大而空者，必难挽回，所以病后一切保重之处，慎于未病者，万万矣。

七九　加减小青龙汤

治伤寒表不解，心下有水气，呕秽而咳，发热，或渴或利，或小便不利，并治肺经受寒咳嗽喘急，宜用此方，以发①散表邪。如在春夏时及瘦弱者，斟酌②用之。

生党参③三钱　麻黄五钱，去节　桂枝五分　白芍一钱　南五味九粒　甘草五分　干姜四分　细辛四分　法半夏二钱　生姜三片

煎服。

八十　经验冲和灵宝汤

治两感伤寒，头痛，恶寒发热，口燥舌干，以阳先受病多者，以此探之即愈。

北柴胡二钱，如素弱者及小儿只可一钱　羌活钱半　黄芩钱半

---

① 发：原作"后"，据石印本改。
② 酌：原脱，据石印本补。
③ 参：原作"生"，据石印本改。

白芷、川芎、防风各八分　干葛一钱　北细辛三分　生地、石膏、陈皮各钱半　甘草五分　生姜三大片　红枣二个　黑豆一撮

煎服。中病即止，多则两剂。

八一　回春救急汤

治寒邪直中阴经之真阴症，初起无身热头痛，只恶寒而四肢厥逆战栗，腹痛吐泻，不渴，引衣自盖，倦卧沉重，或手指甲、口唇俱青，时吐涎沫，或脉沉迟无力者，即宜此方。

人参八分，如高丽参用三四分，纹党参即用一两　熟附片三钱　干姜钱半　云苓二钱　焦术三钱　肉桂八分，去粗皮，研末冲　橘红八分　法夏钱半　甘草五分　北五味十四粒

煎服。若无脉，加猪胆汁一匙兑服；如泻不止，加酒炒升麻五分，炙芪三五钱；如呕吐涎沫，或小腹痛，加盐水炒吴萸五分；如呕吐不止，加生姜汁一匙，兑服。

八二　清理解痛散

治伤寒后忽然腹痛，给凉水饮之稍安，系内热未净作痛，先以此法凉解之，如不止，再用八三法，即治杂病亦宜。予所辑之方，皆为用之有效者录之，不然古方万千，其辑之何。

生地四钱　川连八分，酒炒　麦冬三钱　枳壳八分　当归钱半　广皮一钱　白芍一钱　甘草五分　灶心土五钱

煎服。如渴甚者，加天花粉钱半。

八三　清热解里法

治伤寒腹痛，余热未净，清之不已，更复绕脐硬痛，大便结实，以此法解，下之，及治杂病、食积、腹痛等症。如小儿及素属虚弱而不得不用者，即减半用之。

川连二钱　大黄三钱，酒炒　枳壳钱半，炒　元明粉八分　当归一钱　陈皮钱半　白芍一钱　生泽泻一钱　厚朴八分

煎服。痛减下利后即止。如食积，加楂肉四钱。

八四　抵当汤加减法

治伤寒热在下焦，小腹鞭痛，或人发狂，小便自利者，下血乃愈，以太阳病①，热瘀在里也；亦治产后二五日内，恶露未净而小腹大痛，屡试屡验，禀赋虚而阴不足者慎之。

大黄三钱，酒炒　干漆四分，炒出烟　桃仁一钱，去皮尖　虻虫七个，去翅尾　槟榔八分　小生地二钱　枳壳一钱，炒　泽泻一钱

如服后下黑物，腹尚微痛，再服一剂，以不痛下尽即愈。

八五　木香调气散加减法

治气滞腹痛、胁痛，不宜用凉药者，以此法清理和解。

广木香八分　白檀香八分，劈碎　蔻仁一钱，去壳　小丁香八分　藿香七分　甘草六分　荜澄茄七分　胡椒二十粒

共研极细末，用盐开水分作两次调服。

八六　阴阳交感煎

治腹痛及一切痛，忽然无脉，其人或大病后，或素体虚，恐系阴阳错乱，以此法和其阴阳，再为调理。凡男妇大小皆可用之，惟妇科更宜，屡试屡效。

大生地三两，用竹刀切薄片，酒漫半日，连酒捣容，取汁留渣，以此汁炒生姜渣　生老姜三两，捣汁留渣，以此汁炒生地渣，均不必过于炒干，炒好用纸铺于地下，退火气

用冷水一②半，开水一半，煎服，服药后静卧，气血即定。

八七　固气生血法

治初起吐狂血，一二剂即愈。若久吐血者不可用。

炙箭芪一两　当归五分，不可多　荆芥二钱，炒黑　茜根钱半

---

① 病：原作"痛痛"，据石印本改。
② 一：原脱，据石印本补。

童便一酒杯，兑服。以荆芥引血归于气中，百发百中。

八八　三台救命汤

治肝肾亏损，吐血紫黑色者。

熟地八两　麦冬三两，去心　丹皮二两，酒炒

分两切不可①减少，用米泔水以大砂锅浓煎，时时频服，不拘数次，数剂即愈。

八九　两泻法

治实火吐黑血，其两寸脉必浮大有力，两尺脉必弦长鼓指。

元参、骨皮、丹皮、白芍各一两　栀仁二钱，炒黑

煎服。

九十　解暑止血法

治受暑忽吐血块。

青蒿、生石膏各一两　当归、元参、麦冬各五钱　大黄、炒黑荆芥各一钱

二剂即愈，不宜多服。此方用蒿于解暑中②退阴火，则阴阳济，拂逆自除。石膏退胃火，元参退肾火，麦冬退肺火，荆芥引火下行，每用大黄不得停胃，而又恐血既上越，大肠必燥，必得当归助速行之势，而兼和以润之，是操其可立效也。愈后以经验还元饮调补之，可速服十余剂，始能复元，其煎炒辛辣之物，须谨忌之。

九一　化丝汤

治痰内见血丝。

---

① 可：原脱，据石印本补。
② 暑中：原作"中暑"，据石印本改。

熟地、麦冬各一两　　川贝、苏子、炒荆芥各一钱　　元参、云苓各五钱　　骨皮、沙参各三钱

用米泔水浓煎服，数剂后即以三三之方多服为妙，或用九二丸药，日服一两即可。

九二　益阴海参丸

治吐血丝愈后，以及多吐白痰。凡肾水真阴不足者极其相宜。

熟地一斤　　生淮药、桑皮各八两　　麦冬、骨皮各十两　　云苓四两　　北五味三两　　泽泻二两，盐水炒

上为细末，以海参半斤，煮烂，红枣一斤，煮去皮核，和老米煮糊为丸，如桐子大，每早服五七钱，每晚服三钱，用淡开水送。

九三　益阴壮水法

治日久吐血不止①，极效。

熟地二两　　大生地一两，炒黑　　荆芥二钱，炒黑　　三七末三钱　　生淮药四钱

煎服，各分两不可少。此方以二地补精，以荆芥引血归经，以三七末断其路径，以淮药救肾扶脾，使其永不再出。愈后七情珍重，即不复发也。

九四　平肝止血法

治大怒后吐血。

生白芍一两　　当归五钱　　荆芥三钱，炒黑　　炒栀仁二钱　　丹皮二钱　　甘草一钱

煎服，二三剂即愈。

---

① 止：原脱，据石印本补。

九五　金水六君子煎

治肺肾虚寒，水泛为痰，如咯血，则以此方减主之。

熟地二两　当归三钱　陈皮一钱，去白　法半二钱　云苓三钱
炙草钱半

如咯血，去炙草、法半，加川贝三钱、茜根二钱、元参四
钱、麦冬四钱。

九六　五福饮

凡五脏气血亏损者，皆能治之，并失血愈后，以及久病愈后，用此方加
倍服之更妙，总以多服为贵。

人参随宜，补心　熟地一两或二两均可，补肾　当归三钱，补肝
焦术二钱，补肺　炙草钱半，补脾

此方加炒仁钱半、远志五分，名七福①饮。宜温者，加生姜
数片、熟附片一二钱；宜散者，加升麻三四分、柴胡八分、葛
根八分，左右逢源，无②不可也。凡素属劳心人调补常服之方，
均以此方为主，男妇老弱无不相宜之至。

九七　一饮煎

此治水亏火盛之剂，故曰一饮。凡肾水真阴不足而脉症多阳，虚火发热
及阴虚动血等症，或疟疾伤寒屡散之后，取汗既多，脉虚气弱而烦渴不止，
潮热不退者，汗多伤阴，宜以此方加减主之。

大生地二三钱　熟地七八钱或一二两均可　白芍二钱，酒炒　麦
冬二钱，去心　甘草一钱　牛膝一钱　丹参二三钱，酒炒

食后温服。如火盛烦躁者，加真龟胶二三钱，化服③；如

---

① 福：原作"服"，据石印本改。
② 无：原脱，据石印本补。
③ 服：原作"温"，据石印本改。

气虚者，加人参一二钱，或酒炒洋参五六钱亦可；如心虚不眠①多汗，加炒枣仁二三钱；如见微有火者，加女贞子四五钱，酒炒；如汗多烦躁者，加炙五味十四粒；如虚火上浮或吐血、衄血不止者，加泽泻二钱、茜根二钱，或加川续断二三钱以涩之，更妙。此方可与三二之方参用之。

九八　滋阴润燥法

治一切肾阴不足，或劳心过度，或房劳太过，或病后肢体无力，或口干不渴，或手足发热，并治咳嗽出血，以及面赤唇红而脉多无力者。又或痰多、小便频等证，此皆真阴不足之候，大利近时之剂也，即伤寒瘟疫杂症初愈后，以此法投之，甚为相宜。

熟地一二两均可　麦冬四钱，去心　真地骨皮钱半，复②煎　丹皮二钱　云苓三钱　苡米八钱　白荆③子钱半，后④煎　生沙参五钱　小淡菜五钱，米水洗净

煎服。如肢体困倦，加高丽参二三钱蒸水兑服，或用酒炒洋参五钱亦可；如溏泻，加大芡实五钱、炒淮药四五钱，去白荆子；如小便多，去苡米、益智仁二钱，酒炒。

九九　止衄汤

治鼻血不止，小儿以麦冬、元参减半。

大生地一两　麦冬二两，去心　元参一两五钱　牛膝二钱

用秤锤烧红，淋水煎服。如出血过多，加熟地一两。

一百　滋水透窍法

治耳内出血。

---

① 眠：原作“服”，据石印本改。
② 复：疑“后”之讹字。
③ 荆：石印本作“芥”。
④ 后：原作“复”，据石印本改。

熟地二两　麦冬一两,去心　石菖蒲一钱

一剂即愈。

百〇一　水火既济法

治舌上出血。

熟地一二两均可　元参五钱　丹皮二钱　麦冬三钱,去心　桔梗二钱　炒洋参二钱　粉草一钱　北五味一钱　川连三分,不可多　肉桂多去粗皮,只要一分,研末冲服,不可多用

三剂即愈。

百〇二　两止法

治肚脐中出血。

熟地三两　枣皮五钱,炒黑　麦冬一两,去心　焦白术五钱　北五味一钱

数剂即愈。此法以熟地重用而滋肾水,以枣皮峻收,以麦冬、五味而润肺,以白术利腰脐,腰脐即利,水火流通而自愈矣。

百〇三　加味补血汤

治九窍出血。

炙芪二两　当归一两　炒洋参四钱　炒黑荆芥三钱　白术四钱淮药五钱　大生地五钱

数剂即愈。

百〇四　补阴润塞法

治大便下血,不拘前后,均效。

大生地一两,酒炒　熟地二两　当归八钱,土炒　地榆三钱,极

炒黑　生淮药五钱　白芍①五钱

　　煎服，非②数十剂不可。用京老米熬水煎药更妙。如下久者，加炒阿胶珠四五钱，米炒白芍三钱；如久病者，气虚加人参随宜，或加酒炒箭芪四五钱，亦可再酒炒升麻③八分。

百〇五　玉关丸

　　治肠风，脱血崩漏，带浊不固④，诸药不效者，宜用此丸同煎药服之，及泻痢滑泄不止者，亦宜用之。

　　白面四两，炒热　枯⑤矾二两　文蛤二两，醋炒黑　北五味一两，炒　诃子二两，半生半炒

　　上研细末，以开水和丸，或用老米粥和亦可，每次服二三钱。

百〇六　水火两通汤

　　治小便尿出血，痛不可忍。

　　生车子三钱　炒栀仁五钱　云苓、当归各五钱　木通、黄柏、萹蓄各一钱　白芍五钱　生地一两　滑石四钱

　　煎服二三剂即愈，必要忌油忌酒。

百〇七　肺肾两补法

　　治毛孔出血。

　　熟地二两　炙防党一两　麦冬八钱，去心　三七根末三钱　石斛四钱

　　煎服，数剂即愈。

---

①　白芍：原作"大生地"，据石印本改。
②　非：原脱，据石印本补。
③　麻：原脱，据石印本补。
④　固：原作"同"，据石印本改。
⑤　枯：原作"柞"，据石印本改。

百〇八　六味地黄汤

治肾水亏损，小便淋闭，头目眩①晕，腰腿瘦软，阴虚发热，自汗盗汗，失血失音，水泛为痰、为肿胀，以及牙齿时疼等证。此壮水制火之剂，凡老弱、男妇、大小皆可用。

熟地一两　枣皮三钱，炒　淮药四钱，炒　丹皮二钱　泽泻二钱　茯苓三钱

煎服。如作丸，即加十倍以蜜和之。此方加熟②附片、肉桂名八味丸治命门火衰等证。

百〇九　助阴急解法

治两目出血，此补肾生肝，即补肾生心，火动由于水衰，故用此法以平之。

熟地一两　麦冬七钱，去心　远志肉四钱，制　茯神三钱　元参三钱　丹皮二钱　炒枣皮钱半　当归三钱　黄芪③五钱　莲心一钱　北柴胡三分

四剂即愈。忌吃煎炒。

百十　升降散加味法

治时行疫症及一切大热症，立见奇功。轻者一剂，重者两剂，小儿减半用。

白僵蚕二钱，酒炒　全蝉蜕十个　姜黄五分，去皮　大麦冬三钱，去心　生大黄四钱，如体虚者，或用三钱，或熟军三钱　川贝二钱，去心　川厚朴钱半

用黄酒半杯，白蜜半杯，和匀兑服，忌吃油，下数遍即愈。

---

① 眩：原作"弦"，据石印本改。
② 熟：此后原衍"地"，据石印本删。
③ 黄芪：石印本作"茨实"。

百十一　神解散

治疫症病之轻者，如憎寒体重，四肢无力，遍身酸痛，口苦咽干，胸腹满闷。此方外无表药而汗液流通，内无攻药而毒邪自解，有斑疹者服之即现，而内邪顿除，此其所以为神解也。

僵蚕一钱，酒炒　蝉蜕五个　神曲三钱　银花二钱　生地三钱　木通一钱　车前一钱　炒芩钱半　川连一钱　黄柏一钱，盐炒　桔梗一钱

酒蜜共一杯，和匀兑服。

百十二　清化汤

治疫证初起，壮热憎寒，体重，口干舌燥，上气①喘急，咽喉不利，头面猝肿，目不能开，此方主之。以清邪中于上焦，能化②之，以散其毒，亦无剥削攻伐之药，所以名之曰清化也。

僵蚕三钱，酒炒　蝉蜕十个　银花二钱　泽兰叶二钱　广皮八分　黄芩二钱　川连一钱　炒栀仁一钱　连翘一钱，去间　胆草一钱　元参二钱　炒白附五分　桔梗一钱　甘草五分

用酒蜜共一杯，和匀兑入，冷服。如大便实，加酒炒大黄四钱；如咽痛，加炒牛子一钱；如头面不肿者，去白附。

百十三　芳香饮

治瘟疫，头身心胁俱痛，呕吐黄痰，口流浊水，涎如红汁，腹如圆箕，手足搐搦，身发斑疹，头肿舌烂，咽喉闭塞，以及烂喉疹子，此虽奇奇怪怪之证，皆因肺胃火毒作祟致成，是证急宜大清大泄，此方为素来气血损伤者设之，恐剧用大苦大寒之药而火毒反闭塞不通，是害之也。名芳香，香能涤秽也。

---

① 气：原作"风"，据石印本改。
② 化：原脱，据石印本补。

元参一两　茯苓五钱　生石膏五钱　全蝉蜕十二个　僵蚕三钱，酒炒　荆芥二钱　天花粉二钱　炒神曲二钱　苦参二钱　黄芩二钱　广陈皮一钱　生甘草一钱

水煎，用黄酒、白蜜各一酒杯，和匀兑服，忌油，只可饮稀粥。

百十四　加味凉膈散

治大瘟疫证，与大加味升降散同功，极神效也。

僵蚕三钱，酒炒　全蝉蜕十二个　姜黄七分　川连二钱　黄芩三钱　栀子二钱　连翘三钱，去间　生大黄三钱　薄荷一钱　芒硝三钱　甘草一钱　竹叶三十皮

照前法对酒、蜜，和匀兑服，必要忌油，多日方保无虞。如胸中热，加麦冬四钱；心下痞满，加枳实钱半；呕渴加生石膏四钱；小便赤数，加滑石三钱；胀闷加枳壳钱半、厚朴二钱。

百十五　经验加减追疟饮

治疟疾二三次以后，以此方如法服之即止，轻重皆宜，男妇老小，均为神剂也。

制首乌一两，体虚者倍用　焦白术五钱　当归三钱　法半夏二钱　青皮钱半　陈皮钱半　银胡一钱　生苡米八钱　甘草一钱　生姜五钱

上药用阴阳水煎好，放在空中露①半夜，次日五更后，以滚水烫热服一半，早饭后服完，如不止，再服一剂，亦如前法。极重者，三四剂必止。此方治愈者不知凡几，勿泛视之。

百十六　经验加味何人饮

治久疟不止，气虚俱虚，真神剂也。或即欲投效者，此方主之，男妇老

---

① 露：原作"灵"，据石印本改。

小皆宜。

　　　制首乌二三两均可　　炙党参八钱或一两均可　　生淮药四钱　　焦白
术三钱　　当归三钱，泻者不用　　陈皮二钱，大虚多汗者切不可用　　半夏
曲三钱　　煨生姜五钱

　　煎于未发，先两时兑酒温服。

百十七　十全大补汤

　　治气血俱虚，恶寒发热，自①汗盗汗，肢体困倦，眩晕惊悸，日晡作渴，
遗精白浊，二便见血，小便短少，大便溏泻，以及男妇老幼大病愈后，俱虚
损证，并崩漏各症，均以此方主之。

　　　熟地一二两均宜　　川芎二钱②　　当归二三钱，如大便溏泻，以生淮
药五钱代之　　白芍钱半，酒炒　　炙防党五七钱，如上焦多虚火者，以炒洋
参三钱代之　　云苓三钱　　焦於术三钱，如无真於术，以药铺所卖之江西种
术，用荷叶包饭上蒸数次　　炙草钱半　　上肉桂一钱，多去粗皮，研末冲服
炙芪③四钱　　姜三片　　红枣五枚

　　煎。如阴中之火虚，外热内寒，上热下④冷者，加熟附片
三四钱、炮姜二三钱，极妙；若素不投附片者，即易胡芦巴三
钱亦可。

百十八　经验参附理中汤

　　治一切阳虚命门之火衰，或入房腹痛及中焦虚寒脾泄，胃中冷痛，阴中
火虚，以及自利不渴，阴寒腹痛，呕吐不化，疟疾、瘴气、温疫久不愈者，
或吐冰冷清痰，并治妇人白带，腹中冷痛，又小儿痘疹灰白不起，作泻内陷，
及慢惊垂危，并小儿肚大青筋，面发青白色者，又虚喘，喜饮热物等证，均

---

　　①　自：原作"有"，据石印本改。
　　②　川芎二钱：原脱，据石印本补。
　　③　芪：原作"香"，据石印本改。
　　④　下：原作"土"，据石印本改。

有起死回生之力也。

人参一钱，如高丽参用三钱，炙纹党用一两　熟附片五七钱均可，重者加生附子一钱　焦白术四钱　炮姜三钱，寒甚者七八钱均可用　炙甘草钱半　益智仁二钱，酒炒　熟地一二两、三两均可，愈重好

开水煎服。古方所用理中等汤并无熟地，然今时之人，凡阳虚而阴精必不足者，故非熟地不宜，所谓通权达变，不必泥①于古法也。

百十九　胃苓汤

治脾湿太过，泄泻不止，所泻成酱色者是也。

焦术三钱　云苓二钱　厚朴钱半　苍术二钱　猪苓二钱　泽泻钱半　陈皮一钱　甘草一钱　肉桂八分

姜枣煎服。

百二十　经验利湿汤

治脾湿太过，泄泻酱色，或腹冷痛，泻后稍减，一痛又泻，此湿热盘踞已久，又为食滞，宜利小便而扶脾自愈，倘一味苦寒推荡，脾胃一败，诸症丛生，将必变生坏症。

生苡米八钱　焦白术三钱　茵陈八分　猪苓二钱　生车前二钱　焦楂肉三钱　泽泻钱半　茯苓三钱　细甘草一钱　川厚朴一钱　老米一撮

煎服，愈多愈妙。此方服数剂后，以出小便时用瓦钵盛之，看其小便颜色何如，约一时久，症见似筋非筋，似渣非渣，即湿热外达，大佳兆也，不必更方。予曾治有湿热极重，而以此方投百余剂始痊。

---

① 泥：原作"宜"，据石印本改。

百二一　抑扶煎

治水泻气冷，阴寒暴伤生冷，或霍乱邪实者，先用此方，倘有热症而泻深黄色者，即不可用。

厚朴钱半　乌药一钱　陈皮钱半　猪苓二钱　泽泻二钱　炙草一钱　炮姜二钱　吴萸七分，用开水泡去苦汁

如气滞痛甚者，加木香八分；如寒湿相搏，加苍术钱半。

百二二　仿胃关煎

治脾胃虚寒作泻，腹痛冷痢，不宜利小水者，此之主之，凡男妇老小虚①寒之症皆宜。

熟地一两　淮药四钱，炒　白扁豆三钱，炒　干姜二钱　炙草二钱　云苓二钱　炙纹党四钱　乌梅一个

煎服。如气滞而腹痛者，加木香八分，厚朴八分；如出冷汗，加熟附片二三钱；如泻数无度不禁者，加北五味五分；如肝邪侮脾者，加上肉桂去皮，研末一二钱，冲服。

百二三　愚验万应煎第一方

治一切痢疾，无论赤白，里急后重，凡男妇老小皆宜。

厚朴一钱　川连生用三分，酒炒三分　楂肉一钱　广皮八分　桔梗五分　白芍生用五分，酒炒五分　甘草五分②　当归钱半，取其滑也　木香六分　麦芽一钱　生大黄五分

用冷热水煎服。

百二四　第二方

治痢疾服第一方三剂后，接服此方两剂。

厚朴一钱　生苡米三钱　陈皮一钱　楂肉一钱　白芍一钱，炒

---

① 虚：原作"应"，据石印本改。
② 甘草五分：原脱，据石印本补。

木香片四分　　川连五分，酒炒　　枳壳四分　　甘草五分

仍用冷热水煎服。

百二五　第三方

治痢疾服第二方两剂后，接服此方三剂，无不痊愈，予以此自制①之三方，而活人无数矣。

厚朴一钱，炒　　生纹党三钱　　淮药二钱，炒　　楂肉一钱，炒　　枳壳四分，炒　　炒白芍八分　　粉草六分　　广皮七分　　云苓钱半

用米泔水煎。愈后节饮食，慎起居，照痢疾症治内调补，即复元矣。

百二六　荔香散

治胃气痛诸药不效者。如向来气虚者不可用，当用后之神香散。

荔枝核七个，烧灰　　广木香一钱

共研细末，以开水调服。

百二七　神香散

治胃气痛、腹痛、胁痛及诸药不效者。

小丁香七分　　白蔻仁八分，去壳

共研细末，以开水调服。

百二八　经验疏肝理气法

治胸胁胀痛而素无此病者，或妇人经滞②，孕妇胎气以及小儿读书工课紧胸痛，或郁怒伤肝，闷满胀痛，均以此治为主，无不见效。

厚朴钱半，姜汁渣　　青皮一钱　　陈皮二钱　　白芥子八分　　枳壳一钱，炒　　云苓三钱　　栀仁七分，炒　　大砂仁二分

如吞酸作呕者，去栀仁，加炒楂肉三钱、藿香五分、生姜

---

① 　制：原作"置"，据石印本改。
② 　经滞：此后原衍"胎气"，据石印本删。

三片，煎服；如妇人经滞者，加制香附二钱，元胡索酒炒二钱；如孕妇四五月以后而胸胁痛甚者，加苏叶八分；如小儿读书工课紧迫而胸胁作痛，恐妨血症，加石菖蒲八分。

百二九　三补七攻法

治胸胁痛有定处，无论男妇，或血痞、血癥、血滞，脉有力而体强壮者，凡属痛在血分宜之。

厚朴钱半　元胡索三钱，酒炒　乌药二钱，用酒炒　三棱钱半　枳实八分　郁李仁钱半　红花一钱　桃仁二钱　当归三钱　炙沙参五钱　甘草五分　生姜三片

煎服。

百三十　七补三攻法

治男妇胸胁痛，虽有定处而脉无力，体亦虚弱，然又不可不攻者，当以此方主之。

制首乌一两，再用酒炒　云苓三钱　丹参三钱，酒炒　当归二钱　大生地四钱，酒炒透　白芥子一钱　香附二钱，醋炒　橘红二钱　新绛五分，绛纬煎剩者　炙草一钱　生姜三片　红枣五枚

煎服。如痰多，加半夏曲三钱；如呕吐，加白蔻仁一钱；如泄泻，加炒淮药四钱；如大便闭，加麻仁①二钱。

百三一　经验排气饮加减法

治腹痛，因受外寒吐泻不能，而为干霍乱痧②气者，此方主之。

制香附二钱　陈皮钱半　木香八分　炮姜五分　川厚朴钱半　枳壳钱半，炒　泽泻钱半　乌药一钱　苏藿香一钱　桔梗一钱

煎服。如兼食滞，加炒楂肉三钱、麦芽二钱；如气逆太甚，

---

① 仁：原脱，据石印本补。
② 痧：原作"沙"，据石印本改。

加青皮一钱，槟榔八分；如痛而呕者，加法夏钱半；如痛而泻者，加生车前钱半；如痛连小腹者，加盐水炒小茴香一钱；如痛兼疝气者，加荔枝核煨熟，捣碎，二三钱。

百三二　仿和胃饮

治伤湿伤脾，霍乱吐泻，胃脘不和，腹痛痧痛等症，男妇老小皆宜。

厚朴钱半　陈皮二钱　生白扁豆四钱，去壳　苏藿香三钱　炙草八分　桔梗一钱　生车前子一钱　炒枳壳八分　干姜一钱，如系痧气，即不可用

如发热①，加柴胡一钱、前胡一钱半；如食滞，加楂肉三钱、麦芽二钱，兼有痧气，再加葡②荸汁一大酒杯，兑服，而干姜万不可用，必再加川贝去心二钱，无痧者不必用。

百三三　经验扶脾内消饮

治男妇大小，口腹不谨，停滞太甚，而腹坚硬者。

焦白术四钱　焦楂肉三钱　炒枳实二钱　赤芍二钱，酒炒　炒麦芽二钱　广陈皮钱半　炒建曲一钱

煎服。如畏寒者，加干姜一二钱；如发热而口渴者，加前胡二钱、厚朴八分；如大便难，加熟军钱半，气虚者不用；如停滞不多，以枳实不用，易枳壳钱半，赤芍不用，易云苓二三钱。

百三四　经验通瘀通痛汤

治妇人气滞血积，经脉不利，手不可按，及产后瘀血实痛，以及男女大小跌仆损伤，并伤寒蓄血下焦。凡腹痛属血凝者，以此主之。

归尾五钱　香附二钱　红花二钱　青皮钱半　乌药钱半　元胡

---

① 热：原脱，据石印本补。
② 葡：石印本作"荸"。

二钱，酒炒　牛膝钱半　泽泻钱半　木香一钱　桃仁七粒，去皮尖

水煎好，用酒一杯，兑服。如瘀极而大便闭结者，加大黄二三钱或三棱、莪术各二钱，然必要察其实痛，而实系有瘀血凝痛者，方可用此。倘产后实为瘀阻，恐为恶露攻心不救，即系素来体虚，而值此紧逼之时，不能不暂开出路，如大黄、芒硝、三棱、莪术之类，又不可缓。

百三五　追虫丸

治一切虫积及恶毒积，此方必察其实症方可用，而用之必即投效，万不可动辄即追虫而孟浪也。

黑丑头末八钱　槟榔八钱　雷丸一钱，醋炙　南木香一钱

上为细末，用茵陈二两，大皂角一两，苦楝皮一两，煎浓汁和丸如绿豆大，大人每服四钱，小儿体弱每服一钱五分，于月之初间五更时，用沙糖水吞下，待追出恶毒恶虫二三次，方以粥补之，日午再服，百三七之方数十剂，其体倍健矣。

百三六　万应丸

能下诸虫。此丸或加十倍合之，济人甚妙。

槟榔五钱　大黄八钱　黑丑头末四钱　大皂角一条　苦楝根皮一两

上先将苦楝皮、皂角二味熬成膏，和前三味为丸，如梧桐子大，以沉香、雷丸、木香各一钱为衣，先用沉香衣，后用雷丸、木香衣，每服三钱，用沙糖水送下，俟下出二三次后，再吃稀粥补之，日午再服百三七之方，愈多愈妙。

百三七　五君子煎加味法

治脾胃虚寒，呕吐泄泻，或虫积下后，以此调补，愈多服愈妙。此方于小儿及素属脾胃虚者，可以常服。如小儿肚大青筋，专守此方服之，必能痊愈而大健也。

人参八分，如高丽参用二钱，炙纹党参用七钱　焦白术四钱　云苓
三钱　炙草二钱　干姜二钱，炒　炒淮药五钱　广皮钱半　砂仁八分
白扁豆三钱，炒　莲肉三十粒

　　煎服。

百三八　七味肥儿丸

　　治小儿食积，五疳，头项结核，发稀成穗，发热口渴，消①瘦等症。服
此丸必要与前之五君子煎加味法间服，如将此丸方作煎药，即减去十倍，与
前方隔日间服亦可。

　　川连一两，酒炒　神曲一两，炒　木香一两　使君子四两，酒浸
槟榔八钱　麦芽四两　肉豆蔻二两，去净油

　　上研极细末，以灰面清水和为丸，如麻子大，每服三五十
丸，先天足者五七十丸亦可，米汤送下。

百三九　加味调气汤

　　治一切腹痛因气者，男妇老幼皆宜，如小儿则减半。

　　法半二钱　云苓三钱　茯神一钱　川厚朴钱半，姜汁炒　苏叶
六分　陈皮钱半　甘草五分　石菖蒲八分　枳壳八分，炒　白檀香
四分，劈碎煎　生姜二片

　　煎服。如小儿加炒麦芽钱半；如大人因饮食后而痛，加焦
楂肉三四钱；如因受风寒后而痛，加炒曲一钱，大杏仁去皮尖
三钱；如不能与人言者而痛，加川郁金钱半、桔梗二钱。

百四十　经验加味沉香桂附丸

　　治中气虚寒，脏腑积冷，心腹腰背疼痛，喜热熨稍缓，以及下焦阳虚疝
气痛不可忍，并腹中雷鸣，便利无度，手足厥冷，或胁肋作痛等症。

　　熟附片一两　川乌一两　熟地五两　真沉香一两　上肉桂一两，

---

①　消：原作"须"，据石印本改。

去皮　炮姜两半　茴香一两，盐水炒　当归二两　吴萸八钱，盐水炒
杜仲四两，姜汁炒　淮药四两，要真的，净好　香附一两，姜汁炒

　　共末，以旱莲草三斤，熬膏，和丸，如梧桐子大，每服五
七钱均宜，盐开水送下，孕妇忌服，阴虚者忌服。

百四一　经验青娥饮

　　治诸虚不足，滋阴益阳，健足力，止腰痛，美容颜，实为近时对症之剂。
如和丸即加十倍。

　　熟地一两　固脂三钱　胡芦巴四钱，酒炒　杜仲四钱，姜汁炒，
断丝　小茴钱半，盐水炒　菟丝三钱　秋石三分①　生淮药四钱　川
椒三分，去目炒　穿山甲一钱，醋炙　核桃肉十枚

　　水煎服。如气虚而下陷者，或加高丽参二三钱，或用酒炒
黄芪三四钱亦可，如素来不投黄芪者，即用炙玉竹五钱亦可。

百四二　经验苡米汤

　　治一切感受湿气，或腰痛腿酸，及酒湿诸症，新久者均属极效。然非数
十剂不可，总以小便内出后，澄有渣滓，其湿即由膀胱而出，此王道之妙法，
极其稳妥而又见功。

　　生苡米二两　焦白术四钱　云苓四钱　细甘草钱半　车前仁二
钱，盐水炒　淮药五钱，炒　老米一撮

　　煎服，不可间断。

百四三　经验全真一气法

　　治一切真阴亏损，凡属阴虚假火而为疮、为口舌咽喉或烂或痛，以及精
神困倦，并劳心过度，或阴精不足者，此方予用之大应②者，诚擢③发难数，

---

①　分：原作"八"，据石印本改。
②　应：原作"虚"，据石印本改。
③　擢：原为"榷"，据石印本改。

不可泛视。

熟地一两　生淮药五钱　大麦冬三钱，炒燥　川牛膝二钱　洋参三钱，酒炒　熟附片八分。凡用附片，无干姜、肉桂不热，取其通经达络，走而不守，助药之力　云苓三钱

米泔水煎服。如上焦虚火太重，或喉痛①咽干者，加元参三四钱；如小便短黄者，加赤苓二钱，酒炒，丹皮钱半，以熟附片再用蜜水炙用；如大便秘结，加生苡米五七钱、当归二三钱；如饮食少思，加炒谷芽四五钱、藿香五六钱；如气虚而懒言嗜卧者，加炙玉竹七八钱，或高丽参一二钱，蒸水兑服更妙。

百四四　经验硝盐散

治小儿或大人口内忽生重舌，即效。

川朴硝五分　雪白盐五分

用竹沥调敷重舌上即退，然后以凉解之剂进之。此症忌用黄芩，宜查阅重舌症治内说明，一切自知治法也。

百四五　抽薪饮

治诸火炽甚而不宜补者，皆以此方为主。

黄芩二钱　石斛三钱　木通二钱　炒栀仁钱半　枳壳钱半，炒　黄柏二钱　泽泻钱半　细甘草五分

如胃火甚，加生石膏三钱；如热在阴分，津液不足者，加天门冬、生地各四钱，以滋之。

百四六　徙薪饮

治三焦诸火，一切内热渐觉而未甚者，以此剂清之自愈，老小皆宜。

黄芩二钱，酒炒　麦冬二钱，去心　白芍一钱　生地三钱　云苓

---

① 痛：原作"寒"，据石印本改。

二钱　黄柏一钱　丹皮钱半　陈皮八分　元参二钱

　　煎服。

百四七　玉屑散

治咽喉口舌头项破烂，诸痛皆效，并治锁喉风。惟脾胃虚弱者不宜多用。

　　薄荷三钱　硼砂四钱　雄黄三钱　儿茶三分　冰片一钱

　　共乳末，以少许置舌上，咀含片刻咽下，一日八九次。如牙关禁闭者，用无根水调，灌下。

百四八　加减荆防败毒散

治喉痛口痛，热症，锁①喉风，先用噙药，次进此方，脉在七八至者。

　　荆芥一钱　防风一钱　连翘三钱　胆星八分②　独活八分　前胡二钱　枳壳八分　苏子八分③　生地四钱　黄芩一钱　元参二钱　瓜蒌仁钱半④　炒栀钱半　杏仁二钱，去皮尖　灯心二十节

　　煎服。如大便闭结，加生军二三钱、枳实一钱、青皮八分。

百四九　加减柴胡双解散

治喉痛及锁喉风，而脉在一二至或沉隐者。

　　柴胡一钱　前胡一钱　羌活八分　枳壳八分，炒　枳实八分　川芎一钱　青皮一钱　瓜蒌仁钱半　胆星七分　苏子七分　杏仁钱半，去皮尖

　　水煎服。如有保命丹锭子同服者，更妙。

百五十　保命丹锭子

治咽喉口齿新久肿痛，并解诸毒，磨服神效，此系一料之分两加倍。凡

---

①　锁：原作"销"，据石印本改。
②　胆星八分：原脱，据石印本补。
③　苏子八分：原脱，据石印本补。
④　瓜蒌仁钱半：原脱，据石印本补。

以济人，功德莫大。

真麝香三分，去毛皮　　辰砂三分，水飞净　　冰片一分　　珍珠一分
血琥珀一分　　山慈姑二钱，洗去皮毛，净焙　　白千金子一钱，去净油
明雄黄三分　　红毛大戟一钱五分，去芦根，洗净焙干，为末，浙江紫者
为上，北①方者不好。

上药乳极细末，再用山豆根一钱，浓煎汁，以糯米粥为丸，
重一钱，病轻者一锭，重者连服二锭即愈。

百五一　韭子汤

治牙虫。

韭菜子一撮，以碗足盛之，用火烧烟，外用。用小竹梗将
下截劈为四开，以纸糊为喇叭样，引烟熏其口内虫蛀之齿。如
下牙蛀者，以韭子煎浓汤漱之，虫自出矣。

百五二　金水六君煎

治肺肾虚寒，水泛为痰，或肺有虚火，或年老血气不足，外受风寒，咳
嗽清涕，喘急等症。

熟地一两　　当归三钱　　陈皮二钱，去白　　法半二钱　　云苓三钱
炙草钱半　　生姜五片

煎服。如大便不实，去当归，加淮药三五钱；如痰甚胸膈
不快者，加白芥子七分；如寒甚不愈者，加细辛四分；如兼表
邪寒热者，加北柴胡一钱。

百五三　经验清化饮

治妇人产后因火发热及血热妄行、阴亏、诸火不清等症，又治鼻渊脑漏，
以此方主之。

大生地四钱，酒炒　　麦冬二钱，去心　　白芍二钱　　丹皮钱半　　茯

---

① 北：原作"者"，据石印本改。

苓二钱　黄芩钱半，酒炒　石斛三钱

　　煎服。如骨蒸多汗者，加地骨皮三钱；如热甚而头痛发渴，加生石膏二三钱；如小便热赤，加赤苓、炒栀各钱半；如鼻渊脑漏，加熟地一二两、白①蒺藜一两、苍耳子五钱，数十剂痊愈。

百五四　化钉散

　　治喉内误食铁钉。

　　朴硝二钱　磁石一钱

　　共研细末，以熟猪油同蜜和药末②食之，大便内必下出。

百五五　仿王荆公妙香散

　　能安神秘精，定心气，凡欲不遂而遗精者，莫妙于此，或作煎药、丸药均可。

　　人参一钱，党参用六七钱　益智钱半　龙骨钱半　茯神三钱　茯苓二钱　远志五分，制　炙草五分　朱砂三分，飞过　熟地一两　生五味四钱，捣碎　核桃肉五枚

　　煎服。如作丸药，或加五倍，以蜜和丸，临卧时以酒送三四钱亦可。

百五六　补阴益气煎

　　即补中益气汤之变方也。治劳倦伤阴，精不化气，或阴虚内乏，以致外感不解，及阴虚便秘，寒热痰疟，以及下血日久，脱肛，并妇人产后血去过多而脱肛者。凡属阴虚，无不神效。

　　党参五钱，酒炒　熟地一两，或二三两　淮药四钱，酒炒　当归三钱，土炒　升麻五分。若虚火浮于上焦者，不必用；若脱肛者，必须用

---

① 白：原作"各"，据石印本改。
② 药末：原作"末药"，据石印本乙转。

之，以酒炒　柴胡一钱，如无外邪不用　陈皮钱半　炙草钱半　红枣
五枚

水煎服。

百五七　水中取火法

此阴中阳虚，即水中之火不足，而屡应得意之方也。治真阴虚弱素属劳
倦之人，以及虚满虚胀，妇人经迟血滞，皆阴中之气不化，所谓善补阳者，
必于阴中求阳。非若大阴寒症而纯用阳药可比也。此方不知者，以为补阴，
殊不知即补阳第一方法。所谓水中取火之义，并无刚燥猛男之虞，为近时对
症之良法耳。予屡试屡验，勿轻视之。

熟地一二两，均宜　熟附片二三钱均宜，再用蜜水炒　白归身三
钱，土炒焦　茯神四钱　生淮药五钱　炙草钱半

有真肉桂，刮净粗皮，用八分，研末，作两次冲服；如无
好桂，即不必用。盖桂不好而用之，反燥火也。如胸膈胀满，
加白蔻仁七分、陈皮钱半；如外感寒邪，加麻黄五分，大杏仁
三钱，去皮尖；如痰多，加半夏曲三钱。

百五八　仿殿胞煎

治产后儿枕疼痛，并努力太过而脱肛者，均屡神效。

当归一两　茯神三钱　茯苓二钱　大川芎钱半　炙草一钱　肉
桂五分，研末冲。如血热口渴而多火者，不用肉桂，加酒炒、杭白芍二钱，
甚宜　熟地炭七钱

煎服。如腰痛，加酒炒杜仲三钱；如恶露未净，加新绛七
分；如脱肛，加酒炒升麻三分。

百五九　热灰更易汤

治脱肛神效。

陈石灰约四五斤

用旧砂锅炒极热，留一半于锅内，以一半铺在左边棉褥上，

上盖旧布一块，将小衣脱落，坐于热灰上，徐徐摇而揉之。如灰冷，又将所留之热灰铺于右边，更换坐之，再将冷灰炒热，如是坐揉数次，必收入矣。此法屡验屡效。

百六十　苦参汤

治痔漏。

苦参四两

煎汤，日日洗之。又用马齿苋菜煎水洗之。又方：常食脚鱼自愈。

百六一　六物泻阴丸

治五种肠风痔症。

槐角一两，炒　地榆五钱　当归五钱　防风五钱　黄芩五钱，酒炒　枳壳五钱，炒

共研末，以无灰酒①为丸，如梧桐大，每服五十丸，开水送服。

百六二　万应脱管丸

治痔已成管。

蜗一个，皮纸包以水透湿，烧灰存性　血余一两，烧灰　苦参二两　木耳一两　牛角腮一只，烧灰存性　石菖蒲一两　枯矾一两　槐子五钱　猪悬蹄二十支，烧灰存性　地榆、防风、雷丸、胡麻仁、漏芦、芜夷各五钱　上麝一钱　旧棕一两，烧灰

共为细末，蜜和丸，梧桐子大，每服一钱，一日服三次。

百六三　仿排气饮

治气逆、食滞、胀痛及大怒后脉实者，以此和之。倘禀赋薄者，用时宜

---

① 灰酒：原脱，据石印本补。

斟酌之。

木香一钱　陈皮钱半　藿香钱半　香附二钱　青皮一钱　枳壳钱半，炒　厚朴钱半　牛膝钱半　乌药三钱，酒炒①　槟榔钱半

如食滞，加炒楂肉三钱；如气逆，加白芥子一二钱；如②呕者，加法半夏二钱；如兼疝气，加荔枝核七个，烧灰研末；如小腹痛，加小茴香一钱。

百六四　仿决津煎

治妇人血虚经滞，不能流畅而极痛者，如气分又虚，即少用沉香之类。

当归七钱或一两　牛膝二钱　泽泻一钱　熟地一两，烧成炭　上肉桂片一钱，研末冲　香附二钱，酒炒　陈皮二钱　炙沙参四钱　木香片七分，不可多　丹参三钱，酒炒　新绛五分，即帽纬剪下之碎绪也

煎服。

百六五　仿决津煎加减法

治妇人血实经滞，泻中有补，极其应验。

全当归七钱　川牛膝二钱　红花二钱，酒炒　香附二钱，酒炒　桃仁泥五分　紫丹参四钱　泽泻钱半　乌药钱半　大川芎钱半

水煎服。

百六六　经验通瘀饮

治妇人气滞血积，经脉不利，痛极拒③按，及产后瘀血作痛，并男妇血逆血厥等症，然必脉症两实，方可用此。倘④非瘀痛，非血中气滞，或气中血滞，而熟军、归尾之类，未可轻投，慎之。

归尾五钱　牛膝二钱　红花二钱　延胡索三钱，酒炒　泽泻钱

---

① 炒：原作"热"，据石印本改。
② 加白……如：原脱，据石印本补。
③ 拒：原作"柜"，据石印本改。
④ 倘：原作"估"，据石印本改。

半　青皮钱半　香附二钱，酒炒　木香片八分　丹皮钱半　熟军二钱
酒一小杯，兑服。

百六七　经验三助济①生饮

此补血、活血、益血之屡应神剂也，专治崩漏不止，以及小产后恶露过多，血虚昏迷等症，无不极效，予每用之，无不应手。经曰：阳搏阴别谓之崩，百病时生。故凡阳脉搏大，必属血虚，而血为妇人之基，络伤必致血溢，旧血既去，新血宜生，所以崩后、产后，审无坚痛之处，均系血虚，因三助其血而济生之，故立名于此。

熟地二两　大生地四钱，酒炒　阿胶五钱，炒珠　生淮药五钱，或七八钱　蒲黄五分，酒炒　纹党参四钱，酒炒　枣皮钱半，炒焦　全当归四钱　白芍二钱，米拌炒　莲米四十粒，去心

煎服。如头昏甚者，加茯神四钱；如恶寒，加蜜炙熟附片二三钱；如口渴，加麦冬钱半；如汗多，加酒炒箭芪四五钱；如胸腹胁胀，加白蔻仁八分；如作泻，加乌梅二个。

百六八　滑石散

治男妇热淋。

滑石一钱　通草七分　生车前子八分　葵子六分
共为细末，以米水调服。

百六九　萆薢分清饮

治真元不足，下焦虚寒，或服凉药过多，小便白浊，频数无度，澄如膏糊，或似米汤等症。

川萆薢三钱　益智仁二钱　石菖蒲钱半　乌药二钱，酒炒　云苓八钱　青盐三分
水煎服。

---

① 济：原作"齐"，据石印本改。

百七十　大营煎

治真阴精血亏损，及妇人经迟血少，腰膝筋骨疼①痛，或血气虚寒，心腹疼痛等症。

当归三五钱　熟地一两　肉桂钱半，多去粗皮，研末冲服　杜仲二钱，姜汁炒　牛膝钱半　枸杞二钱　炙草二钱

如寒滞血气，不能流通，筋骨疼痛之甚者，加熟附片二三钱方效；如带浊腹痛，加酒炒故纸二钱；如气虚，加人参随宜；如呕恶者，加干姜一二钱。

百七一　二阴煎

治心经有热，水不胜②火之病，故曰二阴。凡惊狂失志，多言多笑，或疮疹，烦热，失血等症。

大生地三钱　麦冬三钱　枣仁一钱　生甘草一钱　真川连钱半元参二钱　茯苓二钱　淮木通钱半　灯心二十节　竹叶十皮

煎服。如痰多，加陈胆星一钱，或天花粉二钱亦可。

百七二　四阴煎

此保肺清金之剂，故曰四阴。治阴虚劳损，相火炽甚，津枯烦渴，咳嗽吐衄，多热等症。

生地三钱　麦冬三钱　白芍二钱　百合二钱　沙参五钱　云苓二钱　甘草一钱

如夜热盗汗，加地骨皮一二两；如多痰，加川贝二三钱；如水亏，加熟地七八钱；如妇人血燥经迟，加牛膝三钱；如血热吐衄，加茜根二钱。

---

① 疼：原作"痛"，据石印本改。
② 胜：原作"盛"，据石印本改。

百七三　五阴煎

凡真阴亏损，脾虚失血等症，或见溏泻，所重在脾，故曰五阴。忌用润滑，宜此主之。

熟地一两　淮药五钱，炒　白扁豆五钱，炒　炙草二钱　云苓二钱　白芍二钱，炒黄　北五味二十粒　炙纹党四五钱　焦白术三钱莲米二十粒，去心

水煎服。

百七四　休疟饮

此止疟最妙之剂。凡元气不足，或年老弱质而疟不能止者，此方极妙。

人参随宜　焦白术四钱　当归四钱　制首乌一两　炙草一钱

或再加熟地八钱，更妙。用生熟水煎之，即照百①一五之方投服。

百七五　经验十全种子汤

治妇人体瘦血枯、血少、血寒，面无润泽，以及经迟退后，来时血淡血少，及白带时多，必难受孕，必以此方常时多服，不惟能生育，更能免百病，应验极多。

熟地一两五钱　归身四钱，土炒焦　生淮药四钱　炙玉竹七钱白蔻仁八分，去净壳　覆盆子三钱　蛇床子三钱　阿胶珠四五钱酒炒黄芪二钱，不宜多用　广皮一钱

用红枣五枚煎服，愈多愈妙，即一二百剂均可。如饮食减少，去黄芪，加炒谷芽四钱、砂仁八分；如溏泻，去当归，加炒芡实五钱；如白带多，加煅龙骨五钱、佐牡蛎四钱；如手足内热，去广皮，加地骨皮三钱；如眩晕困倦，加人参随宜，或炙党参六七钱亦可；如大便秘，小便短黄，去黄芪，加生洋参

---

① 百：原脱，据石印本补。

三钱；如畏寒喜暖，或大腹、小腹冷痛喜暖，加熟附片三钱；如口干微渴，去白蔻仁，加炒麦冬二钱。

百七六　经验定经抑阳法

治妇人血热，经水先期而至，色见紫黑，唇红舌焦，或皮肤生疮，并赤带等症。

熟地一两　大生地五钱　丹皮二钱　丹参四钱，酒炒　麦冬三钱，去心　云苓二钱　赤芍钱半，酒炒　当归三钱①　川贝二钱，去心　甘草一钱　茅根三钱，如有新鲜者，更为妙也

用米泔水澄清煎服。如恶热口干甚者，加酒炒黄芩钱半、天花粉钱半；如燥汗多者，加石斛三四钱；如大便鞭坚，入②大麻仁三钱；如小便短黄热痛，加赤苓三钱，车前二钱；如头晕耳鸣而火邪壅于上焦者，去甘草，加牛膝钱半，生石膏四钱；如错经妄行而衄血不止者，去甘草，加泽泻二钱、牛膝二钱、知母钱半。

百七七　调元赞育法

治男子阳痿精衰，虚寒无子，此系万应之剂。

熟地一两　枸杞三钱，酒炒　巴戟四钱，甘草水炒　淫羊藿三钱，用羊油炙　淮药五钱　蛇床子三钱，微炒　菟丝饼二钱　肉桂八分，研末冲　锁阳二钱　熟附片二钱　川杜仲三钱，姜汁炒

用桂圆肉十枚，莲米三十粒，去心，煎服，愈多愈好。如合丸，加十倍蜜和之，每早吞七钱，晚服三钱，俱用盐开水送下。

---

① 当归三钱：原脱，据石印本补。
② 入：原作"如"，据石印本改。

百七八　仿毓麟珠加减法

治妇人气血两虚，体瘦神疲，倦于房事，腿软身疼，或浊带过多，饮食少思，时多畏寒，又忽易热，或偶多溏泻，均属阴阳两虚，难于受孕，此种子万应之神剂也。

真纹党五钱，酒炒　　熟地一两五钱　　鹿角霜四钱　　淮药四钱，炒覆盆子三钱　归身三钱，用土炒　菟丝子三钱　茯神二钱　熟附片二钱　炙草钱半

用桂圆肉十枚，煎服。如经迟而腹痛者，加肉桂八分，研末，固脂二钱，酒炒；如经早而血热内伏者，去附片、桂圆，加地骨皮三钱，酒炒，冬青子五钱；倘内热实重，即先以百七二之方暂清其热，然后以此法多投，或加十倍，以南枣一斤，煮烂去皮核，和蜜丸之，每日早晚服五钱。

百七九　加减金匮肾气汤

治脾肾阳虚，不能行水，肚腹肿胀，或四肢浮肿，或喘急痰盛，已成膨症，其效如神。此症多因脾胃虚弱，或酒色过伤，或治失其宜，元气大伤而变此症。若非速救肾中之火，则阳气不充于下，何以生土，土虚何以制水，此水肿之第一方也。

熟地一二两，均可　　生淮药五钱　枣皮钱半，炒　川牛膝二钱肉桂一钱，研末冲　车前仁钱半　丹皮一钱，酒炒　熟附片三钱　泽泻钱半，酒炒透　白云苓三钱

水煎服，不拘剂数。

百八十　仿廓清饮

治三焦壅滞，胸膈胀满，气道不清，小水不利，年力未衰，通身肿胀，或肚腹单胀，气实非水等症。

大腹皮一钱　枳壳二钱，炒　厚朴钱半　白芥子钱半　萝卜子生捣一钱，如中不甚胀能食者不同　茯苓五钱，连皮　生泽泻三钱　陈

皮钱半

　　煎服。如内火多者，加木通二钱，生栀仁一钱；如身黄小便不利者，加茵陈二钱；如大便不通，小腹胀甚者，加生大黄五钱；如两胁胀痛者，加青皮二钱；如胸膈胀痛者，加乌药三钱；如胃中食滞胀疼者，加焦楂肉四五钱、炒麦芽三钱。

百八一　神香散

　　治诸气不化，以及气肿诸药不效者，此方主之。又每因食后气滞胃脘，胸胁疼痛者，一服即安。

　　白蔻仁钱半，去净壳　小茴香钱半

　　上药共为细末，每次八分，开水调服。若治气鼓，每日早午晚服三次，与煎药间之。

百八二　仿胎元饮

　　治孕妇体虚，胎气不安，四肢困倦，或时眩晕，宜用此方加减常服，愈多愈妙。

　　纹党四钱，酒炒　熟地八钱　归身三钱　白芍一钱，炒　炙草一钱　杜仲三钱，酒炒　陈皮钱半　淮药三钱，炒　老米一撮

　　煎服。如呕吐恶心，加生半夏二钱、干姜八分；如带浊过多，加炒芡实四钱，淮药倍之；如有微火，加大生地三钱、黄芩酒炒八分；如偶有所触而动血者，加炒阿胶五钱、川续断三钱；如偶有气逆，加砂仁八分、青皮八分。

百八三　凉胎饮加减法

　　治孕妇体实血热，胀满，胎气不安，口干内热等症。

　　大生地五钱，酒炒　黄芩一钱，酒炒　麦冬二钱，去心　枳壳钱半，炒　白归身三钱　甘草八分　石斛三钱　陈皮钱半

　　煎服。如偶有动血，加炒阿胶四钱、茜根钱半；如内热也，

加黄柏一钱；如口渴喜冷，加生石膏三钱、竹叶五皮；如咳浓痰，加川贝二钱、桑皮一钱；如偶有食滞，加焦楂肉三钱、炒麦芽三钱；如大便秘结，加酒炒大黄钱半、麻仁二三钱；如小便短滞，加赤苓二钱、生车前子一钱。

百八四　经验加减固阴煎

治阴虚滑泻，带浊遗淋，以及阴虚漏胎，并经水因虚不固等症，极为神效。

炙沙参一两　熟地一两　淮药五钱，炒　枣皮钱半，炒　阿胶珠四钱　炙草一钱　升麻七分，酒炒　北五味十四粒

煎服。如虚遗甚者，加乌梅二个、文蛤醋炒钱半；如小腹痛而兼溏泻者，加固脂，酒炒三钱，杜仲姜汁①炒，三钱。

百八五　经验清胎饮

治孕妇血热而脉洪大有力，因火而漏胎者，此方即安。

大生地一两　阿胶珠五钱　炒栀仁一钱　黄芩一钱，酒炒　杭麦冬四钱，去心　荆芥穗二钱，炒黑　白茅根八钱

用纹银一锭同煎。血漏少者一剂愈，多者两剂必安。

百八六　经验安胎散

治孕妇因②跌仆漏血，或偶有所触而下血者。

熟地一两　纹党五钱，酒炒　艾叶一钱，醋炒　阿胶珠四钱　白芍钱半，炒　归身三钱　川芎钱半　炙甘草一钱　地榆二钱，炒　芥穗二钱，炒黑　黄芪钱半，酒炒　炒枣③皮钱半

红枣十枚，纹银壹锭，同煎，重者日服二剂，数剂即愈。

---

① 汁：原作"什"，据石印本改。
② 因：原作"固"，据石印本改。
③ 枣：原作"草"，据石印本改。

百八七　加味固胎煎

治屡堕胎而多火者。

大生地五钱　熟地八钱　阿胶珠四钱　黄芩四钱,酒炒　焦白术二钱　白芍一钱,酒炒　当归身三钱　砂仁八分　广陈皮一钱

水煎服。

百八八　脱化煎

凡临盆将产者,先服此药,催生最佳,并治产难经日或坏胎不下,此药极妙。

当归一两　肉桂三钱,研末冲　车前钱半　川牛膝三钱　川芎二钱①　红花二钱,催生者,不用此味,若下坏胎,必不可少,体实者放心倍用

用酒一杯,兑服。如气虚者,加酒炒纹党四五钱;如血虚者,加熟地一两,均可;如下坏胎,再加朴硝四钱,童便一杯,兑服即下。

百八九　加味滑胎煎

凡胎将次临月,常服数剂,以便易生。

熟地一两　当归五钱　川芎八分　枳壳一钱②　杜仲三钱,酒炒　陈皮八钱　牛膝一钱　淮药四钱③　苡米五钱　沙参四钱,炙

空心煎服。如气不舒畅者,再用紫苏兜子半个为引更妙。

百九十　牛膝散④

治胞衣不下,腹中胀满,急服此药,腐化而下久则难收⑤。

---

① 川牛膝……二钱:原脱,据石印本补。
② 枳壳一钱:原脱,据石印本补。
③ 淮药四钱:原脱,据石印本补。
④ 散:原脱,据石印本补。
⑤ 难收:原脱,据石印本补。

川牛膝、川芎、朴硝、蒲黄各三两，切不可减　当归一两半
桂心五钱　生地五钱　生姜三片

浓煎，时时频服，即下。

百九一　黑神散

凡产后恶露不尽，胞衣不下，血气攻心，腹痛不止，并治脾肾阴虚，血不守舍，吐衄等症。

黑小豆一两，炒　当归五钱　熟地一两　蒲黄三钱　生白芍三钱　炙草一钱　炮姜二钱　肉桂一钱，研末冲

煎好以童便一杯，酒一杯，和匀兑服。

百九二　经验滑石散

治产难。凡水下胎干，胎滞不生，用此最效。

滑石一两　白蜜、香油各半盏

上将蜜油慢火熬熟三四沸，掠去沫，调滑石末，顿服，外以油调，敷产妇脐腹上摩之，立效。

百九三薛氏加味逍遥散

治肝脾血虚，小水不利，及产门不闭而痛者。

当归七钱　白芍二钱，酒炒　焦术三钱　茯神三钱　柴胡一钱
粉草一钱　丹皮钱半　炒栀钱半

煎服。

百九四①　加味芎归汤

催生妙方，并治交骨不开，或五七日不生而垂危者，此方不拘剂连服，极为应验之至。

当归一两　川芎七钱　龟板七钱，炙

---

①　百九四：原脱，据石印本补。

用生男女之妇人发一握以皂角水洗净，烧灰存性，同煎服。

百九五　归脾汤

故方云：治思虑伤脾，不能摄血，致血妄行，或健忘怔忡，惊悸盗汗，嗜卧少食，或大便不调，心脾疼痛，疟痢，郁结，妄服克伐伤脾，致生变症，最宜用之。此方加柴胡、山栀各一钱，即名加味归脾汤，治脾经血虚发热，并治妇人产门不闭，极应，故特为产门不闭而因忧思伤脾血热者验之。若予治血症，从未用此方，以方内有当归、木香，皆为血中屡试忌用之药。故以此方不列入血症，阅者须体察之。

人参随宜，或用炙党参五钱　炙芪四钱　焦术三钱　茯苓二钱　枣仁二钱，炒　远志一钱　当归三钱　木香五分　炙草八分　桂圆肉十枚

煎服。加柴胡、炒山栀各一钱，即名加味归脾汤，治产门不闭之极应也。

百九六　良方龙胆泻肝汤

治肝经湿热有余之症，或暴怒伤肝动火而产门不闭者，实系实热，方可用之。

龙胆草钱半，酒炒　党参二钱　天门冬二钱　麦冬钱半　川黄连八分，酒炒　炒栀八分　甘草七分　知母一钱　淡黄芩一钱　柴胡钱半　五味五分

水煎服。

百九七　补中益气汤

治劳倦伤脾，中气不足，清阳不升，外感不解，体倦食少，寒热疟痢，气虚不能摄血，及脾虚作泻，大肠下血日久，一切下陷之症，并治妇人子宫不收而外堕者，均属相宜。此方与百五六之补阴益气煎，即此方之变方也，用者宜参阅之。

人参随宜，或用党参七钱　炙芪四钱　焦术二钱　炙草钱半　当

归钱半，如泻，淮药代之　陈皮八分　升麻三分，酒炒　柴胡五分，酒炒

姜枣煎，空心午前服。如妇人子宫不收，加醋炒白芍三钱。

百九八　生化汤

凡正产、小产后均以此方投之，连服三四剂，俟恶露尽，去桃仁，再服数剂，可免百病。此方于产后千古不易之方也。生新血，化瘀血，故名之曰生化汤。古方药味甚轻，今改重之，以今人非古人可比也。

当归一两　川芎五钱　炙草五分　焦干姜五分　桃仁五分，去皮尖　益母草四钱

用红糖五钱，童便一杯，兑服。如血晕血虚，加荆芥穗七八钱；如气虚气脱而倦怠甚者，加酒炒党参四五钱；如阳虚厥逆，四肢发冷，加熟附片二钱、肉桂八分；如气虚痰塞，加陈皮去白三钱、竹沥少许，兑服；若口噤如风，反张瘛疭者，加荆芥、防风各七分；如恶露未尽，身发寒热，头疼胁胀，小腹必痛，加红花、丹皮、肉桂各四分、玄胡索钱半；如内伤饮食，吞酸饱胀，加焦楂肉三钱，炒麦芽、陈皮、砂仁各钱半；倘产后下血不止，或如屋漏水者，沉黑不红，或断或来，此气血大虚，不可误用寒凉，必宜大热之药，如熟附片、干姜可放心重用，否则无救矣。诸宜随酌用，倘无他症，不可妄改。

百九九　当归川芎汤

治小产后瘀血，心腹疼痛，或发热恶寒等症。凡用此方，必将疼痛，或以手按之愈痛，此是瘀血方，以此方投之立效。若按之反不痛者，必是血虚，此方即万万不可用，关系非小，仍须以生化汤加减，斟酌用之。以方内有青皮、泽兰等药，非实瘀血作痛者，不可轻用。

当归八钱　熟地七钱　白芍二钱，炒　元胡索三钱，酒炒　川芎二钱　桃仁五分，去皮尖　红花八分　香附钱半，酒炒　青皮八分

泽兰一钱　丹皮钱半

　　童便、酒和匀，兑服。

二百　人参黄芪汤

治小产气虚，下血不止。

　　人参随宜，或用酒炒党参五钱　黄芪二钱，炒　当归四钱　焦术二钱　白芍钱半，炒　艾叶一钱　阿胶珠四钱

　　上药用米水煎服，更妙。

二〇一　殿胞煎

治产后儿枕疼痛等症。

　　当归一两　川芎二钱　炙草一钱　茯苓二钱　肉桂一钱，研末冲

　　煎服。如脉细而寒甚或呕者，加炒焦干姜二三钱；如血热多火者，去肉桂，加酒炒白芍一二钱；如脉弱阴虚者，加熟地七八钱；如气滞者，加酒炒香附钱半，或用乌药二钱亦可；如腰痛，加炒杜仲二三钱。

二〇二　扶羸①小品方

治孕妇虚弱，临月欲下胎者，宜用此方。

　　生党参四钱　川芎二钱　粉草八分　肉桂八分，研末冲　炒干姜八分　黄芩一钱　蟹爪四个　桃仁八分，去皮尖

　　水煎八分，空心服，如未动再服。

二〇三　广济下胎方

下生胎死腹中，此方神效。

　　天花粉四两　肉桂、牛膝、豆豉②各三两

---

① 羸：原作"赢"，据石印本改。
② 豉：原作"鼓"，据石印本改。

用水七小碗，浓煎两碗半，分作三服，每服后一时许，又进一服，即下也。但药味不可减少，轻即不应矣。

二〇四　良方桂心散

治孕妇因病胎不能安者，此方可用，即下。

桂心一钱　瓜蒌一钱①　牛膝三钱　瞿麦三钱　当归二钱

水煎服，一二剂即下。

二〇五　桂心散

治胎死腹中不能下者。

桂心三钱　麝香五分

上为细末作一次，用酒调服，即下。

二〇六　断②产小品方

妇人生子过多，血气过虚而欲断③产者。

故蝉蜕纸方一尺，烧灰，用酒一杯调，空心服，永不受孕。

二〇七　千金断④产方

治症同前。

四物汤一剂，用油菜子一撮，药名芸子、红花三钱，乘⑤行经后，空心服，则不受孕。

二〇八　云雷鼓荡法

治小便不通，因虚寒不足之症而凝结者，一服即通。又名七味地黄汤。

---

① 钱：原脱，据石印本补。
② 断：原作"新"，据石印本改。
③ 断：同上。
④ 断：同上。
⑤ 乘：原作"秉"，据石印本改。

熟地一两　肉桂一钱，研末冲　枣皮三钱，炒　茯苓二钱①　生车前钱半　泽泻一钱，盐水炒　丹皮一钱　生淮药二钱

煎服即通。此方并专利小便，而治肾水肾火。盖肾中有火，则膀胱之气化自行，此不通而自通也。

二〇九　六安煎

治风寒咳嗽，痰凝气逆，及因气逆而②小便不通者，以此方煎服，再行探吐。

陈皮二钱　法半三钱　茯苓三钱　甘草一钱　杏仁三钱，去皮尖　白芥子八分，年老之人及③气弱者不用　生姜三片

空心煎服。如外感寒邪盛者，加北细辛五六钱；若冬月严寒甚者，加麻黄、桂枝各七分；如头痛鼻塞者，加蔓荆子二钱；肺胃有火而咳稠痰者，加酒炒黄芩一钱，热石膏二钱，不用生姜；如胸膈胀满者，加厚朴钱半。

二百十　生血润肠法

治男妇老小大便不通。凡非实热症者，此方极为稳安，屡试屡验。

熟地一两　元参七钱　当归五钱　川芎三钱　麻仁二钱　大黄钱半　红花三分　桃仁十粒，去皮尖

煎服，一二剂即通。此方以熟地、元参、当归生其阴血，少加麻仁、大黄以润肠下行，而不亟亟以通之，俾正气有所养，而虚邪自出矣。用方之妙，存乎其人，不徒以见病也。

二一一　润肠汤

治男妇老小大便燥结不通。

---

① 枣皮……二钱：原脱，据石印本补。
② 而：此后原衍"不"，据石印本删。
③ 及：原作"即"，据石印本改。

熟地一两　　大生地五钱　　归尾三钱　　生甘草二钱　　麻仁二钱

桃仁十粒，去皮尖　　红花四分

水煎，空心服。

二一二　通幽汤

治大便燥结坚黑、腹痛。

熟地一两　　小生地四钱　　归尾三钱　　红花四分　　桃仁泥一钱

生大黄一钱　　升麻二分

水煎，空心服。

二一三　赤金豆

治诸积不行。凡血凝气滞，疼痛肿胀，虫积结聚，宜此主之。此攻法之峻者，必察其脉实体强，方可用之。孕妇忌服，小儿体壮者亦可减用，体弱虚者，切不可用。

巴霜钱半　　生附子二钱，炒黑　　皂角二钱，微炒　　轻粉一钱　　丁

香三钱　　天竺黄三钱　　木香三钱　　朱砂二钱，为衣

上为末，醋浸蒸，并为丸，萝卜子大，以朱砂为衣，欲缓去者①，每服五七丸；欲骤行者，每服一二十丸，用滚水或使君子煎汤送下；若利多不止，可冷水一二口饮之即止，盖此药得热则行，得冷则止也；如治气湿实滞，鼓胀，先用红枣煮熟，取肉一钱许，随用七八丸，甚者一二十丸，同枣肉捣烂，以热烧酒②加白糖少许送下；如治虫痛，亦用③枣肉，照前法用开水送。

二一四　太平丸

此攻法之次者也，治胸腹疼痛，胀满及食积、气积、血积、气疝、血疝，

---

① 者：原作"耆"，据石印本改。

② 同枣……烧酒：原脱，据石印本补。

③ 用：原作"有"，据石印本改。

邪实秘滞痛剧等症。此方借些微巴豆以行群药之力，去滞最妙。如欲缓者，须用巴霜二钱，孕妇忌用。

厚朴、木香、陈皮、乌药、草豆蔻、三棱、莪术煨、干姜、牙皂炒断烟、泽泻各三钱　巴豆霜一钱

上为细末，以老米粥和丸，如绿豆大，每服三分，甚者或五分，或一钱，随症用汤引送下。如伤食停滞，以麦芽、楂肉随宜，煎汤送下；如妇人血气痛，用红花三分、当归二钱，煎汤送下；如气痛，用陈皮一钱，煎汤送下；如疝气痛，用茴香八分，煎汤送下；如寒气，用生姜汤送下；欲泻者，用极热姜汤送下一钱，未利再服；利多不止，饮①冷水一二口即止。此方欲作煎剂试之，亦可即以各三钱者改为各八分，以巴霜止用三分，照症加引煎服亦可。

二一五　胜红丸

治脾积气滞，胸膈满闷，气促不安，呕吐清水，丈夫酒积，妇人血积，小儿食积，均可治之。如作煎剂，以十分之一用之，再入生姜三大片为引，此攻法之次者也。

三棱、莪术、青皮、陈皮、干姜、良姜各一两　香附二两，酒炒

共为末，陈醋和丸，如桐子大，每服大人四十丸，小儿十五丸，用姜汤送下。

二一六　助气丸

治三焦痞塞，胸膈饱闷，气不流通，蕴结成②积，胀③癖气块，并皆治之。此攻法之次者也。

---

① 饮：原作"欲"，据石印本改。
② 成：原作"或"，据石印本改。
③ 胀：原作"疝"，据石印本改。

三棱炮、莪术炮、青皮、橘红、焦术各五钱 广木香、花槟榔、枳壳各三钱

上为末，以老米粥和丸，如桐子大，每服大人五十丸，小儿十五丸，白开水送下。此方欲作煎剂，即以三分之一用之。

二一七 陈米三棱丸

消积聚，并去面、米、五谷等积，均属立应，此攻法之次者也①。

陈仓米一两，用巴豆五枚，去壳，同米慢火炒巴豆焦色，去巴豆不用 陈皮、三棱、砂仁、麦芽各二钱 南木香一钱

上为末，醋糊丸，如绿豆大，每服大人五十丸，小儿二十丸，空心姜汤下。此方欲作煎剂，以生姜三片为引，小儿减半用。

二一八 温白丸

治心腹积聚，癥癖②痞块，大如杯碗，胸胁胀满，呕吐③，心下坚结一团，兼旁攻两胁，如有所碍，及一切诸④风，身体顽麻，三十六种遁尸注忤，十种水病，痞塞心痛，腹中诸疾⑤，但服此药必愈，此攻法之次者也。

川乌二两，制 厚朴姜汁，炒、吴萸开水泡一宿，炒、石菖蒲、柴胡、桔梗炒黄、皂角炙，去皮弦、川椒去闭口，炒出汗、高丽参、茯苓、干姜炒焦、肉桂去皮、巴霜、紫菀⑥各五钱

共为末，用蜜丸如桐子大，每服三十丸，姜汤下。肝之积，名曰肥气，在左胁下，如覆杯，有头足，用柴胡、川芎各一钱，

---

① 之次者也：原脱，据石印本补。
② 癖：原脱，据石印本补。
③ 杯碗……呕吐：原脱，据石印本补。
④ 两胁……诸：原脱，据石印本补。
⑤ 疾：原作"痰"，据石印本改。
⑥ 菀：原脱，据石印本补。

煎汤下；心之积，名曰伏梁，起脐上，在心下，加石菖蒲八分，桃仁去皮尖五分，煎汤下；脾之积，名曰痞气，在胃脘，覆大如盘，加干姜一钱，煎汤下；肺之积，名曰息贲，在右胁下，覆大如杯，加人参三分，紫菀一钱，煎汤下；肾之积，名曰奔豚，发于少腹，若脉状或上或下，加丁香五分，茯苓一钱，远志肉五分，煎汤下。

二一九　秘方化滞丸

此攻法之峻利者。能理诸气，能治诸积，夺造化，有通塞之功；调阴阳，有补泻之妙。久坚沉疴①者，磨之自消，暴滞积留者，导之自去。但用此丸必察其元气未衰，体强脉实，方可投之。倘属虚弱而轻用之，恐更伤元气，用之者宜相体而用。孕妇勿服此方。

南木香、丁香、青皮、橘红、黄连各二钱五分　莪术、三棱各五钱　半夏曲三钱

上八味共为细末，再用巴豆一两，用滚水泡去心膜，以好醋浸少顷，慢火熬至醋干，称足六钱，又用乌梅肉一两，焙干为末，用五钱，以米醋调略清，连前各药熬成膏矣

共和匀，用白灰面稠糊为丸，如萝卜子大，每服壮人十丸，弱人五七丸，五更空心，用陈皮少许，煎汤下。如停食饱闷，用枳壳二钱，煎汤下；因食吐不止，以津咽下即止；如妇②人血气痛，当归二钱煎汤下；如赤痢，用甘草五分，泡汤下；如白痢，用干姜五分，泡汤下；如赤白痢相兼者，用红、白糖各一钱，泡水下；如心痛，用石菖蒲五分，煎汤下；如诸气痛，用生姜三大片、陈皮钱半，煎汤下；如小肠气痛，用茴香五分，泡汤下；如欲推荡积滞，用极热姜汤下，仍加数丸，未利再服，

---

① 疴：原作"疗"，据石印本改。
② 妇：原脱，据石印本补。

倘利多不止，饮冷水一二口即止。此药得热即行，得冷即止。小儿疳积，量儿大小，用米汤下。孕妇勿服。

二百二　百顺丸

治一切阳邪积滞，凡气积、血积、虫积、食积伤者，实热秘结等症，各以引汤送下，无往不利。

锦纹川大黄一斤　牙皂角一两六钱，炒微黄色

上为末，用蜜和丸，如绿豆大，每服大人或二三钱，小儿或四五分。如气积，用陈皮一钱、檀香三分，煎汤下；如血积，用当归二钱，元胡索二钱，煎汤下；如虫积，用川椒三分，去白，炒出汗，使君子五个，煎汤下；如食积，用楂肉三钱、麦芽二钱，煎汤下；如小儿疳积，用佛耳草煎汤下，接服四君子汤。每服丸药一次，即按服煎药一剂。

二二一　阿魏膏

治一切痞块坚鞭者。

羌活、独活、元参、桂枝、赤芍、穿山甲、两头尖、生地、大黄、白芷、天麻、红花各五钱　木鳖十枚，去壳　乱发一团槐、柳、榆枝各五钱

上用香麻油二斤四两煎药，去渣入发，再煎发化，仍去渣。入真正黄丹煎收，再入阿魏、芒硝、苏合油、明乳香、没药各五钱，麝香三钱，慢火熬之，即成膏矣。此膏用红布摊贴患处，须先用朴硝，随患处铺半指厚，以纸盖数层，用热熨斗良久；如硝耗，再加熨之，约熨二时许，方贴膏药，倘是疳积，加芦荟末同熨①之。

---

① 熨：原作"运"，据石印本改。

二二二　琥珀膏

治头项瘰疬及腋下初结小核，渐如①连珠，不消不溃，或溃而脓水不绝，经久不愈，或成漏症。

真血珀、白芷、防风、当归、木鳖子、木通各一两　丁香、桂心、朱砂、木香、檀香各五钱　香油二斤

上先将琥珀等六味为末，其余药用油煎黑，滤去渣，徐徐入黄丹，再煎软硬得中，入前六味末药，即成膏矣，量其疮之②大小，用布摊贴患处。

二二三　贴痞琥珀膏

治癥积痞块。

大黄、朴硝各一两

为末，以大蒜同捣，前之琥珀膏贴患处。

二二四　水红花膏

贴痞块。

水红花、连子，每一碗以水三碗，用桑柴文武火熬成膏，量痞大小，用纸摊贴，仍将膏用酒调服一二钱，不饮酒者，用白开水调服亦可。

二二五　加减蟠葱散

治产后因严寒露体，分娩时寒邪入里，并治男妇脾胃虚冷，滞气不行，攻刺心腹，连胸胁作痛，寒③疝气疝，及妇人血气刺痛等症，无不立见奇④功，中病即止，不宜过服。

---

① 渐如：原作"暂加"，据石印本改。
② 疮之：原脱，据石印本补。
③ 寒：原作"疼"，据石印本改。
④ 奇：原作"无"，据石印本改。

苍术八分，炒　干姜五分，炒　三棱七分　莪术七分　云苓一钱
青皮七分　砂仁四分　丁香四分，研末冲　肉桂三分　玄胡二钱，酒
炒　炙草五分　丹参三钱，姜汁和酒炒

用连须葱白二茎，煎七分，空心热服。如产后受寒之甚者，不妨再加熟附片一二钱；如分娩受寒而又用力劳神困倦者，除加附片之外，再放心加熟地一两。俗医云产后禁用熟地，不知出自何典。所谓产后禁用补者，非为熟地补也。

二二六　经验解毒饮

治误服人参及热药，忽然上攻，或头面肿胀，气促痰壅，目赤唇焦，或产后以富贵之家而妄投参剂，或过食煎炒厚味而内热炽甚者，凡此等无不立应。

麦冬五钱，去心　银花三钱　生甘草三钱　元胡索二钱，酒炒
牛膝钱半　泽泻钱半

用绿豆二两同煎。如甚者，再用生绿豆一两，捣碎用开水冲，以筷子不住手搅，冷，澄清顿服，或再兑入煎药内亦可。

二二七　紫苏饮

治胎前胸胁俱痛，往上逼胸，甚至不能卧者，名曰子悬。

当归四钱　川芎钱半　陈皮钱半　白芍一钱，酒炒　甘草八分
苏兜二钱　香附钱半，酒炒　腹毛一钱

用生姜三片煎服，凡糯米食及一切凝滞之物，悉当忌之①。

二二八　芩术汤

治子悬症。

黄芩二钱，酒炒　焦术二钱　陈皮三钱

空心煎服。

---

①　一切……忌之：原脱，据石印本补。

二二九　天仙藤散

治孕妇数月两足浮肿，或流黄水，喘闷不食，名曰子气。

天仙藤钱半，酒炒，即青木香　苏叶八分　陈皮一钱　香附一钱，酒炒　乌药二钱，酒炒　木瓜四钱　甘草七分

生姜三片，煎服。

二三十　竹叶麦冬汤

治孕妇受孕五月后，心惊胆怯，烦闷不安，名曰子烦。

茯苓三钱　钩藤钱半　黄芩一钱，酒炒　麦冬五钱，去心　竹叶二十皮

煎服二三剂，即愈。

二三一　紫菀汤加味法

治孕妇咳嗽不止，由邪火上升，名曰子嗽。

紫菀钱半，蜜水炒　天冬二钱　麦冬二钱，去心　桑白皮一钱，炒　生淮药三钱　桔梗一钱　沙参四钱　大杏仁三钱，去皮尖　生甘草五分　竹茹三钱

水煎服。

二三二　羚羊角散

治孕妇偶受风寒，口流涎沫，角弓反张，昏不知人，名曰子痫。痫者，间隔之意。《内经·大奇篇》云：心脉满大，痫瘛筋挛。盖神气不通于心包则痫，神气不行于骨节则瘛。痫则筋挛于内，瘛则筋挛于外。且痫瘛两症，有因神气之内虚，有因肝血之不足，凡孕妇感受此症，其病多在肝经矣。

羚羊角屑三钱　当归三钱　川芎钱半　茯苓二钱　生苡米七钱　杏仁三钱，去皮尖　枣仁一钱，炒　钩藤三钱，后①煎　五加皮三钱

---

① 后：原脱，据石印本补。

木香片五分　独活五钱　茯神三钱

　　用姜三片，煎服，轻则两剂愈，重则近三四剂必愈。

二三三　理阴煎

　　凡脾肾中虚等症，宜刚燥者，当用理中回阳等汤，宜温润①者，当用理阴大营等汤。此方通治真阴虚弱、脉满、痰饮、吐泻腹痛、妇人经迟血滞、产后阴盛多寒，并治素属真阴不足者，或忽感寒邪不能解散，或发热，或头身痛疼，或面赤舌焦，或渴不喜冷。但凡脉无力者，必是假热之症。若妄用苦寒之药，必致速死，宜以此汤照加减主之。所谓邪从正解，即养正去邪之谓也。大利于近时之用。

　　熟地一二两，即三两亦可　当归二三五七钱均可　炙草一二钱　肉桂一二钱随宜，研末冲

　　水煎服。此方加熟附片二三钱，即名附子理阴煎，加人参随宜，即名六味回阳饮，均治命门火衰，阴中无阳等症。若风寒外邪尚未入深，但见发热身疼，脉数不洪，内无火症者，加柴胡钱半，连服一二剂，其效如神；如寒凝阴胜而邪难解者，加麻黄七八分；如背恶寒者，加熟附片一二钱，再加柴胡钱半；如阴虚火盛而热不解者，去肉桂，单用三味，即加炙沙参五钱、丹皮钱半亦可；如痰多，加茯苓三钱，或用白芥子七分以行之，亦可；如泄泻不止，去当归，加生淮药四钱、炒白扁豆五钱；如腰腹痛，加枸杞二钱、杜仲姜汁炒三钱；如腹胀及胸胁胀满者，加陈皮钱半、砂仁钱半。

二三四　仿贞元饮

　　即前理阴煎不用桂者。治气短似喘，呼吸急促，提不能升，咽不能降，

---

①　润：原脱，据石印本补。

气道噎塞，势①剧虚危者。常人但知气急，其病在上，而不知元海无根，肝肾亏损，此心肾不交而为气脱症也。尤治妇人血海多亏，及产后虚喘，其效如神。若妄云痰凝气滞，妄投牛黄、苏合等丸而破耗，是速其死矣。

熟地一二两或三两，均可　炙草三钱　当归二钱　生淮药四钱橘红五钱

煎服。如恶寒作呕者，加煨姜三大片，煎服；如气虚多汗者，加米拌炒，纹党五钱，或用高丽参二钱，更妙；如手足厥冷，加肉桂一钱，研末冲服。此二方原可参②用也。

二三五　七灰散

治血崩神效，胎前产后均可用。又男子下血不止亦可用。

莲蓬壳一个　罂粟壳五个　腌蟹壳一个　藕节七个　益母草五钱　旱莲草五钱　旧棕一小片

共烧灰存性，为细末，分作两次，醋点汤调，空③心温服。

二三六　龙骨散

治血崩不止，产后胎前均宜。

煅龙骨、当归、香附酒炒，各一两　旧棕烧灰，五钱

共为细末，每服五钱，用米汤空心服，忌吃油腻之物。

二三七　仿人参当归汤

治去血过多，内热气短，头痛闷乱，骨节作痛，虚烦咽燥，其效如神。

洋参三钱，酒炒　当归四钱　大生地五钱，酒炒　熟地④一两白芍二钱，酒炒　麦冬三钱，去心　淡竹叶十皮　生苡米五钱

用陈仓米一撮，红枣五枚，煎服，三四剂痊愈。

---

① 势：原作"执"，据石印本改。
② 参：原作"泰"，据石印本改。
③ 空：原脱，据石印本补。
④ 地：原脱，据石印本补。

二三八　止血救急汤

治产后恶露不止①，胎前崩露不止，均宜。

蒲黄二两

水煎服，或再加当归一两亦可。

二三九　经验生乳汤

治产后乳少及乳不通，极神效。

熟地一两　箭芪八钱，酒炒　当归四钱　王不留行三钱　淮药三钱　炙草二钱　陈皮八分　大生地五钱，酒炒　木通一钱　瞿麦一钱

用吹蹄熬清汤煎药，空心服之，如不应，再服即应。

二四十　连翘金贝煎

治产后小儿吹乳，以致乳汁不通，肿痛，并治阳经痈毒，在脏腑、肺膈、胸乳之间，此方最佳。

土川贝三钱　银花三钱　红藤七钱　花粉二钱　蒲公英三钱连翘一两　夏枯草三钱

服药后卧，暖处片时。

二四一　南星散

治产后因儿吹乳，以致乳汁不通，肿胀痛甚者，外敷即消。

南星一两

为细末，用葱汁调敷，再以连翘金贝煎服之。

二四二　麦芽散

治产后或无儿饮乳，或余乳蓄结，或血气充实，致令乳房肿胀作痛不消，一服立消。

---

①　止：原作“功”，据石印本改。

炒白麦芽三两

煎服立消，如轻用即不应。

二四三　诗云方

治吹乳立应。

妇人吹奶法如何，皂角烧灰蛤粉和，热酒一杯调八字，管叫时刻笑呵呵。

二四四　温帛①热熨法

治新产乳多，胀满，外溢不止。

用新白布以极滚水浸透，乘热熨之，即不外溢。

二四五　开门丹

治产妇交骨不开，极应。此方必要儿已转身，方可服。倘胎中儿尚未转身，切不可用。

柞木枝一两　当归二两　川芎一两　生党参一两

煎服即用。

二四六　仿秘元煎法

治阴虚遗精带浊、滑脱等症，男妇大小皆可用。凡属心脾虚损者皆宜。

纹党五钱，酒炒　远志八分，制　芡实四钱，炒　淮药四钱，炒枣仁钱半，炒　茯神三钱　炙草一钱　五味子十四粒　金樱子二钱，去核

煎服。如有微火者，加苦参钱半；如气分大虚者，加炙箭芪三四钱，每日一剂，以愈为度，服十剂后，再加熟地一两，大生②地酒炒五钱，更妙。

---

① 帛：原作"白"，据石印本改。
② 生：原作"熟"，据石印本改。

二四七 仿固阴煎加减法

治阴虚滑泄，带浊，遗淋，及经水不固，治妇人阴挺，以及男妇肝肾不足等症。

人参随宜，或用党参，酒炒五七钱　熟地一两　淮药五钱，炒　枣皮一钱，炒　五味三分，捣　炙草钱半　菟丝子三钱，炒香

用莲肉四十粒，去心煎服。如滑泄不禁者，加金樱子肉三钱、文蛤醋炒一钱、乌梅二个；如肝肾血虚而血不归经者，加土炒当归三四钱；如气虚下陷者，加酒炒升麻一钱。

二四八 熏洗木杨汤

治妇人阴中生物，名曰阴挺，每日熏洗数次。

水杨柳根、五倍子、金毛狗脊、楛①矾、鱼腥草、黄连各五钱

上为细末。分四剂，用有嘴瓦罐煎汤，以小竹筒去节，接于罐嘴上，引热气熏入阴中，或透引挺上，俟汤温②，仍以汤洗沃之，仍服治挺之药。

二四九 枳壳散

治妇人阴肿。

枳壳半斤，切碎

煎极热，即乘热以旧绸包裹，纳入阴中，并将一半用旧绸包裹于阴户之外，乘热熨之，冷又更易，数次即愈，勿妄治之。

二五十 熏洗椒菜汤

治妇人阴痒，手不能住者。

---

① 楛：通"枯"。宋·赵令畤《侯鲭录》曰："竹生花，其年便楛。六十年一易根，必结实而楛死。"

② 温：原作"汤"，据石印本改。

花椒、吴茱萸、蛇床子各一两　藜芦五钱　陈茶一两　炒盐二两

煎水，乘热熏洗，洗后以硍朱①纸烧灰，搽鸡肝一片，纳入阴中以制其虫，更妙，勿妄治之。

二五一　仿芍药蒺藜煎

治男妇通身湿热疮疹，及下部红肿热痛诸疮等症，如神。

白蒺藜一两，连刺捣碎　生白芍二钱　龙胆草钱半　生地四钱　炒栀钱半　黄芩钱半木通二钱　泽泻四钱　银花三钱　苡米七钱　茯苓三钱

空心服。

二五二　蛇蜕散

治妇人阴中生疮，先用药水熏洗，后以此末药干掺之。

蛇蜕一条，烧灰存性　枯矾、黄丹、萹蓄、藁本②各一两　蛇床子、硫黄、芥穗各五钱

共为细末。如疮中干，则用香苏油调搽疮中；如疮湿，即将末药干搽之，药脱又搽，日不拘次。

二五三　神应养真丹

治男妇肝肾虚损，四时不正之气所袭，脚膝无力，或右痪左瘫，半身不遂，手足顽麻，语言蹇涩，气虚凝滞，遍身疼痛等症。此方加十倍为末，以蜜和丸，每早晚各③服五钱亦妙。

熟地一两　当归三钱　川芎二钱　菟丝子三钱，炒香④　白芍钱

---

① 硍朱：即银朱，硫化汞的俗称。是最早的鲜红颜料，用于油画、印泥及朱红绘雕漆器等，也可入药，有毒。

② 本：原脱，据石印本补。

③ 各：原作"每"，据石印本改。

④ 菟丝子……炒香：原作"川牛膝钱半"，据石印本改。

半　羌活一钱　天麻钱半　川牛膝钱半　木瓜三钱

水煎服。

二五四　虎骨酒①

去风，补血益气，壮筋骨，强脚力。

真虎胫骨一对，羊肉酥　草薢一两五钱　五加皮四两　固脂二两 苡米四两　熟地十两　牛膝二两，孕妇勿用　杜仲二两，姜汁炒

浸烧酒十斤，不要煮。

二五五　椒艾囊

治脚气。

艾叶半斤　川椒四两　草乌四两

共为粗末，和匀，用粗布包裹足底及足胫，外用，微火烘 之，使椒艾之气得行于内，或夜卧包之，达旦去之，此法极效。

二五六　敷脚气方

治脚气肿痛不能落地者。

芥菜子五钱　白芷四钱

研末，用姜汁调敷痛处。

二五七　加味地黄汤

治穿心脚气不能落地者。

熟地三两　当归七钱　白芍二钱，酒炒　川芎二钱　三奈四钱 木瓜三钱　苏叶八分　牛膝钱半，孕妇勿用　陈皮钱半　杜仲三钱， 姜汁炒

水煎服。

二五八　鸡鸣散

治脚气第一品药，不问男女皆可服。如感风湿流注，痛不可忍，筋脉浮

---

① 酒：原作"胫"，据石印本改。

寿身小补家藏

四七二

肿者，并宜服之，其效如神。

槟榔七枚　橘红、木瓜各一两　吴萸、苏叶各三钱　桔梗五钱
生姜五钱

煎好，五更时分作三次冷服。如冬月严寒，温服亦可，服后以干点心压下，至天明后，如大便内下黑粪水，即肾经所感之寒湿气也，早饭宜迟吃，使药力作效，此药并无所忌。

二五九　立效散

治脚气攻心，如消肿更效，及治暴肿①。

槟榔七枚　陈皮八钱　苏叶七钱　吴萸三钱，开水泡三次，去苦汁　木瓜一两　生姜二两

煎好，分作两次服。

二六十　当归拈痛汤

治湿热为病，肢节疼痛，肩背沉重，胸膈不利，手足遍身流注，疼痛热肿等症，男妇皆宜。

羌活二钱　黄芩二钱　炙草钱半　茵陈三钱，酒炒　党参二钱
苦参一钱　升麻八分　干葛一钱　苍术钱半　防风一钱　归身钱半
焦术钱半　知母一钱　猪苓一钱　泽泻一钱

水煎，空心服。

二六一　仿防己饮

治湿热足气。

焦术二钱　防己钱半　木通钱半　槟榔一钱　川芎钱半　生地
五钱　黄柏一钱，酒炒　甘草稍钱半　苡米四钱　犀角屑一钱

煎服。如大便实，加桃仁八分；如小便涩，加牛膝钱半；如发热，加川连八分；内热甚，加生石膏三钱；有痰，加竹沥、

---

① 肿：原脱，据石印本补。

姜汁一酒杯，兑药服。

二六二　小续命汤

通治八风、五痹、痿厥等症。又于六经分别随症加减用之。

生党参三钱　麻黄一钱，去节　黄芩八分　白芍一钱　炙草八分　川芎钱半　防己二钱　杏仁二钱，去皮尖　官桂一钱　防风钱半　熟附片二钱　生姜三片　红枣五枚

煎服。如春夏，加生石膏二钱、知母一钱；如秋冬，以官桂、附片倍用；如精神恍惚，加茯神三钱、远志八分；如骨节烦痛有热者，去附片，倍用白芍；如骨间冷痛，亦倍用附、桂；如小便短涩，去附片，倍白芍，加竹沥一酒杯兑入；如脏寒下痢，去防己、黄芩，加焦术二钱；如热痢，减去附片、官桂；如脚无力，加牛膝二钱，孕妇不用；如身痛，加秦艽，酒炒三钱；如腰痛，加杜仲，姜汁炒，三钱；如失音，加杏仁，去皮尖，三钱；如自汗，去麻黄，加焦白术三钱。

二六三　加减槟榔汤

治一切脚痛①气弱，名曰壅疾，贵在疏通，春夏尤为最妙。

槟榔四钱　橘红三钱　苏叶三钱　炙草二钱　生姜三片

煎服。如脚痛不已者，加木香八分、五加皮三四钱；如妇人脚痛，加当归三钱；室女脚痛系肝血实滞，宜加赤芍二钱；如中满不食，加枳实八分；如吐痰，加法半夏二钱；如大便不通，加生大黄钱半；如小便不通，加木通二钱；如转筋者，加吴萸钱半，用开水泡去苦汁，再用盐水炒；如脚肿痛者，加大腹皮钱半，木瓜三钱；如脚痛而热，加地骨皮三钱。

---

① 痛：原脱，据石印本补。

二六四　羌活导滞汤

治风湿实滞脚气，若素系虚弱者，不可用。

羌活三钱　独活二钱　防己二钱　当归三钱　枳实钱半　大黄二钱，酒炒

煎服。微利即止，不宜过服。

二六五　枳实大黄汤

治湿滞脚气，体气强壮而为实邪者宜之。补虚者即不可用，切勿孟浪也。

羌活钱半　当归二钱　枳实八分　酒炒大黄三钱

空心煎服，以利为度。

二六六　初生开口法

春夏秋三季内，以甘草一钱，泡水，用棉帛裹指蘸汁，满拭其口，使口中秽物流出，然后用核桃肉，去净薄皮，捣镕取汁，和红糖少许，徐徐喂之，俟对时再行哺乳。或拭口之后，用保赤散二三分服之，再以核桃汁续进亦可。冬季内，以生姜汤拭口，以姜去胃寒，通神明，可免吐滞之患，此法最妙，人所少知也。拭口后，其法如前。如初生儿甚肥厚，面色赤红，唇色红紫者，胎火甚重，于拭口之后，即用川连一钱、甘草五分，泡水，徐徐喂之，亦续进核桃汁，儿口中流出白沫，愈多愈好，更免一切之病。

二六七　万应保赤散

治小儿寒食凝滞，急慢惊风，痰涎壅甚，并撮口脐风及①初生拭口后，以此散调理二三分，能疗诸病，余制②此散而济人甚多，无不立应。此方分

---

① 及：原作"吸"，据石印本改。
② 制：原作"治"，据石印本改。

两，系一料之药，小儿分作三次服，初生分作五次服。如施济人，即以此分两，或加十倍、二十倍合之，重则五分，轻则三分可也。

真牛黄三厘　川连五厘　朱砂三厘　青黛五厘　上冰片三厘　银朱三厘　大黄三分　赤金五张　人中白三分　百草霜五分　蝉蜕七个，用银挖耳插入香油，灯火上烧焦

共为极细末，用钩藤、薄荷各五分，煎汤调服。

二六八　龙胆汤

治胎惊、壮热、脐风、撮口。

胆草、钩藤、柴胡、炒芩、赤芍、桔梗、云苓各五分　大黄一分，纸包浸①湿，煨热

水煎服。

二六九　保生汤

治脐风、胎风、锁肚、口噤。

防风七分　枳壳五分，炒　橘红四分　茯神三分　芥穗三分　远志四分，去心　桔梗三分　南星五分，姜汁炒　甘草三分　灯心五节

煎服。

二七十　抱龙丸

治风痰壅甚，或发热咳嗽，或发惊搐等症。

胆草四两，九制　天竺一两　雄黄、朱砂各五钱　麝香五分，另研

上为细末，用粉草一斤，煮极浓汁，和匀捣丸，每两作二十丸，阴晾干，用薄荷汤下。此方加牛黄，即名牛黄抱龙丸；

---

① 浸：原作"漫"，据石印本改。

加琥珀，即名琥珀抱①龙丸。今粤东陈李济丸，即此方也。

二七一　牛黄散

治小儿温热壮热，或寒热往来，热惊。

真牛黄、甘草各五钱　柴胡、栀子酒炒、胆草酒炒、黄芩酒炒，各二钱五分

上为末，每服五七分，以金银同薄荷煎服。

二七二　利惊丸

治急惊。

天竺黄二钱　轻粉、青黛各一钱　黑牵牛五钱，炒

共为末，蜜丸，豌豆大，每岁一丸，薄荷汤化下，十丸为度。

二七三　抑②青丸

治肝热急惊，抽搐。此方加大黄一两，栀仁八钱，即名泻青丸。

羌活一两　川芎七钱　当归一两　防风一两　胆草一两

共为末，蜜丸，如芡实子大，每服一二丸，用竹叶五皮，煎汤，入沙糖化下。此丸作煎剂亦可，以十分之一用，如用大黄、栀仁亦以十分之一用，再加熟地五七钱、生淮药三五钱，作煎剂即妙。

二七四　安神镇惊丸

治小儿惊退后调理，安心神，养气血，或将惊而预防之。此丸已惊、将惊先后皆可用。

天竺黄另研、洋参、南星姜制③、茯神各五钱　当归、枣仁

---

① 抱：原作"胞"，据石印本改。
② 抑：原作"柳"，据石印本改。
③ 制：原作"汁"，据石印本改。

炒、麦冬、生地、白芍炒，各①三钱　薄荷、木通、川连姜汁炒、
栀仁炒、朱砂另研、牛黄另研、煅龙骨各二钱　青黛一钱，另研

共为末，蜜丸如绿豆大，每服三五丸，量儿大小，淡姜汤
送下。

二七五　加减六和汤

治生冷伤脾，或食后凝风，食留不化，以致霍乱吐泻，或小儿吐泻，闻
有酸臭气味，以及一切暑风瘴气，及一切不正之气，寒热等症。男妇老幼皆
可用之，其效如神。

生白扁豆五钱，去壳　藿香二钱　赤苓二钱　生沙参三钱　法
半夏钱半　大砂仁一钱　炙草一钱　大杏仁二钱，去尖　陈皮一钱
生姜三片

煎服。如寒甚者，加熟附片一二钱；如食滞甚者，加焦楂
肉三四钱、麦芽二三钱；如因气食相搏者，加木香片八分，亦
加焦楂肉二三钱，小儿俱减半。

二七六　加味沉香降气饮

治阴阳不和，中焦壅滞，气不升降，吞酸，呕吐，饱闷等症。气虚者斟
酌用之。

真沉香五分，磨水兑服　砂仁钱半　陈皮一钱　枳壳一钱，炒
香附钱半，盐水炒　川厚朴一钱，姜汁炒　炙草五分　生姜三片　陈
仓米一撮

煎服。

二七七　加味橘皮干姜汤

治恶心呕哕，寒在上焦，或泛泛欲吐之状。小儿减半用。孕妇不用法
半夏。

---

① 各：原脱，据石印本补。

干姜钱半　党参二钱，米炒　橘皮钱半　肉桂八分，去皮，研末冲　通草一钱　粉草八分　云苓钱半　蔻仁七分　法半钱半

煎服。如兼呃逆者，加柿蒂五个。

二七八　二汁饮

治反胃呕吐，极效。再加梨汁一酒杯，名三汁饮。并治咳嗽呕吐甚佳。

甘蔗汁两酒杯　姜汁一酒杯

以二汁兑匀，用开水烫热，作一次服，一日服三次即止。

二七九　仿玉烛散法

古方系四物汤与调胃承气汤合用，名曰玉烛。此法即余用方之变通也，利于近时，善治噎膈初起，脉症尚未大虚者。设之倘病久脉虚，万不可用，并治血虚便闭及妇人经闭。

熟地一两　当归三钱　川芎钱半　大黄二钱，半酒炒，半蜜炙白芍钱半，酒炒　粉草八分　元明粉一钱　柏子仁一钱　松子仁一钱

煎好，以人乳一酒杯兑服。中病一二剂即止，不可多服。

二八十　加味五膈宽中饮

治七情郁结，致伤脾胃，以致阴阳不和，初成噎膈及气逆等证。气虚者酌之。

陈皮钱半　青皮一钱　香附一钱，炒　童便、厚朴一钱，姜汁炒　白蔻八分，研冲　砂仁一钱　丁香七分，研冲　炙沙参四钱　茯苓二钱　甘草五分　苡米四钱，炒

煎服。

二八一　经验既济膏

治久咳不已及劳损，干咳声哑，并老年水亏虚咳，以及噎膈干呕。凡经劳心用力之人，屡咳不愈者，余制此膏投之，实有回天之力。无论男妇老幼并孕妇久咳，均能用之。

熟地六两　生地四两，酒炒　麦冬二两，微炒　叭哒杏仁①三两，去皮尖　茯神一两　茯苓一两　粉草八钱　黑芝麻三两，炒香　淮药二两　苡米二两，炒　白砂糖三两　冰糖三两　白蜜三两　天冬二两，微炒　姜汁②、梨汁③、萝卜汁各一茶杯

　　上将各药用武火浓熬，以新布扭去渣，次以三汁同药汁，用文火再熬，约两时许，然后以糖入之，慢慢文火，即成膏矣。用洁净磁坛收贮，放地面一夜，退去火气，用时以滚开水冲化，或一两二两均可。总宜早晚空心调服。

二八二　安胃饮

治胃火上冲，呃逆不止。

　　陈皮二钱　楂肉二钱　麦芽二钱，炒　木通钱半　泽泻一钱　黄芩一钱　石斛三钱

　　食远服。如胃火甚④而脉滑实者，加生石膏一钱、炒栀仁八分。

二八三　三因丁香散

治呃逆。

　　丁香一钱　柿蒂七个　良姜⑤八分　炙草八分

　　煎服。

二八四　丁香柿蒂散

治吐利后，或病后胃中虚寒，或为凉药所误，致令呃逆不止，急用此方，赶紧煎服，不可大意。倘七八声相连不断，收气不回者，即为不治之症。

---

① 叭哒杏仁：即甜杏仁。
② 姜汁：原在“苡米”之后，据石印本乙转。
③ 梨汁：原脱，据石印本补。
④ 甚：原作“其”，据石印本改。
⑤ 姜：原作“羌”，据石印本改。

丁香五分，研冲　柿蒂七个　良姜八分　炙草五分　法半钱半
广皮一钱　茯苓二钱，姜炒　生党参三钱

生姜三大片，煎服。如寒甚者，加熟附片一二钱、肉桂
八分。

二八五　橘皮竹茹汤

治胃虚兼热而呃逆者。

橘皮二钱　竹茹钱半　生党参二钱　真石斛四钱　甘草五分
红枣五枚

煎服。

二八六　鼻嗅法

治呃逆服药不效者，此法不止，必不能治。

硫黄三两　乳香三两

用酒煎极滚，令病人以鼻嗅之，坐旁，再烧松香烟，使病
者以此熏入鼻中。

二八七　仿归气饮

治气逆不顺，呃逆，呕吐，或寒中脾肾等症。

熟地八钱　茯苓二钱　炮姜钱半　丁香一钱，研末另冲①　柿蒂
五个　陈皮钱半　炙草八分②

煎服。如呃清水③而寒之甚者，加熟附片二钱；如肝肾俱
虚寒者，再加肉桂八分，去皮，研末同冲。

二八八　大中和饮

治饮食留滞积聚，或因虚寒呕吐等症，男妇大小皆宜。

---

① 炮姜……另冲：原脱，据石印本补。
② 炙草八分：原脱，据石印本补。
③ 煎服……清水：原脱，据石印本补。

陈皮三钱　楂肉二钱，炒　茯苓二钱　厚朴钱半，姜汁炒　扁豆二钱，炒　甘草五分　生姜三片

煎服。如呕吐者，加法半一二钱；如胀满气逆者，加砂仁八分；如上焦火郁，加炒栀一钱；如妇人气逆，或胎气，加苏叶八分、香附酒炒一钱；如中寒者，加炮姜一二钱、肉桂八分，研末冲服。

二九十　苓术二陈汤

治痰壅水气停蓄，心下呕吐，吞酸等症。

淮药二钱　猪苓钱半　泽泻钱半　云苓二钱　陈皮钱半　法半二钱　炙草八分　干姜钱半，炒

煨姜三片，煎服。此方原有白术，因近日真术颇火故，而药室①中之江西术，其性横②中，故以淮药代之。又有苍术，多有胃气虚者，闻③此气味更为动呕，故以干姜代之。凡用药必相其病者之强弱，胃气之厚薄，审④药之气味，宜圆融变通也。

二九一　仿仲景乌梅汤

治胃寒吐蛔，蛔厥症，大小皆宜。古方原系作丸，余以之作煎剂，极妙。

乌梅肉三钱　炙防党四钱　北细辛二钱　黄柏钱半　熟附片三钱　炒川连一钱　白归身二钱　桂枝八分　干姜二钱　真川椒五分，去闭口，炒出汗　生姜三片

煎服。成无己曰：肺欲收，急食酸以收之，乌梅之酸收肺气；脾欲缓，急食甘以缓之，炙党之甘缓脾气。寒淫于内，以辛润之，当归、细辛、桂枝之辛以润内寒。寒淫所胜，平以辛

---

① 室：原作"空"，据石印本改。
② 横：原作"横"，据石印本改。
③ 闻：原作"问"，据石印本改。
④ 审：原作"容"，据石印本改。

热，姜附之辛热以胜寒。蛔得甘则动，得苦则安，黄连、黄柏之苦以安蛔。此方最为得法，余屡用之，无不获效。此用古方而不拘于古法者，即以丸方作煎剂，而酌其分两之轻重，所谓不守陈言，不拘陈法，变①通之用此。

二九二　藿香正气散

治外感②风寒，内停饮食，头疼寒热，以及霍乱吐泻，疟痢，伤寒，并四时不正之气等症。

藿香二钱　苏叶八分　桔梗钱半　白芷一钱　腹皮一钱　陈皮八分　法半钱半　茯苓三钱　甘草七分　焦术一钱　厚朴八分，姜炒

姜枣煎服。

二九三　霍乱救急各法并指方

霍乱，刺委中穴，即脚湾，出血，或刺十指尖出血，或用刮③沙法，均效。

霍乱转筋，男子以手挽其茎物，女子以手揪其两乳。

霍乱吐泻不止者，用灯火在气海上即小腹之上，并中脘即脐之上及昆仑穴即脚后跟，各一壮即止。

干霍乱欲吐不吐，欲泻不泻，即以盐汤而探吐之，或再以发稍搅喉中，必令其吐，方保无虞。

霍乱吐泻不止，危极者，以盐填满脐心，或用艾火于盐上灸之，或用灯火�脐，烧七壮即愈。

又霍乱转筋，用药以仿和胃饮加肉桂二钱，研末，木瓜四钱，方在百三二中，或用理阴煎加肉桂、木瓜亦可，方在二三

① 变：原作"度"，据石印本改。
② 感：原作"虚"，据石印本改。
③ 刮：原作"括"，据石印本改。

三中查用。

二九四　加味保阴煎

治男妇带①浊遗淋，色赤带血，脉滑多热，便血不止，及血崩血淋，或经期太早，阴虚内热。

熟地八分　生地五钱，酒炒　白芍钱半　生淮药三钱　续断二钱，酒炒　黄芩一钱，酒炒　黄柏一钱，炒　生甘草一钱

如小便多热，或兼怒火动血者，加炒栀钱半；如夜热身热，加骨皮三钱；如肺热汗多，加麦冬三钱、炒枣仁钱半；如血虚血滞，筋骨肿痛者，加当归二三钱；如气滞而痛，加青皮一钱、陈皮二钱，暂去熟地；如血脱血滑，及便血久不止者，加炒黑地榆二钱、乌梅三个，或用醋炒文蛤一钱，亦可；如肢节筋骨疼痛或肿者，加秦艽三钱，酒炒，丹皮二钱。

二九五　局方七气汤

治七情郁结，脏气互相刑克，阴阳不和，挥霍撩乱，吐泻交作。

法夏二钱　橘红一钱　白芍钱半　茯苓三钱　党参二钱　厚朴钱半　苏叶八分　肉桂八分　生姜三片　红枣二枚

煎服。

二九六　逐寒荡惊汤

此昆陵庄在田福幼②之方，专治小儿体虚或久病不愈，或痘后、麻后误服凉药，泄泻呕吐，变成慢惊，清热散风，愈治愈危③，速即服此，能开寒痰，宽胸膈，止呕吐，荡惊邪，所谓回元气于无何有之乡，一二剂后，呕吐渐止，即其验也。认明实系虚寒，即宜服之，不必疑畏。

---

① 带：原作"滞"，据石印本改。
② 幼：原脱，据石印本补。
③ 危：原作"微"，据石印本改。

胡椒一钱　炮姜一钱　丁香十粒　肉桂一钱，去皮

共为细末，以灶心土三两煮水，澄极清，煎药大半茶杯，频频灌之，接服后方，定获奇效。

二九七　加味理中地黄汤

此方助气补血，却病回春，专治小儿精神已亏，气血大亏，形状狼狈，瘦弱至极，皆能挽回，如法浓煎，频服，不可减去分毫，实为万应神剂。

熟地七钱　当归二钱，土炒　枣皮一钱，炒焦　枸杞二钱，酒炒　焦术三钱　炮姜钱半　炙草一钱　炙党参三钱　枣仁钱半　固脂二钱，炒　炙芪二钱　上肉桂二钱，去皮，研末另冲　生姜三片　红枣三枚　核桃肉二钱

仍用灶心土三两，煮水，澄清煎药，取浓汁一茶杯，再用熟附片五分，另煎①水一酒杯，先入药内，量儿大小，分数次灌之。如咳嗽不止者，加粟壳一钱、金樱子一钱；如大热不退，加酒炒白芍一钱；如泄泻不止者，加丁香六分，日服一剂，即去附片，只用丁香七粒，隔二三日，只用附片二三分。盖因附片太热，中病即止。且附片用之太多，则小便闭塞不出；不用附片，则脏腑沉寒，固结不开；如不用丁香，则泄泻不止。若小儿虚寒至极，则附片又不妨用至一二钱，此所谓神而明之，存乎其人。若小儿吐②泻不止已甚，或微见惊搐，胃中尚可受药，吃乳便利者，并不必服逐寒荡惊汤，只服此药一剂，而风定神清矣。如小儿尚未成惊，不过昏睡，发热不退，或时热时止，或日间安静，夜间发热，以及午后发热等症，总属阴虚，均宜服之。若新病壮实之小儿眼③红口渴者，乃实火之症，方

---

① 另煎：原作"煎另"，据石印本乙转。

② 吐：原作"灶"，据石印本改。

③ 眼：原作"服"，据石印本改。

可暂用清解，但果系实火，必大便秘结，小便短滞，声洪气壮，喜饮冷茶冷水。若吐泻交作，则非实火可知矣。

此方均照原法，极为佩服先生深费苦心，余不过稍增分两，以近时婴儿先天不足者，十居其九，屡试屡应。即如三儿春龄甫经四岁时，于麻后发热面赤，悉属假热阴虚之症，余用熟地，每剂二两，三剂大效。其他凡小儿真阴虚者，亦无不用至两余，无不力应。所谓达上者不嫌其轻，纳下者不嫌其重。且愈重愈不滞，愈轻愈能滞，庸医何其不察此中之玄奥也。又慢惊，一切忌用之药，悉祥于二九八中，宜细玩之，诚求保赤者，万勿泛视。

二九八　治慢惊忌用诸药

信者福厚，不信者福薄；犯者必死，忌者必生。千万勿为庸医所惑也。

滚痰丸、抱龙丸、苏合丸、内消丸、太平丸、百顺丸、牛黄丸、利惊丸、凉经丸，以及柴胡、防风、白芷、苏叶、薄荷、桔梗、羌活、独活、胆草、大黄、芒硝、石膏、麦冬、天冬、生地、木香、青皮、枳壳、枳实、厚朴、槟榔、麦芽、楂肉、神曲、荆芥、腹皮、元参、苦参、黄连、黄芩、黄柏、知母、车前、木通、滑石、射干、青葙子、天麻、全蝎、僵蚕、白附子、南星、牙皂、细辛、麻黄、桂枝、泽泻、萹蓄、防己、瓜蒌、花粉、连翘、猪苓、赤苓之类，断不可用，用之必致危殆，不可救药，慎之！慎之！今时每为庸医幼科所误者甚[1]多，即受病之家，余亦曾有苦口力阻者，余不信，何无不后悔。余特为家庭中谆谆告诫，万勿泛视也。

---

① 甚：原为"芒"，据石印本改。

二九九　仿秘旨安神法

治小儿心脾虚，睡中惊悸，或受大惊大吓而作者。古凡系丸药不如煎剂应急也。

党参二钱，生用　茯神二钱　枣仁钱半，炒　法半一钱　白芍八分　当归八分　橘红八分　北五味七粒　炙草五分　生姜二片

金银同煎，频①频灌服。

三百　茯神汤

治小儿胆气虚寒，头痛目眩，心神恐惧，或是惊痫。

党参二钱，生用　炙芪钱半　熟地五钱　枣仁八分，炒　白芍八分，炒　茯神三钱　桂心三分　柏子仁七分，炒　甘草五分　五味子五粒

用金银同煎，分数次频频灌服。

三〇一　团参散

治小儿血热心虚，自汗盗汗。

党参五钱，酒炒，或用高丽参一钱，亦可　当归四钱

煎服。或用雄猪心切分三片，煎汤，澄清，以此汤煎药亦可。

三〇二　太平汤

治小儿变蒸②，于三月后，每三日服一剂，可免百病。

党参三钱，炒黄　云苓钱半　炙草钱半　升麻一分，不可多用　淮药钱半，炒

煎服。

---

① 频：原为"酒"，据石印本改。

② 变蒸：指婴儿在生长过程中，或有身热、脉乱、汗出等症，而身无大病者。

三〇三 调元汤

治小儿变蒸，脾弱不乳，吐乳多啼。

党参钱半 香附一钱，炒 焦术一钱 厚朴八分，姜汁炒 广皮一钱 藿香五分 炙草五分

姜枣煎服。

三〇四 调气散

治小儿变蒸，吐泻不乳，多啼，欲发慢惊。

党参①钱半 木香五分 藿香五分 广皮一钱 香附八分，酒炒 炙草一钱 茯神一钱 茯苓一钱 生姜二片 红枣二枚

煎服。古方无二苓，以茯神补心，以茯苓助脾故也。

三〇五 柴胡清肝汤

治小儿见灯见火而愈啼不止，仰身而啼，两手温暖，口中热气，此心经有火，以及肝胆木火相转，并治风热疮疒②，或疮毒结于两耳两胁，或胸乳、小腹、股足等处，皆三焦之实热也。

沙参三钱 柴胡八分 炒栀八分 川芎八分 桔梗一钱 连翘一钱 甘草七分 黄芩八分，酒炒

淘米水煎服。若大人用，即加倍分两服之。

三〇六 经验理中汤

此方加人参，名曰人参理中汤；加附片，名附子理中汤；加人参、附片，名参附理中汤；加丁香，名丁香理中汤；加胡椒，名胡椒理中汤。所谓理中者，理中宫之脾胃也，治脾虚阴寒腹痛，自利不渴，大人、小儿食乳不化，

---

① 参：原作"生"，据石印本改。
② 疒（nè 讷）：病。

短气咳嗽，霍乱呕吐，胸膈噎①寒，以及疟痢日久，并瘴气瘟疫，中气虚损，久②不能愈，以及中虚生痰等症，均属相宜。

炙党参四钱　焦术三钱　干姜三钱，炒　炙草二钱

煎服。如虚寒腹痛甚者，或入房后，腹痛，手足厥冷者，或食寒冷腹痛者，均宜加熟附片二三钱；或中脘停寒，食即入即吐即哕者，加丁香五分，甚者可加至一二钱；如肺胃虚寒，气不宣通，喘咳逆气，呕吐痰水者，加胡椒，研末，三钱，荜茇二钱，广皮钱半，甚者加附片三四钱；如宿食不化而有酸臭味者，加炒麦芽二钱，炒神曲钱半；如冷泻不止，以及泻清水者，重用附片五七钱之外，再加炒芡实三四钱，云苓二钱，小儿均减半用。

三〇七　灯花散

治小儿心燥夜啼。

灯花五颗

研细末，用灯草五节，泡水调涂乳上，令儿吮之，或涂儿口中，以乳汁送下，日服三次。

三〇八　清脾饮

治热痰，或热多寒少。此方分两系③儿科用之，若大人用，则加倍之剂。

青皮五分　法半一钱　黄芩八分　甘草四分　焦术钱半　云苓钱半　柴胡八分　广皮八分　草果五分　厚朴七分，炒

姜枣煎服。

---

① 噎：原作"膉"，据石印本改。
② 久：原作"火"，据石印本改。
③ 系：原作"保"，据石印本改。

三〇九 六君子汤

治脾胃虚寒等症，小儿减半用。此方去半夏、陈皮，名四①君子汤，治脾胃虚弱；不用半夏，名五味异功散，治脾胃虚弱，呕吐泄泻，气逆；以四君加附片、木香、橘红，名曰参附四君汤，治脾虚寒吐泻；又以本方加炙芪、砂仁、厚朴、肉桂，名加味六君汤，治小儿脾疳泻痢；又以本方加砂仁、藿香，名香砂六君子汤，治过服凉药，以致食少作呕，或中气虚滞，此系脾胃之主方也。

炙防党五钱　焦术四钱　云苓三钱　炙草二钱　法半夏三钱广皮二钱　姜三片　红枣五枚

煎服。

三百十 温胃饮

治中寒呕吐吞酸，泄泻，不思饮食，及妇人脏寒呕恶，胎气不安等症。

炙防党三四钱或一两　焦术二三钱或五钱　白扁豆三钱，炒去壳焦干姜二三钱　陈皮一钱　炙草一钱　当归二钱，泻者不用

食远温服。如脾气下陷而身热者，加酒炒升麻四五分；如气滞或兼胸腹痛者，加白蔻仁八分、白芥子七分，或加藿香八分、木香五分亦可；如痰多，加茯苓二钱；如脾胃虚极，大呕大吐，不能止者，倍用参术，再加胡椒二三钱，煎热，徐徐服之；如妇人下寒带浊者，加破固脂二钱。

三一一 养中汤

治中气虚寒为呕为泄者。

炙黄党三钱　淮药二钱，炒　白扁豆三钱，炒　炙草一钱　炒干姜二钱　茯苓二钱

---

① 四：原作"曰"，据石印本改。

煎服。如胃中空虚觉馁者，加熟地①七八钱；如嗳腐气滞者，加陈皮一钱，或砂仁一钱。

三一二　参姜汤

治脾、肺、胃气虚寒，呕吐，咳嗽气短，小儿吐乳等症。

党参三五钱，或②加倍用　炙草五钱　炮姜二钱，或用煨生姜五片更佳

煎七分徐徐服之。此方或陈皮，或荜茇，或茯苓，皆可佐之。

三一三　东垣清胃饮

治醇酒厚味，或补胃热药太过，以致牙痛不可忍③，牵引头脑满面发热，或齿龈溃烂，出脓，口臭，喜食冷物，恶饮热汤，右脉洪大。此阳明胃府之火，宜此方主之。

生地三钱　升麻五分　当归二钱　丹皮钱半　川连一钱，夏月倍用

煎服。

三一四　人参养胃汤

治外感风寒，内伤生冷，寒热如疟，或呕逆恶心，并小儿因乳寒吐乳。

生党参三钱　砂仁一钱　法半二钱　藿香八分　厚朴钱半，姜汁炒　茯苓二钱　橘红一钱　炙草一钱　生姜三片　乌梅一个

煎服。古方有苍术、草果，今时胃弱甚多，以此二味之气闻④之愈吐。余时易以藿香、茯苓，取其气味纯正，并能助胃扶脾也。

---

① 地：原脱，据石印本补。
② 或：原脱，据石印本补。
③ 忍：原作"恶"，据石印本改。
④ 闻：原作"问"，据石印本改。

三一五　经验济生汤

专治小儿食积，五疳，肚大青筋，头项结核，目生云翳，甚至牙根腐烂，发稀成穗，发热作渴，口舌生疮，丁奚①消瘦，面黄齿黑，以及小便澄白，大便不调，凡一切无辜疳，并走马牙疳大症悉治，大效。总须每日一服，轻者四十剂愈，重者七十剂愈。余保赤无数，经验极多，因名之曰济生也。治法全重在肝、脾、肾三经，所谓治病必求本者，此耳。五岁以上减半用。

熟地一两　当归三钱，土炒　洋参三钱　使君子四钱，酒浸炒川连八分，醋炒　云苓二钱　楂肉三钱，炒焦　焦白术三钱，饭上蒸数次　麦芽二钱，炒　陈皮钱半　炙草二钱　木香片五分　白芍一钱，酒炒　白芜荑钱半，炒　老米一撮

煎服，每日一剂，分四次服完。

三一六　天中十香丸

专治吊脚痧，即霍乱转筋也。其症挥霍撩乱，起于仓卒。有心腹大痛，呕吐泻痢，亦有恶寒发热，头痛眩晕者。先心痛则先吐，先腹痛则先泻，若心腹俱痛，则吐泻兼作，甚则②转筋入腹，即死。其从足起者，脏腑已病，急服此丸十四粒，用温和开水送下，立愈，或用炒热盐一撮，童便灌之，即效，或急刺委中穴，出血为妙。委中穴即脚浮中。忌食热汤、米汤、糖食等物。

西牛黄四钱　木香一两八钱　当门子二钱五分　茅③苍术一两八钱　飞雄黄一两八钱　蟾酥④一两八钱　真沉香一两八钱　红大戟一两八钱　紫丁香一两八钱

共为研细末，用烧酒和丸，如芥子大，以辰砂一两八钱为

---

① 丁奚：原作"丁灸"，据石印本改。病证名，小儿黄瘦腹大。
② 则：原作"明"，据石印本改。
③ 茅：原作"芳"，据石印本改。
④ 蟾酥：原作"嚵酴"，据石印本改。

衣，大人每服十四粒，小儿每服五七粒。孕妇忌用。

三一七　仲景①竹叶石膏汤

治阳明汗多，口渴鼻衄，喜饮，水入即吐，及暑②热烦躁等症。

生党参二钱　生石膏三钱　法半一钱　甘草一钱　大麦冬钱半，去心　苦竹叶十皮　粳米一撮　姜二片

煎服。

三一八　大健脾饮

治脾胃虚弱。凡小儿面色黄瘦，肚腹虚胀，常时溏泻，大能养胃健脾，强中益气，多服百病不生。

真防党三钱，米炒　谷芽二钱，炒　麦芽钱半，炒　淮药三钱，炒　白蔻仁八分　云苓二钱　广皮钱半　枳壳八分，炒　焦楂肉二钱　法半钱半　炮姜八分　炙草一钱　焦白术二钱　老米一撮

煎。愈多服愈妙。

三一九　启脾饮

治脾胃不和，气不生降，中满痞塞，心腹膨胀，肠鸣泄泻，不思饮食等症。

真纹党四钱，米炒　陈皮一钱　青皮八分　厚朴一钱，姜汁炒　焦於术二钱　麦芽钱半，炒　神曲八分　砂仁一钱　炒干姜八分　炙草一钱

煎服。

三百二十　养元粉

能健脾养胃，益心气，助神明，男妇老幼婴儿均可用之。其补益之功，实为神妙。

---

① 景：原作"京"，据石印本改。
② 暑：原作"昆"，据石印本改。

真淮药四两，炒　白扁豆四钱，炒　芡实四两，炒　云苓二钱，饭上蒸　真防党三两，米炒　白蔻仁五钱，去壳　谷芽三两，炒　麦芽二两，炒　白灰面一斤，炒黄　焦楂肉二两　砂仁一两，去壳　莲肉五两，去心　陈老米一斤，炒黄　锅焦一斤，即焖饭锅巴

上共磨极细末，以磁坛收贮，随时当作点心，以白砂糖用开水随意调吃。

三二一　芍药枳术丸

治食积痞块，及小儿腹大胀满，时常疼痛，脾胃不和等症，此丸作煎剂，以十分之一用。

焦白术二两　赤芍二两，酒炒　枳实一两，面炒　陈皮一两

上为末，用薄荷煎汤，熬老米粥，为丸，桐子大，用米汤或开水送下百余丸。如脏寒，加炒干姜或一二两；如脾胃气虚，加炙防党一二两。

三二二　医统养心汤

治体素弱，或病后思虑过度，心虚惊悸不寐。

大生地四钱，酒炒　熟地一两　归身三钱　炙防党三钱　茯神二钱　麦冬钱半　枣仁钱半，炒　柏子仁二钱　炙草八分　五味十五粒　莲米三十粒，炒　灯心七节

煎服。

三二三　钱氏养心汤

治小儿心血虚怯，惊痫或惊悸怔忡，盗汗，无寐，发热，烦渴燥闷等症。

炙防党二钱　川芎八分　枣仁八分，炒　肉桂四分，研冲　北五味九粒　茯神一钱　茯苓一钱　炙草五分　半夏曲一钱　炙芪钱半　远志五分　当归一钱　柏子仁一钱　姜二片　枣三枚

煎服。

三二四　当归①养心汤

治心虚惊悸。

大生地五钱，酒炒　麦冬二钱，去心　归身三钱　炙草一钱　白洋参钱半，酒炒　升麻三分　灯心一团

煎服。

三二五　宁神汤

治心虚火盛，热燥惊搐等症。

大生地三钱　洋参一钱　麦冬钱半，去心　归身一钱　炒栀仁八分　川连八分，酒炒　炙草八分　辰砂二分　石菖蒲五分　灯心一团

煎调，辰砂搅匀，食后温服。

三二六　虎睛丸

治小儿惊痫，邪气入心。如一时无丸，或减半作煎剂亦可。如无虎睛，以小生②地四钱代之。

虎睛一对，研细　远志二钱，姜汁炒③　石菖蒲钱半　大黄三钱，煨　麦冬三钱，去心　蜣螂三枚，炒，去翅足

上为末，米粥糊丸，如梧桐子大，每二三丸，用竹叶汤或金银汤送下。

三二七　辰砂妙香散

治心气不足，惊痫，或精神恍惚，虚烦少气，睡④多盗汗⑤，心虚，遗精，白浊，服之安神镇心。

---

① 归：原作"桂"，据石印本改。
② 生：原脱，据石印本补。
③ 炒：原作"漫"，据石印本改。
④ 睡：原作"睛"，据石印本改。
⑤ 汗：原脱，据石印本补。

炙芪、淮芍姜汁炒、茯苓、茯神各一两　远志甘草汤制、炙草、洋参酒炒、桔梗各五钱　木香二钱　麝香一钱，另研　朱砂三钱，另研

共为末，每服二钱，灯心汤调服。此方以前十味减半，以朱砂只用二分，麝香只用一分，作煎剂亦可。

三二八　泻青汤

治肝胆火，并小儿急惊发搐痫症，实热眼赤睛疼等症。或丸亦可。

当归二钱　川芎一钱　防风一钱　羌活八分　炒栀八分　胆草一钱　大黄一钱　竹叶五皮

煎服。

三二九　泻黄散

治胆有实热痰，小儿惊痫。

生石膏三钱　生栀仁一钱　藿香一钱　防风一钱　生甘草八分

煎服。如小便短黄，加茵陈七分、淡竹叶十皮、灯心七节。

三三十　泻白汤

治肺火、大肠火喘急，并小儿肺热多痰、惊痫等症。

桑白皮三分　地骨皮三分　甘草一分　桔梗一分　广陈皮一分，去白

煎服。

三三一　清肺汤

治肺有余热，并斑疹痘咳嗽甚者。

桔梗一分　片芩八分　川贝一分，去心　防风八分　炙草五分　知母七分　苏子五分，捣碎

煎服。

三三二　妙圣丹

治食痫，因惊而停食吐乳、寒热，大便酸臭是也。

赭石分半，醋淬　巴霜三分　朱砂、雄黄、蝎稍各一分　轻粉
四分　麝香四分　杏仁二分，去皮尖，微炒

上为末，枣肉为丸，如桐子大，每服一二丸，用木贼一钱，
煎汤下。

三三三　经验达邪饮

此余自制万应之方也，治麻疹初热未出之时，惟恐误药，所以谆谆嘱其
未出以前，不必服药，但解利得宜，则毒亦易达而势亦必轻。此方不拘四时，
皆可服之，能疏表透肌，清毒活血，理肺消痰，清胃解郁，诚麻症得意之用
也。方后按症加减，更宜玩索，痘症表实同用。

柴胡八分　荆芥八分　防风一分　川贝一分，去心　赤芍八分
焦楂分半　枳壳七分，炒　广皮八分，去白　甘草五分　桔梗八分
薄荷四分　升麻三分

煎服。如大便秘结，加当归一分，熟军八分；如小便短少，
加木通一分；如口渴甚，加花粉八分；如泻泄太甚，不可止涩，
惟去枳壳不用，加云苓二钱、生苡米二钱；如烧热太甚，加前
胡二钱、骨皮一钱。

三三四　宣毒发表汤

治麻疹初热，三四日内，无论四时而出不快不透者；或因风寒燥暑所郁，
急防内陷难治，速用此方，立可透发。倘一剂不效，即速服二三剂，必能发
出，此神应之至，屡试屡验。

升麻八分　干葛八分　防风一钱　荆芥一钱　桔梗七分　薄荷
四分　牛子一钱　连翘钱半　前胡一钱　枳壳八分，炒　木通一钱
赤芍一钱　甘草三分

煎服。如大暑天，加炒芩一钱、竹叶五皮；如大寒天，加
蜜炙麻黄八分、生姜三片；如元气亏而出不快者，加生沙参三
四钱。此方痘症初表极妥。

三三五　栀仁解毒汤

治麻疹三四日，内外大热火盛，肌肤干燥，目赤唇紫，烦渴惊谵，二便秘结而出不快，或即出而①色紫黑，皆内毒壅盛，急宜清解内热，方能平稳。

生栀仁八分　黄芩七分　黄连七分　知母六分　生石膏一钱牛子二钱　连翘二钱　升麻八分　北柴胡一钱　防风一钱　赤芍八钱　甘草五分　灯心一团

煎服。如大便闭结，或无汗而周身干焦者，加酒炒大黄一钱；如小便闭塞，或短黄，加赤苓一钱、木通八分；如烦躁，加麦冬钱半；如咳嗽太甚，加杏仁二钱，去皮尖，桔梗八分，花粉一钱。

三三六　烟熏法

凡痘麻一切均可用宜。

麻痘房中最妙，以红枣烧烟，时时烧之，令烟香满房，不惟快发，并能解诸秽物所触，及房事、经水等事所触者。麻疹难出，以紫苏煎水，房内熏之。麻疹或因风寒所阻难出者，用热酒遍身搽之，然后以被盖，安卧片时，必然即出。痘疮如发痒者，用桦皮或荆芥穗少许，和红枣不断烧烟解之。麻痘被饮酒人厌秽者，用葛根、茵陈、青蒿各少许，和红枣，多烧烟解之。麻痘被五辛荤物厌秽者，用生姜和红枣烧烟解之。麻痘被死尸之气及厉气所犯者，用大黄、檀香和红枣烧烟解之。痘疮被抓臭及犬羊厌者，用枫毬子和檀香，烧烟解之。麻痘遇诸恶气，以及不堪闻之异气触厌，或忽然隐陷，或出不快者，急用乳香、檀香和红枣，烧②烟熏解，再以芫荽煮酒，房内喷之。

---

① 而：原作"标"，据石印本改。
② 烧：原作"烟"，据石印本改。

麻痘房内愚夫愚妇云：用烧红秤锤淋醋，气熏者俗谓打醋坛，殊不知醋能收敛，大非所宜也。此法惟用之于产妇房中，其余皆不可用也。麻痘房内不宜烧苍术，以其气味燥辣，最能耗神，痘则防行浆，麻则防愈燥，俗人所不知也。即有湿地，亦不宜烧，且房中有湿气而烧苍术，其湿气必引入于虚弱人之脏腑，即以房门关闭，令人不在房中而烧者，将来启门时，此人入内，而湿郁之毒亦即引入于启门之人，此万氏、薛氏、钱氏、杨氏诸先辈论中俱有此说，亦人多有不知也。

三三七　当归六黄汤

治麻症自汗、盗汗太多，恐防耗散变症，宜用此方。若有汗不多，即可不用，不宜妄行止汗。

当归二钱　黄芪一钱，炒　黄芩八分　黄柏八分①　生地二钱　熟地四钱　麦麸一撮　败蒲扇一片，烧灰调服

三三八　茅花汤

治麻症初热，鼻血过多，或鼻血不止者，速宜服此。倘鼻血少见，又为佳兆，不可妄止，此为太过者用。

茅花二钱　归尾一钱　丹皮一钱　生地二钱　元参钱半　甘草八分　百草霜一钱

煎服。

三三九　加味甘桔汤

治麻痘前后咽喉肿痛，不能饮食。如非麻症而咽喉肿痛者，不可用，宜查咽喉症论中。

桔梗二钱　甘草八分　连翘二钱　牛子钱半　元参三钱　黄芩八分　山豆根八分

---

①　黄柏八分：原脱，据石印本补。

煎水噙，如小儿难噙，即服亦可。

三四十　玉复匙

治麻痘，咽喉肿痛，先服煎药，次以此药吹之。

硼砂四分　朴硝三分　僵蚕四分　冰片二分

共乳极细末，分数次吹之。

三四一　元参解毒汤

治麻疹未出，而欲吐不吐，时作干呕，此毒滞于胃，急服此方。

元参二钱　黄芩八分　炒栀八分　桔梗七分　甘草五分　生地钱半　干葛八分　荆芥一钱　木通一钱　滑石一钱　车前八分　淡竹叶十皮　灯心十节

煎服。

三四二　加味四苓汤

治麻疹初热，泄泻太过，日无度数，急服此方。如微泻而日见一二次者，此佳兆，不可止也。

焦术一钱　赤苓一钱　猪苓一钱　泽泻八分　木通七分　车前七分　牛子一钱　黄芩七分

煎服。如服后不止，加升麻五分、川连酒炒四分。

三四三　黄芩芍药汤

治麻初热，欲泻不泻，里急后重，或成痢疾。

生地三钱　归尾钱半　枳壳钱半　木通一钱　川连八分　沙参钱半　炒芩七分　赤芍八分　升麻四分　甘草八分　大黄一钱，酒炒

煎服。

三四四　养营汤

治麻出色白，宜服此方一二剂，如颜色转红，再与三三三之方服之。

当归二钱，酒炒　川芎钱半　红花八分　沙参四钱①　赤芍一钱
甘草一钱　升麻三分

　　煎服②。

三四五　化班汤

　　治麻出颜色红赤如珠者，防变紫色则险，急服此方，与五三之方相间服
之。如火盛难收者，亦宜。

　　生沙参三钱　知母一钱　牛子钱半　连翘二钱　生石膏钱半
骨皮钱半　升麻五分　甘草八分　淡竹叶十皮　糯米一撮

　　煎服。

三四六　加味四物汤

　　治麻色焦紫干红，惨暗③不明者，急宜用此。

　　生地四钱　当归二钱　川芎钱半　赤芍一钱　丹皮八分　前胡
一钱　连翘钱半　牛子钱半　红花八分　甘草八分

　　煎服。

三四七　大青汤

　　治麻色紫黑干燥，其症极险，此方服之，色不转淡红者，不必治。

　　元参三钱　大青八分　桔梗一钱　知母一钱　升麻五分　石膏
钱半　栀仁八分　木通一钱　人中黄少许

　　煎服。

三四八　紫草解毒汤

　　治麻色纯黑，其症十分险极，急用此方，此方不应，即不治矣。

　　麻黄三钱　紫草一钱　红花五分　穿甲一钱　僵蚕八分　全虫

---

①　红花……四钱：原脱，据石印本补。
②　升麻……煎服：原脱，据石印本补。
③　暗：原作"情"，据石印本改。

八分　川连钱半　蝉蜕五个　牛子三钱　生地四钱　人中黄少许
　　煎服。

三四九　消毒升麻汤

　　治麻已出复收，为风寒所触，急防内攻。愚夫愚妇每多不禁风寒者，必致误事。

　　升麻一钱　干葛二钱　荆芥二钱　牛子三钱　赤芍二钱　甘草八分　生姜三片
　　煎服。

三五十　参连汤

　　治麻出复收，因儿元气亏极，或在大病后出麻，目闭无神，口不能言，如灌药从口角溜出，亦宜缓浸。

　　人参辽东者用一钱，高丽者用三钱　川连五钱
　　煎服。如加减少分两，万不能救，宜急投。

三五一　泻心汤

　　治麻出咳嗽，烦躁。

　　桑白皮钱半，蜜炙　骨皮一钱　甘草八分　淡竹叶十皮　天花粉八分　连翘一钱　元参二钱　真川连八分　川贝母一钱，去心灯心一团
　　煎服。

三五二　黄连杏仁汤

　　治麻出咳嗽，烦闷①不安。

　　川连一钱，酒炒　陈皮钱半，去白　生杏仁四钱，去皮　麻黄四钱，去节　枳壳八分，炒　干葛八分　生姜三片

----

① 烦闷：原作"烦躁闷"，据石印本改。

煎服。

三五三　和胃四苓汤

治麻出稀少，色淡，其毒本轻，倘作泻不休者，系水谷不分。

生薏①米四钱　厚朴八分　赤苓一钱　猪苓一钱　生泽泻八分　炒曲一钱　楂肉二钱，炒　白芍八分　广陈皮一钱，去白　香附七分，酒炒　木通一钱　肉桂三分，研末冲　炙甘草五分

煎服。

三五四　平胃散

治麻出稠密红紫甚者，如泄泻即大吉之兆，以毒注大肠，辛泻而解，倘泻不休者，则又以此方解之。

生苡米四钱　厚朴七分　陈皮八分　甘草五分　生车前八分　猪苓一钱　泽泻八分　干葛八分　连翘一钱　升麻四分　牛子钱半

煎服。

三五五　加味逍遥散

治小儿体弱而临麻症，于已出未出，均可酌用。

焦白术二钱　当归钱半，酒炒　茯苓钱半　薄荷五分　炒白芍一钱　丹皮钱半，酒炒　陈皮八分　柴胡一钱　生沙参二钱　麦冬一钱，去心　甘草七分　干葛八分

煎服。

三五六　化毒清表汤

治麻出红肿太甚，或一齐拥出，不必惊慌，急服此方。如未出以前而头面红肿者，亦宜此方主之；如已出之后而火盛难收者，亦宜用此方。前后首尾，凡火盛者，一服即安。

---

① 薏：原作"芪"，据石印本改。

生石膏三钱　麦冬二钱，去心　牛子二钱，炒　连翘钱半　天花粉一钱　骨皮一钱　川连八分　黄芩一钱，酒炒　炒黑栀八分知母七分　干葛八分　元参钱半　北防风五分　前胡一钱　桔梗八分　甘草三分　灯心一团

煎服。如大便闭，加酒炒大黄三钱。

三五七　消毒饮

治麻出后，大热不退，或连绵三四日不收者，此毒火太甚，而发未透也，即数日红肿难收者亦宜。

元参三钱　连翘二钱　荆芥一钱　前胡一钱　石膏钱半　牛子二钱　甘草八分　桔梗一钱　黄芩八分　花粉八分　防风八分　木通一钱　银花钱半

煎服。

三五八　解毒快班汤

凡麻见形之后，诸以此方主之。如有各症，即用各方，倘无他症，此通治之方，最为得法①。

连翘钱半　牛子钱半　归尾五分　荆芥八分　蝉蜕五个　楂肉三钱　防风八分　生地二钱　桔梗八分　炒芩七分　川芎七分　干葛八分　紫草八分　银花六分　甘草四分　观音柳少许

煎服。

三五九　托毒快班汤

凡小儿元气素薄，而麻痘见形之初，恐元气太薄，不能送毒外出，此方最妥。孕妇亦可用。

炒沙参五钱　当归一钱　川芎八分　升麻四分　炒楂②肉二钱

---

① 用各方……得法：原脱，据石印本补。
② 楂：原作"焦"，据石印本改。

防风一钱　芥穗八分　甘草五分　生苡米三钱

　　煎服。如有燕窝，用二三钱同煎更妙。

三六十　滋阴还元饮

　　治麻痘后发热不退，后退后复热，其候困倦，少食懒言，不渴，二便自利，此真阴虚损，虽唇红面赤，大烧火热，实非实症，此方最妙。万勿听俗云补住余毒也。倘大渴便结，不宜用。

　　炙沙参四钱　当归二钱，酒炒　茯神二钱　熟地七八钱，或一两均可　生苡米四钱　白芍钱半　炙草一钱　银花钱半　白茯苓二钱

　　煎服，二三剂必愈。如咳嗽多痰①，加橘红一钱、川贝一钱；如大便干结，加火麻仁二钱；如小便短黄，加炒车前一钱；如发惊，加金银同煎，必重用熟地；如口干不甚渴者，加酒炒洋参钱半；如汗多，不用苡米，加生淮药四钱、炙玉竹三钱、小麦一撮；气虚加炙芪二三钱。

三六一　养阴解毒汤

　　治麻收后复烧，唇红口臭，便结烦闷，枯槁，口渴舌干，脉亦洪大。此余毒内郁，以此方主之。

　　大生地四钱　元参二钱　连翘钱半　骨皮一钱　生沙参三钱牛子二钱　前胡一钱　甘草五分　炒黑栀八分　黄芩八分

　　煎服。

三六二　万氏柴胡四物汤

　　治麻疹收后，大热不退，恐成疳症。

　　柴胡一钱　当归二钱　川芎一钱　大生地四钱　白芍一钱　洋参二钱　麦冬钱半，去心　淡竹叶十皮　知母八分　黄芩八分　骨皮二钱

---

① 痰：原作"疾"，据石印本改。

煎服，数剂必愈。

三六三　芦荟肥儿丸

治麻后发热，昼夜不退，肌肤①消瘦，毛枯骨立，已成疳症者。

芦荟、胆草酒洗、木香、人参或以高丽参代之、使君子肉、蚵皮即土鳖，酥炙，去头足，三钱　麦芽三钱，炒　槟榔、川连酒炒，去须、白芫荑各三钱　胡黄连三钱

上为细末，猪胆汁为丸，黍米大，每服五六十丸，米汤送下。

三六四　当归养血汤

治麻后壮热谵语，烦渴，如见神鬼，此毒入心肺而阴血衰耗也。

大生地四钱，酒炒　归身三钱　川芎钱半　枣仁一钱，炒　淡竹叶十皮　木通一钱　炒栀一钱　甘草八分　灯心一团

煎服。如大便闭结，加酒炒大黄钱半。

三六五　黄连安神丸

治麻后壮热，惊搐烦乱。

川连、胆草、石菖蒲、茯神各二钱　当归三钱　全蝎七个，去刺

上为末，汤漫蒸饼，和猪心血为丸，以朱砂八分为衣，灯心汤送下。

三六六　清肺饮

治麻后肺热咳嗽不甚，此方主之。如肺气虚弱喘急，连声不已者，即于此方加炙草、纹党三四钱。

麦冬二钱，去心　桔梗钱半　知母一钱　桑白皮一钱，蜜炙　骨

---

① 肤：原作"胃"，据石印本改。

皮一钱　花粉一钱　竹叶十皮　牛子钱半　防风一钱　荆芥一钱
甘草八分　饴糖一片

同煎服。

三六七　麦冬清肺饮

治麻咳嗽出血。

川贝钱半，去心　麦冬二钱，去心　天冬二钱　生石膏一钱　知
母八分　桔梗一钱　陈皮一钱，去白　马兜铃一钱　牛子三钱，炒
连翘钱半　桑皮一钱，蜜炙　杏仁二钱，去皮尖

用糯米一撮，煎服；或用梨汁一杯，兑服亦可。

三六八　加味茵陈四物汤

治麻后烧太甚，口鼻出血，宜滋阴①降火，使火下行。

大生地四钱　归尾钱半　赤芍一钱　川芎八分　炒黑栀一钱
茵陈一钱，酒炒　木通一钱　车前子八分　牛蒡子二钱　连翘钱半
知母七分　滑石一钱　生甘草五分　灯心一团

煎服。

三六九　犀角解毒汤

治麻后壮热，口鼻出血。

犀角屑钱半　赤芍一钱　丹皮钱半　黄芩七分　大生地四钱
川连七分　炒栀八分　茵陈七分　淮木通钱半

煎服。

三七十　清金降火汤

治麻后身热不退，咳嗽声哑，日久不愈者，此方主之。

川贝母钱半，去心　当归一钱　白芍一钱，炒　广皮一钱，去白

---

① 阴：此后原衍"阴"，据石印本删。

瓜蒌仁八分　云苓二钱　元参三钱　炒芩八分　桑白皮一钱，蜜炙　麦冬二钱，去心　天冬二钱　杏仁二钱，去皮尖　煅石膏钱半　紫苏五钱　桔梗一钱　川连八分，酒炒　生姜二片

　　煎服。

三七一　天真膏

　　治麻后咳嗽，夜卧不安，或麻后疥疮者，均宜。

　　大生地二两，炒　云苓两半　元参三两　知母一两　生黄芪二两　丹皮八钱　陈皮两半　沙参三两　桑白皮一两　焦术二两　茯神两半　当归二两　生苡米四两　麦冬四两，去心　紫菀一两　橘红两半

　　上药浓熬两次，去渣，以缓火熬成膏，用白蜜四两收膏，磁坛收贮，放地面一夜，退净火气，每服三五茶匙，开水调化，日服数次更妙。

三七二　清胃化毒汤

　　治麻后走马牙，或噙或服。

　　生石膏三钱　牛子钱半　连翘钱半　生地二钱　炒黄芩一钱　甘草一钱　槟榔一钱　紫草六分　金银花钱半　使君子肉钱半

　　煎水，时噙与服。

三七三人中白散①

　　治牙疳。

　　人中白即小便脚②，晒干　芦荟一钱　使君子肉钱半　龙胆草一钱　川连一钱　五灵脂钱半

　　上为末，蒸饼作丸服。

---

① 人中白散：原脱，据石印本补。
② 脚：诸本同，疑误。

三七四　清胃①败毒散

治牙疳。

僵蚕八分　丹皮一钱　连翘二钱　生地三钱　银花钱半　沙参四钱　云苓二钱　桑白皮一钱　黄柏一钱，炒　甘草一钱

煎服。如体弱者，加焦术二钱。

三七五　文蛤散

治牙疳。

雄黄五钱　五倍子二钱　枯矾一钱　蚕蜕纸一钱，烧灰

共为细末，先将清茶洗净，然后以此末药敷之。

三七六　雄黄散

治牙疳。

雄黄一钱　黄柏二钱　蛇床子二钱

共乳末，先以艾叶煎汤洗净，然后用此药搽上，如有苋菜时，以苋菜晒干，烧灰一钱，和入末药内，更妙。

三七七　救苦散

治牙疳。

人中白三钱　青黛五分　冰片一分　白僵蚕钱半　寒水石三钱　牛黄三分

共为末，先用清茶洗净，然后以此末药搽之。

三七八　三黄丸

治麻后痢症，无论赤白，实热者宜之。即男妇大小，随时痢疾而里②急后重者，均宜以此利之。

---

① 胃：原脱，据石印本补。

② 里：原作"衰"，据石印本改。

黄芩酒蒸　　川连酒炒　　大黄酒制九次

上三味等分为末，以醋糊丸，如桐子大，每次三十丸，米汤送下。

三七九　香连丸

治麻后痢疾，及随时痢症体虚者，以此丸解之。凡男妇老幼及孕妇均宜。

川连一两，用吴萸五两浸水同炒，去吴萸不用　　广香三两

共研末，以醋糊丸，如梧桐子大，每服二三十丸，米汤送下。

三八十　升消平胃散

治麻痘感冒，积滞腹痛者，凡痘前麻后以及随时①，均可用。

香附八分，炒　　川芎七分　　苏叶六分　　厚朴一钱，姜汁炒　　藿香三分　　砂仁五分　　白芷三分　　法半六分　　陈皮八分　　山楂一钱，炒　　麦芽一钱，炒　　生姜二片

煎服。如痛甚者，加木香片四分；如嗳哕吞酸，加炒枳壳八分。

三八一　辰砂益元散

治麻后日夜烦躁，人事不知，火邪入心，而狂言妄语者。

滑石六钱，飞过　　甘草一钱　　辰砂五分　　木通五分　　车前五分　　川连二分

共乳极细末，用灯心汤调服。

三八二　辰砂五苓散

治麻后余热未尽，狂言谵语，日夜不安，邪入心经者。

辰砂三分，另乳　　焦术一钱　　茯苓一钱　　猪苓一钱　　泽泻八分

---

① 时：此后原衍"时"，据石印本删。

川连五分　炒苓七分　肉桂三分，研末冲

　　用灯心一团煎好，以辰砂和肉桂末同调匀服之。

三八三　升麻葛根汤

　　治麻痘初热，以及退后而心经有热，狂言谵语①者，以此煎药，调益元散服之。

　　升麻四分　干葛钱半　赤芍一钱　甘草五分　麦冬三钱，去心

　　煎好，调益元散服。

三八四　理肺解毒汤

　　治麻后身热，痰涎壅甚，咳嗽喘急，胸高心痛，音哑痰鸣②，或牙关紧闭，病势危惊者，此肺经邪正相搏，先以通关散少许，吹鼻试之。倘有喷嚏，即速服此药，否③则难治矣。

　　生芪二钱　当归二钱　白芍八分，炒　前胡一钱　连翘钱半牛子钱半，炒　桔梗一钱，去心　陈皮一钱，去白　黄芩八分　花粉八分　川贝钱半，去心　荆芥一钱　甘草五分　知母五分　生地钱半

　　煎服。

三八五　通关散

　　治一切牙关紧闭，吹入鼻中，有喷嚏者是治；无喷嚏者，极险重，急急医之，难治。

　　细辛二分　牙皂一分　法半一分

　　共乳极细末，以少许用红纸管吹入鼻中，不可多。

三八六　雪梨饮

治麻出或退后无病，音哑。

---

① 语：原脱，据石印本补。
② 鸣：原作"唱"，据石印本改。
③ 否：原作"不"，据石印本改。

雪梨二三个，捣汁和白砂糖饮之如无新鲜者，以干梨和冰糖煎熟，食之；若遇无梨时，以叭达杏仁去皮尖五钱，捣烂和冰糖五钱，蒸水连渣服之，每早晚二次。

三八七　止痒法

治麻出作痒或退后发痒。

麻出作痒者，用热酒遍身搽之；麻退发痒者，用荆芥穗和红枣烧炭熏之，余详三三六中查用。

三八八　麻后误食类

爱惜子孙者，望与信之。

麻后误食煎炒，热留肠胃，必成痢疾；麻后误食生冷，不能克化，必成痞块；麻后食肉太早，则每岁逢大众麻时，必不下痢脓血；麻后误食鸡鱼，则终身皮肤如鸡皮，且遇时行复重出；麻后误食咸酸太重，致令久咳，甚则终身发吼喘之疾；麻后误食五辛，则主惊热。总宜多忌，必待四十九日或百日后，方无禁忌，欲免后患，即宜节①之。

三八九　四物汤

治血虚营弱，一切血病，当以此主。此方加减法治症变化无穷，即详列于中，查用时宜细玩统之。

熟地自五七八钱以至一二两，均可用　当归自二三钱以至四五七八钱，均可用　川芎或钱半、二钱，不宜重用　芍药或二三钱，或生用，或酒炒，随时酌之

此方加柴胡、小栀、丹皮三味，即名薛氏加味四物汤，治血虚有热；此方加麦冬、黄柏、苍术各一钱，人参、黄连各五分，杜仲、牛膝各一钱，知母五分，北五味九粒，即名正传加

---

①　节：原作"即"，据石印本改。

味四物汤，治血热阴虚诸痿，四肢软弱不能举动，或作丸药亦可；此方加侧柏叶八分，炒枳壳、炒槐花、芥穗、甘草各五分，地榆、条芩、防风各六分，乌梅三枚，去芍药，即名东垣加减四物汤，治肠风下血；此方加柴胡八分，人参、黄芩、法半、甘草各三钱，生姜三大片，即名保命柴胡四物汤，治日久虚劳，微有寒热，脉滑而数者；此方用大生地加柴胡、人参、麦冬、知母、淡竹叶、黄芩、地骨皮，即名万氏柴胡四物汤，治麻疹后余毒发热；此方加阿胶珠四钱，炒艾叶八分，黄芩①一钱，即名奇效四物汤，治妇人肝经虚热，沸腾而崩久不止者；此方去熟地，加人参、干姜、炙草，即名增损四物汤，治脾虚不能摄血，血去不止；此方加蓬术、三棱、肉桂、干漆，炒尽烟，各等分，即名良方加减四物汤，治妇人血积；此方加胡黄连、川黄连各一钱，即名四物二连汤，治妇人血虚发热，或口舌生疮，或昼安夜热；此方加煨大黄、桃仁各等分，即名元戎四物汤，治脏结秘涩，或作丸亦可。

三九十　五味膏

治脾胃虚弱咳嗽喘急。

大梨半斤　白莲藕半斤　萝卜半斤　生姜半斤

以上捣为泥，新白布滤汁，加白蜜半斤，熬成空心，开水调服。

煎。

三九一　薰②室芸香丸

此方疹痘初生薰③室为妥。

---

① 芩：原作"艹"，据石印本改。
② 薰：疑为"熏"之误。
③ 薰：同上。

北细辛二钱　芸丁香—两　荆芥七钱　檀香七钱

上为末，用红枣一斤，去核，以温热水泡透，同末药捣匀，即以泡红枣之水和丸，如蛋黄大，每用二三丸，烧于火盆，令满房有此香味，不可间断。

三九二　仿东垣调元法

治痘证表虚，或初热多汗，面白神疲，或见点不红，或顶陷不起而痒，或行浆脓清，而根窠不红，或久不收靥结痂，此方首尾，凡属表虚者主之。

真防党初热用生的四五钱，灌脓时用酒炒四五钱，初胀时用米炒四五钱，回浆时用蜜炙四五钱　真绵芪所用分两以及随时制法俱照党参一样　甘草一钱初热用生，以后俱用炙　真淮药三四钱。初热用生，起胀用酒炒，灌脓用炒黄色，回浆微炒。如首尾作泻，重用七八钱，炒　茯神一钱

上药，初热时用红枣三枚同煎，起胀时用糯一撮同煎，灌脓时用糯米和黄豆一撮同煎，回浆时用老米一撮、莲子二十粒，去心，同煎。再前后首尾能有人乳一酒杯，以药煎好，兑入碗内，服之更妙。如头额①不起②者，加川芎八分；面部不起者，加升麻五分；胸腹不起者，加桔梗七分；腰膝不起者，加酒炒牛膝六分，万万不可多用；四肢不起者，加酒炒桂枝四分。如呕恶，加丁香四分；如四肢发冷而元气虚寒之甚者，加熟附片一钱；如初热泄泻太甚者，加炒苡米四五钱；如起胀灌浆泄泻者，加炒芡实五七钱；如收靥时泄泻太甚者，仍加芡实，再加煨木香八分。

三九三　参芪内托散

治痘症里虚，凡已出未出，或泄泻呕吐，或溏泻少食，小便清利，神昏

---

① 额：原作“颇”，据石印本改。
② 起：此后原衍“起”，据石印本删。

脉弱，或发痒不溃脓，或为倒靥，或疮痈脓毒不化，毒溃作痛等症，首尾照加减制法，其效如神。

真防党初热用生的三四钱；灌脓用蜜炙四五钱；起胀用酒炒四五钱；收靥用酒炒三四钱　箭芪初热生用三钱，灌脓蜜炙四钱，起胀酒炒四钱，收靥酒炒三钱　当归钱半，土炒焦　川芎八分　防风七分　桔梗七分，炒　厚朴七分，姜汁炒　白芷五分　楂肉一钱，炒　木香三分　紫草四分　白芍①八分，炒　甘草五分

上药，初热时用红枣三枚同煎，起胀时用糯米一撮、香信五个同煎，灌脓时用黄豆四十粒同煎，收靥时用莲子二十粒去心、南枣五枚同煎。如起胀而痘色淡白者，去防风、紫草、白芷，加生淮药三钱、陈仓米一两；如首尾均有泄泻或溏泻者，去当归，加茯苓二钱、炒苡米四钱；如起发不透，加酒炒升麻五分；如气促声微困倦者，加熟地七八钱，首尾皆可用。

三九四　加味柴归饮

治痘初起发热，疑似之间有毒可托，有邪可散，以及壮热唇红，无论已出未出，凡属表实有热之证，以此方主之，首尾皆可用，但要视儿先天本足，且察脉浮而有力，方可用。

生沙参四钱　芥穗钱半　干葛八分　炙草八分　大生地二钱　当归二钱　柴胡一钱　前胡一钱　白芍初热生用一钱，已见炒用一钱

用米泔水煎服。如见点不齐，加升麻八分、川芎八分；如痘色红肿焦枯者，加黄芩一钱；如小便短少，加赤苓一钱；如大便秘结，加火麻仁钱半；如大渴喜冷，加生石膏钱半，微渴者不可妄用。

三九五　加味搜毒饮

治痘症前后首尾，内热便秘，纯阳等症，以及惊躁谵狂，凡属里邪实者，

---

① 芍：原作"药"，据石印本改。

以此方主之。

生地三钱　柴草八分　骨皮二钱　牛子二钱　连翘二钱　木通一钱　蝉蜕十个　黄芩八分　赤芍一钱　银花钱半　甘草五分

煎服。如头面牙龈肿痛者，加生石膏二钱、知母一钱；如渴甚者，加花粉一钱、麦冬二钱；如大肠干结实胀，大便结塞者，加大黄钱半、芒硝八分；如血热妄行者，加犀角屑二钱，童便一酒杯兑服；如小便热闭，短涩深黄者，加生栀仁八分、生车前钱半；如热甚者，加柴胡钱半、前胡钱半。

三九六　六气煎

治痘疮气虚痒痛，或不起发、不红活，以及倒陷干枯，或寒战咬牙。凡表寒者，无论首尾，以此方主之。

黄芪四钱，酒炒　党参四钱，酒炒　淮药三钱，炒　当归二钱，土炒　肉桂多去粗皮，净用八分，研末冲服　炙草钱半

如发热不解，或尚未见点者，加柴胡一钱以疏表，再加防风一钱以佐之；如见点后而痘不起发，或起而不贯，或贯而浆薄，加人乳、甜酒共一盏，兑入，并加糯米一撮，同煎。如气虚痒塌不起者，加炒穿山甲一钱；如红紫血热不起，加紫草八分；如脾滞者，加炒楂肉钱半、陈皮八分；如胃气虚寒呕恶者，加炒干姜八分、丁香五分；如腹痛兼滞者，加木香四分、陈皮八分；如寒战咬牙泄泻者，去当归，加熟附片二钱、干姜一钱；如未起未贯而先后发痒者，加白芷钱半、熟地七八钱。

三九七　九味异功散

治痘寒战咬牙，倒陷，呕吐泄泻，腹痛，口鼻气冷，已出未出，或出而不起，色白面青，或脓清不满，或贯浆不匀。凡属里寒中虚，阳气不足者，以此方主之，首尾均宜。

党参三钱，炒　炙芪三钱　熟地七钱　炙草八分　炮姜二钱

附片三钱　丁香七分，研冲　当归二钱，泻者不用　肉桂去皮取净，八分，研末冲

　　煎好，徐徐服之。如泄泻甚者，加炒淮药三四钱，再加鹿茸一钱，尤妙。

三九八　双解散

　　治痘症表里俱实者，无论初热起胀、贯浆收靥时，但见烦躁狂言，大渴，咽喉肿痛，大小便闭结，或溺血衄血者，非此方不解。

　　防风一钱　川芎八分　当归一钱　连翘钱半　赤芍八分　薄荷五分　大黄八分　石膏一钱　桔梗一钱黄芩八分　芥穗五分　桂枝三分　滑石三钱　甘草二钱

　　煎服。此即防风通圣散去麻黄、芒硝、白术、栀子，加桂枝之变方也。

三九九　内托透邪法

　　此余自制得意之方。凡小儿初热，于痘疮疑似之间，或已见未见，以此法治之，有毒即托，有邪即透，较之六物、六气所用者，更利于近时之小儿，神效极多。

　　生党参三钱，体弱用五钱　生黄芪二钱，体弱倍用　防风一钱荆芥穗一钱　炒楂肉钱半　桔根八分　升麻三分，不可多用　前胡一钱　甘草七分　木通五分

　　用生姜三片，或冬笋尖五个、香信五个，同煎。如泻者，加炒淮药三钱；如惊搐，加钩藤一钱、金箔五张，捻成团，同煎；如呕吐，加炒干姜八分；如头痛，加薄荷四分；如腹痛，加厚朴八分；如咳嗽，加款冬花一钱；如腹中忧忧戚戚，愁眉作痛者，必毒气壅过，宜加牛蒡子二钱、连翘一钱。

四百　扶元宣毒法

治痘发①热三四日后，或已见点未见点，即服此方，自然起胀。倘有格外险证，当有变证，八阵心方内查用此方，系通治痘证万应之神剂，大利于近时小儿，屡试屡应。

生黄芪三钱　生党参三钱　当归一钱，土炒　川芎四分　升麻三分　白芷八分　防风一钱　赤芍七分　楂肉一钱，炒　乳香四分　檀香三分，劈碎　广皮五分

用糯米一撮、红枣三枚，同煎。如烧热不甚退者，加前胡八分；如口渴甚者，加花粉七分；小便短，加木通一钱；大便结，不可妄通，只要结而不胀不痛，则愈②结愈妙，易于贯脓；若实系胀痛③而闭结难受者，加火麻仁八分，人乳一酒杯，蜂蜜一茶挑，和匀兑服。

四〇一　参归鹿茸汤

治痘不甚起发，或颜色淡白，或白泡不尖，或小儿素系大虚，或在病后而又出痘，气血大虚，急防贯浆不起，毒难外送，又或业已贯浆，因服寒凉，忽然倒陷，速用此方，立见充浆。

炙党参五七钱，或用人参八分更妙　炙芪五七钱　当归二钱，土炒焦　鹿茸二钱，酒酥

用生姜二片，桂圆肉十枚，煎服。如手足冷，加上肉桂去皮四分、丁香三分，同研末兑服；如寒战咬牙，或已出倒陷，均宜加熟附片二三钱，亦加肉桂四五分；如泄泻加酒炒白芍一钱、炒芡实四五钱、诃子肉钱半、煨木香七分。

---

① 发：原作"法"，据石印本改。
② 愈：原作"愈"，据石印本改。
③ 痛：原作"通"，据石印本改。

四〇二　千金内托散

治起胀托脓，痘中极妙之方，与前方大有神妙①。凡不能起发者，必须用之。

炙党参三钱　炙芪三钱　当归二钱，酒炒　白芍八分　炒楂肉一钱　白芷八分　木香三分　肉桂五分，去皮，研末　真厚朴②七分，姜炒　防风八分

用糯米一撮，黄豆三十粒，煎好，再以人乳、黄酒，共一酒杯兑入药内服之，又法以雄鸡冠血数滴，兑入药内更妙；如尚有咳嗽，不可大意，加款冬花二钱、橘红一钱、桔梗八分，去木香、白芍二味不用。

四〇三　实浆散

凡痘③九日十日内，浆宜饱满，如稍有不甚满者，急服方，即有浆亦须服之，俾收靥，无后患也。

炙党参三钱　炙芪三钱　焦术钱半　白芷八分　真鹿茸一钱，酒酥　当归一钱，土炒　川芎五分　肉桂五分，去皮，研末　穿山甲四分，炒　楂肉一钱，炒　陈皮七分

用黄豆三十粒，糯米一撮，煎服二三剂，极妙。

四〇四　当归活血汤

治痘已灌脓，服实浆散一二剂，而顶反不起，脓反不足，必气足而血凝，用此方服，脓必饱。

大生地四钱，酒炒　当归三钱，酒炒　白芍八分，炒　川芎七分　炙党参三钱　红花五分　升麻四分，炒　紫草五分　白芷一钱　牛

---

① 妙：原作"炒"，据石印本改。
② 朴：原脱，据石印本补。
③ 痘：原作"主"，据石印本改。

子钱半，炒　黄豆三十粒　糯米一撮

　　同煎服。

四〇五　血余解毒汤

　　治灌脓浆时下利脓血，此肠胃有痘，痘溃，而不可妄作痢疾，即用此方，数①剂即愈。

　　焦术二钱　茯苓钱半　猪苓一钱　泽泻八钱　牛子二钱，炒
肉桂四钱，研末

　　用血余一团即乱头发，用皂角水净，晒干，烧灰入药用，煎服。

四〇六　滋血祛风汤

　　治灌浆时手足牵引。

　　双钩藤一钱　当归二钱，炒　炙芪二钱　白芍钱半，炒　官桂
一分　僵蚕八分　焦术钱半　川芎七分　大生地四钱，酒炒

　　金银器同煎。

四〇七　祛风定痛饮

　　治灌浆时筋骨疼痛。

　　党参三钱，酒炒　当归二钱，酒炒　骨碎补一钱　防风八分　钩
藤一钱　白芷八分　川芎八分　五加皮二钱　蝉蜕五个　生芪二钱
续断钱半，酒炒

　　甜酒一盏，兑服。

四〇八　参砂和胃散

　　治痘灌浆时单呕吐不泻者。

　　党参三钱，米炒　砂仁八分　法半六分　焦术一钱　云苓八分

---

① 　数：原作"败"，据石印本改。

藿香三分　陈皮五分　炙草四分

用煨姜三片，水煎服即止。

四〇九　参术散

治痘灌浆时，单泻而不①呕吐者。

焦术二钱　炙党一钱　茯苓一钱　砂仁四分　炙草七分　苡米二钱，炒　炒曲四分　楂肉七分，炒　陈皮五分　诃子肉七分　木香片三分　莲子二十粒，去心

四百十　倒仓法

治大便燥结作痛，凡老年人秘结数日而痛者，亦宜此法。

白蜜一杯　猪胆一个

共熬成膏，捻成小丸子，纳入粪门内，少顷粪即出矣。

四一一　除泡丹

治灌浆如水②泡者，刺破以此药搽之，内服大剂实浆散，不可忽③略。

滑石一两　白术五钱　白芷五钱

共研末调搽之。

四一二　拔疔散

治痘出紫黑色，及灌浆时成紫黑泡者，用银针刺破，以此药搽之，施刺施生，刺而再搽，忽略难救。

胭脂米一两　明雄黄五钱

共研细末，搽之。

四一三　扶元活血汤

治痘出紫黑色，及灌浆时成紫黑色者，此毒盛血热。

---

① 不：原脱，据石印本补。
② 如水：原作"水如"，据石印本乙转。
③ 忽：原作"勿"，据石印本改。

洋参三钱，酒炒　黄芪二钱，酒炒　白芍八分，炒　茯苓一钱　红花八分　白芷八分　蝉蜕五个　生大黄三钱　牛子钱半　连翘钱半　川甲七分，炒

煎服二三剂，妙。

四一四　两补救急法

治痘业已起胀行浆，忽因泄泻而顷时倒陷者，急服此方，迟则难救①。

炙党参四钱，如人参用七八分更妙②　炙芪三钱　熟地八钱，烧成灰　熟附片钱半　淮药三钱，炒　肉桂七分，去皮，研末冲　白云苓③二钱，姜汁炒

用糯米一撮，黄豆四十粒同煎，煎好再用雄鸡冠血数滴，甜酒半盏，调匀兑入药内服之，立见红活起顶，连服二三剂。

四一五　扶元升提法

治痘已出，或因清解寒凉之药太过，忽然内陷变白等症，急宜用此方以救之也④。

炙党参五六钱均可用，或人参七分　炙芪三五钱均可用　当归二钱，酒炒焦　淫羊藿一钱　鹿茸钱半，酒酥　川芎八分　肉桂五分，去皮研末　杭白菊一钱，炒　炙草八分　升麻四分，酒炒

用糯米、黄豆共一撮煎服。

四一六　补气解秽汤

治痘已出胀满灌浆时，或因秽物所触，以及不洁净等事，忽然内陷，速用此方救之。

---

① 救：原脱，据石印本补。
② 妙：原作"如"，据石印本改。
③ 苓：原脱，据石印本补。
④ 陷变白……救之也：原脱，据石印本补。

炙党参四钱　炙芪三钱　肉桂四分，去皮，研末冲　当归二钱
母丁香四分，研　藿香二分　木香三钱　檀香三分

用糯米、黄豆共一撮煎服，立效。

四一七　回浆散

治痘已脓足将靥，此方万可出①。虽靥时偶有他症，而此方实为收功之神剂也。

制首乌七钱　炙党参三钱　淮药四钱，炒　苡米四钱，炒　焦於术二钱　杭白芍一钱，酒炒　茯苓二钱　炙草八分

用南枣三枚、桂圆肉十枚，同煎，再入燕窝二三钱，更妙。

四一八　甘露回天饮

又名百沸②汤。治痘渐收靥，随时与服，并与回浆散相间服之，实为妙极，并能退热收结，及治脓浆已足而当靥不靥者，以此汤不时服之，即能结痂收靥，神效异常。

用开水多烧，极滚百沸，以白砂糖调入服之，不拘次数。

四一九　四顺清凉饮

治男妇大小表里俱热，面赤，烦渴不安，大便秘结，以及痘疮当靥不靥③，内热甚者，宜之。

大黄三钱，或用生或用熟，随时斟酌　当归二钱　白芍二钱，或炒用生用，随酌之　甘草一钱

煎服。

---

① 可出：石印本作"不可少"。
② 沸：原作"拂"，据石印本改。
③ 不靥：原脱，据石印本补。

四二十 二仙散

治体①寒肢冷，腹②痛，口气冷，阴盛阳衰，呕吐泄泻，以及痘疮将靥而痂色白者，急以此合三九六服之。

小丁香九粒   炒干姜一钱

共研细末，或用开水调服，或兑入六气③煎药内，同服更妙。

四二一 败草散

治痘溃烂，或结痂而脓不收，溃烂不能着床者，以此扑之，更以扑于床上尤妙。

用盖屋盖墙多年烂草，或旷野自烂者，焙枯为末，搽于烂处，再铺于床上，卧于其上尤妙。

四二二 秘传茶叶方

治痘烂不结痂而脓水淋漓者。

用茶叶一二斤，减去粗梗，入水微煮，再拣净梗，乘热铺于床上，以草纸隔一层，令儿睡上一夜，则脓自干。

四二三 豆粉方

治痘痂溃烂，或大意抵破，或痘后旧溃烂，均效。

用绿豆研成细粉，于溃烂处干掺之，脓水即收。

四二四 托里消毒饮

治痘收靥后生疮，或痘痈而成坑者。

炙党参四钱 黄芪三钱，酒炒 当归二钱 川芎一钱 白芍一钱 焦术二钱 陈皮一钱 茯苓二钱 银花一钱 连翘一钱 炙草

---

① 体：原作"髓"，据石印本改。
② 腹：原作"服"，据石印本改。
③ 六气：此后原衍"并"，据石印本删。

七分　白芷八分

　　煎服。

四二五　解毒防风汤

　　治痘痂发痒，如疮去皮成脓者，又当大补，不用此方。并治痘中夹疹，表里俱热者。

　　防风二钱　黄芩一钱　骨皮二钱　白芍钱半　荆芥一钱　牛子三钱，炒

　　煎服。

四二六　大连翘饮

　　治风热热毒，大小便不利，及痘后余毒，肢体患疮成丹瘤等毒，游走不止。

　　连翘三钱，去间　炒栀一钱　黄芩一钱，酒炒　滑石二钱　柴胡八分　荆芥八分　防风一钱　甘草八分　当归一钱　赤芍八分　木通钱半　瞿麦一钱　蝉蜕五个

　　煎服。

四二七　荆防败毒散

　　又名消风败毒散。发热，痘麻瘾疹，俱可用，及治时气风毒邪热。

　　荆芥八分　柴胡一钱　云苓二钱　枳壳七分，炒　防风八分　羌活八分　前胡一钱　薄荷四分　党参二钱　独活七分　川芎八分　甘草五分

　　煎服。

四二八　救苦灭瘢散

　　治烂痘烂疹，并治误抓破者。

　　密陀僧、滑石各一两　白芷二钱

　　共研末，温则干掺之，干则用蜜调搽之。

四二九　凉血地黄汤

治女子出痘，正在发热见点之时，忽值天癸至者。

党参三钱　当归一钱　焦术钱半　元参三钱　生地四钱，酒炒
白芍一钱　升麻五分　阿胶四钱，炒珠　川连七分　栀仁一钱　川
芎钱半　甘草八分

用红枣三枚煎服。

四三十　调元内托散

治女子出痘，正在起胀贯浆之时而经水大来，速用此方，以防内陷。

人参一钱，如无，以酒炒防党五七钱　肉桂五分，去粗皮，研末冲服
附片八分　黄芪四钱，酒炒　当归二钱　木香三分　川芎一钱　白
芍钱半，炒

煎服，并用七灰散止之。

四三一　罩胎散

治孕妇出痘，以安胎为主，此方首尾皆宜。

人参八分　白芍一钱，炒　防风一钱　荆芥一钱　当归二钱
焦术一钱　条芩七分　白芷八分　川芎钱半　云苓一钱　柴胡八分
干葛七分　阿胶五钱　砂仁四分　紫草四分　甘草五分

煎服。如胎已落，去阿胶，加肉桂四分、牛子二钱。

四三二　全生真饮

治痘后滋补真阴，及治诸病后调理元气，以及男妇大小，凡先天不足者，
皆宜。

熟地一二两，随用　洋参四钱，酒炒　生淮药四钱　枣皮一钱，
炒焦　茯苓三钱　杜仲二钱，酒炒　益智仁钱半，酒炒　蔻仁八分，
去壳　炙草一钱　归身二钱，土炒

用老米一撮同煎，如有人参则用八分，另蒸水兑服。

附经验良方

一　梁氏传授治搭手痈疽①**神效良方，此疮或生成莲蓬等样**

每服用药轻重制法列后。

此疮初起时形甚细小，渐渐阔大而不高耸，四周坚实疼痛异常，此是大症。若无良药敷治，蔓延至脊背下则危矣。其治法必须使其坚实之处尽化腐肉，再生新肌，历两月用药五七服，乃得痊愈。初敷此药，或发呕出痰，不必惊慌。

干葱头四两　蜜糖四两　三黄散一两　灰面三两　枧水②十五两

将干葱头衣、根、薑③摘净，乃用沙盆或磁药钵擂至极烂后，将蜜糖三黄散、灰面、枧水和匀，存诸瓦罐中盖密，用镬④隔水炖至两点钟久，此是制药之法。

此症用头发灰，开⑤菜油搽其患处。其头发煅灰之法，将风炉烧红炭火，用新瓦一块放于炉上，将头发分次放在瓦处，燃火烧透便成发灰，稍为研碎，再放瓦上加猛炭火复煅两点钟之久，吹冻，复研极细之末，放于地上，去其热气，然后用生菜油，或茶油开成薄浆糊样，用鸭毛搽四周红肿之处，使溃口不能再大。但溃口内不宜尽搽，务留一小孔，以便出气，再将葱头之药炖热，用沙纸开成，煎水洗去脓，暖敷患处，一天两

---

① 搭手痈疽：疽生于腰背部两旁，因患者能以自己的手触及，故名。近肩胛部位的叫上搭手，背中部的叫中搭手，背下方及腰部的叫下搭手。

② 枧水：也称碱水，或称食用枧水。

③ 薑（qiáng 强）：中药名。百合。

④ 镬（huò 或）：锅。

⑤ 开：疑"研"之坏字。

换。并买银花、草节、防风、归尾四味，膏药样趁和水，仍仿前先搽后敷办法。各药开贴时，宜看溃口大小，如溃口大，则开大的，溃口细，则开细的。若患处见有黄色起，即不宜洗动；倘用完一服，则仿此再制；务须敷至患处溃口将平复，脓水既尽，则专用头发油搽之，便能生肌。切不宜用膏药贴也。倘经膏药贴过，恐难生皮，再此症初起时，宜服仙方活命饮数剂，俾先清内毒为要，切勿误投补剂，恐逼散于四肢，反更难治。此不可不知也。

二　治痢疾神方

冬节前后，用长大白萝卜去苗洗净，将绳穿挂悬之屋中，当风而日光雨水不能到之处，使其阴干，后用不漏气之铁或瓦罐存储，愈久愈佳。遇有痢疾，无分红白，可用萝卜干二个切片，煎成一碗浓汤服之，并多煎代茶更妙。轻症一二服即愈，重症数服即愈。此方平淡神奇，且制法甚便，家家可制，人人可备，自此方发明后，大江南北治愈者不下数千人，幸勿以其平淡而轻视之，且常人平时用其同煲猪肉等汤，可解湿热积滞，又可解煤毒，鲜味可口，胜过用海带多矣。

三　救生食洋烟即鸦片烟天下第一方

用霸王掌一二双有筋者便是，无筋者，乃名神仙掌，此掌不能用，务须认真，免误事。将霸王掌用刀去其筋，切开，然后用沙盘或磁药钵擂烂，用新净布或旧布或手巾包住，挍取其汁如胶样者，涂茶盅内，约一茶杯灌服之，即醒即愈。如有一息之气，尚能救活，此胶汁倒得入口，自然走入腹内，不管其人能咽否，但求入口到肚，便即醒即愈也。服此方不用呕吐，不用泄泻，但醒后须戒食热物七天，如饭茶什物均要冻极乃可食。如辛热姜、桂、椒、附等亦要戒七天，以待此胶汁包住洋烟，由大便泻出。如食热物并辛热等物过早，此胶汁在肚内复溶，则烟毒复发不能救矣，是以最紧要者，戒食辛热等物七天，如七天之外，能多戒二三天更妙，因防大便闭结，毒未泻清也，此方天下无匹，不可轻视。

四　苏痨症仙方

此因男女爱情而遇女子大小产，未逾一百日而行房者，便得此症也。一起系由咳至单咳，轻者百日即死，重者七天即毙，不可不惧也。

藤酸根二三两，钗开，如干用十五两便得，生草药店有卖，价值甚廉　净瘦猪肉四两

合共用顶丁丸灌满，注清水，将药并猪肉放入，即由晨早明火煎至下午后，总之，煎至一汤碗满为度，先将猪肉食完，然后待至此药汤和暖，合喉一气饮尽，切勿停口，如停口则难再入喉也。因此，药汤阻喉，故须如是饮法。如症深重者，二三服即愈。如症浅轻者，一服立愈。凡服此药须由服之日起计，戒房事足一百天，乃免后患。即九十九天行房亦必复发，不能再救，慎之慎之。

五　治肚腹水泻验方

用三星白兰地酒，视其人平日酒量多少用之，以火烧约半分钟之内，用手巾盖熄后，和暖饮之即止。

六　专治发冷良方

常山一两　尖槟一两　杜仲一两　乌豆四十粒　草果一两　灯心一条

加生姜一片，净水煎服，临期服下更妙。

七　周公百岁长春药酒良方

北箭芪二两，蜜炙　秦当归一两三钱　云茯苓一两　焦白术一两　大熟地一两二钱　辽五味八钱　净枣皮一两　换川芎一两　上龟胶一两二钱　川羌活八钱　北防风一两　甘杞子一两二钱　真广皮一两　大生地一两二钱　泽泻一两

上药十五味，拣正地道照单称足，依法泡制，切勿加减为要。另加大红枣二斤，大片冰糖二斤。其法先以烧酒捞匀前药，瓷盆装好，隔水炖，一支骨香为度，后冷用埕①盛烧酒二十斤浸之，封固数天可饮。

此方专治延年益寿，耳聪目明，转老还童，其功不能尽录，老少长年可服。

八　专治白浊应验仙方

生军二钱　木通三钱　赤苓三钱　车前三钱　甘草三钱　当归三钱　金沙一钱，另冲服　赤芍三钱　萹蓄三钱　灯心三十条

净水煎服，两剂立愈，食后肚必有微痛并泻些，无妨也。

九　小儿消积开胃健脾散

生白术二钱　金蝉肚十四个　海螵蛸一钱，泡研　益智仁研，一钱半　东楂肉一钱半　炒谷芽二钱　南豆三钱，炒，打　乙金七分　甘草七分　云苓三钱　乌梅三个

共为极细末，每次用四五分开白粥水服。拣净上药为要，照方连服两料，自然开胃健脾神速也。

十　专治红白痢仙方

金银花十文

---

① 埕（chéng 成）：酒瓮。

炒黄后加赤糖、白糖同煎数滚，去渣，只饮其水立效。白痢只用白糖，红痢只用黄糖，红白痢者，即用赤白糖，同煎立效。

十一　小儿生下三朝之外，十朝之内，多染惊风之症

用鸡蛋清涂搽尻骨，俗云即尾巴骨是也。将蛋清随搽随揉，片刻之间即出黑毛数条，即用眼眉毛钳拔去其黑毛，永不再发惊风也，屡试屡验，幸勿轻视。

十二　小儿疳积散方

螵蛸五分　朱砂五分　水仙子五分，炒　淮山五分　珠末五厘　白术五分　蝉蜕五分，去头足　君子二分　夜明砂三分　贝母二分，炒　辰砂五厘　猴掌骨五分，炙　柿霜五分

蒸猪肝食之或搅白粥饮之亦可。倘若食后或牙痛，或疳根臭烂，用硼砂末吹患处，立愈。

十三　灵验吐血方

用灵虫壳，瓦上煅灰，研末八分，开水或茶饮之立愈，包断根。

十四　小儿急惊风散

全蝎二钱　僵蚕二钱　朱砂三钱　牛黄一分　梅片五厘　川连二分，酒炒　胆星二分　甘草二分　天麻四分

共为极细末，每服七厘，用薄荷汤冲服，立愈。

十五　专治铁打续骨经验良方

生地二钱　红花一钱　归尾二钱　升麻一钱　泽兰二钱　栀子钱半　名异二钱　碎补二钱　续断二钱　首乌二钱　川芎二钱　灵脂二钱　白芍二钱　杜仲二钱　田七二钱

共为细末，如遇跌伤、打伤、刀伤者，用好酒调敷患处立愈。倘若火伤一时未有散，便即照方煎服一剂，以止其痛，以消其肿，可立愈，速也。

十六 专治风火牙痛良方

羌黄①一钱 生地一钱 细辛钱半 良姜一钱 地骨一钱 大必一钱

用酒共药六味，煎浓汤和暖含之，立效。

十七 专治时行疫气出痧发斑应验仙方

柴胡二钱半 茯苓二钱 苏叶一钱 半夏一钱 桃仁三钱 青皮一钱 栀子三钱 条芩二钱 丹皮二钱 羌黄一钱 薄荷钱半 青黛三钱

如症轻者不用青黛，净水煎服。

十八 哮喘下气丸

川附二钱 云连一钱六分 紫菀二钱 郁金三钱 香附一钱 木香六分 枯矾二钱 百合二钱 苏子三钱 杏仁一钱 沉香六分 人中白三钱

共为细末，每用二钱药散，加冰片一分，饭为丸，如绿豆大，每服八九粒，即刻定喘下气，功效神速。

十九 万应妇科女金丹

乳香一钱，新丸炙 红花一钱 当归三钱，酒洗 生蒲黄五钱 川芎三钱，酒蒸 母草八钱，盐水童便姜汁醋制四次 没药二钱，去油 玄胡索八钱，醋制 砂仁一钱 熟蒲黄五钱，炒黑 大生地二钱，酒洗 大木香一钱 香附二钱，盐水童便姜汁醋制四次 白术一钱，土炒

---

① 羌黄：即姜黄。

大熟地二钱，酒洗　白芍二钱，酒炒酒洗　小茴香一钱，盐水炒

共药十七味，研极细末，炼蜜和绍兴酒为丸，重三钱，用蜡为壳，此丸专治妇人诸风百病，胎前产后，受胎顺气调经种子，山崩不止，行经肚痛，血干枯燥，闭经，赤白带下，子宫寒冷，惊动胎元，生产过多，疼积，肚心痛，饱闷，泄泻，四肢沉重，头晕目眩，寒热往来，或年老血虚弱，及孀居寡妇，忧思郁结，血干将成痨症，一切危险，此丸一到，应验如神功，难尽述。及妇人生子之后，连服三朝，每早空心服一丸，永无后患。用老酒姜汁开服。忌食生冷、寒凉、汤水、煎炒等物。

二十　铁打续骨万应方　此方系有名人所传

生地二钱　红花一钱　归尾二钱　升麻一钱　泽兰二钱　栀子钱半　名异二钱　碎补二钱　续断二钱　首乌二钱　川芎二钱　灵脂二钱　白芍二钱　杜仲二钱　田七二钱

共研极细末，如遇跌打损伤，用好酒调药末，敷患处，立效。倘若大伤一时未有散，便即用照方煎服一剂以止其痛，以消其肿。应验如神，不可轻视。

二十一　夹色单方

石莲子三钱，打破

用水雨碗煲，埋一碗服之即愈。

又方

路上野菊花

黄白色均好，晒干，煲水饮即效。

又方

大甘草二十文　大蒜头一个

煲水一碗服，立即效。

二十二　小儿夜哭治法

用黄纸朱笔写"南无北斗紫光夫人在此"。点时勿被人知，任随贴于房内，或本宅地主处均好。其啼即失。

二十三　小肠气灵方

槟榔盒二个，分八块　蠔豉七个　猪赤肉四两

三味开水四碗，煲埋一碗三句钟之久，饮之即好。

又方

花生籐笋

晒干。如遇症发，煲水饮之，其痛即止。

二十四　跌打丸方

四换玉桂四钱　正牛黄六分　十换人参四钱　马前①钱，去毛制　朱砂六钱　粉草六钱　没药六钱　当归六钱　川乌六钱　细辛六钱　乳香六钱，去油　蝉蜕六钱　血竭二钱　白芷六钱　草乌六钱　蜈蚣三钱　山甲六钱　全蝎三钱　僵蚕六钱　麻黄六钱　归尾六钱　红花六钱　银花六钱　虎骨六钱　大田七四钱　羌活六钱　杨花六钱

上药共为极细末，用蜜糖为丸大小，照圆眼肉为度，白蜡为衣。

二十五　坤元丸方　调经种子百试百验

大归身五钱　炙芪姜汁、醋炒，三钱　蕲艾姜汁炒，三钱　白茯苓四钱　制香附四钱　熟地酒蒸，八钱　饭白术土炒，三钱　川芎酒炒，四钱　续断酒、醋炒，三钱　炙甘草三钱　砂仁三钱　炮姜一钱　炙党参三钱　白芍酒炒，四钱　杜仲盐水炒，四钱　四制母草八钱

---

①　前：此后应有剂量，疑脱。

上药十六味，切勿任意加减，如方泡制，较准轻重，炼蜜为丸，分二十四个。妇人经前、经后用一丸，黄酒炖服之，约三五月自能调经种子。服丸之日，戒食生果寒冷之品。

妇人月事不调服此丸者，无不应期合候，潮信一准，便可成孕，即身体极备，尽服一料，只有却病奇功，广生妙用。

此方服至得孕以后四五月内，仍可照常服食，保胎固本，功用兼收。

处女、老妇弗求子嗣，如遇月事不调，容易滋生他病，照服此丸，自可弥患于无形，养生与弗觉。

二十六　夹色伤寒方

甘草　蒜头

煎水服，即愈。

二十七　疝气良方 即小肠气

用花生树芽煎水服，要未开花时摘下晒干备用。

二十八　疯狗咬伤良方

用万年青捣烂取汁，搽伤口，并将汁饮，即愈。

二十九　夹色伤寒良方

用田边菊花，即野黄菊花晒干备用，煎水服，即愈。

三十　疯犬咬伤经验方

疯犬初咬时，急以杏仁捣烂敷伤口，再以韭菜汁一碗饮之。头上寻有红发二三根者，即速拔去。伤口有污血，以冷茶水洗净，至第七日用下列之方服之，再至七日，嚼生黄豆试验之。倘嚼生黄豆如熟豆，无腥气者，照方再服一次，至七日再试，总以嚼生黄豆时觉有豆腥气者，恶心欲吐则止，至少服三四剂，必其毒尽化为脓血，从大便而出。忌食盐、酱百日，一年内勿食猪肉、鱼腥，小儿照服，孕妇不忌，非但可保无虞，且永无后患，切勿轻视。再如失治病人，牙关紧闭，以乌梅擦之即开。

真纹党三钱　羌活三钱　抚芎三钱　生草三钱　前胡三钱　生地榆一两　江柴胡三钱　枳壳三钱　独活三钱　桔梗二钱　白茯苓三钱　生姜三钱

加紫竹根一大握，用大罐多水浓煎，温服，必须煎透为要。

三十一　治疟症良方外治法

苍术三两　白胡椒三两　土芥末六两

土芥末系广东芥菜之子，须向广东药材店方有卖，如无处可买，则以瓶头洋芥末代之。

三种共研极细末，固藏，勿使泄气，勿使发霉。

用法：每次用三钱，小孩二钱，男左手，女右手，先将新棉花摊薄成片，以盛药末，覆盖于寸关脉上，另以布巾紧扎之，须于病未发先一时施用，方为见效。重者连用数次。如患长寒疟症，另以老姜煨热，摩擦寸关脉后，则照用药，乃获速效。

三十二　夹阴伤寒良方粤谚夹色

病虽至危，人尚有气，亦可回生，救活无算，切勿轻视，自贻伊戚。

花红三钱　白芷三钱　五灵脂四钱

按：花红去瘀血，白芷驱风寒，五灵脂潜行五脏及经络。三味浓煎。此药入口觉无涩气，便是对症。病重者，日服二三贴，轻者日服一贴，以神清气爽，四肢不困为度。

校注后记

一、成书

《寿身小补家藏》8卷，清代名医黄兑楣撰。兑楣自小多病，偏嗜医学，游学南北，遇善本医籍必购买，手不释卷，精于医理，屡起重疴。其治病谨慎，每临诊必察其患病之由，三思而后治，无论病之轻重、人之老幼贫富，皆不存异心，不希厚报。兑楣年老之时，家中无一人习医，为了让自己的家人遇病时不被庸医所误，兑楣将自己平生积累的临床经验编写成书，名之曰《寿身小补家藏》。

据抄本可知此书辑于清道光戊子（1828），历经5年，三易其稿，于兑楣53岁时，即道光十三年癸巳（1833）刊行于世。但清光绪十四年戊子（1888）佛山镇字林书局铅印本记载的成书时间是道光壬辰年（1832），比抄本早一年，《中医古籍珍本提要》《中国中医药学术语集成》将此书的成书年代记为清道光壬辰年（1832）。

二、版本及馆藏

据《中国中医古籍总目》记载，《寿身小补家藏》共有4个版本。清道光十三年癸巳（1833）抄本是最早的版本，藏于北京大学图书馆，现有影印本。抄本字迹比较潦草，有些字模糊不清，有些字丢失，有些书页错简。清光绪十四年戊子（1888）佛山镇字林书局铅印本，有9家图书馆收藏，如吉林省图书馆、山东中医药大学图书馆等。但《中国中医古籍总目》记载的并不准确，如长春中医药大学图书馆只有两卷残卷，山西中医学院图书馆没有此书。上海黄宝善堂石印本于1916年、1919年、1928年三次出版，有13家图书馆藏有此书，如上海中医药大学图书馆、山东大学医学院图书馆、辽宁中医药大学图书馆等。该石印本字迹清晰，与抄本差别很大，书前附有重新整理的序文，书后附有经验良方。

三、体例及内容

《寿身小补家藏》清道光十三年癸巳（1833）抄本为8卷，黄宝善堂石印本为9卷。癸巳（1833）抄本有总目，无分卷目录；黄宝善堂石印本有总目及分卷目录。卷一、卷二总论脏腑经络、营卫、阴阳水火，阐述脉法诊法、诸病脉象宜忌、望闻问切要诀等基础理论，并附改正内景图、正面骨度部位图、伏人骨度部位图、脏腑形象图等十五帧图以资说明；卷三以伤寒瘟疫病论为主，兼及疟疾、泄泻、痢疾等诸病证治；卷四论血证等30余种内科杂病的辨证论治、用药宜忌等；卷五为妇科总论扼要，并分述37种妇科病证的证治辨要；卷六为小儿总论，介绍诊断小儿疾病法，尤重于望诊，同时重点论述20余种儿科病证的证因和治疗，后附男妇老小同用的六部虚实备方；卷七为麻痘专论，详述出疹、宜忌、灌浆、结痂、预后、治法及痘中夹疹、痘中夹斑、女子出痘、孕妇出痘等，并列举痘证宜用各药，共237味药物；卷八列举本书中所用方剂432首，分述其方名、主治、药物组成、制法服用。后又附32个经验良方。

《寿身小补家藏》内容上注重临床，理法相系，方药简明，是一部较好的临床综合性医书。卷一卷二多采用经论，如《素问》《难经》《中藏经》等，卷三至卷七涉及的各证之论、脉、方亦多来自前代文献，其中有出自《伤寒论》《金匮要略》等经典方书者，有出自《景岳全书》《寿世保元》《医学启源》等医书者。每一证后都有指定方剂，并对选择的方子详述自己的用药心得及用药禁忌。

  书中插图由辽宁中医药大学凌常清老师进行了特殊处理，研究生张媛、李媛、可贺贺参加了此书的校勘整理工作。

总 书 目

医　经

内经博议

内经提要

内经精要

医经津渡

素灵微蕴

难经直解

内经评文灵枢

内经评文素问

内经素问校证

灵素节要浅注

素问灵枢类纂约注

清儒《内经》校记五种

勿听子俗解八十一难经

黄帝内经素问详注直讲全集

基础理论

运气商

运气易览

医学寻源

医学阶梯

医学辨正

病机纂要

脏腑性鉴

校注病机赋

内经运气病释

松菊堂医学溯源

脏腑证治图说人镜经

脏腑图书症治要言合璧

伤寒金匮

伤寒考

伤寒大白

伤寒分经

伤寒正宗

伤寒寻源

伤寒折衷

伤寒经注

伤寒指归

伤寒指掌

伤寒选录

伤寒绪论

伤寒源流

伤寒撮要

伤寒缵论

医宗承启

桑韩笔语

伤寒正医录

伤寒全生集

伤寒论证辨

伤寒论纲目

伤寒论直解

I

伤寒论类方

伤寒论特解

伤寒论集注（徐赤）

伤寒论集注（熊寿试）

伤寒微旨论

伤寒溯源集

订正医圣全集

伤寒启蒙集稿

伤寒尚论辨似

伤寒兼证析义

张卿子伤寒论

金匮要略正义

金匮要略直解

高注金匮要略

伤寒论大方图解

伤寒论辨证广注

伤寒活人指掌图

张仲景金匮要略

伤寒六书纂要辨疑

伤寒六经辨证治法

伤寒类书活人总括

张仲景伤寒原文点精

伤寒活人指掌补注辨疑

诊　　法

脉微

玉函经

外诊法

舌鉴辨正

医学辑要

脉义简摩

脉诀汇辨

脉学辑要

脉经直指

脉理正义

脉理存真

脉理宗经

脉镜须知

察病指南

崔真人脉诀

四诊脉鉴大全

删注脉诀规正

图注脉诀辨真

脉诀刊误集解

重订诊家直诀

人元脉影归指图说

脉诀指掌病式图说

脉学注释汇参证治

针灸推拿

针灸节要

针灸全生

针灸逢源

备急灸法

神灸经纶

传悟灵济录

小儿推拿广意

小儿推拿秘诀

太乙神针心法

杨敬斋针灸全书

本　草

药征	识病捷法
药鉴	药性提要
药镜	药征续编
本草汇	药性纂要
本草便	药品化义
法古录	药理近考
食品集	食物本草
上医本草	食鉴本草
山居本草	炮炙全书
长沙药解	分类草药性
本经经释	本经序疏要
本经疏证	本经续疏证
本草分经	本草经解要
本草正义	青囊药性赋
本草汇笺	分部本草妙用
本草汇纂	本草二十四品
本草发明	本草经疏辑要
本草发挥	本草乘雅半偈
本草约言	生草药性备要
本草求原	芷园臆草题药
本草明览	类经证治本草
本草详节	神农本草经赞
本草洞诠	神农本经会通
本草真诠	神农本经校注
本草通玄	药性分类主治
本草集要	艺林汇考饮食篇
本草辑要	本草纲目易知录
本草纂要	汤液本草经雅正
	新刊药性要略大全

淑景堂改订注释寒热温平药性赋

方　书

医便

卫生编

袖珍方

仁术便览

古方汇精

圣济总录

众妙仙方

李氏医鉴

医方丛话

医方约说

医方便览

乾坤生意

悬袖便方

救急易方

程氏释方

集古良方

摄生总论

摄生秘剖

辨症良方

活人心法（朱权）

卫生家宝方

见心斋药录

寿世简便集

医方大成论

医方考绳愆

鸡峰普济方

饲鹤亭集方

临症经验方

思济堂方书

济世碎金方

揣摩有得集

亟斋急应奇方

乾坤生意秘韫

简易普济良方

内外验方秘传

名方类证医书大全

新编南北经验医方大成

临证综合

医级

医悟

丹台玉案

玉机辨症

古今医诗

本草权度

弄丸心法

医林绳墨

医学碎金

医学粹精

医宗备要

医宗宝镜

医宗撮精

医经小学

医垒元戎

证治要义

松厓医径

扁鹊心书

素仙简要

慎斋遗书

折肱漫录

济众新编

丹溪心法附余

方氏脉症正宗

世医通变要法

医林绳墨大全

医林纂要探源

普济内外全书（附 增补治痧全编）

医方一盘珠全集

医林口谱六治秘书

温　病

伤暑论

温证指归

瘟疫发源

医寄伏阴论

温热论笺正

温热病指南集

寒瘟条辨摘要

内　科

医镜

内科摘录

证因通考

解围元薮

燥气总论

医法征验录

医略十三篇

琅嬛青囊要

医林类证集要

林氏活人录汇编

罗太无口授三法

芷园素社痎疟论疏

女　科

广生编

仁寿镜

树蕙编

女科指掌

女科撮要

广嗣全诀

广嗣要语

广嗣须知

孕育玄机

妇科玉尺

妇科百辨

妇科良方

妇科备考

妇科宝案

妇科指归

求嗣指源

坤元是保

坤中之要

祈嗣真诠

种子心法

济阴近编

济阴宝筏

秘传女科

秘珍济阴　　　　　　　　外科真诠

黄氏女科　　　　　　　　枕藏外科

女科万金方　　　　　　　外科明隐集

彤园妇人科　　　　　　　外科集验方

女科百效全书　　　　　　外证医案汇编

叶氏女科证治　　　　　　外科百效全书

妇科秘兰全书　　　　　　外科活人定本

宋氏女科撮要　　　　　　外科秘授著要

茅氏女科秘方　　　　　　疮疡经验全书

节斋公胎产医案　　　　　外科心法真验指掌

秘传内府经验女科　　　　片石居疡科治法辑要

儿　科　　　　　　　## 伤　科

婴儿论　　　　　　　　　正骨范

幼科折衷　　　　　　　　接骨全书

幼科指归　　　　　　　　跌打大全

全幼心鉴　　　　　　　　全身骨图考正

保婴全方　　　　　　　　伤科方书六种

保婴撮要

活幼口议　　　　　　　　## 眼　科

活幼心书

小儿病源方论　　　　　　目经大成

幼科医学指南　　　　　　目科捷径

痘疹活幼心法　　　　　　眼科启明

新刻幼科百效全书　　　　眼科要旨

补要袖珍小儿方论　　　　眼科阐微

儿科推拿摘要辨症指南　　眼科集成

外　科　　　　　　　眼科纂要

　　　　　　　　　　　　银海指南

大河外科　　　　　　　　明目神验方

　　　　　　　　　　　　银海精微补

医理折衷目科　　　　北行日记

证治准绳眼科　　　　李翁医记

鸿飞集论眼科　　　　两都医案

眼科开光易简秘本　　医案梦记

眼科正宗原机启微　　医源经旨

咽喉口齿
　　　　　　　　　　沈氏医案

咽喉论　　　　　　　易氏医按

咽喉秘集　　　　　　高氏医案

喉科心法　　　　　　温氏医案

喉科杓指　　　　　　鲁峰医案

喉科枕秘　　　　　　赖氏脉案

喉科秘钥　　　　　　瞻山医案

咽喉经验秘传　　　　旧德堂医案

养　生
　　　　　　　　　　医论三十篇

　　　　　　　　　　医学穷源集

易筋经　　　　　　　吴门治验录

山居四要　　　　　　沈芊绿医案

寿世新编　　　　　　诊余举隅录

厚生训纂　　　　　　得心集医案

修龄要指　　　　　　程原仲医案

香奁润色　　　　　　心太平轩医案

养生四要　　　　　　东皋草堂医案

养生类纂　　　　　　冰壑老人医案

神仙服饵　　　　　　芷园臆草存案

尊生要旨　　　　　　陆氏三世医验

黄庭内景五脏六腑补泻图　罗谦甫治验案

医案医话医论
　　　　　　　　　　临证医案笔记

纪恩录　　　　　　　丁授堂先生医案

胃气论　　　　　　　张梦庐先生医案

养性轩临证医案

养新堂医论读本

祝茹穹先生医印

谦益斋外科医案

太医局诸科程文格

古今医家经论汇编

莲斋医意立斋案疏

医　史

医学读书志

医学读书附志

综　合

元汇医镜

平法寓言

寿芝医略

杏苑生春

医林正印

医法青篇

医学五则

医学汇函

医学集成（刘仕廉）

医学集成（傅滋）

医学辩害

医经允中

医钞类编

证治合参

宝命真诠

活人心法（刘以仁）

家藏蒙筌

心印绀珠经

雪潭居医约

嵩厓尊生书

医书汇参辑成

罗氏会约医镜

罗浩医书二种

景岳全书发挥

寿身小补家藏

胡文焕医书三种

铁如意轩医书四种

脉药联珠药性食物考

汉阳叶氏丛刻医集二种